U0333831

家庭健康医疗实用大百科

张彩山　编著

天津出版传媒集团

天津科学技术出版社

图书在版编目（CIP）数据

家庭健康医疗实用大百科 / 张彩山编著 . -- 天津 : 天津科学技术出版社 , 2019.1

ISBN 978-7-5576-5856-4

Ⅰ . ①家… Ⅱ . ①张… Ⅲ . ①家庭保健－基本知识 Ⅳ . ① R161

中国版本图书馆 CIP 数据核字（2019）第 002991 号

家庭健康医疗实用大百科

JIATING JIANKANG YILIAO SHIYONG DABAIKE

策 划 人：杨 譞

责任编辑：张 跃 刘丽燕

责任印制：兰 毅

出 版：<u>天津出版传媒集团</u>
天津科学技术出版社

地 址：天津市西康路 35 号

邮 编：300051

电 话：（022）23332490

网 址：www.tjkjcbs.com.cn

发 行：新华书店经销

印 刷：北京德富泰印务有限公司

开本 889×1194 1/32 印张 22 字数 550 000

2019 年 1 月第 1 版第 1 次印刷

定价：39.80 元

前言

　　由于我国医疗资源十分有限，医疗机构又普遍存在"以药养医"等种种弊端，上医院看病常常需要办理各种繁杂的手续，花费高昂的医疗费用，看病就医成了当前让老百姓最头疼的事。因此，多数人希望能在家中自助治疗一些疾病，而不用时时、事事都求助于医生。

　　自我治病防病，维护和促进身体的健康，这是完全可行的。只需要掌握医学基本常识、基本的护理技能和急救技能，就能在日常生活中成为自己的家庭医生，有力地捍卫自己和家人的健康。如果能做到对自身和家人的身体状况有较为清楚的了解，随时监测身体的各项指标，判断身体发出的各种警讯，就完全可以根据病情和经济情况选择合适的自疗妙方，从而免去了上医院求医的种种麻烦。

　　为帮助读者掌握基本的医学常识和技能，指导日常生活中的家庭自我保健、治病防病，我们组织专业人士精心编写了这部《家庭健康医疗实用大百科》。本书涉及面很广，涵盖家庭健康医疗的各个方面，信息量非常丰富，是目前最全面的家庭健康医疗实用百科之一。书中共设有"健康检查篇""常见病防治篇""用药篇""养生保健篇""急救篇"五大篇。"健康检查篇"介绍了各种自我检查的方法以及医院体检的基本常识，指导不同群体的读者在家采用自我检查方法判断自身健康状况，以积极预防疾病。"常见病防治篇"详尽介绍了各种家庭常见疾病的治疗方法，在家自诊自疗的具体方案，还提出了什么情况需要就医的建议。"用药篇"介绍了用药的基本常识和各种常见疾病的常规药物治疗方案，指导读者小心谨慎地为自己及家庭成员正确地对症下药。"养生保健篇"介绍了居家生活应注意的健康细节和常见病痛的自然疗法。"急救篇"用图文结合的方式介绍了各种危急情况下的急救措施和急救的基本常识，帮助读者轻松掌握各种急救技能。

我们衷心希望这本书能成为你不说话的家庭医生，随时为你解答种种疑惑，随时为你消除身体的不适，为你提供贴心的健康服务，为你和你家人的健康保驾护航。

目录

健康检查篇

常见病防治篇

家庭健康医疗实用大百科

用药篇

养生保健篇

急救篇

家庭健康医疗实用大百科

健康检查篇

第一章
健康检查基本知识

什么是健康检查

一般认为，健康检查是在身体尚无明显病症出现前对全身各重要器官做筛检，以准确诊断各重要器官功能是否正常，同时排除一些可能对健康带来重大威胁的常见疾病。

疾病的种类成千上万，因此在去医院进行健康检查之前，应该先确定检查的目的，即究竟要检查哪些器官组织的功能是否正常，或究竟要检查哪种疾病是否存在。只有这样，才不会浪费时间与金钱，达到检查的目的。

具体来说，一般的健康检查可以分为3大类。

人体器官的功能性检查

肾脏检查、肝脏检查、肺功能检查、血脂检查、甲状腺功能检查、血液检查、尿液检查等。

人体器官的结构性检查

大肠镜检查、核磁共振检查、X线检查、B超检查、胃镜检查、心电图检查，以及骨密度检查等。

生命征象检查

对人的身体外观与整体进行检查，如身高、体重、血压、听力、视力、呼吸以及心跳等。

通过以上3大类检查，一般来说就可以鉴定受检者的健康状况，以及是否有潜在的疾病，从而早发现、早治疗，以降低忽然患重大疾病的概率。

为什么要做健康检查

　　健康检查作为一种变被动看病为主动检查、变消极治病为积极防病的新型自我保健方式，早在 20 世纪五六十年代就已经在西方国家流行开来，并逐渐成为人们的一种习惯。在我国，随着人民生活水平的提高，尤其是在经历了 SARS 后，人们开始更加珍惜自己的宝贵生命，对健康的认识也有了很大提高，一些人在加强身体锻炼的同时，开始把做健康检查列为自己日常生活的必须。那么，它究竟有哪些好处呢？进行健康检查最为重要的、最直接的目的就是尽早发现那些潜伏在身体里的"定时炸弹"——疾病，从而做到早发现、早确诊和早治疗。众所周知，人体的很多疾病具有隐匿性，在早期几乎没有任何明显症状，如高血压，我们几乎感觉不到自己的身体有什么症状。当出现较为明显的临床症状时，我们的身体器官早已被损害了，病情也忽然发展到了较为严重的阶段。这时再去治疗，不仅会花费大量的财力、精力和时间，而且治愈率也相对较低（相对于早期发现及时治疗）。而通过健康检查，可以提前发现一些危及生命的疾病征兆，从而为及时治疗赢得宝贵的时间，以保护我们宝贵的生命。如被称为"人类杀手"的癌症，尽管它很难治愈（在中晚期），但如果能在早期发现它，就能通过手术将肿瘤切除，其复发率相当低。

　　现在，医院的常规健康检查费用都不高，所以，花较少的钱去获取健康，健康检查不失为上策。

健康检查的原则

　　健康检查作为一种了解身体状况、评估健康素质的手段，有一些原则需要受检者注意。在某种程度上，只有注意、掌握了这些原则，健康检查才能顺利进行，并最终达到检查的目的。

　　正确选择检查项目。在众多的健康检查项目中，有不少检查项目的作用是相同的，如尿素氮、血清肌酐检查和肾功能检查；一般心电图和高频心电图，其作用也几乎相似。所以，在去医院检查时，应该主动地、有目的地选择一项或两项，不要"眉毛胡子一把抓"。对已经确诊的病症，如糖尿病、冠心病等，如果第二次去医院做健康检查，就没有必要再做血糖检查，以及心电图运动试验。而对一些由于年龄增加导致、并不是由某种疾病诱发的病症，如脑动脉硬化、脑血管供血不足等，对很多老年人（65岁以上）来说，就不必做脑血管多普勒检查，因为人到65岁以上，出现脑动脉硬化、脑血管供血不足是正常的。

了解、掌握一般健康检查项目的适应人群和禁忌群。严格地说，并不是所有人都可以做任何一项健康检查。有些检查项目是要分人群或时间的，如X线检查，对绝大多数人来说，做此项检查不会损害身体健康。但是，如果是孕妇，则应避免接受X线检查。再如，进行血液检查、血脂检查时，需要在受检者身上提取血样，而血样的提取一般是在早晨空腹状态下进行的，如果吃过早饭去医院进行这些检查肯定是不行的。

不能将对身体有损害的检查项目当成常规检查项目。不可否认，现在医院的一些高科技检查设备能提供准确的检查结果，但其对人体的损害也是不容小视的，尤其是一些放射性检查，如CT检查、核磁共振检查等。同时，一些检查项目还可能引起感染，如肺功能检查、胃镜检查等。所以，在进行健康检查时，对于那些对人体有害或容易引起感染的检查，应尽量避免。

正确认识健康检查报告结果。健康检查报告结果只作为参考，不能据此妄下结论。如血压稍微偏高就断定有心脏病，心电图ST段发生改变就据此诊断为冠心病等，都是极不科学的。这不仅会给受检者徒增心理压力，也是与健康检查的初衷背道而驰的。

掌握好健康检查的时间。一般来说，较为恰当的方式是1~2年对身体的某一项或两项功能进行健康检查较为合适。当然，对于一些有特殊疾病的人来说，最好是每年检查一次。

家庭健康医疗实用大百科

健康检查的类型

一般来说，根据健康检查的手段和使用的检测设备的不同，健康检查项目可以分为 4 大类。

体格检查

医生通过望、听、触等方法，以及配合一些简单的诊断设备（如视力表、听诊器、血压计等）对受检者进行检查，从而了解受检者的视力、心跳、血压、身高、体重等方面的情况。平常所说的外科、耳鼻喉科、眼科等专科检查，都属于体格检查的范围。

实验室检查

医生或检测人员利用化学试剂和一些检测设备，对受检者的血液、尿液、分泌物等样本进行分析、检测，从而了解受检者的身体状况。一般来说，由于检测医院、试剂、仪器的不同，以及受检者生理状态的不同，化验检测的结果可能会有一个正常的波动值，但这个波动值是有一定范围限制的，一旦超过波动值范围，应该进行第二次检测。

影像学检查

医生或检测人员利用各种成像设备（如 X 线摄影、超声显像、放射性核素、放射计算机断层摄影、电子计算机 X 线体层摄影、核磁共振成像等）和放疗设备，对受检者身体的某一部位或全身进行检查。如 X 线检查、彩色多普勒检查、核磁共振检查、大肠镜检查、胃镜检查、十二指肠镜检查等。一般来说，影像学检查的结果较为准确，同时还能进行一些疾病的治疗。

电生理学检查

医生或检测人员利用一些医学仪器引出或放大人体内的生物电活动，进而检测人体状况，如心电图、脑电图、肌电图检查等。一般来说，电生理学检查的结果比较准确，而且对人体的副作用也较小，几乎没有什么疼痛。

体格检查的方法

体格检查，就是医生运用自己的感官或借助简单的检查工具和诊断仪器来了解受检者身体状况的最基本的检查方法。体格检查是疾病诊断、鉴别诊断或并发症诊断的依据之一，它也可以作为评价治疗效果的依据，并借以发现治疗过程中可能出现的一些副作用。

一般来说，体格检查最基本的方法有这样5种：视诊、触诊、叩诊、听诊、嗅诊。

视诊

所谓视诊，就是医生以视觉观察受检者全身或局部表现的一种诊断方法。其主要内容大体可分成3个方面：一是全身状态的视诊，包括发育、营养、体型、意识状态、表情、体位、姿势、步态等有无异常；二是局部视诊，包括皮肤颜色、黏膜、舌苔、头颈、胸廓、腹部、四肢、肌肉骨骼和关节外形有无异常；三是特殊部位的视诊，如鼓膜、眼底、支气管及胃肠黏膜等有无异常情况。

在临床上，视诊作为一种有效诊断手段，它能为某些疾病的诊断提供很多有用信息，如受检者的营养状况是否良好，是否患有一些慢性疾病等。此外，有时通过视诊还可发现某些疾病的重要征象，如严重感染的急性发热病容、严重循环衰竭的肢端发绀和发凉以及出汗、充血性心衰的劳力性呼吸困难、重度哮喘的喘息状态等。

视诊适用范围较广，简单易行，可以反复进行。视诊时有一些事项需要注意。

·视诊最好在自然光下进行（也可以借助灯光），一般的灯光不易辨别黄疸和发绀，对皮肤的颜色和皮疹也不易看清楚。

·视诊要全面、系统，以免遗漏体征，并做对比，同时应该视受检者的身体状况，有目的、有针对性进行，不要搞"大而全"。

·用侧面光线来观察受检部位，能观察得更清楚，结果可能会更准确。

·检测环境要温暖，体位和裸露部位应该根据视诊的需要来决定，同时，受检者应该积极主动地配合医生做一些必要的动作。

·对特殊部位，如鼓膜、眼底等的检查，需要借助相关的仪器，如检耳镜、检眼镜等。

触诊

触诊，顾名思义，就是医生通过手去触摸受检者身体的一些部位，进而判断其是否正常的一种诊断方法。在临床上，触诊的适用范围较广，尤以腹部检查最为常用。

根据触诊部位、目的和手施加压力大小的不同，触诊可以分为如下3种。

感觉触诊法

医生将手掌置于受检者某一部位，依靠手掌的感觉来判断触摸部位的震动，进而得出一个诊断结果。如检查心脏震颤、肺部语音震颤、心脏搏动、神经以及阴囊等。

浅部触诊法

医生用一只手轻轻平放在受检部位，利用掌指关节和腕关节的协同动作，柔和地进行滑动触摸。这种检查方法多用于检查体表浅在病变，如关节、软组织，以及浅部的动脉、静脉等。

深部触诊法

医生用一只手或双手重叠，由浅入深，逐渐加压以达深部。此种检查方法多用于腹部检查，了解腹部是否有异常包块和脏器大小情况。此外，根据检查目的和手法的不同，深部触诊还可以分为：双手触诊法、深部滑行触诊法、冲击触诊法。

通过触诊可以发现视诊未发现的体征，同时也能证实视诊所见，当然，它也能发现某些疾病的症状，如阑尾炎、胆囊炎、全腹膜炎等疾病的症状。

触诊作为一种简单易行的检查手段，在检查过程中也有一些事项需要注意。

·受检者要主动配合。在检查过程中，受检者应该积极配合医生做各种必要的检查动作，如平卧、屈膝、腹肌放松等动作。

·受检者如果要去医院检查下腹部，应先排尿，以免充盈的膀胱影响医生在做深部触诊时的判断，而被误诊为腹腔肿块或包块。

叩诊

所谓叩诊，就是医生用手指、手掌、空拳，以及叩诊锤叩击受检者身体某部位，使之震动而产生声音，再根据震动和声音的特点来判断受检者受检部位的脏器有无异常情况的一种诊断方法。在临床上，叩诊适用的范围也较为广泛，尤其是在胸、腹部检查中会经常使用。

根据叩诊的手法与目的不同，叩诊可分为间接与直接叩诊法两种，其中以间接叩诊法使用最广。

间接叩诊法

检查者将左手中指第二指节作为板指紧贴于叩诊部位，但不能重压，其他手指稍微抬起，不要与体表接触，右手手指自然弯曲，以中指指端叩诊左手中指第二指骨的前端，叩击方向应与叩诊部位的体表垂直；叩诊时应以腕关节与指掌关节的运动为主，避免肘关节和肩关节参与运动；叩击动作要灵活、短促、富有弹性，叩击后右手应立即抬起，以免影响声音的振幅与频率；一个叩诊部位，每次只需连续叩击 2 ~ 3 下，不能持续不断，否则会极大影响叩诊音的分辨；如第一次叩击没有获得理想的效果，可进行第二次或第三次叩击。此外，根据叩诊声音的不同，间接叩诊又包括：轻叩诊法、中度叩诊、重叩诊法 3 种。

直接叩诊法

医生用右手中间的 3 指（食指、中指、无名指并拢）掌面或指端直接拍击或叩击受检部位，通过拍击的反响和指下的震动感来判断受检部位是否有异常情况。

通过叩诊可以判断肺部、腹部有无病变及病变的性质，胸腔积气或积液含量的多少，肝脏、脾脏的界限，腹水的有无与量的多少，膀胱有无充盈等。

另外，根据被叩击部位因弹性、含气量、致密度以及与体表距离的不同，叩诊时产生的声音也大相径庭，临床上把它们分为清音、过清音、鼓音、浊音和实音。

为了确保叩诊的准确性，必须注意下列事项。

·环境应安静。进行叩诊的地点应该很安静，同时受检者、医生也应保持安静，如果噪声太大，会影响医生做出正确的诊断结果，可能造成误诊。

·受检者应根据受检部位的不同采取不同的体位，如腹部叩诊时应该仰卧，胸部叩诊时应该站立或仰卧。同时，应尽量放轻松。

·叩诊方法应该正确。一般来说，正确的叩诊方法应该是：自上而下，从一侧再到另一侧，并比较两侧对比部位的异同，从而得出一个综合结果。

听诊

听诊，就是医生借助耳朵或听诊器听取受检者机体各部位发出的声音，进而根据声音的性质、音调的高低、音响的强弱，进而判断脏器功能是否正常。在临床上，听诊的适用范围也非常广泛，主要用于诊断心肺疾病。

根据手段的不同，听诊可分为直接听诊（医生直接用耳朵听取受检者某一部位的声音）和间接听诊（医生借助听诊器听取受检者某一部位的声音）。现在很少用直接听诊，一是因为不卫生，二是因为不准确。最常用的是间接听诊。

听诊是诊断心、肺疾病的重要手段之一，它在临床上常用以听取正常、病理呼吸音，各种心音、杂音及心律失常。

听诊时应注意的事项如下。

·听诊环境要安静和温暖，尽量避免各种噪声的出现。

·不能隔衣听诊，以免听诊器同衣服摩擦而产生噪声。

·受检者体位要正确。在接受听诊时，受检者应该坐下或仰卧在床上，同时尽量放松，不要紧张。

嗅诊

嗅诊，是医生以嗅觉判断发自受检者的异常气味与疾病之间关系的一种诊断方法。嗅诊往往能提供具有重要意义的诊断线索。其通常的做法是医生用手或扇子将受检者身体或排出废物所发出的气味扇向自己的鼻端，然后判断气味的性质，再做出相关的诊断。

体检前应做好哪些准备

为了确保健康检查的准确性，每位受检者在前去医院检查时，或在检查过程中，都应做好一些必要的准备。概括起来说，受检者应该做好下列准备。

搞好个人清洁卫生

一般来说，受检者（情况特殊者例外）前去医院做健康检查前，应该搞好个人卫生，如洗脸、漱口，并对鼻腔、外耳道进行清洁，这既是尊重医生的表现，也会让检查结果更为准确。比如，在检查耳、鼻、牙齿时，如果受检者这些部位不清洁，很可能导致误诊。

打扮、衣着得体

在去医院进行健康体检时，经常会看见一些受检者化着浓妆、穿着连衣裙、长筒袜，或紧身衣裤，这些穿着打扮都是不合适的。因为抹指甲油、涂口红、化彩妆，会影响医生对受检者进行准确的诊断，如受检者是否患有贫血、是否有呼吸系统疾病等，其体貌特征是医生重要的判断标准之一。所以，去医院做健康检查时，应该以"本色"前往；去医院进行体检时穿着不合适也是不行的，因为在体检的过程中，有很多项目是需要脱掉衣服进行的，穿得过于正式，或过于紧身，这既不方便穿、脱，也耽搁时间。所以，体检应身着便装前往。

饮食要合理

一般来说，体检前一天受检者不能大吃大喝，更不能喝酒，也不要食用太咸或太甜的食物，以免影响第二天的化验。如果次日要抽血，晚上8点后一般不要进食，因为有些检查项目（如血脂检查、肝功能检查、粪便检查、尿液检查等）需要抽取空腹血液，以求结果的准确性。

带上病史资料

如果受检者患有慢性疾病或曾经患过重大疾病，在去医院进行健康检查时，应该带上以往的病史资料，以供医生参考。

病史是诊断疾病的重要依据之一和着手诊断的第一步，也是确保检查质量的重要手段之一，因而它的收集对医生来说非常重要。病史资料一般包括下面几部分。

常规项目

受检者的姓名、年龄、性别、籍贯、婚姻状况、职业、收入、文化状况，以及家庭住址等。

主诉

受检者将自己的身体状况或感受（不舒服或不适）告诉医生。受检者在向医生诉说自己身体状况或感受时，不能漫无目的，而应将自己感受最深（最明显的不舒适症状）的情况告诉医生，以便在检查时更有针对性，收到事半功倍的效果。

个人史

包括出生地、社会经历、居住地、生活状况、生活习惯、个人喜好，以及居住时间（尤其是在地方病流行区和疫源区）。

现病史

在病史众多内容中，现病史是最重要的组成部分，它是受检者患病后整个过程的记录，即疾病是何时发作、如何发作的，及其发展、演变和现状。

既往

主要包括受检者以往的健康状况，过去曾患过的疾病，尤其是一些重大疾病。

婚姻史

包括未婚、已婚、离婚、丧偶，另一方的健康状况，以及对性的认识与要求、性生活次数与质量。

月经及生长发育史

主要包括初潮时的年龄，经期的周期和天数，以及每次月经时身体状况和经血状况。

其他

如职业病、工伤伤残的鉴定，以及有无药品过敏史等。

一般来说，医生或护士收集整理病史的方法主要有如下几种。

观察

观察是医生或护士获取有效病史的重要手段。对医生或护士来说，与受检者的初次见面就意味着观察的开始。受检者的外貌、体位、步态、个人卫生和精神状况等都会给医生或护士留下一个大概印象。

交谈

通过与受检者进行交谈是获取病史资料最主要的手段。受检者的姓名、年龄、性别、籍贯、婚姻状况、职业、收入、文化状况，以及受检者的生活习惯、爱好等内容，医生或护士都能通过同受检者的交谈获得。

阅读

阅读即阅读受检者的个人史、既往史、现病史等内容，而了解受检者相关的身体状况。

注意检查样本的提取

一些检查项目需要受检者自己提取检查样本，如便样、尿样等。受检者应该怎样来提取这些样本呢？具体来说，在提取便样时，应该使用干净的标本盒，不能将尿液或水混入样本中。如果大便有黏液或带血，应选取有黏液或带血液的部分，以便给医生提供准确的信息。同时，做粪便常规检查的受检者还应特别注意，在检查前3天，不要吃带血食品，如鸭血、鸡血、猪血等，以免造成误诊。在提取尿样时，受检者应提前在家中将外阴部位清洗干净，以免污染物掉进尿液中；使用医院指定的样品采集器，不能用不干净的采集器；提取的尿样应该在膀胱内停留4小时以上，因而体检前最好不要大量饮水，以免稀释尿液影响检测结果；提取的尿样应是中段尿液。另外，女性在月经期间不适宜做尿液检查，因为此间经血极易混入尿液中，这会影响检查结果的准确性。不论是提取尿样，抑或是便样，受检者都应在30分钟内将样本送到检测处，如果耽搁时间太久，会使样本中的某些化学成分受到破坏，从而影响检测结果的准确性。

带上必需的药品及食物

如果受检者一直在服用某些药品，但由于参加健康检查不得不暂停一些药品的服用，此种情况下，受检者应该带上自己服用的药品，体检完毕后应该及时服药，以免影响病情。此外，受检者还可以带上水和一些食品，如牛奶、饼干等，以便在体检完毕后食用。

怎样选择适合自己的体检项目

医学专家根据人在不同年龄阶段的体质特点，对其健康体检的内容、时间间隔做了如下概述。

儿童阶段

儿童时期的健康检查，重点在于检查生长发育是否正常、有无先天性疾病、遗传病、营养是否过剩或营养不良、智力水平是否正常、有无性格缺陷、心理疾病，以及一些儿童常见疾病。

儿童检查的内容主要包括：身高、体重、视力、牙齿、坐高、头围、胸围、骨骼发育等。

儿童常规检查的主要体检项目包括：内科、外科、眼科、口腔科、耳鼻喉科、血液常规、肝功能两对半、胸透。一般来说，儿童不适宜做心电图、脑电图、X线检查，以及一些影像学检查。

儿童健康检查的间隔时间：一般来说，儿童健康检查的次数随年龄的增长而有所不同，婴儿期（0～1岁）1～3月检查一次；幼儿期（1～3岁）3～6月检查一次；学龄前期（3～7岁）6～12月检查一次，上小学后，应该每年检查一次。如果有特殊情况，其体检的次数应该有所变化。

青年阶段

青年时期是一个人精力、身体抵抗力最为强盛的阶段，即使如此，也十分有必要进行健康体检，因为有医学证据表明，中老年时期的很多疾病都源自青年时期，如糖尿病、高血脂、冠心病等。

青年阶段的健康体检，除了做一般检查外，如体重、身高、血压、视力、耳鼻喉等，还应重点检查以下项目。

·血糖、血脂检查。这一阶段的生活状况，很可能引起代谢性疾病，因此需要增加代谢性疾病的检查，尤其是血糖检查，这可以有效预防糖尿病。此外，还应进行血脂检查，这可以有效预防一些肝脏疾病，如肝硬化、肝癌等。

·血液常规检查。通过此检查，能知晓血液中的红细胞、白细胞、血小板、血红蛋白的数量是否正常，进而有效预防贫血、白血病等疾病。

·腰椎、颈椎检查。现在很多青年人都是伏案工作，缺少必要的运动，这就极易引起颈椎、腰椎疾病，因此青年人进行腰椎颈椎检查是十分有必要的。

·尿液常规检查。通过此检查，可以发现是否患有肾结石、尿道感染、肾炎等疾病。

·乙肝两对半检查。现在，我国带有乙肝病毒的人数已过亿，而且此种疾病有较强的传染性，再加之年轻人外出、应酬活动多，所以十分有必要进行乙肝两对半检查，以及时知晓是否对乙肝病毒具有免疫能力，是否需要注射乙肝疫苗，以及是否已感染乙肝病毒等。

·胸透、B 超检查。通过此类检查，可以了解心肺功能是否正常，以及肝、胆、脾、胰等的功能状况。

青年人的身体较为强健，抵抗力也较强，因而，如无特殊情况，可以每 2 年检查一次。

中年阶段

从某种程度上来说，人步入中年，其身体状况也进入了"多事之秋"，这也是人的工作和生活的压力最大的时候，再加之体力、精力也没有年轻时那样充沛，身体免疫力也没有年轻时那样强，这就极易诱发一些疾病。因而，中年人十分有必要做健康检查，以便早期发现各种疾病因子，防微杜渐。

中年人健康检查主要包括以下项目。

·量体重。医学研究发现，肥胖现在已是威胁人类健康长寿的主要敌人，人类的很多疾病也是由它引起的，如高血压、糖尿病、血脂异常、痛风、结石、脂肪肝等。因此，通过测量体重，可以知晓自己的体重是否超标，以便及时调整饮食结构，以预防变得过于肥胖，从而降低患病的概率。

·测血压。高血压是脑出血的元凶，所以预防脑出血的最好办法就是经常测自己的血压，及早发现高血压，以便及时治疗，尤其是那些肥胖的人更应该关注自己的血压，因为肥胖是导致高血压的关键因素。

·查眼底。查眼底不仅可以发现很多眼部疾病，如原发性青光眼、白内障、视网膜的动脉硬化等，还可以发现人体很多重大疾病，如高血压、糖尿病、动脉硬化、白血病等。

·生化 18 项。主要包括尿酸、血糖检查、血脂检查、肝功能检查、肾功能检查等。通过此类检查，可以知道是否存在痛风、高血压、动脉硬化、冠心病等潜在疾病，以及是否需要调整饮食结构。

·腹部 B 超检查。通过此项检查，能了解肝、胆、脾、胰、肾脏、膀胱、前列腺（男性）、子宫附件（女性）等器官的功能状况，可以有效预防前列腺增生、子宫肌瘤等疾病。此外，腹部 B 超检查也是一些肿瘤早期诊断的手段之一。

·心电图、心脏彩超检查。心电图检查能了解心律是否正常，心肌是否缺血，因而通过此检查，能有效预防心脏病等疾病；心脏彩超检查能发现心脏大小是否正常，心脏瓣膜有无病变等。

·血液流变学检查。通过此项检查，能了解血液黏稠程度，进而防止由于血黏稠度过高而引起的一些疾病。

·肿瘤标志物检查。随着年龄的增加，发生肿瘤的危险性也越来越高，因而中年人必须检查 PSA、AFP（甲胎蛋白）、CEA（癌胚抗原）等肿瘤标志物，尤其是 AFP 的检查，它对检测早期原发性肝癌，准确率高达 80% ~ 90%。

·CT 检查、X 线检查。CT 检查是预防脑梗死，尤其是腔隙性梗死最为有效的手段。通过 X 线检查，能及早发现有无肺癌、肺结核等疾病。

·宫颈刮片检查（女性）。医学研究发现，女性在中年以后，患子宫肌瘤、卵巢肿瘤的风险大大增加，而这些疾病在早期几乎没有什么症状，只有到了临床期才会有较为明显的征象。所以，中年女性在做健康体检时应该做宫颈刮片检查，90% 左右的癌变（主要是身体下部）都能通过此项检查予以发现。

中年人如无特殊情况，每年检查一次较为适宜。

老年阶段

人到老年，身体的各项功能都在走"下坡路"，进行全身的"扫描"，是早发现、早诊断、早治疗各种疾病的最佳方法。一般来说，老年人健康检查除了量体重、测血压、心电图、查眼底等检查项目外，还应着重检查下列项目。

·尿液常规检查。通过尿液常规检查可以及时监测糖尿病、冠心病、肾脏疾病等，同时，通过尿液常规检查，还能了解糖尿病、冠心病患者有无肾细动脉硬化，以及老年妇女是否患有慢性肾盂肾炎等疾病。

·血脂测定。血脂过高，是高血压、冠心病、肾动脉硬化和周围动脉硬化等疾病的主要诱导因素，所以老年人十分有必要进行血脂测定，以预防上述疾病的发生。

·大便隐血试验。此项检查，有助于及早发现胃癌、结肠癌，以及消化系统疾病等。

·肛门检查。目前来说，肛门检查是早期发现直肠癌、前列腺肥大、前列腺癌最为有效的手段。

·胸片检查。通过胸片检查，能早期知晓肺部的病变，如慢性支气管炎、肺结核等，更能早期发现肺部的肿瘤。对那些常年吸烟的老年人来说，尤其应重视此项检查。

·妇科检查（女性）。老年妇女应多留意妇科检查，这是发现乳腺癌、子宫癌、宫颈糜烂等疾病最为有效的手段。

·甲胎蛋白检查。此检查是目前早期发现肝硬化、肝癌最为有效的手段，慢性肝病患者尤其应该注意甲胎蛋白检查。

老年人的健康检查间隔时间，一般来说，如无特殊情况 6 ~ 12 个月进行一次较为合适。同时，老年人应将自己每次健康检查的记录保存好，以便检查时医生使用。

影响健康检查质量的因素

健康检查是综合性检查，涉及多种多样的检查项目，其中任何一项出现偏差，都可能影响到健康检查质量。具体来说，主要受以下几个方面因素的影响。

受检者本人

在进行健康检查时，每个受检者能否积极、主动地配合医生做好各项检查非常重要，如在检查肝功能、血脂等时，受检者应该在空腹状态下被采集血液样本，而若受检者吃了东西再去医院检查、抽血，毫无疑问，这样的检查结果肯定是不准确的。再如，在进行血液检查前，受检者应该停止服用激素类药物，如果继续服用的话，这也会影响检测结果，因为激素类药物影响人体的血脂正常含量，并可引起血小板、红细胞数量减少以及肝脏转氨酶升高。由此可见，每位受检者在进行健康检查时，应该积极主动地配合医生，做好各方面的准备，以求检测结果的准确性。

仪器设备和检测人员技术水平

一些医院的体检中心或体检站，使用一些较为陈旧、过时的体检设备、仪器，这可能导致一些较小的疾病被漏诊，从而影响疾病的早期诊断；操作人员技术水平的高低也会影响到检查质量，如一个学外科的医生去操作核磁共振、血液检查等项目，这肯定会影响到检查质量的。正所谓"术业有专攻"，只有专业的、高水平的检测人员去操作那些专业化的设备，才能更好地确保检查的质量。

样本采集、送检时间

如在做血液常规检查时，医生或护士在提取血样时，所用的针头过细或把血液从针管内推入样本采集瓶时用力过猛，抑或是运送过程中发生了剧烈摇动、晃动等，均会造成溶血。溶血会使细胞内含量高的物质进入血清，从而使以血清为检测样本的实测值偏离正常值。再如，在进行尿液常规检查、粪便常规检查时，提取的样本应该及时送往检测室，如果耽搁太久，也会影响检查结果的准确性。

体检流程管理是否有序

医生、护士对体检规则、具体诊断标准，以及相关的技术流程，

家庭健康医疗实用大百科

是否真正掌握；体检环境是否良好，体检程序是否规范，各种后勤保障是否到位，以及医生业务水平的高低、医德医风是否高尚、严谨等，也会影响到检查结果的准确性。比如，一个不熟悉业务、工作态度不严谨的医生给受检者做检查，其结果是可想而知的。

药品

一般来说，对实验室检查结果影响较为明显的常用药品主要有以下几种。

利尿药

双氢克尿噻、呋塞米、依他尼酸等利尿药有保钠排钾的作用，可使血液中的钾离子含量明显降低，从而对血液电解质（钠、钾）的化验结果有明显影响。

激素类药

用肾上腺皮质激素、可的松等激素类药后，再去验血时，就会显示血糖升高，可被误诊为是糖尿病的症状。同时，它还能引起低密度脂蛋白增高；雌激素类药会极大影响人体的血脂正常含量，如雌激素、避孕药等。如果受检者检查前服用了此类药品，会导致体内血液中血小板、红细胞数目减少，以及转氨酶升高。

抗菌药

如果受检者在检查前服用了青霉素、磺胺类抗生素等抗菌类药，会使血液中尿酸的浓度显著升高；服用磺胺类药后，受检者尿胆原含量会升高，导致检查结果呈阳性，这会给医生确诊受检者是否患有肝细胞性黄疸带来麻烦。

镇痛消炎药

很多镇痛消炎药会影响实验室检查结果，如哌替啶、吲哚美辛、吗啡和奈福泮等药物，会使人体血液、尿液中的淀粉酶含量有显著升高，尤其是在刚服用 3 ~ 4 小时后，会使人体内的淀粉酶含量比正常值高出 50% 左右。如果受检者此种状态下去进行血液常规检查或是尿液常规检查，极有可能被误诊为"胰腺炎"。

抗癌药

癌症这种疾病的特殊性，使得治疗它的很多种药物会对人体的造血系统产生副作用，可导致人体血液中的红细胞、白细胞、血小板、血红蛋白的数量减少，肝脏功能出现紊乱，进而导致血脂异常，葡萄糖耐量检测降低。

其他

治疗麻痹症时如用了左旋多巴类药物时，会导致尿中酮体显色异常，而掩盖了原来正常反应，让医生难以正常判断；抗凝血药物肝素，会导致组织蛋白酶的分解、释放，进而引起血中三酰甘油降低。再如维生素C，由于它具有还原性，因而会对很多化验结果产生影响，如可使胆红素、天门冬氨酸氨基移转酶、肌酐尿酸等检测结果偏高，而使乳酸脱氢酶、三酰甘油等检测结果偏低。

正确解读健康检查结果

正确认识正常值或参考值

做完健康检查后，每位受检者都会拿到一个总检查报告单，其上附有检查项目的正常值或参考值。作为一个"外行"（非医学专业人士），该如何去认识、理解报告单上的正常值或参考值呢？

正常值或参考值，几乎没有一个具体的、绝对化的标准。所谓的正常值或参考值，几乎没有一个具体的、绝对化的标准，而有一定浮动范围的标准（因为不同个体之间可能存在一些差异），是医学界通过对若干正常人的统计，得出的绝大多数正常人（97%左右）的数据。如以反映肾功能的血肌酐为例，正常值或参考值范围是44～133微摩尔/升，这就是说正常人群血肌酐值绝大多数都分布在44～133微摩尔/升。如果你的血肌酐化验结果是150，则表示你的肾功能可能有问题；如果你的血肌酐值是60，则说明你的肾功能是正常的。

正常值或参考值因性别、年龄的不同而又有所差异。一男一女去检查身体，检查的都是同一部位，检查的数值也有很大的偏差，但报告单上却清楚地写着正常。为什么会这样呢？是医生弄错了吗？当然不是，因为男女身体的差异，其参考范围是大不一样的。如男女血尿酸的正常参考值之间的差距多达100微摩尔/升，男性的正常参考值为268～488微摩尔/升，女性的正常参考值为178～387微摩尔/升。由于年龄不同，其正常参考值的范围也是不同的，如果用同一个正常值或参考值去判断，往往就会得出错误的结论，从而影响临床诊断。如青少年儿童的碱性磷酸酶水平通常高于成年人，3岁以下儿童血液中的胆红素、血红蛋白水平、红细胞数量与成年人血液中的含量相差也很大。

医院与医院之间的正常值或参考值，存在一定的偏差是正常的。有些受检者可能有这样一种心理：希望通过对多家医院的检查结果进行综合分析、对比，判断自己是否健康，或者"检验"一下哪家医院的结果更为准确。但结果往往事与愿违，一些检查结果在这家医院是正常的，可到了另一家医院却变成不正常了。为什么会出现这种情况呢？虽然每家医院做同一种项目的检查，但由于每家医院采用的试剂、仪器、测定方法等可能存在不同，这就极有可能造成不同的检查结果。此外，由于受检者自身的原因（如是否按照体检须知做了相应准备），以及不同医院医务工作者业务水平的高低、医疗作风等因素，也可能造成在不同医院检查同一项目得出不同的诊断结果。因而，不应把各医院之间的正常值或参考值进行简单、机械的对照，从而得出一个所谓的"科学"结果，那是非常不科学的。

几乎每一个检查项目都可能是多种疾病的共同表现。严格地说，几乎每一个检查项目都不是简单的特指某一种疾病，也即受检者某一项检查的结果不在正常值或参考值范围之内，并不仅是指所检查对象存在疾病因子，而可能是多种疾病的共同表现。如进行血糖检查时，血糖过高，除了最常见的糖尿病可能导致血糖过高外，胰高血糖素疾病以及甲状腺功能亢进症等疾病都可能导致血糖升高；血糖过低，一般是由肝脏疾病引起，但过多服用胰岛素、降压药，以及检查前做过剧烈运动、营养不良等原因都可能导致受检者血糖过低。再如，做尿液常规检查时，尿中红细胞增多，主要是由急性和慢性肾小球肾炎、急性肾盂肾炎引起，但急性膀胱炎、泌尿系统结石等疾病也能引起尿液中红细胞数量增加。

既不盲目乐观，也不悲观失望。检查完毕后，各项检查化验值均在正常值或参考值范围之内，并不说明身体就完全是健康的。因为任何一种检查都可能存在假阳性或假阴性，其中既有人体状况动态变化的因素，也有检测设备和技术敏感性问题。这就可能导致一些误差，如一些恶性肿瘤，在其早期不用较为先进的仪器是很难将其准确检测出来的。如果某项检测结果不在正常值或参考值范围之内，受检者也不必悲观失望，一方面可以要求再检查一次，另一方面可以请求医生结合自己其他项目的检查结果以及临床症状，进行客观、综合的分析，进而得出准确结果。而且，换个角度看，即使身体某一部位存在问题，现在已被及时发现，你就可以及时治疗，这未必不是一件好事。

如何解读化验单上"阴性""阳性"，及一些符号的意义。每位去医院做过健康检查或看过病的人都知道，医生为我们检查完毕后，往往会给我们一个检查报告。每组检查报告后面或写有正常、异常，或写有阴性、阳性，再或是标有一些符号、字母，如"↑"，"↓"，"H"，"HIGH"，"L"，"LOW"，"<"，">"等。

作为非医学专业人士的普通人来说，理解"正常""异常"，是没有问题的，它主要是说明受检部位的功能情况。而面对各种符号、字母，可能就会如堕雾里了。其实这些没有我们想象中得那么难理解，它们也是一些基本的医学检查术语。

在医学上，检验结果分为定量结果和定性结果这样两大类。所谓定量结果，是指检查报告的结果以一个具体的数值出现，在具体数值后面还会有箭头提示。"↓"表示低于参考范围下限，"↑"表示高于参考范围上限。一般来说，在每一组定性检查结果的后面，还附有正常值的参考范围，受检者在阅读时可参照正常值的参考范围确定检验结果正常与否；所谓定性，也即表明被检验物质的有或无，其结果通常以"阴性"和"阳性"形式报告。有些时候，"阴性"和"阳性"也用"—"和"＋"表示。需要注意的是，"＋"并不代表阳性结果的强弱，"—"也不代表阴性结果的强弱，"＋"和"—"仅是代表一个定性的概念。在一些情况中，"＋"的多少也反映一个半定量的结果。如在粪便常规检查中，化验单上会出现这样的结果："白细胞＋＋＋"，这表示"＋"数量与经过显微镜放大观察到的白细胞数成正比。

在用先进的自动化检查仪器检查身体后，受检者得到的报告单上的数据后面往往会有"H"，"HIGH"，"L"，"LOW"，"<"，">"等字符，这又是什么意思呢？这些字符的意思也非常简单，其中"H"，"HIGH"，">"，表示受检部位的数值高于正常参考值；"L"，"LOW"，"<"，表示受检部位的数值低于正常参考值。

一般来说，无论是"阴性"也好，"阳性"也罢，再或是"H"，"HIGH"，"L"，"LOW"，"<"，">"等符号，都是仅供医生或专业人员参考的，并非确有临床意义。

认识化验单上的计量单位。一般来说，化验的项目不同，其计量单位也是大相径庭的。概括起来说，现行的计量单位包括质量浓度单位和法定计量单位。前一个是以前常使用的习惯单位；后一个是由国家推选的、以物质浓度为基础的国际单位制（又称SI）。

目前，这两种计量单位都在被各大医院使用，这也是很多人在去医院做健康检查时，为什么有时同一检查项目会有两个不同数值和不同单位的原因。为了方便受检者对比检查结果，医学界推出了传统单位与国际单位制之间的换算公式：SI制参考值 ÷ 换算系数 = 传统单位参考值；传统单位参考值 × 换算系数 = SI制参考值。

计量的单位主要分为毫克/分升和毫摩尔/升，在统计血液中三酰甘油、总胆固醇、血糖、尿素氮以及高密度脂蛋白、低密度脂蛋白含量等时，通常都是毫摩尔/升为计量单位。

此外，根据检查项目的不同，除了毫克／分升和毫摩尔／升外，还有下列这些计量单位：

检查耳朵时，通常以分贝（dB）作为计量单位。医学上把听力损失在 90 分贝以上的称为全聋；听力损失在 60～90 分贝的称为重度耳聋；听力损失在 30～60 分贝的称为中度耳聋；听力损失在 10～30 分贝的称为轻度耳聋。

检查血压时，通常有两种计量单位：千帕（kPa）和毫米汞柱（mmHg）。两者之间的换算为：1KPa=7.5 mmHg。1999 年我国高血压联盟公布了高血压防治指南的标准，其具体规定如下：

·理想血压：收缩压 < 16.0 千帕（120 毫米汞柱）。舒张压 < 10.7 千帕（80 毫米汞柱）。

·正常血压：收缩压 < 17.3 千帕（130 毫米汞柱）。舒张压 < 11.3 千帕（85 毫米汞柱）。

·正常高值：收缩压 17.3～18.5 千帕（120～139 毫米汞柱）。舒张压 11.3～11.9 千帕（80～89 毫米汞柱）。

·高血压：收缩压 ≥ 18.7 千帕（140 毫米汞柱）。舒张压 ≥ 12.0 千帕（90 毫米汞柱）。

·1 级高血压（轻度）：收缩压 18.7～21.2 千帕（140～159 毫米）汞柱。舒张压 12.0～13.2 千帕（90～99 毫米）汞柱。

·2 级高血压（中度）：收缩压 21.3～23.9 千帕（160～179 毫米汞柱）。舒张压 13.3～14.5 千帕（100～109 毫米汞柱）。

·3 级高血压（重度）：收缩压 ≥ 24.0 千帕（180 毫米汞柱）。舒张压 ≥ 14.7 千帕（110 毫米汞柱）。

·单纯收缩期高血压：收缩压 ≥ 18.7 千帕（140 毫米汞柱）。舒张压 < 12.0 千帕（90 毫米汞柱）。

由上表可知，血压在 17.3/11.3 千帕（130/85 毫米汞柱）以内就为正常，最为理想的血压是 16.0/10.7 千帕（120/80 毫米汞柱）。如果血压低于 8.0 千帕（60 毫米汞柱），在医学上被称为低血压，主要见于休克、心肌梗死等严重疾病。正常人血压呈明显的波动性，一天之中有两个高峰：8 ~ 10时；16 ~ 18时，夜间血压低于白天血压。

检查脉搏时，通常以次/分为计量单位，即1分钟内脉搏搏动的次数。脉搏的搏动次数受年龄、性别、运动和情绪的影响。一般来说，儿童的脉搏搏动次数要高于成年人，女性的脉搏搏动要高于成年人，老年人的脉搏搏动次数要低于青年、中年人。婴儿的脉搏搏动次数在110 ~ 130次/分均为正常。正常情况下，婴儿的脉搏会随着年龄的增加而降低，到6 ~ 7岁时会降为90次/分。成年男性正常脉搏搏动次数是60 ~ 80次/分；成年女性正常脉搏搏动次数是70 ~ 90次/分；老年人的正常脉搏次数应为55 ~ 65次/分。

检查心率、呼吸频率时，像检查脉搏一样，通常也以次/分为计量单位。所谓心率，即每分钟心跳的次数。正常成年人的心率是60 ~ 100次/分，老人的心率是45 ~ 70次/分；正常人的呼吸频率是16 ~ 20次/分，婴儿的呼吸频率较快，大约为45次/分。

体温检查时，通常以摄氏度作为计量单位。人体正常体温并不是指某一具体体温，而存在1℃左右的波动范围。人体各个部位、每日早晚及男女之间的体温也存在着差异。正常人口温为36.2 ~ 37.2℃，腋温较口温低0.5℃，肛温较口温高0.3 ~ 0.5℃。一天之中，清晨2 ~ 5时体温最低，傍晚5 ~ 7时最高，但一天之内温差应小于1℃。另外，小儿体温略高于成年人，老年人体温略低于成年人，女性体温一般较男性高0.3℃左右。如果体温在37.4 ~ 38℃之间，就属于低热，又称低热；如体温在39℃以上，就属于高热，又称高烧。

健康检查须知

为确保健康检查结果的准确性，受检者都应该注意下列事项。

·无论是进行何种健康检查，受检者都应该放松心情，不要过分紧张，并积极主动地配合医生或检测人员做好准备，从而顺利地完成各项身体检查。

·注意饮食要求。进行健康检查，一些项目没有特别的饮食要求，如骨密度检查、性病检查、核磁共振检查等，但有很多检查则需要受检者注意饮食，尤其是血液生化检查，如血液常规检查、血脂检查、血糖检查、肾功能检查都要求受检者在检查前 10 小时禁食、禁酒。此外，B 超检查、肝功能检查也需要受检者禁食 10 小时左右。为什么这些检查要禁食呢？因为食物中的一些成分可能会影响检测结果的准确性，如一些高脂肪食物中的三酰甘油会直接导致人体血液中三酰甘油的含量比空腹时高。此外，胆红素、尿酸、尿素氮等在饭后血液中的浓度也会明显上升。当然，强调空腹采血，并不是说禁食的时间越长结果越准确，如果空腹的时间过久，会产生低血糖虚脱，这同样会影响检查的准确性。

·不要隐瞒病史。在进行健康检查前，应该如实把自己以前的相关病史告诉医生，如果有诊断报告，也应一并带上。这有利于医生对自己的身体做出正确的诊断。

·尽量避免过度劳累或剧烈运动。在进行体检前，受检者应该尽量避免干一些繁重的体力活或是参加剧烈的体育运动，如打篮球、踢足球、跑步等。因为人在剧烈运动后，体内的尿素氮、血肌酐、肌酸激酶、丙氨酸氨基转移酶等有明显提高，毫无疑问，这会影响检测结果的准确性。

·做一些特殊检查，应注意自己的穿着打扮。做核磁共振、X线、CT 等影像学检查时，不要穿短袖衬衣、短裤等，最好穿棉布长袖衣服。尤其应注意的是衣服的纽扣一定不要是金属的；检查前，应摘下身上的金银首饰，也不要把手机、钢笔、钥匙等金属物品带进检测室。

·身体处于特殊状态（主要指女性）时，最好不要去做检查。女性月经期间，不宜做健康检查，这既不方便，也会影响检测结果的准确性。一般来说，女性应该在月经期结束后一周就可以做各种健康检查了。需要注意的是，女性在做妇科检查时，应该排空大小

家庭健康医疗实用大百科

便，这样检测结果会更准确。而在做膀胱、附件 B 超检查时，则不需要排空体内的尿液，与之相反，应该让膀胱积满尿液，如无尿，则需饮水至膀胱充盈。此外，女性在怀孕期间，不宜做 X 线检查，因为那样会伤害到胎儿。

·不要忽略药物的影响。在进行检查前 1 ~ 2 天，受检者应该停止或减少某些药物，尤其是一些激素药的服用。因为这些药物不仅会影响检测过程中的化学反应，还可能会影响人体的物质代谢，如雌激素类药、避孕药，以及一些维生素（比如维生素 C）等，都会使人体血液中某些物质的含量升高。

·做心电图检查或测量血压时，受检者应该在检查前静坐 10 分钟左右，最好不要在饱餐、吃了大量冷饮等后立即进行检查，这会影响检查结果。

·在医生或检测人员抽完静脉血后，受检者应该用棉签轻轻按压针头的刺穿点，以免充血形成血肿。

·受检者在被检查的过程中，如感到身体不适或过于疼痛，应及时告诉操作医生、护士或检测人员，以免发生危险。

走出健康检查的种种误区

误区一：身体没有不舒服，做健康检查是白费

很多人认为，身体无明显病症，因此没有必要做健康检查。事实上，身体没有不舒服并不能代表自己的身体状况良好。因为人体的很多重大疾病在早期是没有任何症状的，等到感觉有明显症状时，疾病已进入了临床期，而此时再去检查，治疗所花费的时间与金钱是巨大的。由此可见，即使在身体健康时，也十分有必要坚持做健康检查，以便及早筛检出潜在的致病因子或身体其他异常情况，做到早发现、早治疗。

误区二：健康检查等于疾病检查

很多人认为，健康检查就等于疾病检查，只要做了健康检查，就没必要再做什么疾病检查了，这是错误的。不可否认，进行常规

的健康检查可以提前发现人体很多潜在的疾病，如通过查眼底、测血压，可以发现受检者是否患有白内障、高血压等疾病；通过胸透、血液常规检查、血脂检查，可以发现受检者是否患有肺部疾病、是否贫血，以及是否患有糖尿病等。但是，健康检查毕竟只是一个初检，一些较为复杂、早期很少有症状的疾病，仅仅通过健康检查是不够的，还必须进行相关的、专门的疾病检查。比如，贫血是很多癌症的晚期症状之一，可有一些癌症却没有贫血的症状，所以对于这类特殊的疾病，即使通过血液常规检查，发现没有贫血，也不能说明你就没有患上某种癌症。若要想准确知道身体状况，还得去做相关的、专门的疾病检查。

误区三：身体不适时是健康检查的最佳时机

健康检查最主要的目的是起"预警作用"，即早期（人体处于健康状态或没有不舒服感觉时）发现人体内潜在的致病因子，从而做到早发现、早治疗。当身体处于不适状态时，已是某些疾病的临床期了，此时应该首先去医院就诊治疗，而不是进行健康检查的最佳时机。只有在病情稳定或完全康复后，进行健康检查才是最恰当的。

误区四：体检项目应该自己选

在去医院进行健康检查时，一些受检者认为医生为自己开出的检查项目太多，完全没有必要，于是就自己挑选了几项常规的、价格便宜的检查项目去检查。殊不知，这样做是完全不对的，因为你选的几个项目极有可能反映不出你整个身体的状况，这也就起不到健康检查的目的了。因而，一般来说，受检者最好不要自作主张去随意选择、改变一些体检项目。如果实在想调整或改变一些检查项目，也应该先征求医生的意见。最好的做法是：健康检查前，与医生进行交谈，把自己的身体状况、年龄、工作，以及有无家族病史等情况告诉医生，然后请他为自己制定一个个性化的健康检查方案。

误区五：青年人身强力壮不需要做健康检查

青年时代是人体生命力最旺盛、免疫力最强的时期，所以很多年轻人认为，健康检查对他们来说是没有必要的。其实，这种认识也是不妥的。原因是年轻人虽然精力旺盛、身体免疫力很强，但有很多疾病是抵抗不了的，再加之当代社会竞争日趋激烈，年轻人面临的心理压力也越来越大，这就极易引发各种重大身体疾病以及一些心理疾病，如过于压抑、悲观、彷徨、紧张等。一旦出现这种情况，仅靠身体强壮是不能抵抗病菌的，还必须去进行健康检查，及早发现重大疾病的潜在因子，将其消灭，以维持生理和心理的健康。

误区六：儿童不需要做健康检查

一些家长认为现在的医疗仪器会损害儿童的身体，或认为儿童太小，所以没有必要做健康检查。其实，这些想法有失偏颇，随着医疗科学技术的进步，现在的医疗仪器（一些特殊的仪器除外）对身体几乎没有什么损害，即使有，儿童的健康检查也很少涉及，如一些影像学检查。另外，孩子小，也有必要进行健康检查，因为小孩的健康检查主要偏重于身体发育、智力发展是否正常。试想，如果不去做这些相关检查，又怎么能知道他的身体、智力等的发育是否正常呢？

误区七：健康检查太麻烦，查出问题去看病会更麻烦

怕麻烦可能是很多人不去做健康检查的一大原因之一。其实，随着医疗科学技术的进步，当今的健康检查已不再是一件麻烦事，很多检查项目非常快速、简单，也没有任何痛苦，而且结果的准确性也比以前有了很大提高，所以嫌麻烦的人现在应该可以放心去医院做健康检查了。那种认为查出问题去看病会更麻烦的观点可以说是不正确的，要知道，讳疾忌医最终会使自己的身体受到更大的损伤。及早发现疾病因子，尽快接受专科医生的诊断和治疗，才是每个人呵护自己健康的最佳手段。

误区八：健康检查报告没必要保存

一些受检者认为，只要自己的健康报告结论是正常的，就没有必要保存健康检查报告，这种认识也是不对的。体检报告上的每一组数据，都是对身体某一部位状况的记录。医生在判断受检者身体某一部位的功能是否正常时，往往要参考上一次或几次的体检报告，通过对比从而得出诊断结果。所以，受检者，尤其是长期定期进行健康检查的人，更应该保存好自己每次的健康检查报告（能建立一个自己的健康档案最好），切不要随意丢弃。

注意健康警报

从人体外部器官或组织可以看到与之相关的其他身体部位的病症，捕捉到很多有关健康的信息。

头发

头发不仅能保护头皮，更能反映一个人身体的健康状况，所以通过头发发生的一些细微变化便可以察知身体的某些疾病。如果一个人一天头发脱落量达100根左右（正常人头发脱落量一天大约为60根），则可能是内分泌系统功能失常的表现。如果男性前额发际脱发，则可能患有肾病；如果女性出现全发散发性脱落，则可能患有慢性肾炎。如果头发脆弱易断，则表明有甲状腺疾病的可能。如果年轻人过早白发（遗传、精神因素除外），应该去医院及时检查是否患有严重肠病、重度贫血，以及动脉粥样硬化等疾病。头发色泽变浅、变淡，是维生素 B_{12} 偏低的信号。

眼睛

通过眼睛不仅看到外部世界，也可以看到身体的某些病症。眼睑变成白色，暗示循环系统可能亮了红灯，此时应该去医院检查一下是否贫血；眼白呈黄色，说明可能出现了黄疸的症状；眼白出现绿点，很可能是肠梗阻的表现；眼白出现血片，可能是动脉硬化，尤其是脑动脉硬化的早期表现；眼白出现红点，是糖尿病患者常有症状之一；瞳孔发白是老年性白内障发病的主要症状之一。眼底有渗出物及出血，可能是患有高血压、肾炎、贫血、糖尿病等疾病的症状之一；长期的眼圈发黑，则可能是肾亏兼有血瘀征象的一种表现。

鼻子

鼻子也能反映人体的健康状况。鼻子常呈黑色、蓝色或棕色，则可能提示胰脏或肝脏有病症。鼻子发黑且无光泽，则提示胃肠可能有疾病，尤其可能患有胃溃疡。若鼻子两边发红，油腻光亮常脱皮，说明体内缺锌。鼻子变白，是贫血患者最主要的症状之一，出现此种症状，应该及时去医院查明病因。鼻前粉红，是鼻部结核病早期症状之一，青少年出现此种情况尤其应该注意，因为它是患结核病最主要的症状之一。

耳朵

正常的耳朵颜色为微黄而红润，同时对外界的感觉也较为敏锐，如果耳朵颜色发生改变，则很可能是一些疾病的前兆。耳郭呈红色或暗红色，则表明患有某种急性高热性疾病，若同时还伴有红肿疼痛，则是耳郭炎症的表现；耳郭呈白色或淡白，则可能是受到风寒侵蚀，或气血虚亏，或肾气虚亏等，也是慢性消化性疾病的症状之一；耳郭干枯、发黑，则是肾亏的表现；耳垂经常潮红，则提醒身体免疫功能下降，体质虚弱。

唇

嘴唇可以说是人体健康状况的"晴雨表"，很多疾病的早期症状都会在嘴唇上表现出来。唇色泛青，是血液不流畅，血瘀气阻的表现，应提防中风、血管阻塞等疾病的发生；唇色发白，很有可能是贫血，或大肠虚寒，或胃虚寒的表现；唇色深红，常见于高热；上唇内黏膜呈紫色，则是冠心病的早期症状之一；嘴唇发紫，多见于慢性支气管炎，以及由肺部疾病引起的心脏病等疾病。

舌

正常人的舌头，舌苔呈薄净而滋润有津，颜色为薄白色。舌苔过白，多属寒证，但也可以见于热证。早期肺炎、急性支气管炎也可能会导致舌苔过白。此外，舌苔过白也是一些慢性炎症感染的前兆，如慢性肾盂肾炎、慢性盆腔炎等。体温过高时，可以使舌苔变黄。消化道功能紊乱时，也会出现舌苔发黄，如结肠炎、慢性胃炎、溃疡病等。此外，炎症感染时，也会导致舌苔发黄，如脑炎、急性阑尾炎、败血症以及大叶性肺炎等炎症疾病。

牙齿

牙齿作为人体咀嚼食物的主要工具之一，它的一些变化也能显示身体某个部位可能出现了问题。如在吞咽食物时牙齿疼痛，嘴巴也不易张开，且肿痛往往发生在一端，则提示你可能患有冠周炎。再如牙龈出血，可能表明身体缺乏维生素C或牙龈有慢性炎症和炎症性增生。此外，牙龈出血还可能是血液疾病、肿瘤等疾病的先兆。所以，出现经常性牙龈出血，应该及时到医院检查。

指甲

指甲明显向上拱起，并围绕指尖弯曲，则提示你可能患有某种慢性疾病；如果指甲呈黄绿色或黄色，生长缓慢，且厚而坚硬，则提示可能患有甲状腺疾病、淋巴疾病或慢性呼吸系统疾病；指甲萎缩或变薄，表明身体营养失调，或可能患有肢端动脉痉挛或麻风病等疾病；指甲长期呈灰白色，表示营养不良，或可能患有慢性呼吸系统疾病、消化系统或心血管系统疾病，如肺结核、慢性胃炎、萎缩性胃炎等。

了解和发现以上症状警讯，有助于我们未雨绸缪，但也不能据此认为只要身体某部位响起来了"警报"，就断然肯定自己患上某种疾病，更不能擅自用一些止痛药、消炎药、肠胃药等，这样做不仅会关闭身体警报系统，也会给医生诊断带来不便。最好的办法是：身体拉响健康警报后，就直接去医院做相关部位的体检，从而得出准确的结论。

自我监测的目的和内容

其实很简单，要想拥有一个健康的身体，就必须学会自我监测、自我保健、自我治疗，以及自我康复。而其中最重要的就是要学会对健康状况进行自我监测。

那什么又是自我监测呢？其目的和内容又是什么呢？所谓自我监测，即主动对自己的健康状况或是疾病动态进行监测、做好记录，并进行相应的评价，以便及时发现各种问题，使之及时得到纠正和治疗。自我监测的根本目的是为了维护、保证身体的健康。为此，平常一定要合理安排自己的起居饮食，不吸烟、少饮酒、不挑食，均衡摄入各种营养物质；不要过于劳累，积极参加体育锻炼和各种社交活动；不要给自己太大的精神压力，保持轻松、乐观、豁达的心态；保持睡眠充足，每天应保持8小时的睡眠时间。

一般来说，自我监测的具体内容包括如下几个方面。

·五官的监测。通常情况下人体的某些重大疾病的早期症状会在五官上表现出来，如耳朵血管形态改变，常见于冠心病、高血压、支气管扩张等病症；眼白发蓝，则可能是慢性缺铁的征兆。

·身体感觉能力的监测。人体出现感觉迟钝或麻木，往往预示着一些重大疾病，如手脚突然发麻或是感觉不到疼痛、冷热等，这往往是中风等疾病发作的前奏。

·血压监测。血压监测看似很简单，实则对人体健康的影响极大，因为很多重大疾病都是由血压过高引起的。所以，平常（尤其是50岁以上的人）一定要做好血压监测。

·运动能力监测。即监测自己的运动协调能力。正常情况下，人的各种运动姿势和大脑的想法能保持一致，如果出现运动障碍（大脑想的和手脚实际做出来的动作不一致），则应警惕大脑某些部位可能发生了病变。同时，对一些常见病和多发病也一定要做好相关的记录，以便今后不时之需。在平日的监测过程中，一旦发现异常变化或危险信号，就要立即进行相关的检查、治疗，从而最大限度地确保身体的健康。

健康标准的自我检测

一般来说，通过对照下面14条健康参考标准，即可知道我们身体的健康状况。一旦发现有不正常的地方，则应该及时到医院做进一步检查，以便及时治疗，进而确保身体的健康。

身高

我国成年男性平均为165厘米，女性为156厘米。若成年后身高低于 120 厘米，则说明其内分泌、营养等方面存在问题。此外，中老年人由于骨关节退行性改变可以比年轻时稍矮。

营养状况

正常人的皮肤弹性良好，指甲、毛发润泽，皮肤黏膜红润，皮下脂肪丰满而富有弹性，肌肉结实而丰满。如果皮肤黏膜干燥，指甲干枯，毛发稀疏，皮下脂肪削薄，肌肉松弛无力，则说明其营养状况不良。

体重

正常人的体重应该保持在一个相对稳定的状态，一个月内的体重变化不会超过 2 千克。如果一个人的体重经常（一月内）变动，则说明身体健康状况不佳。

体温

正常人的体温应该在 37℃左右，每日的体温变化不超 1℃，超过 1℃即为不正常。

色觉

正常人能分辨红、橙、黄、绿、青、蓝、紫等多种色彩，如果不能区别其中的一色或是多色，即为色觉不正常。

血压

正常人的血压在 17.3/11.3 千帕，如果一天中血压有 3 次超过 18.7/12.0 千帕，即为不正常。

脉搏

正常成人的脉搏在 75 次 / 分左右，一般不少于 60 次，不多于 100 次，如果超过这两个数即为不正常。

心率

正常成人的心率为 60 ~ 100 次 / 分，如果大于 100 次 / 分，或是小于 60 次 / 分，即为不正常。

呼吸

正常成人的呼吸在 16 ~ 20 次 / 分，呼吸次数与心脉跳动的比例为 1 ：4，每分钟呼吸少于 10 次或多于 20 次为不正常。

进食

正常成人进食一般在 1 ～ 1.5 千克 / 天，如果连续 7 天的进食量超过平日的 3 倍或为平日的 1/3，即为不正常。

大便

正常成人应该排便 1 ～ 2 次 / 天，如果连续 3 天以上没有排便，即为不正常。

小便

正常成人一天的排尿量应为 1500 毫升左右，如果连续 3 天以上、每天排尿量在 2500 毫升以上，或连续 3 天的排尿量少于 500 毫升以下，即为不正常。

月经

正常女性的月经周期在 28 天左右，经期持续时间在 7 天左右，如果经期超前推后 15 天以上，或是经期持续时间少于 5 天，抑或经期持续时间超过 10 天，即为不正常。

夫妻生活

正常成年男女结婚后，没有采取避孕措施，女方 3 年内没有怀孕，则说明一方或是双方不正常。

24 小时健康自测

一般来说，24 小时健康自测主要包括如下内容。

起床时

如果经常出现盗汗（简单地说，睡眠中出汗即为"盗汗"）症状，一定要去查明原因，因为盗汗往往是发热的征兆；闻口气，如果起床后口气较臭，可能预示有胃病。

洗脸刷牙时

洗脸时如果发现脸色发黄，且感觉身体疲倦无力，可能提示你患有黄疸。刷牙时如果经常牙龈出血，说明你极有可能患有牙周病，因为健康的牙齿在刷牙时（刷牙姿势得当）是不会出血的；如果经常在刷牙时出现呕吐的感觉，则说明你可能患有慢性胃病。

工作时

如果总感到不明原因的口渴，则可能提示你患有糖尿病，因为无故口渴是糖尿病的典型症状之一；腰酸背痛，如果工作时老是感到腰酸背痛，且颇具疲劳感，则说明内脏或脊椎可能存在问题；记忆力差、健忘，则是神经衰弱和动脉硬化的典型征兆之一；单纯头晕，若不是因为工作单调，请检查一下甲状腺。

回家上楼时

如果回家上楼时，常出现心跳加快，有时还伴有眩晕的感觉，则说明你的心脏功能较弱。除了心跳加快外，如果还出现胸口隐痛或憋闷的感觉，则说明你的心脏和脑部血管可能存在疾病因子，应该尽快去医院检查治疗。

修指甲时

如果指甲呈倒三角形，即指甲的前端增大，根部狭小，提示可能有麻痹性疾病。如果指甲上有点状或丝状白斑，多为慢性肝病、肝硬化、肾病的早期征象。如果指甲上有横向红色带，提示胃肠道可能有炎症或房室间隔缺损、心脏瓣膜脱垂等疾病存在。

洗头时

如果洗头时有大量头发脱落，则说明头发营养不足或可能患有内分泌疾病。

读书看报时

如果读书看报时眼睛疼痛，感觉字迹模糊不清，则可能患有青光眼；如果拿书或报纸的手经常抖动，可能患有甲状腺功能亢进，也可能是帕金森氏病的前期征兆。

睡觉时

如果经常因脚抽筋而惊醒，可能是缺钙的表现，也可能是动脉硬化的表现；如果睡觉时鼾声不断，且声音较大，则说明鼻子可能出现了问题。

通过 24 个小时的健康自测，一旦发现自己相关部位有疾病的迹象，就应该尽快去医院做相关检查，以便确诊是否需要接受相关治疗。

用运动指标做免费体检

运动可以说是每个人都需要的，它不仅可以促进人体血液循环，增进肌肉的力量，消耗体内的脂肪，还能增进神经系统的协调性，使反应能力增强，手脚敏捷。此外，运动还可以活动关节，使年老者的关节灵活，避免过早地发生功能性退变。除了上述益处外，运动还有一个重要的作用——能给我们做免费体检。因为每个人在运动的过程中和运动后出现的一些变化，能较为准确地反映他的健康状况。下面就简要介绍几条"运动指标"作为体检的标准，以便对照检查。

是否有较为强烈的运动欲望。通常情况下，健康的人精力充沛，精神状态良好，对各种运动有较为强烈的欲望，很想"一展身手"。如果身体健康状况不佳，则会对各种运动感到索然无味，甚至一想到运动就禁不住打呵欠，流眼泪。如果出现此种状况，毫无疑问，你的健康状况肯定是不太好的，最好能去医院进行相关的检查。

运动过程中是否有不适感。健康的人在运动的过程中会感到很舒畅，全身充满力量，吸气、呼气很顺畅（剧烈运动除外），如果在运动的过程中出现恶心、呕吐、头晕、头痛、乏力、提不起精神，即使做一些很简单的运动也会感到呼吸困难，这就说明你的健康状况较差，身体某些部位可能存在致病因子。

运动后的饭量如何。一般来说，运动具有开胃的作用，因而运动后，人的食欲会大增，但如果在运动后出现食欲不振、食量减少，甚至不想吃东西，这就暗示肠胃可能存在一些问题。一旦有此种情况出现，就应该及时去医院做肠胃检查。需要注意的是，在运动后出现食欲不振，也可能与运动方式（如长跑后就会出现食欲减退）、运动量（过于剧烈的运动也会导致运动后出现食欲不振）有关，所以不能一概而论。

运动后睡眠质量如何。人在运动后睡眠较好，不仅入睡快，睡得香，而且醒后精力充沛，如果在运动后入睡慢、且在夜间易醒，醒后感觉疲惫不堪，则说明健康状况欠佳，需要及时进行相关检查。

上面4条"运动指标"都是从主观的角度上来进行测定的，因而可能在不同的人身上会有一定的差异。同时，运动还涉及方方面面的问题，如运动时的天气状况、运动者本身的身体状况、运动量的大小，以及运动方式等，这也会对"运动指标"的判断结果产生一定的影响。所以，不能仅凭这4条"运动指标"轻易做出判断。

中老年自我体质快速检验法

中老年自我体质快速检验法非常简单，一般只需12分钟即可，不需要花费一分钱。其具体内容为：40～49岁的人，在12分钟内，能慢跑2500米以上者，说明其体质非常好；能慢跑2200～2400米者，说明其体质较好；能慢跑1700～2100米者，说明其体质一般；仅能慢跑1300～1600米者，说明其体质较差；慢跑不到1200米者，说明其体质非常差。50～60岁的人，在12分钟内，能慢跑2500米以上者，说明其体质非常好；能慢跑2000～2400米者，说明其体质较好；能慢跑1600～1900米者，说明其体质一般；慢跑1200～1500米者，说明其体质较差；慢跑不到1200米者，说明其体质非常差。

此种自我体质检验法的依据就是，一个人的吸氧量越大，身体越健康。所以，12分钟内跑得越远，其吸氧量就会越大，体质越好；反之，在12分钟内跑的距离越短，其吸氧量就会越小，体质越差。需要注意的是，此种检查方法可能会受到天气状况、受检者自身身体状况的影响，因而可能在具体的个体上会存在一定的差异。

第二章
健康检查的项目

眼科检查

眼睛与身体各个器官密切相关，许多疾病的发生常会在眼中一些部位反映出来。通过眼科检查不仅对眼科疾病的诊断有重要意义，还能对某些全身性的疾病，特别是内科和神经科疾病做出诊断或提供线索。由此可见，眼科检查是每位前去进行健康检查的人应该选择的项目之一。

一般来说，眼科检查的项目主要包括：眼睑、泪囊、结膜、角膜、巩膜、瞳孔、虹膜、前房等检查。

眼睑检查

眼睑的检查一般在自然光条件下进行，采用触诊和望诊两种方法。通过此项检查，能知晓眼睑位置有无异常，如眼睑内翻、外翻、内眦畸形等，如果眼睑内翻，说明受检者患有沙眼；能观察皮肤有无异常，如眼睑水肿、皮疹、肿瘤、皮下出血等，如果受检者出现眼睑水肿，最常见的原因为贫血、肾炎、慢性肝病等所致，所以出现此种情况，受检者这应该进一步做相关检查；能发现眼睑闭合有无障碍，如果有闭合障碍，一方面可能是由甲状腺功能亢进所致（双侧都出现），另一方面可能是由面部神经麻痹所致（单侧出现）。

泪囊检查

泪囊检查主要是检查上下泪小点位置是否正常（是否恰好贴在眼球上），泪囊区有无红肿，压迫泪囊时有无分泌物自泪点溢出，泪腺区有无压痛及肿块，以及泪小点开口是否狭窄、阻塞等状况。如果在压迫泪囊时有黏液性分泌物自泪点溢出，则说明受检者患有慢性泪囊炎。

结膜检查

结膜检查可以在自然光条件下进行，也可以在焦点光线下进行。此检查的目的主要是观察眼结膜和穹隆结膜有无充血、水肿、乳头肥大、滤泡增生、瘢痕形成；有无溃疡、睑球粘连、新生血管及异物等。此外，该检查还可以发现受检者是否患有结膜炎、沙眼等疾病。

角膜检查

角膜检查时医生一般使用放大镜、聚光灯，如果要检查一些细微的病变则需要使用裂隙灯显微镜。此检查主要是检查角膜大小、透明度，表面是否光滑；角膜内有无新生血管及混浊、溃疡、异物，以及弯曲度和知觉是否正常，角膜后有无沉着物。角膜检查是检测受检者是否患有角膜炎最有效的手段。

巩膜检查

巩膜检查需要使用放大镜。它主要是观察受检者巩膜颜色，有无黄染、结节、充血及压痛。通过该检查能发现受检者是否患有沙眼等疾病，此外还可以提供黄疸、贫血等疾病的线索。

瞳孔检查

此检查主要是检查瞳孔的大小、形状、位置，两侧是否对称，对光反射是否灵敏（包括直接光反应、间接光反应和调节反应），有无闭锁、膜闭或残存的瞳孔膜等。

虹膜检查

此检查需要集合光线和放大镜。主要是观察其颜色有无增多或脱失、纹理是否清晰，有无新生血管、色素脱落、结节以及前后粘连，有无根部离断及缺损，有无震颤。

前房检查

此检查需要使用集合光线（详细的检查需要使用裂隙灯显微镜），其检查的目的是观察前房水是否变混浊，房水有无积血、积脓或异物等。

眼球外形和运动检查

此检查一般在自然光条件下进行，其目的是观察眼球运动方向是否一致，有无眼球震颤、斜视。眼球大小、有无突出和内陷等。如果出现双侧眼球突出，则说明受检者很可能患有甲状腺功能亢进；如果出现单侧眼球突出，则说明受检者颅内可能有肿瘤。

晶状体检查

此项检查方法较多，最常用的主要有检眼镜透照法、集光检查法和裂隙灯显微镜检查法。其检查目的是观察晶状体有无混浊、脱位，位置是否正常，表面有无色素沉着等。

眼底检查

其检查内容包括玻璃体、视网膜、视神经乳头和脉络膜的检查。此检查必须使用检眼镜在暗室内进行。先通过检查小瞳孔以了解视神经乳头情况，情况特殊时还应检查眼压，以了解受检者有无青光眼症状，然后再进行扩瞳，做进一步检查。需要注意的是，如果受检者已是青光眼患者则不能再做扩瞳。人体的很多疾病，如白血病、糖尿病、慢性肾炎、高血压动脉硬化等都会引起人体眼底改变，所以眼底检查是判断人体疾病严重程度的一个重要指标。

眼压测定

眼压测定有指测法和眼压计测量法两种。所谓指测法，即医生用两手食指尖置于受检者睑板上缘的皮肤面，两指交替轻压眼球，借指尖感觉眼球的张力，确定其软硬度。"Tn"表示眼压正常，"T+1"表示眼压轻度增高，"T+2"表示眼压中等度增高，"T+3"表示眼压极高，眼球坚硬如石；反之，如眼球稍软于正常，记录为"T-1"，"T-2"为中等度软，"T-3"为极软。眼压计测量法，即医生用眼压计测量受检者的眼压。正常人的正常眼压为1.333～2.793千帕。眼压增高，说明受检者可能患有青光眼；眼压降低，说明受检者眼球可能萎缩或脱水。

视力检查

视力检查，包括远视力检查法和近视力检查法两种方法。远视力检查常用国际标准视力表进行检查，除国际标准视力表外，常用的远视力检查表还有 Snellen "E"字视力表、Londolr "C"视力表以及对数视力表。远视力检查表上的符号较大。检查时，检查距离为5米。近视力表上的符号较小，检查时，检查距离为30厘米。

无论是远视力检查，还是近视力检查，只要受检者能看清1.0那行符号均为正常视力。结合远视力检查和近视力检查，可以初步诊断受检者是否有老视、散光、近视、远视等症状以及器质病变（如青光眼、白内障、眼底病变等）。

色觉检查

在正常情况下，人的色觉在明亮情况下能准确识别出红、橙、黄、绿、青、蓝、紫7种颜色。如果受检者在自然光条件下，面对色盲检查图的数个版面，都不能完全正确地识别出图上的数字或符号，为色弱；如果完全不能识别出图上的数字或符号，则为色盲。色盲作为一种眼科疾病，分为先天性和后天性两种。先天性，也即遗传性，通常情况下男多于女。后天性，主要是由患眼底疾病造成的。因而，如果受检者不是先天性遗传色盲，出现色觉异常时应该去医院眼科检查。

口腔科检查

口腔科检查的项目主要有：口唇检查、口腔黏膜检查、牙齿及牙龈检查、舌面检查、颌面部检查。

口唇检查

一般来说，健康人的口唇是红润而富有光泽的，但若出现下列症状，则预示着出现了疾病因子。

·口唇苍白而无血色，很有可能是贫血或发绀性血氧供应不足。

·口角出现红斑、疱疹、糜烂症状，则是缺乏维生素 B_2 的表现，此种情况下，受检者应该口服维生素 C、维生素 B_2 或复合维生素 B 等，同时去医院口腔科检查就诊。

·如果出现口角歪斜症状，则说明有面部神经麻痹。

口腔黏膜检查

一般来说，正常人的口腔黏膜较有光泽，且呈粉红色。如果受检者口腔黏膜上出现瘀斑或大小不一的出血点，则说明受检者体内缺乏维生素 C 或患有某种出血性疾病；如果受检者的口腔里黏膜上出现斑片状蓝黑色斑纹，则说明受检者肾上腺皮质功能减退。

牙齿及牙龈检查

其主要检查牙齿的数目、排列、颜色、龋洞、缺失、松动、咬合、接触关系和修复物，以及有无髓腔穿孔、牙结石、口臭等现象。其检查的方法主要有视诊、叩诊、扪诊、探诊。

视诊

医生直接借助自然光或其他灯光，直接观察受检者牙齿颜色是否正常、有无光泽，牙齿数目是否完整、排列是否整齐，以及上下牙的咬合关系是否正常；牙龈有无漏洞、出血、溢脓和溃疡。此种检查方法在临床上使用最广。

叩诊

医生用检查仪器，垂直或侧方向轻轻敲打受检者牙齿的咬合面或牙齿的边缘。然后根据受检者有无叩痛感或叩痛感的程度来诊断受检者牙齿或牙龈的健康状况。

扣诊

用镊子夹住棉球按压患处，检查患牙有无触痛、松动及咬合创伤。

探诊

用探针检查受检者牙齿的咬合面窝沟、邻面，以及修复边缘是否有龋齿发生。在进行此操作时，受检者应该尽量保持静止状态，以免探针伤害到自己。

舌面检查

舌面检查主要包括舌苔、舌质和舌色的检查。正常人的舌苔呈薄白色，舌质柔软、湿润、无震颤，舌色呈淡红色。如果受检者舌面光滑，舌背乳头萎缩，舌体变小，舌色呈红色或粉红色，这就是所谓的光滑舌（又称"镜面舌"）。出现此种情况，说明受检者可能患有慢性萎缩性胃炎，或是缺铁性贫血。

颌面部检查

一般来说，颌面部检查主要是进行影像学检查，如口腔颌面部常规 CT 检查、腮腺 CT 检查、颈部 CT 检查等。通过这些检查，能有效诊断一些肿瘤病症以及口腔疾病。

口腔作为人体一个重要的组成部分，对外界或药品的刺激非常敏感，因而一旦口腔出现了病症，最好不要私自乱用药，而应及时到医院检查就诊。

耳鼻喉科检查

具体来说，耳鼻喉科检查主要包括：外耳检查、咽鼓管检查、听力检查、前庭检查；嗅觉检查、外鼻与鼻腔检查、鼻功能检查、鼻内窥镜检查；口咽检查、喉部检查等。

外耳检查

外耳检查是耳部检查最基本、最简单的检查项目，通过此检查能发现外耳道有无畸形、肿胀、皲裂、溃疡，以及有无狭窄、皮屑、耳垢栓塞等。

咽鼓管检查

人体的咽鼓管与鼓室是连为一体的，它的正常与否直接关系到一个人的听力。检查咽鼓管的方法较多，当前使用最多的是耳道滴药法、捏鼻鼓气法、外耳道内侧压法。

听力检查

所谓听力检查，即检查耳朵的听觉能力。临床上以八度音为音调单位作为医生判断受检者对音调感受能力的客观标准。一般来说，听力损失 10 ~ 30 分贝为轻度耳聋；听力损失 30 ~ 60 分贝为中度耳聋；听力损失 60 ~ 90 分贝为重度耳聋；听力损失 90 分贝以上为全聋。

前庭检查

耳前庭是人体最为敏感的部位之一，这里包括眼、中枢、躯体肌肉和关节的很多深部感觉与反射，只要其中的任何一部位发生病变，都可能影响身体的健康。因而，对此部位进行检查是非常重要和必需的。前庭检查的方法也较多，临床上使用最广的是旋转试验法和自发性眼震检查两种方法。

嗅觉检查

鼻子是人体感知外界气味刺激的器官，它的正常与否直接关系到每个人能否感觉到周围生活环境的状况。嗅觉检查临床上最常用的就是用不同气味的液体，如醋、汽油、酒精作为检查试剂，并以水作为对照剂，将它们分别装于不同颜色的小瓶中，让受检者逐一闻之，并说出它们的名称。如果受检者能迅速、准确地说出所闻小瓶的试剂名称，则说明其嗅觉正常；如果不能，则说明其嗅觉存在问题。

外鼻及鼻腔检查

此检查主要是检查受检者有无鼻畸形，鼻翼塌陷，鼻骨有无畸形、移位等；鼻腔检查包括鼻腔检查和鼻前庭检查，通过对这两个部位的检查，能发现鼻腔内有无肿胀、肿块、肿瘤、溃疡、糜烂、鼻毛脱落、息肉、血管曲张以及鼻黏膜肥厚等。

鼻功能检查

鼻作为人体重要的器官之一，除了嗅觉功能以外，它还具有呼吸功能、黏液纤毛消除功能等。正因为如此，在健康检查时需要对鼻子的上述功能进行检查，以便了解鼻的功能是否正常。鼻通气板测量法与鼻气道阻力测试，是检查鼻子呼吸功能的常用方法。放射性同位素法和糖精法是检查鼻黏液纤毛消除功能的常用方法。

鼻内窥镜检查

鼻内窥镜检查分为软管鼻内窥镜和硬管内窥镜检查两种方式，它们除了能检查鼻腔和鼻窦各种疾病外，还能用于鼻腔止血，以及一些肿瘤的切除。

口咽检查

临床上，视诊和触诊是口咽检查最常用的方法。

· 进行视诊检查时，受检者如果带有假牙应该取出，然后自然端坐，面对医生，张口呼吸。医生再将压舌板轻轻放入受检者口腔，然后向前方将受检者的舌头压住 2/3。应该注意的是，若医生用力太大或过猛，可引起受检者舌的本能反抗，诱发恶心、呕吐。在这一前提下，医生可以按顺序逐一检查受检者的口腔、软腭、悬雍垂以及腭扁桃体和舌扁桃体，看它们是否有溃疡、充血、肿胀、发炎以及是否有肿瘤和新生物。

· 触诊作为口咽部检查常用方法之一，对口咽部肿块的诊断非常重要。其检查方式是：受检者端坐后，医生站于受检者右侧，右手戴上专用检查手套或指套，然后将右手沿受检者右侧口角伸入受检者咽部，进行触摸检查。通过此种检查方法，能有效知晓肿块范围的大小、活动程度和硬度，从而做出正确的判断。

喉部检查

喉部检查包括喉的外部检查和喉的内部检查两部分。通过喉的外部检查，能知晓喉的外部大小、形状是否正常，两侧是否对称。通过喉的外部检查，也能了解喉部有无肿胀、畸形以及颈部有无肿大的淋巴结或皮下气肿等。间接喉镜检查和直接喉镜检查是喉内部检查的两种常用方法。通过此两种喉镜检查，能诊断受检者喉部是否有肿块、肿瘤、出血、溃疡和新生物等。

需要注意的是，受检者在进行耳鼻喉科检查时，为了确保检查结果的准确性，受检者应主动告知医生有无头晕、耳鸣、声音嘶哑、视物旋转等症状史；有无扁桃体肿大、颈部包块；有无局部或整个头痛、嗅觉障碍和经常性出鼻血等，以便医生做出准确判断。

儿科检查

小儿处于生长发育的基础期和关键期，他们在这一时期能否健康发育、成长将直接影响到其后来生活，乃至一生的身体状况。儿科检查不仅能及时矫正小儿的一些不良习惯和不正常的发育方式，还能预防、避免一些重大疾病的发生，从而确保其健康成长。

一般测量

一般测量主要包括检查小儿的体重、身高、体温、呼吸、血压、脉搏、头围、胸围，以及腹围等。

·体重。在称量小儿体重时，根据小儿年龄的不同，其采用的方式也大相径庭，婴儿一般在磅秤称盘中测量，年龄较大的小儿可用台秤进行称量。

·身高。测量小儿身高时，3岁以下的小儿应用量床测量；3岁以上的小儿应站立测量身高。

·体温。测量小儿的体温可采用下列3种方法：（1）腋测法。此法简单易行，容易得到小儿的配合。测腋温时，测量时间不应少于5分钟。（2）肛测法。此种方法也较为简单，相比腋表测量法它所用时间较短，只需要3分钟。但此法容易让小儿受到刺激，因此在测量过程中应该注意小儿的安全，同时做好消毒工作。（3）半导体体温计。此种方法对小儿来说是最安全、最快速的体温检测方法，仅耗时30秒。正常小儿腋温为36～37℃，肛温为36.5～37.5℃。小儿体温的变化除与小儿的年龄、活动量和外界温度有关外，还与检查所用的体温计有一定关系。年龄越小，体温就越高些，但一般不超高38℃。

·呼吸。测量小儿的呼吸频率时，应该在其安静的状态下进行，因为激动、哭闹等会影响测量结果。小儿的年龄越小，其呼吸频率越快。新生儿的呼吸频率为40～45次/分；1岁以下为30～40次/分；2～3岁为25～30次/分；4～7岁为20～25次/分；8～14岁为18～20次/分。

·血压。小儿血压可用简易的潮红法测量：小儿取仰卧位，将血压计袖带缚于前臂腕部，紧握袖带远端的手，使之发白，然后迅速将袖带充气到 10 千帕以上，移去局部握压，缓慢放气，当受压处皮肤由白转红时，血压计上读数为收缩压近似值。亦可用监听式超声多普勒诊断仪测量。

·脉搏。测量小儿脉搏应在小儿安静状态下进行，计数至少 60 秒。除计数脉搏频率外还应注意节律，如节律不规则，计数应延长至 2 分钟。婴儿也可触诊颞动脉。新生儿为 120 ~ 140 次 / 分，1 岁以下为 110 ~ 130 次 / 分，2 ~ 3 岁为 100 ~ 120 次 / 分，4 ~ 7 岁为 80 ~ 100 次 / 分，8 ~ 14 岁为 70 ~ 90 次 / 分。

·头围。用左手拇指将软尺零点固定于小儿头部右侧齐眉弓上缘，软尺从头部右侧经枕骨粗隆最高处，紧贴皮肤绕一圈，左右对称而回至零点进行读数。

·胸围。根据年龄的不同，测量小儿胸围采用的方式有所区别，3 岁以下小儿取卧位或立位，3 岁以上取立位。医生用左手拇指将软尺零点固定于小儿右乳头下缘，然后右手拉软尺使其绕经后背（以两肩胛下角下缘为准）经左侧回至零点进行测量，取平静呼、吸气时的中间数。

·腹围。取卧位，测量婴儿时将软尺零点固定在剑突与脐连线中点，经同水平位绕背 1 周回至零点；测量儿童时可平脐经水平位绕背 1 周进行读数。

皮肤和皮下组织

在对小儿进行此项检查时，最好在自然光状态下望诊。观察小儿皮肤有无瘀点、皮疹、黄疸、苍白、色素沉着、脱屑，以及其皮肤的弹性、湿润度、皮下脂肪充实度及末梢毛细血管充盈情况。

淋巴结

主要采取触诊的方式，检查小儿腹股沟、腋窝、耳后、枕部、颅部等处的浅层表淋巴结，应注意其大小、数目、硬度、活动度，以及有无粘连和压痛。正常情况下，在小儿的腹股沟、腋窝、耳后、枕部、颅部等处，可以摸到黄豆粒大小，单个质软、无粘连、无压痛、可移动的淋巴结。

头部

小儿头部的检查主要包括对头颅、眼、耳、鼻、口腔的检查。

·头。主要观察大小、形状有无畸形，注意头发的疏密度、色泽和分布（如枕秃）。正确测量前囟的大小（应测量额、顶骨形成的菱形对边中点连线）和前囟门是否关闭，触诊颅缝，检查有无颅骨软化和颅骨缺损。此外根据年龄的不同，还应注意小儿有无产瘤、血肿等情况。

·眼。观察有无斜视、眼球突出、眼睑下垂、眼距增宽、眼睑红肿、结膜充血、异常分泌物、结膜干燥斑、巩膜黄染、疱疹性结膜炎、角膜混浊或溃疡、鼻泪管堵塞现象。同时，还应观察小儿瞳孔大小、形状、是否对称，并检查直接对光反射（小儿眼球是否能随光或玩具转动）。

·耳。观察外耳道有无流脓，提拉双侧耳郭、耳前后区，是否引起小儿啼哭；注意耳郭内部有无皮肤结节、损伤和先天畸形（如小耳、低耳拉和耳前瘘管等）。轻压耳后乳突区，观察小儿是否感觉到压痛感。必要时医生还应该用检耳镜检查鼓膜。

·鼻。观察鼻的外形是否正常，有无塌陷或特别凸出的情况，注意有无鼻翼扇动、流涕、血痂以及脓性或血性分泌物。

·口腔。口腔检查一般采取先外后内的方式，先应观察小儿口唇颜色是否发白、发绀、口角有无糜烂，颊黏膜有无溃疡、充血等，牙齿的数目是否和其年龄相称以及有无龋齿，牙龈有无发炎。正常情况下，小儿的舌质呈淡红色，有一层白白的舌苔。检查小儿咽部时，应该将其头部固定，以免发生危险，同时动作要准确迅速，利用吞咽反射的短暂时间，观察小儿咽后壁、软腭、舌腭弓和腭垂，注意有无充血、疱疹、溃疡、滤泡、伪膜，同时注意观察扁桃体大小，有无假膜、充血和渗出物等。

颈部

观察颈部外形有无畸形如短颈、斜颈等，注意有无颈部强直、角弓反张或肌无力。触摸甲状腺有无肿大、颈静脉充盈及搏动，气管位置是否居中。

胸部

·胸廓。观察胸部外形和左右胸廓是否对称。注意儿童期可能发生的畸形，如鸡胸、漏斗胸、勒膈沟，以及勒缘外翻等。观察有无心前区膨隆或勒间隙增宽、变窄、凹凸。触诊胸壁有无包块和压痛等。

·心脏。一般来说，对小儿心脏的检查主要采用望诊、触诊、叩诊和听诊4种方式。望诊主要是观察心前区有无隆起以及心尖冲动的部位、强度和范围大小（搏动范围一般不超过2～3厘米），较胖的婴儿不易观察到心尖冲动。触诊主要是触摸心尖冲动位置，婴幼儿大都在第四五肋间乳线内，另有少数婴儿的心尖搏动位置在乳线外。触诊还能检查心尖冲动时有无震颤及其发生的时间和位置，尤其应注意触摸小儿的胸骨左缘，因为先天性心脏病的震颤多位于此部。听诊时，应注意小儿心跳频率较快，应仔细区分第一、第二心音。还应注意节律，是否有期前收缩现象，其频率如何。听诊重点位置应在胸骨左缘，因为先天性心脏病的杂音多在此区最为明显。叩诊的目的是叩心界的大小。

·肺脏。肺脏的检查方式，同心脏的检查方式一样，也是采用望诊、触诊、叩诊和听诊4种方式。望诊主要是观察胸廓活动度和对称性，注意呼吸频率、节律和深度的改变，以及有无呼吸困难等。触诊主要是在小儿啼哭的状态下检查其语颤的改变，也即判断两侧语颤强度是否相等。叩诊，一般采用直接叩诊法，因为小儿胸比较薄，用力应该较轻。小儿的正常叩诊音为清音。如出现浊音、实音和过清音为异常叩诊音。听诊应特别注意腋下、双侧肺底和肩胛间区，因为早期肺炎易在这些部位听到湿啰音。听诊也应该在小儿保持安静的状态下进行。

腹部

腹部检查也采用望诊、触诊、叩诊和听诊4种方式。

·望诊主要是观察小儿腹部皮肤及外形。注意有无脐部出血、炎症、分泌物，以及有无腹壁静脉扩张、胃肠蠕动波等。

·触诊主要是观察肝脾大小、质地、有无包块，以及双侧的肾脏。通过观察小儿面部表情判断有无压痛。正常情况下，小儿肝脏可在肋缘下 1 ~ 2 厘米触及，柔软而无压痛，6 ~ 7 岁后，一般就不能触摸到了。

·叩诊主要是观察肝脏上下界、肝脏浊音界，以及检查肝脏叩击痛。

·听诊主要是检查肠鸣音强度、音调，以及频率（正常为 3 ~ 5 次 / 分）。听诊主动脉杂音的位置应在剑突与脐之间连线的中点上。

脊柱和四肢

此检查主要是观察脊柱的形态，注意有无畸形，有无佝偻病的体征，躯干四肢比例是否协调，指压胫前和脚背检查有无凹陷性水肿等。

肛门及外生殖器

此检查应注意有无畸形（如尿道下裂、假两性畸形等），以及有无肛门感染、出血、红肿及直肠有无结节、息肉，有无触痛等。男婴应该检查有无包皮、隐睾等。

神经系统

神经系统的检查较为复杂，可以根据小儿的年龄有选择地做一些检查，如脑膜刺激征，神经反射（包括浅反射和深反射）等。但在一般情况下，通过观察小儿的面部表情、精神状态、眼神、语言能力，以及对外界的反应和行为动作等，对其中枢神经系统疾病的检查有很大的帮助。

内科检查

内科检查主要是指对身体状况以及重要器官的检查，主要包括浅表淋巴结检查、血压检查、脉搏检查、呼吸检查、心脏检查、肺脏检查、腹部检查、相关的内科影像学检查以及核医学检查等。内科检查的最大好处是可以有效预防或提前知晓人体一些重大疾病的发生，如结核、肿瘤、高血压、心脏病、支气管炎等。此外，内科检查也是诊断、治疗一些疾病的有效手段。

在进行内科检查前，有下列事项需要受检者注意。

·检查前 1 小时最好不要做剧烈运动，以免影响心脏、血压、脉搏的检查。

·检查时积极主动地配合医生做好各项活动，不能擅自离开检查室或任意中断检查过程。

·主动将自己的病史、家族史、个人史、不适症状等方面的情况告诉医生，以方便医生选择正确的检查方式。

·衣着得体。检查时，女士最好不要穿连衣裙，男士最好不要打领带、穿西服，而应穿便装前往医院。

一般检查

该项检查对全身状态的概括性观察，其检查方法以视诊为主，有时配合触诊。在健康检查中，一般检查包含的内容有：面容表情、发育体型、营养状况、语调语态、皮肤毛发等。

血压检查

测量血压一般采用水银柱式血压计。测量时，受检者取坐位，精神放松，血压计应平放于心脏水平。袖带要平整缚于右上臂，下缘在肘窝上 2.5 厘米处，不可过紧或过松，使气带中心正好位于肱动脉部位，然后将听诊器膜式听头放在肱动脉部位，但不与袖带或皮管接触，轻按使听诊器和皮肤全面接触，不能压得太重，否则影响声音。测得的数字有两个，记录时用"/"或"～"分开，左面的叫收缩压，也即人们常说的高压，右面的叫舒张压，也即人们常说的低压，两个数字之间的差值叫脉压。

脉搏

脉搏，也即人体手腕处静脉在 1 分钟内的跳动次数。检查脉搏时，医生采用直接触摸法。其快慢与性别、年龄、运动和情绪等因素密切相关。婴幼儿的脉搏次数最高，每分钟最高可达 130 次左右，随着其年龄的增加，脉搏会变慢，7 岁时约为 90 次 / 分。成年男性的脉搏为 60 ～ 80 次 / 分；成年女性的脉搏为 70 ～ 90 次 / 分；老年人为 50 ～ 65 次 / 分。

呼吸

正常人静息状态下的呼吸频率为 16 ～ 20 次 / 分，婴儿的呼吸频率较快，约为 44 次 / 分，随着年龄的增加而逐渐变缓。呼吸过慢，一般是由服用镇静剂过量或颅内高压所致；呼吸过快，常见于发热、贫血、疼痛、心力衰竭以及甲状腺功能亢进等。

心脏检查

心脏检查主要采用望、触、听、叩 4 种方式。检查时，受检者可以平卧在床上或采取站立的姿势，同时保持静止状态不能左右摇摆，以免影响心脏的正常位置。

肺脏检查

肺部检查也采用望、触、听、叩4种方式。望诊主要是观察受检者的呼吸频率、节律和深度。触诊主要是检查受检者呼吸动度力、语言震颤。正常人胸围两侧的呼吸动度相等。正常情况下，语颤的强弱与性别、年龄、发育状况，以及受检者的体态姿势有关。正常情况下，成人强于儿童，男性强于女性，瘦者强于胖者。语颤增强主要见于肺组织有大空洞且接近胸壁或是肺泡内遭炎症感染（如肺梗死）；语颤减弱或消失主要见于胸腔积液或气胸、胸壁皮下水肿或胸壁水肿、肺泡内含气过多（如肺气肿），以及支气管阻塞等。听诊主要是通过受检者呼吸音的变化，有无胸膜摩擦音、干湿啰音，以及哮鸣音等，进而判断受检者有无肺部、气管、支气管病变。叩诊主要是检查受检者肺部清音区有无实音、浊音、鼓音，以及过清音等，进而判断受检者肺、胸、膈等有无病变。

腹部检查

人体腹部内有较多脏器，它们与血液、消化、泌尿、内分泌、心血管有非常紧密的联系，因而腹部检查是非常重要的。其检查方式主要是运用望、触两种方式。望诊主要是观察受检者腹部有无静脉显露，腹部外形是凹陷还是凸起，能否看到肠或胃的蠕动波形和轮廓，有无压痛感和包块等，从而发现腹部脏器疾病的一些相关线索。

肝脏检查

此检查主要采用触诊方式。检查时，受检者最好处于空腹状态，保持仰卧姿势，两腿屈曲，尽量使腹部肌肉放松，行腹式呼吸，以便医生检查。正常情况下肝脏质软，慢性肝炎时质韧，肝硬化肝脏质硬，此外通过有无压痛，也能初步知晓肝脏是否发生了某些病变。

脾脏检查

此检查也主要采用触诊方式。检查时，受检者保持仰卧姿势，两腿屈曲，尽量使腹部肌肉放松，行腹式呼吸，以便医生检查。触及脾脏时不仅要注意脾脏的大小，表面是否光滑，还应注意其厚薄、硬度，以及有无压痛感等。此项检查最常见的异常现象是脾肿大、贫血、肝病、血液疾病以及某些寄生虫病。

肾脏检查

此检查所采用的方式，以及受检者的体位同脾脏检查一样。触摸检查的重点是观察受检者肾脏的表面状态、活动度、大小、形状硬度，以预防肾肿瘤等疾病的发生。

相关内科影像学检查

影像学的检查较为复杂，也更为专业，它主要包括 B 超检查、X 线检查、CT 扫描检查、核磁共振检查等，本书不予以展开讲解。

外科检查

外科检查是健康检查的重要内容之一，通过此项检查能知晓人体发育是否正常，以及预防、知晓一些重大疾病的发生，同时对一些疾病的诊断也起着非常重要的作用。

此科检查方法较为简单，也不需要受检者做一些特别的准备，正常情况下即可进行。外科检查主要包括对姿势与步态、淋巴结、四肢、脊柱、胸廓、甲状腺、乳房（多指女性）、肛门和外生殖器等的检查。

姿势与步态检查

正常人的躯干端正、挺直，肢体动作灵活，四肢配合协调，步履稳健。如果受检者步态出现下列情况，则说明其身体某一部位出现了病症：慌张步态，行走时身体前倾，小步急速前进，有难以止步之势，这主要是由震颤性麻痹所引起；醉酒步态，行走时重心失衡，步态混乱不稳，如同喝醉酒一样，这可能是由酒精中毒或小脑患有某种疾病所致；鸭步态，走路时身体左右摇摆，无法把握好身体的平衡性，可能是由于双侧先天性髋关节脱位、进行性营养不良，或佝偻病所致。

浅表淋巴结检查

人体内的淋巴结有 600 ~ 700 个，它们分散在全身各处淋巴回流的通路上，如颈、腋下、腹股沟、肘、肠系膜及肺门等处，其主要功能是过滤淋巴液和参与免疫反应的功能，进而确保人体的健康。在正常情况下，淋巴结较小，表面光滑，质地柔软，与邻近组织无粘连，亦无压痛感。检查浅表淋巴结时，医生一般会采取直接触诊的方式，检查受检者颌下淋巴结、颈部淋巴结、锁骨上窝淋巴结、腋窝淋巴结、腹股沟处淋巴结等处淋巴结的大小、数目、质地、移动度，以及其表面是否光滑，有无压痛感、波动和溃疡等。如果受检者出现局部淋巴结肿大，其原因可能是受检者体内有炎症（如牙龈炎会引起颌下淋巴结肿大，下肢炎症会导致腹股沟淋巴结肿大）、结核或恶性肿瘤淋巴结转移（如胃癌、食管癌转移至左侧锁骨上窝淋巴结，乳腺癌转移至同侧腋下淋巴结）；如果受检者出现全身淋巴结肿大，其原因可能是患了急性或慢性淋巴结炎、各种淋巴瘤，以及传染性单核细胞增多症和各种白血病。

四肢检查

四肢检查主要包括一般检查和功能检查，以检查有无萎缩，如瘫痪、脊髓损伤、周围神经损伤、多发性神经根炎等，这些都会引起单侧或双侧的肌肉萎缩。一般检查采用望诊的方式，检查四肢有无畸形，手指、脚趾有无残缺不全，有无扁平足、鸡眼、膝内翻、肘外翻，以及骨骼和肌肉的发育状况等。功能检查则是具体地检查上下肢活动。上肢活动主要检查手指活动、腕关节活动、肘关节活动、肩关节活动和上肢联合运动。下肢活动检查主要是检查髋关节活动、膝关节活动、踝关节、足趾活动和下肢联合运动。

脊柱检查

脊柱检查主要包括一般检查、功能检查、脊柱弯曲度检查和脊柱活动度检查，其目的是检查脊柱弯曲度是否正常，有无前凸、后凸、侧凸，脊柱有无叩击痛、压痛等。

·一般检查。一般检查包括视诊和触诊两种方式。视诊时，受检者背向医生站立，以便医生检查其脊柱发育是否正常，有无驼背，棘突排列是否整齐、腰椎有无过度前凸或后凸等。触诊时，受检者应保持前弯腰30°的姿势，以便医生检查棘突、棘突间隙。进行此项检查时，受检者应注意是否感觉到压痛或叩击痛。正常人感觉不到压痛或叩击痛，如果受检者感觉到了压痛或叩击痛，则可能是由骨折、脊柱结核，以及椎间盘突出等症状引起的。

·功能检查。功能检查时，受检者采用立位，做脊柱前弯、后伸以及侧弯活动，以检查其颈椎、腰椎的活动功能是否正常。

·脊柱弯曲度检查。健康成年人脊柱存在4个生理性弯曲：颈椎前凸、胸椎后凸、腰椎明显前凸、骶椎后凸。脊柱弯曲度检查正是为了检查这4个弯曲度是否正常。如果受检者出现脊柱前凸，则说明受检者可能出现了妊娠（女性）现象，或是腹腔内出现了巨大肿瘤、大量腹腔液，有时髋关节结核及先天性髋关节的脱位也会导致脊柱前凸。如果受检者出现脊柱后凸，即出现驼背，根据年龄的不同其原因也大相径庭，幼儿出现脊柱后凸，主要是佝偻病引起；青少年出现脊柱后凸主要是由胸椎结核引起；中年人出现脊柱前凸极有可能是强直性脊柱炎所致；老年人出现脊柱后凸，是由于骨质退行性病变，进而导致胸椎椎体压缩而引起的。如果受检者出现脊柱侧凸，尤其应该留意。因为人体出现脊柱侧凸可分为两种情况，一种是器质性侧凸，它主要是由肩部畸形、慢性胸膜肥厚，以及佝偻病等引起，此种病症通过改变体位是不能治愈的，必须进行手术治疗；另一种是姿势性侧凸，它主要是由坐立姿势不端正或不正确所引起，此外坐骨神经痛和脊髓灰质炎也会引起脊柱侧凸。如果脊柱侧凸出现较早，可以通过物理疗法（主要是变换体位）将其矫正。

·脊柱活动度检查。正常人的脊柱活动自如，没有任何疼痛感。进行此项检查时，受检者要做前屈、后伸、侧弯等动作，如果出现疼痛感或某些动作不能进行，则说明受检者可能患有脊柱骨折、颈椎病、颈肌韧带劳损、椎间盘突出，或是脊柱结核、肿瘤等。

胸廓检查

正常人的胸廓由 12 个胸椎、12 对肋骨、1 个胸骨共同构成。进行此项检查时，主要采取视诊，受检者需脱去外衣，以便医生观察胸廓前后径和左右径的比例，上腹角的大小以及肋骨的倾斜度等。正常人的胸廓近似圆锥形，上窄下尖，左右两侧对称；成人前后径比横径短，老人和小孩的前后径小于或等于横径。以下是胸廓检查最常见的异常症状：

·桶状胸。胸廓的前后径增大，几乎和横径相等，上腹角中等度大，下位肋骨中等度倾斜，使得胸廓呈圆桶形。桶状胸常见于老年支气管哮喘、慢性肺气肿患者，少数矮胖体型的人也易出现此种症状。

·偏平胸。左右径明显大于前后径，呈扁平状状态，肋骨的倾斜度变大，肋下缘较低、腹上角呈锐角或直角。颈部细长，锁骨上下窝凹陷。偏平胸常见于慢性消耗性疾病，如肺结核，一些体型较瘦的人也会出现这种症状，最常见的人群是体质虚弱的儿童。

·鸡胸（佝偻胸）。顾名思义，此种症状胸廓前后径明显大于左右径，胸骨向前凸出，主要是由佝偻病所致，多见于儿童。

·漏斗胸。前胸部的中央，特别是胸骨下部呈显著的凹凸漏斗形状。常见于佝偻病、胸骨下部长期受压者。

·胸廓局部凸起。肋骨骨折时，可见骨折部位局部凸起，当医生用手掌在胸部前后挤压按摩时，受检者会感到骨折部位有剧痛感，并可以听见骨擦音。

甲状腺检查

甲状腺是人体内最大的内分泌腺，分左右两叶。成人甲状腺的平均重量为 20～40 克。它分泌的甲状腺素能增强机体代谢功能，促进小肠对糖的吸收，参与脂肪代谢的调节。此外，还可以促进组织器官，特别是脑、骨的发育成熟。正常人的甲状腺在视诊时一般看不见，但处于青春发育期的青少年的甲状腺较为明显，尤其是女孩子甲状腺检查的最大好处是，可以发现、检查受检者是否患有甲状腺功能亢进、单纯性甲状腺肿、甲状腺瘤，以及甲状腺癌，以便决定是否需要进一步检查。

甲状腺检查主要采用触诊的方式，检查时受检者取坐位，医生用右手拇指与食指触甲状腺处，让患者做吞咽动作，如随吞咽运动而上下移动者为甲状腺。检查时应注意其大小、硬度、表面是否光滑、有无结节、压痛、两侧是否对称、有无细震颤等。甲状腺肿大是最常见的异常情况，它可分为 3 度：Ⅰ度不能看出肿大但能触及；Ⅱ度能看到肿大又能触及，但在胸锁乳突肌以内；Ⅲ度超过胸锁乳突肌。它还分为 3 种类型，其一是弥漫型，受检者甲状腺均匀肿大，但没有结节；其二是结节型，在受检者甲状腺上可以摸到一个或数个结节；其三是混合型，在受检者弥漫肿大的甲状腺上，能摸到一个或数个结节。

乳房检查

正常情况下，儿童和成年男性的乳头位置大约在锁骨中线第 4 肋间隙。女性的乳房在经历青春期后会逐渐长大成半球状，乳头也逐渐长大成圆柱状。哺乳期间以及过后，会向前凸起或下垂，乳晕扩大，色素加深。有时，乳房表面还伴有浅表静脉曲张。乳房检查主要采取视诊和触诊两种方式。

进行视诊时，受检者取坐位，敞开上衣，双臂下垂，使双侧乳房充分显露，以便医生检查观察乳房的大小，位置是否对称，乳房皮肤有无红肿、水肿、色素、溃疡、出血、静脉扩张、橘皮样变，乳头有无凹凸不平、糜烂外翻，乳房有无偏斜、抬高或内缩。正常女性的乳房两侧、大小是基本对称的，乳头也大约在同一水平位置。如果受检者出现一侧乳房大，一侧乳房小，可能是由发育不完全所致，也有可能是乳房内出现了肿块或发生了炎症；如果受检者乳房出现红肿，并伴有疼痛感和烧灼感，多半是由急性乳腺炎引起；如果受检者乳房皮肤呈"橘皮样变"，多为癌细胞侵入乳房浅表淋巴管引起癌性栓塞，这是乳腺癌的前期征兆，出现此种症状，受检者应该高度重视，并进一步做详细检查。此外，一些乳腺炎症有时也会导致乳房皮肤出现"橘皮样变"；如果乳头时常分泌血性分泌物，很可能乳房发生了癌变，出现此种情况，受检者也应进一步做详细检查；如果受检者乳头处出现黄绿色或黄色溢液，多见于乳房囊性增生；如果受检者单侧乳房出现浅表静脉扩张，多是晚期乳腺癌或乳腺瘤的征象。此外，妊娠、哺乳或颈根部静脉受压（例如患有胸骨后甲状腺肿时）也可引起乳房浅表静脉扩张，但后者常是双侧性的。此外，初产妇哺乳期间因婴儿的吸吮或咬破而出现乳头糜烂和破裂是正常的，但非哺乳期妇女出现乳头糜烂或脱屑，并伴有乳晕周围湿疹，则可能是湿疹样癌的征兆，即外阴佩吉特病的表现。

进行触诊时，受检者常取平卧姿势（也可采取坐姿），以枕物垫高后背，使乳房平展。医生则以手心掌面在乳房上依内上、外上（包括尾部）、外下、内下、中央（乳头、乳晕）顺序轻按乳房，以了解乳腺组织增生情况，如有无硬节、肿块，以及肿块的数目、大小、质地、边界、活动度和有无压痛感，腋窝和锁骨上窝淋巴结有无肿大等。健康女性的乳房有一种弹力，其内部充满颗粒感。青年女性的乳房随年龄的增长会逐渐有结节感，但不会有压痛感。如果受检者乳房突然变硬且无弹性，则说明其乳房皮下组织很可能有炎症或肿瘤。

需要注意的是，进行乳房检查，尤其应该注意女性乳房中包块的大小、外形、部位、硬度、有无压痛感，以及其活动度。一般来说，易引起女性乳房中出现包块的病症主要有慢性肿瘤、乳管堵塞、乳腺癌，以及囊性增生等。女性乳房中的肿块分为良性和恶性两种，其中良性肿块形体较小、表面较为光滑、分布均匀、质地较为柔软，活动度较大且无粘连，它们对人体无害；恶性肿块的形状不规则、边界不清、质地坚硬、压痛感不明显、表面凹凸不平，以及活动度较小，它们对人体的危害相当大，而且往往是致命的。

肛门和外生殖器检查

肛门和外生殖器是外科检查的一部分，不应省略。肛门检查主要是观察受检者肛门周围有无血、脓、粪便、黏液、肿块及瘘管外口等，以便判断病变性质。如肛门周围有无内痔、外痔、息肉脱出及湿疹等。外生殖器的检查因性别的不同而有所差异。男性外生殖器检查主要是对阴茎、阴囊、睾丸、附睾等的检查。检查方法用视诊和触诊，以观察其有无病变，如包皮过长，有无粘连、炎症、前列腺肿大等。女性外生殖器检查主要是对外阴部位进行检查，检查方法是视诊，以观察其有无病变。

妇科检查

妇科检查，简单地说就是对女性生殖器的检查，由于女性的生殖器官位于盆腔里面，因此医学上又把妇科检查叫作盆腔检查。妇科检查是每一位成年已婚妇女应该进行的一种基本检查。女性从出生到发育成熟，再到生命力衰退，其生殖系统和内分泌系统会发生很大的变化。在这一过程中，难免会出现一些妇科疾病，如阴道炎、宫颈糜烂、白带增多，等等，而及时进行妇科检查则能有效预防很多妇科疾病的发生。

妇科检查的部位非常特殊，受检者应该注意下列事项。

·衣着得体。受检者前往医院进行检查时，应该衣着得体，最好不要穿得太多，也不要穿过于紧身的衣裤，而应尽量穿宽松的便装，长度适中的裙子是最好的选择。

·避开经期。经期不适宜进行妇科检查，因为这会影响检查结果的准确性，最佳的检查日期是月经结束到排卵日之前的这段时间。

·检查前24小时最好不要洗澡，如果一定要洗的话，应该使用淋浴且不能清洗阴道内部，因为这样会把一些能诊断疾病的分泌物洗掉，从而影响检查结果。

·放松心情。进行妇科检查时，受检者应该放松心情，积极配合医生。克服羞涩、保守的观念，以及紧张、恐惧、抗拒的心理。因为检查时若身体过于紧张，会导致直腹肌硬直，这会干扰医生的判断，从而影响其做出准确判断。

·停止使用阴道药物。在检查前一天，受检者应该停止使用任何治疗阴道疾病的药物，因为它们会影响化验样本，干扰医生的判断力。

·停止房事。检查前一天，受检者应该避免房事，因为男性的精液和安全套上的杀精剂会混入第2天的化验样本中，这同样不利于医生做出准确诊断。

·除小便失禁患者外，检查前应自解小便，必要时先导尿。如果直肠内有大便充盈，应先将其排掉，再进行检查。

·及时送检。对一些需要由受检者本人送往检查室的检查样本，受检者应该及时将其送往检查室，不要耽搁，以免影响检查效果。

妇科检查的主要项目有外阴、阴道、宫颈，以及附件等检查。其检查的方式有双合诊、三合诊和肛腹诊。

外阴检查

此检查项目主要采用视诊和触诊。正常女性的外阴阴毛呈倒三角形状，大阴唇色素沉着，小阴唇颜色微红，会阴部位无炎症、肿块、溃疡、赘生物及色素减退，尿道口周围黏膜呈淡粉色，无赘生物。必要时医生会嘱受检者向下屏气，观察有无阴道前后壁膨出、湿疣子宫脱垂或小便失禁等。最常见的外阴异常症状如下所述。

·外阴损伤。外阴部位出现血肿或皮下瘀血。主要是由骑跨式跌伤所致，如骑自行车意外摔跤，上下车时不小心碰撞到阴部，或是外阴部位遭到外力打击，等等。

·外阴瘙痒。外阴出现局部红肿、瘙痒，并伴有烧灼感，主要是由炎症引起或穿了不干净的内裤所致。

·尖锐湿疣。发病时，外阴瘙痒，分泌物增加。先是外阴部位的皮肤、黏膜变得粗糙不平，随后可在小阴唇的内侧、大小阴唇之间的唇间沟、会阴，以及肛门四周出现大小不等的菜花状颗粒或鸡冠花状的灰白色肿物。一般来说，此种疾病是由不洁的性行为所致。

·外阴肿瘤。外阴肿瘤分为良性肿瘤和恶性肿瘤两种。外阴良性肿瘤较少见，主要有单纯性乳头瘤、脂肪瘤、纤维瘤、汗腺瘤等。它们主要存在于阴唇和阴阜，很少恶变。外阴恶性肿瘤，大部分为鳞癌。外阴鳞状上皮癌是最常见的外阴恶性肿瘤，多发于阴唇、阴蒂和会阴处。常见症状是小便困难、疼痛，外阴部分有溃疡、瘙痒、血性分泌物，外阴出现肿块或结节。

·外阴白斑。又称"慢性外阴营养不良"。常见症状：外阴出现瘙痒，抓破以后伴有局部疼痛，并兼有外阴皮肤和黏膜变白、变粗，夹杂有界限清晰的白色斑块。外阴湿热、代谢紊乱、某种营养素缺乏，以及神经性因素都可能是发病原因。

阴道检查

此项检查采用视诊，主要是检查阴道内分泌物的数量、颜色、性质、有无异味；阴道有无畸形、隔膜、出血、肿块、溃疡；阴道前后、侧壁黏膜颜色，以及皱襞的多少。正常阴道分泌物呈蛋清样或白色糊状，无腥臭味，阴道壁黏膜呈淡粉色，有皱襞，无溃疡、赘生物、囊肿等。最常见的阴道异常症状是阴道炎。阴道炎是由于病原微生物（包括霉菌、滴虫、淋病双球菌等微生物）感染而引起的阴道炎症。根据年龄和感染源的不同，它分为霉菌性阴道炎、滴虫性阴道炎、淋病性阴道炎、念珠菌性阴道炎、老年性阴道炎等。无论是哪种阴道炎，尿频、尿急、尿痛、白带增多，外阴有不同程度的瘙痒、灼热或疼痛感，急性期还伴有发热，是其共同表现症状。一般来说，根据白带的颜色和形状，可以初步判定阴道炎的类型。

·霉菌性阴道炎。霉菌性阴道炎是一种常见的阴道炎，由霉菌感染所致，临床表现主要为白带呈白色稠糊豆渣样，或有白色片状物和屑粒状；外阴瘙痒、灼痛，阴道黏膜充血，表面可有不易剥离的白色片状薄膜。

·滴虫性阴道炎。滴虫性阴道炎是由阴道毛滴虫引起的，临床表现主要为白带增多，分泌物呈乳白色或黄绿色，呈泡沫状，有时呈脓性、较稀薄，有腥臭，病变严重时尚可混有血液；外阴瘙痒，以阴道口及外阴处尤为显著，伴有烧灼感及性交痛。

·淋病性阴道炎。淋病性阴道炎是由淋球菌感染引起的。临床表现主要为白带呈脓性，有时下腹部伴有疼痛感，小便不畅，亦伴有疼痛。

·老年性阴道炎。此种阴道炎症在绝经妇女中最常见，因为女性绝经后，卵巢功能衰退，雌激素缺乏，使阴道分泌物减少，壁皱褶减少、上皮变薄、弹性差，进而导致局部抵抗力降低，所以易受病菌感染从而引起阴道炎。临床表现主要为白带呈黄水样，感染严重时分泌物可转变为脓性并有臭味，偶有点滴出血症状，此时应进一步检查以排除肿瘤的可能。

宫颈检查

此项检查采用视诊，主要是观察宫颈外口形状、宫颈的大小、颜色，有无息肉、外翻、糜烂、腺囊肿、肿块或肥大。正常宫颈周边隆起，中间有孔。未产妇呈圆形，已产妇呈"一"字形，质韧，肉红色，表面光滑。如果受检者想彻底检查还可以进行宫颈刮片病理检查。最常见的宫颈异常症状主要有宫颈糜烂、宫颈肥大、宫颈炎、宫颈息肉，以及宫颈癌。

·宫颈糜烂。宫颈糜烂是妇科常见病，多由急慢性宫颈炎转变而来，常见于已婚、体虚的妇女。其病因大多是由于性生活或分娩时损伤宫颈，使细菌侵入而患病。也有因为体质虚弱，经期细菌感染而造成。

·宫颈肥大。宫颈肥大是宫颈慢性炎症的一种病理表现。在慢性炎症的刺激下，宫颈开始出现充血、水肿和间质增生，从而导致宫颈呈不同程度的肥大。此外，如果在宫颈腺体的深部出现黏液潴留，形成大小不等的囊肿，也会使宫颈变得肥大。宫颈肥大有时可比正常宫颈增大 2 ~ 4 倍，宫颈表面可以是光滑的，也可有糜烂。一般来说，轻度的宫颈肥大不需要治疗，但如果出现了糜烂，则需要治疗；如果是中重度的肥大，则需要进行手术治疗。

·宫颈炎。宫颈炎是育龄妇女的常见病，有急性和慢性两种，临床上以慢性宫颈炎多见。慢性宫颈炎主要是由流产、分娩或手术损伤宫颈后所致。病原体主要为链球菌、大肠杆菌、葡萄球菌、淋病双球菌、结核杆菌等。临床症状主要为：白带增多，分泌物呈乳白色黏液状，有时呈淡黄色脓性。随着年龄的增长，宫颈逐步萎缩，有些宫颈炎有自愈的倾向。若炎症沿宫骶韧带扩散到盆腔，可能出现腰骶部疼痛、下腹坠痛等症状，如有宫颈息肉时，可能会出现性交出血。急性宫颈炎一般是由致病菌直接感染宫颈引起的。有时子宫内膜或阴道的炎症也会诱发急性宫颈炎，如滴虫性阴道炎、霉菌性阴道炎，或者其他非特异性细菌感染。最常见的致病菌是厌氧性链球菌、溶血性链球菌、大肠杆菌、葡萄球菌等。白带增多是急性宫颈炎的主要症状，其性状因病原体不同而有所差别，如滴虫为黄色稀薄脓性、泡沫样白带，并伴有外阴瘙痒。

附件检查

所谓附件，是女性生殖器内卵巢及输卵管的合称。此项检查主要采用视诊方式，以观察卵巢、输卵管有无压痛、结节、有无粘连，从中推测出有无炎症、肿瘤，进而确定是否需进一步检查。正常卵巢可适度扩张、活动，触之略有酸胀感。正常输卵管不能触及。最常见的附件异常症状主要是附件炎，即输卵管和卵巢的炎症。

附件炎是致病微生物侵入生殖器后引起输卵管、卵巢感染的常见疾病。分为急性和慢性两种，以慢性居多。急性附件炎的主要症状是，发热、寒战、下腹剧痛等。慢性附件炎的症状是，有程度不同的腹痛，或小腹坠胀和牵扯感，时轻时重，伴有白带增多、腰疼、月经不调等症状。引起附件炎的原因主要是分娩或流产后由于抵抗力下降，病原体感染了输卵管、卵巢，继而整个盆腔引起炎症，或是不注意经期卫生，经期性交或不洁性交，抑或是未经严格消毒而进行的宫腔操作而引起的手术感染等原因。

皮肤科检查

皮肤科检查，即对身体皮肤进行检查。人体上大约有近百种疾病，如体癣、湿疹、牛皮癣、神经性皮炎、过敏性皮炎、肺结核、黄疸、系统性红斑狼疮等疾病发生和发展过程中的一些症状都可以从皮肤上表现出来，所以受检者进行皮肤检查是非常有必要的。

皮肤科的检查项目主要有皮肤弹性检查、皮肤颜色检查、皮疹检查、体癣检查、皮肤肿胀检查、感觉检查，以及毛发指甲检查等。

皮肤弹性检查

皮肤弹性检查，也即检查皮肤的紧张松弛度，它与受检者年龄、营养状态、皮下脂肪及组织间隙所含体液量有密切关系。儿童及青年皮肤紧张而富有弹性；中年以后，皮肤的弹性渐趋减弱，老年人因皮肤组织的萎缩，皮下脂肪的减少，皮肤弹性明显减弱，甚至形成有蒂的悬吊而下垂的现象，这些都是正常的生理现象。对皮肤弹性的检查采用触诊和视诊，取手背或前臂内侧部位的皮肤，用手指将皮肤捏起，然后放下让其恢复原状。正常人的皮肤会在松手后迅速恢复原状，如果受检者皮肤弹性减弱，恢复原状的时间较慢，则说明其可能严重脱水或患有长期消耗性疾病。另外，先天性皮肤弹力纤维缺陷亦可使皮肤重度松弛。

皮肤颜色检查

　　皮肤颜色与人种、色素量、年龄、毛细血管的分布、血液充盈度、皮下脂肪的厚薄、日晒程度以及部位的不同等因素有关。不同的疾病在皮肤上呈现的颜色也各不相同。

　　·苍白。如果受检者皮肤苍白，可能说明其贫血，因为贫血者体内血红蛋白不足，其皮肤会呈现出苍白色。末梢血管痉挛，如寒冷、高血压、惊恐、休克、虚脱，主动脉瓣关闭不全等，也会导致皮肤颜色为苍白色。

　　·潮红。受检者皮肤潮红，一种是生理性，即身体热量增加时，如运动后、热水浴后、情绪激动等；另一种是一些疾病所致，如大叶性肺炎、某些热性疾病（如猩红热）、一氧化碳中毒及阿托品过量等。皮肤持久性发红多由真性红细胞增多症或库欣综合征引起。此外，当血管舒张神经作用亢进时，如饮酒、害羞、晒太阳后等，出现皮肤潮红是正常的。

　　·黄疸。黄疸主要是因为血液中胆红素浓度超过正常所致。如果受检者巩膜、结膜等处出现黄疸现象，如绿黄色、橘黄色、黑黄色等，则说明其可能患有肝胆疾病或溶血性疾病。需要注意的是假性黄疸现象，如果受检者在检查前食用了过多的南瓜、橘子汁、胡萝卜素等，也会造成皮肤黄疸现象的出现，但其发黄部位多在掌心、脚底，而不是巩膜、结膜等处。

　　·发绀。所谓发绀，即受检者的皮肤黏膜呈现紫蓝色。下列症状均可引起发绀：血液氧化不足（呼吸功能障碍如肺气肿、大叶性肺炎）、血液循环功能不全、还原血红蛋白（先天性心脏病、真性红细胞增多症）和变形血红蛋白增多。发绀的常见部位是唇、舌、耳郭和距离心脏较远的部位（手足末梢）等。

·色素沉着。由于体内黑色素增多，以致部分或全身皮肤色泽加深，称为色素沉着。正常人的身体暴露部分及乳头、腋窝、生殖器、关节、肛门周围等处的皮肤颜色都比较深。如果受检者体内黑色素的增加造成这些部位或其他部位色素沉着，可能是原发性慢性肾上腺皮质功能减退的早期症状之一。此外，色素沉着还见于黑热病、中晚期肝硬化、肝癌、肢端肥大症、疟疾等疾病。

·色素脱失。正常皮肤原有的色素消失形成脱色斑片叫色素脱失，主要是由于体内酪氨酸酶缺乏，导致酪氨酸不能转化为多巴而形成黑色素。常见的有白化症、白斑及白癜风。如果受检者出现白化症（临床上出现的症状是皮肤、毛发或虹膜的色素缺乏），大多是由隐性遗传疾病所致；如果受检者出现白斑（表现症状是口腔或外生殖器黏膜出现浅白色斑片），这可能是前期癌变的信号。白癜风是一种后天性色素脱失的皮肤病，一般不引起生理功能改变。

皮疹检查

皮疹多为皮肤病、传染病、药物以及其他一些物质的过敏性反应所致，同时也是很多疾病的表现。所以通过仔细观察皮肤形态的变化，就能获得许多关于机体健康的情况或疾病的信息，为疾病的早期诊断提供有力的证据。在检查皮肤皮疹时，应留心其出现和消失的时间、部位、形状、大小、颜色、数目等。常见的皮疹主要有以下几种。

·斑疹。主要是皮肤局部颜色的改变，初期颜色为红色，消退后转为棕黄或褐色，一般呈圆形，大小不一，直径为 1 ~ 2 厘米，多见于伤寒斑疹、麻疹等疾病。

·瘀点或瘀斑。主要是指皮肤、黏膜出现点状出血症状，颜色暗紫。用力压之会褪色。常见于流行性脑脊髓膜炎、流行性出血热及钩端螺旋体病症等。

·玫瑰疹。主要发生于躯干和四肢近端屈侧，直径为1厘米左右的玫瑰色椭圆形斑疹，发生初期颜色较鲜艳，几天后颜色变浅，3周左右后可以自行消退。它的出现对副伤寒、伤寒的诊断有重要的参考价值。

·丘疹。除局部颜色改变外，还表现为高出皮肤而无空腔的界限性隆起，从针头到豌豆状大小不一，呈圆形或椭圆形。大多数丘疹是由皮肤炎症引起，少数是因代谢紊乱所致。此外，丘疹在急性传染病诊断上具有重要参考意义，如对麻疹、猩红热、流行性脑脊髓膜炎等病症。

·荨麻疹。荨麻疹主要是由真皮浅层局限性、暂时性水肿所致。多从耳后皮肤开始，一日内蔓延到脸部、颈部、胸部，次日迅速蔓延到躯干及四肢。其性状特征为疹子较为细小，颜色起初为大小不一的淡红色丘疹，后逐渐变暗，并伴有烧灼感。荨麻疹来得快，去得也快，持续时间在1~2周，消退后也不会在皮肤上留下瘢痕。

体癣检查

根据体癣的病因及形态，可以将其分为汗斑、叠瓦癣、圆癣以及股癣4种，其中前两种主要是因为足癣、甲癣污染了衣物，进而感染了人体其他部位，后两种主要是由不同癣菌引起。

感觉检查

所谓感觉检查，即检查皮肤的感觉（冷、热、痛、触觉）功能是否正常。如果受检者对来自外界的刺激，如冷、热、痛等，毫无感觉或感觉迟钝，则说明其神经系统可能出现了问题，出现这种情况，应该进一步做深入检查。

皮肤肿胀检查

皮肤肿胀又称水肿，主要是由人体血管外组织间隙积聚了大量体液所致。引起皮肤水肿的原因较多，根据其性质状态，可分为3种。

·局部性水肿和全身性水肿。当体液积聚于局部组织间隙时，会出现局限性水肿；当身体内各部分的组织间隙有体液积聚时，会出现全身性水肿。局部炎症、肢体静脉血栓及血栓性静脉炎等会导致人体出现局部性水肿；肾肝疾病、结缔组织疾病、血清疾病、内分泌障碍疾病等都可能导致人体出现全身性水肿。

·炎症与非炎症水肿。炎症和非炎症水肿较为容易区分，炎症水肿多为炎症感染所致，并伴有疼痛、灼热、压痛，以及局部潮红等现象，而非炎症水肿则没有上述症状。

·凹陷性水肿和非凹陷性水肿。前者主要是皮下结缔组织间隙渗入了大量体液所致，用力按之，皮肤不易恢复原状，如心源性水肿、营养不良水肿等。非凹陷性水肿主要是由慢性淋巴回流受到阻碍所致，如黏液性水肿、血管神经性水肿等。

毛发及指（趾）甲检查

毛发不仅能保护头皮，还能反映出人体的健康状况，所以认真检查毛发的一些细微变化便可以察知人体的一些潜在疾病。正常人的头发有光泽，分布也较为均匀。如果受检者出现了弥漫性脱发或局限性脱发，则应引起注意，一般来说，脂溢性皮炎、头癣、湿疹及斑秃都会导致局限性脱发；黏液性水肿或服用了某些抗癌药，会导致弥漫性脱发出现。此外，当人体肾上腺皮质功能亢进时，会导致毛发增多，女性甚至会出现男性的某些性征，如长胡须；当垂体前叶功能出现衰退时，不仅会掉头发，还会出现眉毛、腋毛脱落等现象。

指甲的化学成分和毛发相似，主要是由含硫丰富的蛋白质角质构成。它最大的作用是保护娇嫩的甲床免受外界的侵害。像头发一样，人体的很多病症在指甲上也会表现出来，因而通过检查它的形状、颜色、营养状况、色泽、肥厚，以及有无裂隙、反甲等，能知晓人体是否患有某些疾病。如果受检者指甲呈杵状膨大，即指甲中部明显地向上拱起，并围绕指尖弯曲，则说明受检者可能患有某些慢性疾病，如慢性溃疡性结肠炎、肝硬化、阻塞性肺气肿，以及结核病等；如果受检者指甲平坦而中间成匙状或凹陷，则说明其可能患有缺铁性贫血，或患有寄生虫病、甲状腺功能障碍、风湿热等；如果受检者指甲变薄、萎缩，一方面可能是由指甲本身和附近局部营养不良所致，还有可能是受检者患有麻风病、脊髓空洞症或指端动脉痉挛等疾病所致。

神经科检查

精神检查

这是神经检查的第一步。通过医生与受检者面对面的交谈、询问、观察，进而了解受检者的情感、记忆、思维、计算能力及意志等精神状态是否正常。在进行此项检查时，受检者一定要积极主动地配合医生的询问，把自己的既往史（主要是有关神经方面的病史）、病史、遗传及遗传倾向的家族史等，详细告诉医生。

感觉检查

此项检查主要采用触诊，医生通过刺激受检者身体某些部位的感受器，让其回答感觉部位和感觉程度，进而判断受检者神经系统功能是否完整。进行此项检查需要注意的一个前提条件是：必须在受检者的意识清醒的条件下才能进行。感觉检查一般分为浅感觉检查、深感觉检查和复合感觉检查3种。

·浅感觉检查。浅感觉检查，即对受检者浅表神经系统功能进行检查。此项检查应配合受检者的叙说（讲述不舒服的部位）进行，检查受检者的痛觉、触觉等。最后，医生绘出受检者的感觉障碍图，作为进一步诊断的依据。

·深感觉检查。深感觉检查，即对受检者肌腱、关节等的感觉检查。此项检查主要是检查受检者的位置觉和震动觉。如果受检者位置觉和震动觉出现障碍，则说明其大脑皮质顶叶、脊髓后索等可能发生了病变。

·复合感觉检查。复合感觉检查，即对受检者感觉皮质的综合分析能力的检查，主要包括定位觉和实体觉的检查。如果受检者左侧顶叶病变可引起右侧肢体及躯干复合感觉的丧失。

反射检查

反射是机体对刺激的一种自动反应。如用叩诊锤轻叩膝盖下的肌腱，下肢就产生反射。这个反射叫膝腱反射（这是一种深腱反射）。反射检查，主要是检查受检者某些神经器官的反射功能是否正常，包括浅反射、深反射和病理反射。

·浅反射。检查受检者的腹壁反射、跖反射、提睾反射状况。进行腹壁反射检查时，受检者平卧在床上，医生用棉签柄或其他检查仪器，沿腹股沟上方、脐水平、肋沿下方，自内向外轻轻划过腹壁。如果受检者腹壁反射较弱或完全消失，则说明其锥体束可能受到了损害。

·深反射。所谓深反射，即医生用检查仪器叩击受检者肌腱引起相应肌肉产生收缩的反射状况，包括踝反射检查、膝反射检查、肱三头肌反射检查和肱二头肌反射检查。

·病理反射。病理检查，主要是指人体受到损害时出现的一些异常反射状况，如巴宾斯基症、查多克症、霍夫曼症等。出现这些异常反射状况，说明受检者可能患有脊髓型颈椎疾病，应进一步做详细检查。

运动检查

运动检查又称共济运动检查，即检查小脑维持躯体的平衡和自主运动的准确性、协调性和流畅性。需要注意的是，人体平衡与共济运动除与小脑有关外，还有深感觉参与，因而进行运动检查时应睁、闭眼各做一次。运动检查通常沿用以下方法。

·指鼻试验。受检者用食指尖来回触碰自己的鼻尖，先慢后快；在医生的要求下，受检者平举上肢，伸直示指，用其指尖反复点触自己的鼻尖（先慢后快），在先睁眼，在后闭目情况下进行。如果受检者表现为动作笨拙、摆动、动作过度、不准不稳等症状，则说明其共济失调，小脑半球可能出现了病变。

·跟膝胫试验。受检者取仰卧姿势，按顺序依次做：一侧下肢伸直举起，然后将脚跟放在对侧膝盖上，再使脚跟沿胫骨前缘向下移动。共济失调时表现动作缓慢摇摆，脚跟放不到膝盖上，并不能沿胫骨直线下滑。

·闭目直立试验。两侧脚跟及脚尖靠拢站立，双手向前平伸，先睁眼后闭眼，观察有无晃动和站立不稳。共济失调时则摇摆不稳或站立不住。

自主神经检查

自主神经检查分为一般检查和皮肤划纹检查，其中一般检查又包括下列检查。

·检查受检者的皮肤、毛发和指甲。皮肤、黏膜的颜色是否正常，有无发白、发红等异常现象；手指有无苍白、发绀、水肿或溃疡，指甲是否变脆、粗糙或增厚变形、有无光泽；毛发有无过度的增生和脱落、分布是否均匀；脉搏、血压是否正常等。

·检查受检者的排汗与腺体分泌状况。全身排汗情况，有无局部性多汗、少汗、无汗，排汗与周围环境条件是否相符。

皮肤划纹检查，主要是通过观察局部毛细血管舒缩反应以了解自主神经功能。包括白色划纹反应和红色划纹反应两项检查。白色划纹反应，用钝头竹签轻而快地划过受检者皮肤，出现白色划纹，持续 1 ~ 5 分钟，5 分钟不消为阳性，提示交感神经亢进；红色划纹反应，用钝头竹签稍加压力，以中等速度划过受检者皮肤，局部出现红色划纹，正常持续 8 ~ 30 分钟，如果受检者被划处无明显隆起、水肿和红晕增宽，则说明其自主神经系统功能正常；如果受检者被划处红晕持续时间过长，基底逐渐变宽或皮肤隆起、水肿，则说明其可能患有荨麻疹。

此外，对一些患有自主神经功能障碍或怀疑自己的自主神经不稳定的受检者来说，在进行自主神经一般检查的同时，还应该选择立卧试验、眼心反射等检查。

特殊检查

神经科的特殊检查较为复杂，它主要包括 CT 扫描、核磁共振检查、颈颅多普勒检查、脑电图检查等。对于这些检查项目，受检者不必一一进行，而应根据自己的身体状况，选择一些适合自己的项目。

普通 X 线检查

X 线，又称 X 射线或 X 光，是一种电磁波，与普通光线一样沿直线进行。X 线具有其独特的性质，如穿透性、荧光作用、感光作用、电离作用和生物效应等。医学上正是应用它的这些特性，来进行疾病的诊断和治疗。

如何检查

受检者在前往医院进行普通 X 线检查时，需要特别注意一些事项，衣着以便装为佳，同时最好不要携带金属物品，如小刀、钥匙等。检查时，根据 X 线检查方式的需要，一些受检者需要服用或注射造影剂，然后再进行检查。在检查过程中，受检者需要静止站立在 X 线机前（必要时还会脱掉上衣），不要与人谈话，也不要左右摇摆。

主要适用范围

普通 X 线检查的适应范围主要包括胸部、腹部和脊椎 3 大部位。

胸部 X 线检查

其包括肺部透视、心脏透视、心脏远距摄影、心血管造影。检查的目的是观察受检者肺叶有无透亮或阴影、有无钙化点、肋膈角形态、心脏大小、主动脉弓形态、支气管纹理有无增粗紊乱，等等，进而判断受检者是否患有心脏病、肺气肿、肺炎、胸膜疾病、纵隔疾病等。

腹部 X 线检查

腹部 X 线检查也是常规 X 线检查中的重要组成部分，包括 X 线腹部平片、静脉尿路造影、逆行肾盂造影、肾血管造影等。通过这些检查，以观察受检者有无肾结石、胆囊结石等。其中腹部平片除了可以确定受检者是否有胃肠道堵塞及梗阻部位外，还能诊断消化道穿孔等疾病。需要注意的是，如果受检者出现腹痛、大便带血、黏液便等，应该做钡灌肠造影检查；如果受检者出现上腹部疼痛、嗳气、反酸等症状时，应该做胃肠钡餐造影检查。

脊椎 X 线检查

脊椎的健康与否，不仅关系到一个人的形象，更关系其生命健康。通过脊椎 X 线检查，能检查受检者有无椎间盘突出、骨质增生、脊椎炎等疾病。此外，关节照片可以了解受检者有无骨折、脱位、风湿性关节炎、痛风、骨质疏松等疾病。

CT 检查

CT 检查是 X 线检查的一种特殊检查形式，它是在计算机的协助下，通过重建 X 线对人体扫描产生的信息而获得图像信息的方法。CT 检查不仅能使 X 线检查难以显示的器官及其细微的病变"原形毕露"，而且所得图像更为逼真、准确，从而大大提高了人体很多疾病，尤其是一些肿瘤疾病的早期诊出率和诊断准确率。

如何检查

在进行 CT 检查前，受检者的准备较为简单，仅在检查前禁食即可，同时受检者也不能随身携带金属物品。检查时，受检者应放松心情，尽量保持不动，以便医生准确观察及形成稳定的图像。

需要注意的是，受检者在进行 CT 检查时，为了选择最合理的扫描范围和最佳的扫描方式应该先做一些 X 线或 B 超扫描，如在头部扫描前，应先做体层照片和 X 线头颅平片；胸部检查前，应照体层照片和胸部平片；腹部检查前不能做其他造影检查，以免体内残存的造影剂影响 CT 检查的图像质量，进而导致误诊。

主要适用范围

一般来说，CT 检查的适应范围主要包括头、胸、腹 3 大部分。

头部 CT

临床上，脑梗死和脑出血是很难区分的，再加之两者治疗手段是大相径庭的，因而准确区分脑梗死和脑出血就显得尤为重要，而头部 CT 就能准确区分脑梗死和脑出血。此外，头部 CT 还能发现脑出血、脑萎缩（能区分出是局部萎缩还是弥漫性萎缩）、脑肿瘤，以及咽喉部位的一些恶性病变等。

胸部 CT

胸部 CT 是发现人体肺部有无恶性病变最有效的手段之一，如受检者有无肺主动脉肿瘤、肺癌等。当然，它也能对受检者有无气管炎、支气管炎、肺结核、心脏和大血管病变、纵隔病变等做出有效诊断。

腹部 CT

腹部内有很多人体重要器官，如肝、胆、胰腺、脾脏，以及肾脏等。进行腹部 CT 能发现上述部位的很多病变，如脂肪肝、肝硬化、肝囊肿、肝癌、胆囊炎、胆结石、胆囊肿瘤、胰腺炎、胰腺癌，以及脾淋巴瘤、肾结石、肾肿瘤等疾病。

此外，根据受检者身体状况的需要，还可以进行脊柱和骨关节

CT 扫描，这对受检者是否有椎间盘突出、脱落，以及有无骨肿瘤等病症，能进行较为准确的诊断。

B 超检查

B 超检查又称超声波检查，它是灰度调节型超声扫描的简称。其工作原理是利用超声扫描回声的强度而获得扫描部位的二维影像。作为一种医学检查手段，B 超检查的优点就在于操作方法简便，价格便宜，可以反复检查，且对人体没有任何伤害，尤为特别的是它所获得二维影像接近于人体脏器真实解剖结构图。

注意事项

·积极主动配合医生做好各项准备工作，而不能抵制或违背医生正确、必需的要求，如检查唾液腺时，为了便于检查仪器与受检部位密切结合，如果受检者鬓角处毛发过长，就必须剃去，这种情况下，受检者就不能以剃去后难看为由而拒绝。

·检查盆腔脏器，如前列腺、膀胱、子宫、子宫附件等时，受检者应该在检查前 1 小时饮大量水，直至膀胱中度充盈，且不能将其排出体外，同时，为了避免体内残留大便对检查结果造成影响，受检者应该在检查前排空体内大便。

·检查腹部脏器，如肝脏、肾脏、胰腺、脾脏等时，受检者应该禁食 8 小时以上（适当的饮水是可以的），同时，受检者在检查前一天也不要大量食用容易在体内产生气体的豆制品、糖类等食品，如土豆、蚕豆、牛奶等，以免其产生的气体影响超声波成图质量，进而影响医生的诊断结果。

·受检者如果在做 B 超检查的同时还需要做胃肠、胆道 X 线造影检查时，B 超检查应在 X 线造影检查前进行，或在造影检查 3 天后方可进行，否则会影响检查结果的准确性。

如何检查

在检查前，受检者必须遵守上述注意事项。检查时，受检者仅需脱掉上衣，平躺在床上即可。

主要适用范围

根据 B 超自身的特性，其检查主要适用范围在甲状腺、乳腺、心脏、腹部，以及盆腔器官这 5 大部位。

甲状腺 B 超

人体的甲状腺易发生各种炎症、肿瘤等。除了 X 线、CT 能发现和鉴别甲状腺炎、甲状腺肿大、甲状腺腺瘤，以及结节性甲状腺肿等病症外，甲状腺 B 超也能有效发现和鉴别各种甲状腺疾病。尤为突出的是，甲状腺 B 超还具有操作方便、反复使用对人体无害，以及分辨情况较好等优点，因而现在越来越多的受检者都较喜欢选用 B 超来检查甲状腺的功能状况。

乳腺 B 超

它能发现和诊断各种乳腺炎症、乳腺肿瘤、乳腺囊性增生症，以及乳腺瘤和乳腺癌。

心脏 B 超

它不仅能较为详细地检测心血管的结构、形态和心脏功能，还能有效鉴别、诊断各种心血管疾病，如心脏病、心包病、心脏瓣膜病、肺心病、心脏肿瘤，以及冠心病等病症。

盆腔 B 超

它能有效发现和诊断前列腺炎、前列腺肿大，前列腺癌、妊娠状况、宫外孕、子宫肌瘤、子宫发育不良、附件炎症，以及子宫、卵巢肿瘤、附件肿瘤等。

腹部 B 超

它能有效鉴别和诊断各种胆囊炎、胆结石、肾结石、脂肪肝、肝硬化、肝肿瘤、肝囊肿、肾囊肿、胰腺囊肿，以及各种胰腺炎、脾大等病症。

近几年来，除了传统的二维超声波、多普勒超声外，又出现了彩色 B 超，如脑血管经颅多普勒、心脏彩超、腹部彩超等，它们对检查脏器的成像更为形象、鲜明、逼真、准确。

内窥镜检查

内窥镜检查是一个较为宽泛的含义，它一般包括胃镜、支气管镜、胆道镜、腹腔镜、结肠镜、超声内镜、膀胱镜，以及内镜下逆行胰胆管造影等。其图像具有直观、准确的特点，再加之其常常深入肺、胃肠道内进行检查，因而对这些脏器黏膜的观察是 X 线、B 超、核磁共振等检查所无法比拟的。同时，内窥镜检查对人体很多病变的形态、范围、性质，也能进行较为准确的诊断。尤为突出的是，它还可以对人体一些病变部位进行进一步的病理检查，这无疑大大提高了其诊断结果的准确性。此外，内窥镜还可以对人体的一些病变进行有效的治疗，如内窥镜取异物、息肉摘除，以及内窥镜下止血等。

一般来说，最常见、使用最广的内窥镜检查主要是支气管镜、胃镜和结肠镜检查。

注意事项

·受检者应积极主动配合医生做好各项准备工作，认真听取医生介绍检查的过程，解除思想顾虑，放松心情。如果在检查的过程中，有疼痛感或不适的地方，一定要及时告诉检查医生。检查数天后，如仍有不适、疼痛、便血等异常情况发生，应立即去医院急诊。

·身体健康状况极差，体质十分虚弱者；肺功能严重损害者；严重心脏病、心功能不全或频发心绞痛、明显心律失常者；严重高血压者，以及有主动脉瘤，哮喘急性发作的人都不适宜支气管镜检查。

·严重肺病、心脏病者；急性咽喉炎者；食管化学性烧伤者，以及精神不正常者，均不适宜做胃镜检查。

为了准确检查受检者胃的功能状况及是否发生了病变，受检者还需注意下列事项。

· 为防止肝炎等疾病的传染，在做胃镜检查前，受检者应该做肝功和乙肝表面抗原检查。

· 如果受检者做过钡餐检查，应该在此检查4天后才能进行胃镜检查。

· 受检者在检查前一天晚上8时过后应该禁食，停止服药、吸烟，最好也不要饮用各种饮料，可适当喝一些水。

· 如果受检者是幽门梗阻患者，应该在检查前一天晚上进行洗胃，彻底洗清胃内停留的物质。不能在检查当天洗胃，因洗胃后能使胃黏膜颜色改变，这容易导致误诊。

· 检查前，受检者需排空体内尿液。进入检查室后，解开领口、裤带，取下假牙和眼镜，然后按医生的要求，平卧于检查台上。

· 当医生把纤维胃镜插入受检者体内后，受检者应该保持静止状态，不能随意扭动头部，以免胃镜伤害到内脏。当然，受检者也不能用牙齿去咬镜身，以免损害镜身的塑料管。

· 检查后1～2天，受检者咽部可能会有疼痛感，或在吞咽口水、食物时有异物感，这属正常现象，受检者可以用一些消毒漱口水或含片来减轻症状。如果3天后仍没有消失，应到医院检查就诊。

· 受检者在刚做完胃镜检查后，一定要注意饮食，应尽量吃一些软质或流质食物，如牛奶、稀粥等，而不要食用较为粗糙或过于硬的食物，以免损伤胃黏膜而造成出血。

· 患有严重心脑血管疾病或身体衰弱者、肠穿孔者、曾做过肠道放射治疗并发生肠道放射性坏死者、腹腔内广泛粘连者、细菌性痢疾活动者、下消化道急性炎症、肛周脓肿、肛裂者等，均不宜做结肠镜检查。如果一定要做，也应在各种炎症好转后方可进行。

此外，做结肠镜检查前，受检者还应做好下列准备。

· 肠腔的干净与否直接关系到结肠镜检查的准确性，所以受检者在检查前应该做好肠道准备，检查前2天，停服铁制剂药品，开始进食半流质或少渣饮食，如鱼、蛋、牛奶、粥、面条等食品。

·检查前一天晚上服用洗肠剂或用洗肠的方法清洁肠道，如饮用一些蓖麻油，同时多饮水。

·检查前2小时配合医生做清洁灌肠，检查前1小时不要做剧烈运动，应在安静状态下好好休息，检查后3天内也不要做剧烈活动。

如何检查

内窥镜检查的过程中受检者可能会有一些不舒服的感觉，为了尽量减少这些感觉以求得检查结果的准确性，受检者应该自觉遵守上述注意事项。受检者一般采取卧姿，一些检查还需要屈膝。

主要适用范围

内窥镜检查作为一种特殊的检查项目，并不是所有的人在任何条件下都可以进行。一般来说，每种内窥镜检查都有它适宜的人群。下面列出的是需要做支气管镜、胃镜和结肠镜检查的人群。

支气管镜检查

有原因不明的咯血或痰中带血者；肺不张、胸腔有不明积液者；有原因不明的持续性咳嗽，又很难用气管炎或吸烟来解释者；在身体某一部位反复发生肺炎或肺炎吸收缓慢者；支气管阻塞，表现为肺不张、阻塞性肺炎，或局限性干湿啰音、局限性肺气肿，或哮鸣音者；X线胸片检查时发现有性质不明的肿块或肺内结节者；痰细胞学检查中发现肿瘤细胞，但肺内未找到病变者等。

胃镜检查

凡有上腹部不适者，如疼痛、嗳酸嗳气、饱胀、吞咽困难，或心窝有烧灼感等；怀疑有胃病，经过X线或B超检查仍不能确诊者；有胃切除史、胃炎、胃溃疡、反流性食管炎者；X线检查胃部有肿块、溃疡，或其他性质不明的病变患者；慢性、原因不明的胃出血或胃急性出血者；上消化道出血引发的呕血、黑便者；怀疑患有胃癌病症者等。

结肠镜检查

原因不明的腹痛、腹泻、腹部有包块者；经常便秘或大便带血者；X线钡剂灌肠检查结果有异常，且不能定性者；有原因不明的低位肠梗阻者；乙状结肠镜检查未发现病变或病变性质未明者；结肠切除术后，需要检查吻合口情况者；需要进行某些结肠手术或激光治疗者，以及对某些肠道疾病的追踪观察、肠道手术后需要回访的患者等。

心电图检查

心电图检查，就是利用心电图机来探测、记录人体心脏收缩和舒张时产生的具有周期性的曲线生物电流的变化状况，它对很多心血管疾病的诊断具有非常重要的作用，如心律失常、心肌梗死、心肌炎、心肌缺血、各种心脏病、心包积液等。此外，心电图还能检查一些药品（如奎尼丁、洋地黄等）对心脏的影响，观察手术时心脏的活动状况，以及反映血液中钙、钾等离子的状况等。

注意事项

在医学上，心电图检查通常分为常规心电图检查和动态心电图检查，它们需要受检者注意的事项是不相同的。

常规心电图检查需注意的事项

·受检者应该注意衣着服饰，最好穿较为宽松的便装。男士不要穿西装、大衣或紧身衣，女士不要穿连衣裙，以免给检查带来不便。

·检查前受检者不能暴饮暴食，吸烟喝酒，也不能喝冷饮。吃六七分饱即可，如果想喝水，可适量喝一些温开水。

·检查前2小时受检者不能剧烈运动，检查前30分钟最好能处于平静状态下（需要注意的是，对于某些特殊的心电图检查，受检者则需要在检查前做一些运动，如平板心电图检查）。

·检查时受检者应平躺在床上，尽量放松心情，保持正常的呼吸频率，不要随意移动体位或与人讲话，以免影响检查结果。

·陪伴者不要进入检查室，以免影响受检者，进而影响检查结果的准确性。

·受检者如在检查的过程中有不适感觉，如出冷汗、心脏疼痛等，应该及时告诉医生。

动态心电图需要注意的事项

·有严重高血压、左心室肥大、进行性心绞痛、充血性心力衰竭等病症的受检者不适宜进行此项检查。

·进餐前后 1 小时，不适宜立即进行此项检查。

·若受检者以前做过心电图，在下这次做心电图时应该随身带上以往的报告和记录，并交给检查医生，以便其对照、诊断。

·如果受检者正在服用钾盐、钙类及抗心律失常等药品，应该在检查前告诉医生。

·如果受检者胸前区有太多的胸毛，应该在检查前自行将其剃去，以免影响检查结果的准确性。

·受检者应该注意衣着服饰，最好穿较为宽松的便装。男士不要穿西装、大衣或紧身衣，女士不要穿连衣裙，以免给检查带来不便。

·严禁私自触摸或打开各种检查仪器，同时也应在检查前关闭随身携带的手机。

·受检者如在检查的过程中有不适感觉，如心跳加速、出冷汗、心脏疼痛等，应该及时告诉医生。

如何检查

无论是常规心电图，抑或是动态心电图，其检查方法都较为简单。检查时，受检者平躺于床上，医生随后把金属电极板分别放在受检者的两手、两脚和胸上，最后用导线将这些金属板与新电极相连，检查便由此开始。

主要适用范围

根据心电图检查手段的不同，其主要适用范围也有所区别。

常规心电图检查

由于其只能检查心脏活动时的电流变化，而不能检查出心脏病变的根源及心脏瓣膜的损害状况，所以它多适宜于一些心脏急症的诊断，如心肌梗死、心肌炎、心脏增大、心律失常，以及电解质紊乱和某些药物对心脏的影响等。此外，普通心电图也常用于手术麻醉等心电监护，以及对病危患者的监护。

平板心电图检查

所谓平板心电图检查，是指先让受检者做一定的运动（如平板运动、蹬梯等）后，再来做心电图检查。这主要适用于有心悸、心翳和心前区疼痛等不适症状，而常规心电图检查又未见异常者。此外，平板心电图检查也是检查受检者冠状动脉功能状况，了解其心脏储备功能，预防早期冠心病、潜在心律失常和冠状动脉硬化的有效手段。

运动心电图检查

所谓运动心电图检查，也即用心电机连续 24 小时或以上记录受检者心脏电流活动状况，及与日常活动、症状之间关系的检查方法。此种检查方法不仅检查受检者在活动状态下心脏出现的一些症状和变化，更能检查受检者在睡眠状态下心脏出现的某些症状和变化，且不会影响受检者的正常生活。此种检查方式主要适用于各种心肌缺血、心律失常、非典型性心绞痛、心悸、晕厥，及心前区疼痛等不适症状，同时它也能了解心脏的储备功能。

脑电图检查

人体大脑内存在极其微弱的生物电，利用放置在头皮上的电极能将大脑内的生物电活动引出来并经脑电图机放大几百万倍后记录在专门的纸上，从而得出有一定频率、波幅、波形和位相的曲线图形，即为脑电图。

注意事项

·检查前一天，受检者应该停止服用易刺激神经系统的药品和饮料，如镇静剂、兴奋剂、咖啡、酒及浓茶等。

·由于脑电图机的一些电极线要与受检者的头发接触以引出脑部微电流，因此受检者检查头一天应将头洗干净，且不能涂抹任何油性物质，如摩丝、发油等，以免影响检查结果。

·受检者应主动配合医生的要求做好各种准备活动，躺在检查床上后，应尽量保持不动，尤其不要随意翻身或摇头，以免弄掉头上的电极线，从而影响检查结果。

·受检者不能随意或私自拆掉身上的电极板或电极线，这既危险，又会影响检查结果的准确性。

·如果受检者在检查过程中有不适感，应及时告诉医生。

如何检查

检查时，受检者平躺于检查室的床上，同时放松心情，医生将会在其头上安放多个电极线，并将电极线的另一端与脑电图机相连。随后脑电图将会记录下受检者脑部活动状况曲线图形，以便医生作为诊断的根据。一般来说，受检者在整个过程中不会有不适或疼痛感。当然，这项检查也不会给大脑带来丝毫损害。

主要适用范围

脑电图检查通常对脑部疾病的诊断、鉴别，及定位有一定的帮助。

·能对精神障碍、抽搐等疾病进行有效诊断、鉴别。脑电图检查能对受检者有无精神障碍疾病，如偏执、交往障碍、抑郁、情绪波动、躯体症状、过于敏感等，进行有效的诊断和鉴别。此外，它还能鉴别受检者是否有耳聋、眼盲等病症。

·能诊断一些意识障碍性疾病，如无故或间歇性昏迷、嗜睡等病症。

·能诊断、鉴别颅内占位性病变，如脑肿瘤、脑炎、脑脓肿、脑转移癌和脑血肿等。此外，脑电图还能有效鉴别各种癫痫疾病。

·能诊断和鉴别各种颅脑外伤症状，如脑震荡、脑挫伤、颅内血肿等。

·能诊断和鉴别各种脑血管病症，如脑出血、脑血栓、脑动脉硬化、脑血管病性痴呆、脑动脉盗血综合征、帕金森氏病、短暂性脑缺血发作、脑栓塞、高血压、脑病和蛛网膜下腔出血等。

血液常规检查

血液常规检查又称血液细胞计数，即计算血液中3种细胞（红细胞、白细胞、血小板）的数目，再加上红细胞的大小、红细胞在血液容积中的百分比，各种白细胞的数量以及血红蛋白的浓度等方面的检查。

通过血液常规检查，可以了解血液中红细胞、白细胞、血小板，以及血红蛋白的相关状况，进而检测血液凝固功能是否正常，提前预防、知晓贫血、细菌性感染、白血病、败血症以及其他血液疾病。

尿液常规检查

尿液常规检查，又称一般尿液检查。包括一般性状检查、化学检查和显微镜检查3个方面。具体来说，就是先用肉眼观察尿液的颜色，再用一条试纸（医疗专用）检查尿蛋白、尿糖、尿胆红素、尿胆原、尿隐血、尿酮体、尿亚硝酸盐、尿白细胞、尿密度、酸碱度（pH值）、葡萄糖等的化学反应是否正常，最后用高倍显微镜检查尿液沉渣中细菌、红细胞、白细胞、结晶或其他微生物等物质的存在与数目。

通过尿液常规检查，可以检测出泌尿系统、肾脏与体内相关器官是否有肾功能不良、泌尿道感染，以及是否患有糖尿病、前列腺、肿瘤、结核、甲状腺功能亢进、胆道阻塞等疾病。

一般来说，为了减少对尿液的污染，以求得准确的检查结果，受检者在提取尿液前，应该冲洗一下龟头或阴道口。

进行常规尿液检查时，医生或护士会先给检查者一个尿液收集容器，然后受检者就去洗手间提取尿液。在提取尿液时应注意：一定要提取中段尿液，也就是不能提取前、后段尿液，尿量应该在12 ~ 15毫升，并在10分钟内把自己的尿液交给检测人员，以免影响检查效果。

粪便常规检查

粪便常规检查，又称粪便一般性状检查，就是用肉眼观察、化学试剂检查和显微镜观察粪便。肉眼观察包括对粪便的形状、硬度、颜色、黏液进行观察；化学试剂检查主要检测粪便中的潜在出血与脂肪；显微镜观察主要是检测粪便中的白细胞、红细胞、寄生虫、寄生卵的存在与数目。粪便常规检查，是检查消化道疾病的常用检查。

通过粪便常规检查，可初步了解消化系统有无炎症、出血、寄生虫感染、肿瘤等，以及间接判断胃肠、胰腺、肝胆的功能状况。

如果要检查粪便是否存在潜在出血，检查前3天不要服用大量的阿司匹林、维生素C，以及非类固醇抗炎止痛药；在饮食上不要食用动物血、家禽肉、鱼肉、胡萝卜、香蕉、葡萄、苹果等，以免发生阴性反映，影响检测结果。

受检者在提取便样时，应先将体内尿液排尽，再把粪便解到清洁、干净的便盒中，然后用医生或护士指定的器物挖取花生粒大小的样本，装进医生或护士指定的容器中。在拴紧容器盖子时速度要慢，以免粪便溢出来或过多空气释放出来。

切忌不能直接从马桶里挖取粪便去检查，一方面是因为粪便中的血液会溶解在水中，另一方面是因为马桶里含有消毒剂，这会影响检测结果的准确性。

血糖检查

血糖检查，即检查血液中的葡萄糖含量的多少。血糖检查是人体常规检查之一，通过检查人体内的血糖，可以预防、知晓受检者是否患有糖尿病、甲状腺功能亢进症，以及其他内分泌疾病等。

注意事项

·检查之前，不可做剧烈运动及喝酒，并且尽量让情绪稳定，以避免影响检查结果。

·患有急性疾病、心理压力过大或怀孕时，一般不适宜进行血糖检查。

·若平时服用类固醇、兴奋剂、烟碱酸、利尿剂，以及其他一些激素药品应该在检查前停止服用，并告诉医生，以免影响检测结果的准确性。

·如果要检查饭后血糖，应该在饭后 2 小时后抽血；如果要检查空腹血糖，应该禁食 8 小时以上，在被检查前除了开水外，不可吃任何食物，也不能喝其他任何饮料。

·抽取的血样应该尽快检验，否则血糖值会偏低。

检查时，医生或护士会在受检者右手臂或左手臂上的静脉中提取血样。没有糖尿病史的人只需测量空腹血糖，怀疑或已确定有糖尿病的受检者，则需加做饭后血糖检查，方可采用葡萄糖耐量试验检查。

血脂检查

血脂检查，主要是对血液中所含脂类的数量进行定量测定的检查。它主要包括 7 个检查项目:（1）总胆固醇（Tch 或 TC）和胆固醇酯（chE）数量测定;（2）三酰甘油（TG）数量测定;（3）脂蛋白组分和亚组分数量测定；其又可以再分为高密度脂蛋白胆固醇（HDL-C）、低密度脂蛋白胆固醇（LDL-C）和极低密度脂蛋白（VLDL）3类；（4）磷脂（PL）测定；（5）非脂化脂肪酸测定；（6）微量的类固醇激素和脂溶性维生素测定；（7）载脂蛋白测定。

通过检查血浆中的血脂，可以预防或知晓是否患有肥胖症、动脉硬化、高血脂、冠心病、糖尿病、肾病综合征，以及其他一些心血管疾病。

注意事项

·应在身体健康或身体功能较为稳定的时候前去检查。

·受检者应禁食、空腹12小时以上，但可以喝少量开水。

·取血前1～2周应保持正常饮食习惯，避免暴饮暴食。

·取血前不要饮酒，也不要做剧烈运动。

·取血前1～2天应停止服用影响血脂的药品，如血脂调节药、降血压药、避孕药等。

·除卧床者外，一律应坐位5分钟后取血。

进行检查时，医生或护士会直接在受检者右臂或左臂静脉血管中提取血样，然后再在显微镜下进行观察，最后统计其中胆固醇和三酰甘油等的数量，得出诊断结果。

肾功能检查

肾功能检查，一般来说，是指检查肾小球的过滤作用，它主要包括尿素氮和血肌酐这两项检查。通过检查肾功能，可以尽量避免肾衰竭、尿毒症、糖尿病，以及闭塞性尿路等一系列疾病。

进行肾功能检查，无须空腹，受检者可以进食。医生或护士会在受检者手背静脉中直接提取适量血样，然后进行检测，随后便可得出检测结果。

常见病防治篇

第一章
心脏和循环系统疾病

高血压

长期血压偏高是常见的病理现象，治疗非常重要，因为它会诱发中风。

每个人的血压达到峰值的时间不一，我们的血压在一天时间里有不同的波动，睡眠的时候最低，醒来时血压逐渐上升，到早上开始工作的时候血压通常会上升得比较高。当我们感到有压力、紧张、兴奋或者做完运动后，血压会上升到峰值。

虽然每个人的血压值不同，但在一定范围内的血压值都是能够接受的，医生通常认为 16.0/10.6 千帕（120/80 毫米汞柱）的血压值为正常值。上述血压值中的第一个数值代表心脏收缩时的血压，第二个数值则代表心脏舒张时的血压。

医生通常认为普通人血压值高于 20.0/12.6 千帕（150/95 毫米汞柱），糖尿病人 17.3/10.6 千帕（130/80 毫米汞柱）时为高血压。但是，血压值并不稳定，所以连续测量 3 次之后，血压值均偏高才能确诊为高血压。

一些人则会因为要去看医生而血压迅速上升，即"白大褂恐惧症"。要想获得血压的准确值，这些患者需要佩戴一个特殊的小仪器，24 小时检测血压。

症状

高血压有以下 3 种类型：

·原发性高血压——在高血压患者中，十有八九都是这种类型的高血压，病理原因不明确，危险系数很高。

·继发性高血压——高血压患者中，大约有 10% 的人会患由高血压引发的其他疾病，比如肾病、罕见的内分泌紊乱、心脏瓣膜问题或者由于药物诱发的其他疾病。

·恶性高血压——这种类型的高血压会上升到非常危险的程度，发作时通常需要立即送往医院。

风险因素

高血压是家族遗传病，但是医生认为另一些因素也能够引发高血压，这些因素与患心脏病的因素非常相似。

·年龄增长（当你的年龄增长时，动脉硬化，会诱发高血压）。

·体重增加。

·过量饮酒。

·吸烟。

·饮食过咸。

诊断

如果经过多次检测，患者的血压值一直偏高，医生会进行一些额外的检查，这些检查包括检查尿液中的蛋白质指数（这个指数能够表明肾脏的损坏程度）或者葡萄糖指数（这个指数能够表明患者是否患有糖尿病）。同时医生还会抽血，经过化验室检测，可以检查肾功能是否健全。医生还可能使用检眼镜来检查眼睛，因为高血压还能破坏非常敏感的视网膜。还有一些检查能够检测出潜在的功能紊乱，包括胸透、心电图。

治疗

通常并不提倡药物疗法，医生也会建议通过改变生活方式来控制血压。生活方式的改变包括减肥（如果超重）、减少饮酒量、减少盐分的吸收、进行有规律的运动，最重要的是要戒烟。

某些医生会建议患者使用功能反馈疗法，通过功能反馈疗法能够随意地达到放松的状态。专业的器械能够将心率、肌肉张力以及心理紧张程度通过信息反馈给患者；患者会不断地收到这些信息，直到找到放松的方式。这样，患者就能学会控制自己的身体反应，从而控制血压。

如果尝试了这些方法后，都以失败告终，那么建议采用药物治疗，药物治疗需要长期坚持。市面上有许多治疗高血压的药物，较为普通的几种为：

· 噻嗪类利尿剂。

· β 受体阻滞剂。

· 血管紧张素转化酶抑制剂。

· 钙通道阻滞剂。

· α 受体阻滞剂。

虽然血管紧张素转化酶抑制剂对于患有糖尿病的高血压患者非常有效，但是大多医生都选用噻嗪类利尿剂或者 β 受体阻滞剂进行首轮治疗。很多治疗高血压的药物都会产生副作用，会让患者厌倦服药。

患者要时刻记住，按时吃药能够大大降低心脏病以及中风的发病率，对于糖尿病患者来说这一点尤为重要，因为他们更易受高血压的影响。

高血压患者同时服用两种或两种以上的药非常正常，可以试着搭配几种药一起服用，找出最有效的搭配方法，长期服用。

动脉硬化症

动脉硬化症是指胆固醇和脂肪呈条纹状遍布于动脉壁上引起动脉狭窄，条纹进一步发展成为动脉粥样斑，动脉粥样斑大到一定程度就可引起血流阻塞。

症状

动脉硬化本身通常无症状但却可诱发如下问题。

·胸痛——冠状动脉狭窄或阻塞易引发心肌梗死或心绞痛，通常在过劳时发作，休息时缓解。

·腿部疼痛——主动脉阻塞可引起腿部疼痛，盆腔或肢体动脉阻塞也有此症状。

·腹部疼痛——供应小肠的血管受阻可引起餐后慢性疼痛（肠痛）或腹泻呕吐。

·中风症状——包括面部肌肉无力、肢体瘫痪、吞咽或言语困难、头痛、呕吐。

·背部剧痛——这是由于血液从肿胀的主动脉壁中渗漏出来（主动脉瘤）。

病因

动脉粥样斑的成分是含脂肪（液体）的物质，外覆纤维组织。它多位于血压较高的部位，如血管分叉处或血管狭窄处。

已知的动脉硬化诱因包括如下几种。

·年龄增长——在中年以前动脉硬化通常并不引起症状，但最初的病变在儿童期就可能发生。

·男性——中年男性的发病率是同龄女性的 3 ~ 4 倍。但在妇女绝经期后，这一差距开始逐渐缩小。

·高血压——对于中年男性来说，收缩压升高 2.6 千帕以上，心血管疾病的死亡率就会提高到 60%。

·吸烟——这是动脉疾病和心肌缺血的一个主要诱因；吸得越

为受阻的动脉进行搭桥手术

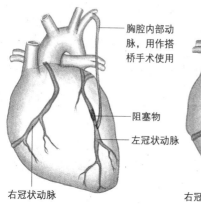

胸腔内部动脉，用作搭桥手术使用

阻塞物

左冠状动脉

右冠状动脉

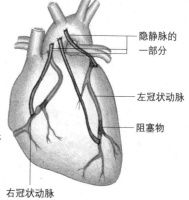

隐静脉的一部分

左冠状动脉

阻塞物

右冠状动脉

在第一种手术中，医生搭建了一根动脉——胸腔内部动脉，将胸腔壁与受阻的动脉相连，使胸肌恢复运动，血流畅通。

第二种手术中，医生使用了腿部内侧的一条血管——隐静脉，将其分割成几份，用在受阻的其他血管，搭建新的血管。

多，发病率越高。

·高血脂——高血脂会增加发病率。

·遗传异常——患有家族性高脂血症的患者有可能在青年时期就发生动脉硬化。

·肥胖——腰部脂肪增多同心肌缺血的高发有关。

·糖尿病——这可能与胆固醇水平升高有关。

·饮食——饮食中少有含纤维素的物质（大麦、燕麦、小扁豆、水果和蔬菜中富含纤维素），而多含肉类，则易致心肌缺血高发。

·成长环境——早期生长环境较差也会增高心肌缺血的发病率。

·缺乏锻炼——坚持按时锻炼可以预防心肌缺血。

·饮酒过度——适度饮酒可以预防心肌缺血，但是过度嗜酒会引起血压升高，增加患心肌缺血和中风的危险。

诊断

中年人血压升高，腿部用力时感觉绞痛或阵发性疼痛则暗示有动脉硬化发生。临床检查显示脉搏不正常，心脏附近的大动脉听诊音不正常，血流不畅的区域皮肤发凉。

必要时做下列检查：

·心电图（ECG）。

·超声波检查。

·超声心动图。

·多普勒超声心动图。

·放射性核素研究。

·核磁共振。

·血管造影术（血管的 X 线检查）。

治疗

要注意控制血压和血糖水平，如有必要可交替服用抗高血压药和胰岛素。若患者血脂水平持续过高可服用降血脂药如他汀类。

此外，如探知某处血管有阻塞块可用如下方法治疗。

·血管修复术——适合动脉未完全受到堵塞的患者。手术中，将一根细导管伸入心脏，导管顶部附带的小圆球能够膨胀、收缩数次以挤压斑块，从而扩张动脉血管。这种手术是针对门诊患者的，手术时患者需要局部麻醉。

·动脉内膜切除术——手术切除因动脉粥样硬化而阻塞的动脉内层。

·搭桥手术（在医学中的意思是"导管外科手术中用于使血液或其他体液绕过某一阻塞或病变器官的替换管"）——如果动脉血管完全堵塞或者变得非常狭窄，则需要搭建新的血管使血液循环流畅，这种做法称之为搭桥手术。绕道手术有两种选择，医生可以使用胸腔中已有的动脉，也可以将患者腿部的血管移植到心脏中。有时，患者有 2 条、3 条或者 4 条血管都有阻塞，这种情况下，手术称为双重、三重或者四重搭建。绕道手术需要患者全身麻醉，手术需要 3 ~ 5 个小时，现在这样的手术非常常见。

预防

改变生活方式是预防和治疗动脉硬化的重要方法。生活方式的改变包括如下几个方面。

- 饮食中应富含水果、蔬菜和鱼油，动物脂肪含量要低。
- 锻炼。
- 减肥。
- 戒烟。
- 适度饮酒。

预后

通过治疗，大多数动脉硬化患者的预后都不错。若能成功控制高血压则心肌缺血的发病率可以下降 14% 甚至更多。某些降脂药可以降低部分患者心肌梗死的发作率。不吸烟的人心肌缺血发病率较低。戒烟、改变生活方式和锻炼对腿部行走困难的患者大有益处。患有严重动脉粥样硬化者要对肢体进行手术治疗如血管重建术，否则肢体会坏死需要截肢。

糖尿病患者由于循环受损和动脉疾病截肢的概率比较高。因此控制血糖十分重要。糖尿病患者最重要的是坚持定期就诊进行检查，以防止机体长期处于病态。

冠心病

冠心病与冠状动脉硬化息息相关，在西方国家中这两者是导致死亡的主要疾病。当动脉硬化发生在冠状动脉时，我们称之为冠状动脉粥样硬化性心脏病或者冠心病。和动脉硬化一样，我们需要了解引发心脏病的各种危险因素，从而将危险降到最低。冠心病也是在不知不觉中形成，首次表露的症状可能是胸闷、气短。越早进行心脏检查越好，对心脏进行一次彻底的检查非常重要。

冠状动脉发生一处或两处动脉硬化斑块的阻塞，连接着冠状动脉的其他组织得不到血液的供应，心肌就会因为缺乏氧气而坏死。

症状

冠心病发作与心绞痛相似，但更为严重，疼痛持续的时间比较长，即使是休息或者使用硝酸盐类药物喷雾或者药片都不能缓解病痛。症状主要表现为气短、流汗、恶心、呕吐以及昏厥。心绞痛患者如果胸口疼痛的时间长达 20 ~ 30 分钟，则为冠心病发作，需要立即就医。

风险因素

我们能够意识到很多引发冠心病的风险因素，这些因素和引发动脉硬化的因素有所相似。 为了了解潜在的危险因素，医生会问及相关问题，比如患者的健康状况、饮食、运动习惯、是否吸烟等，同时还将进行血液化验。

不可防范因素

·遗传基因——心脏病通常由家族遗传。

·性别——据统计表明，65 岁以下的女性患冠心病的概率低于男性，这主要是因为雌激素的分泌能够有效地帮助女性防范冠心病。绝经后女性和男性患冠心病的概率基本相等。

·种族——一些种族患冠心病的概率偏高。

·年龄——总的来说，年长的人患有冠心病的情况较为普遍。

·糖尿病——糖尿病患者患冠心病和中风的概率较高，合理地控制糖分的摄入可以降低患冠心病的概率，但防范其他危险因素也同样重要。

可防范因素

·吸烟——导致死亡的冠状动脉疾病中有 30% ~ 40% 是由吸

烟引起的。烟瘾越重，患冠心病的概率就越高，不要有侥幸心理。即使是一天吸一根烟也能增加患冠心病的概率，戒烟后这种概率很快就可以降低。

·高血压——高血压患者患冠心病的概率比正常的人要高出3倍，如果你能够将血压控制好，这种危险因素能够大大地降低，但是危险系数仍高于血压正常的人。

·高胆固醇——现在科学已经证明，高胆固醇和冠心病之间存在着很大的关系。

·肥胖——超重的人心脏非常不健康，他们患有冠心病的概率比体重正常的人要高出3倍。

·运动——有规律的体育运动能够减少患冠心病的概率。

治疗

·冠心病发作后要立即就医。

·到达医院后，立即进行心电图测试以及血液检查。

·护理人员或医生会让你服用阿司匹林以防止阻塞进一步恶化。

·用氧气面罩为患者供氧也能够减少对心脏的伤害。

·吗啡或者其他药性较强的麻醉药可以用来减轻病痛。

·医生会使用药物来清除堵塞血管的斑块或者进行绕道手术。

恢复后的第一步是对心脏好好保健，使其能够应付日常生活。所以在医院休养的一周时间里，患者不能仅仅躺在床上休养，要在理疗师或者护士的帮助下做一些锻炼。要明确冠心病的危险因素并改变错误的生活方式，防止冠心病再次发作。

很多人在冠心病发作之后都能完全康复，这要依靠有良好组织性的康复治疗。积极的思想对于康复来说也非常重要，在经历如此可怕的冠心病发作之后，难免会产生消沉的想法——很多人就是担心冠心病再次发作而感到紧张。研究表明，积极的态度能够加速康复，恢复正常的生活状态。

心绞痛

心绞痛的根源是心肌疼痛。血液流经心脏再到冠状动脉，动脉硬化所产生的脂肪斑块会阻塞血管（我们称之为冠心病）。在人体处于静息状态时，心脏的血液是足够营养自身的，但当人体运动时（心跳能够从每分钟约75次增加到约190次）心肌就得不到充分的血液供应，从而伤及心脏。这就是为什么心绞痛在运动时最为严重的原因。当停止运动或者休息时，能够得到缓解。心绞痛单纯从体征来看很难诊断，因为它与其他疾病如消化不良的症状极为相似。

症状

心绞痛的病情可以控制在较轻的程度，也可能变得非常严重。心绞痛导致的疼痛非常剧烈，特别是胸腔的中心部位，也可以扩散到脖颈或者手臂，通常为左边的手臂，同时也会感到气短并流汗。

诊断

最初的检查可以采用运动式的心电图检测——患者可以在踏车上运动（或者练习自行车上运动），身体与机器相连，这种机器能够记录心电反应。运动应缓慢开始，逐渐增加强度，直到患者感到疼痛，此时心电图就会发生改变。

更进一步的检测是冠状动脉造影术，检查时患者要平躺在手术台上，医生会在患者的腹股沟动脉插入一根细管，向其中注入一种特殊的染料使它能随血液流进心脏，这有助于拍摄X线照片。通过X线照片，可以清楚地看到任何受阻的动脉。

治疗

通过药物治疗，心绞痛可以得到很好的控制，较普遍的治疗心绞痛的药物如下所述。

·硝酸盐类药物——这类药物有速效喷雾以及药片的形式，患者在心绞痛发作时将药片含在舌头下，能够起到减轻病痛的作用。

每日服用药效持久的药片能够降低患者对速效喷雾的依赖。

· β 受体阻滞剂——这种类型的药物能够减少心脏的工作量,减轻病痛并且逐渐减慢心绞痛病情恶化的速度。

· 钙通道阻滞剂——这种类型的药物能够减少心脏的工作量,减缓病痛。

最有效的疗法是每日服用小剂量的阿司匹林,防止动脉硬化斑块在心脏动脉中形成。

手术治疗

一旦动脉硬化斑块堵塞冠状动脉或者使其变窄,通常可能使用两种介入方式——血管修复术和搭桥手术——恢复血液流通,使其顺畅地流入心脏。

心律不齐

当心律超出了正常范围时或心跳变得极不规律就称之为心律不齐。对于健康人,心跳总保持一定的规律以保证获得最大的效率和最佳表现。机体通过可传遍整个心脏的电活动来控制心跳,它使所有的心肌一齐收缩,正常的心跳是每分钟 60 ~ 90 次。

症状

不同类型的心绞痛有不同症状,包括:

· 心悸,心跳不规则。

· 心跳过速。

· 胸部不适或疼痛。

· 呼吸困难。

· 眩晕、昏厥。

病因

当正常心肌的收缩被突然打断时,就会出现异常心律。以下几条诱因可增加心律不齐的概率。

　　　　家庭健康医疗实用大百科

- 心脏内置的起搏器无法触发心电系统。
- 异常的电刺激引起心肌活动，增加额外收缩。
- 负责电冲动传导的结构受损。

疾病引起的心律失常

有些疾病可能会引起心律不齐，比如：高血压、心脏缺血性疾病、充血性心力衰竭、心肌疾病、饮酒过度、肺栓塞、甲状腺功能亢进。约有 1/3 患有心律不齐或心房纤颤的患者并无明显病因。

诊断

诊断通常要诊查腕脉和听诊心脏，某些人需要做心电图才能确诊。也有部分患者的心律不齐是间歇性的，对于这种患者可以用便携式的动态心电图进行 24 小时监测。医生也可以要求患者做血液检查和拍摄 X 线胸片。

治疗

心律不齐根据其类型不同治疗方法也各不相同，治疗方法主要包括如下几种。

- 药物治疗——治疗心动过速最常见的方法就是药物治疗。例如，用于持续治疗心房纤颤的药物有地高辛，它可以减慢心率，其他药品如维拉帕米、β 受体阻滞剂等也有一定疗效。
- 心律转变法——在麻醉下对患者胸部进行电击，它能使患有重度室上性心动过速患者的心律恢复正常。
- 房室交界处的射频消融——可以破坏掉异常的电传导通路。
- 起搏器——如果患者心率低于 60 次 / 分钟，且出现一时性黑矇则需要人工起搏器。

预防

坚持锻炼、戒烟和保持健康饮食将有助于防止心脏疾病发作，进而将心律不齐控制在一定程度上。

预后

心律不齐会降低心脏的工作效率，心脏能力衰减会导致心肌缺血、泵血失败、低血压。心房扑动的死亡率是正常人的 2 倍。

泵血失败会使血液长期滞留于动脉，使血栓易于形成。这些血栓又可被血管传送到远处器官中，并对其产生损伤，例如，中风就是由于脑部血供突然中断引起的。

心力衰竭

心力衰竭并不表示心脏停止工作；它是指心脏不能够高效地将血液送到身体的各个部位，从而导致身体各个部位不能够获取含氧量足够的血液。这种病情在 80 多岁的人群中较为常见，在不发达国家，这种病例在逐年增加。心力衰竭会对人体产生各种不同程度的影响，一些人没有明显的症状，而有的人会由于心力衰竭而对行动造成影响，从而形成伤残。

心脏分为左右两个部分，心力衰竭会使心脏的一部分或者两部分同时受到影响。 如果心脏左半部分发生了心力衰竭，那么左心室就失去了将含有氧气的血液泵出到主动脉血管的功能，因此血液会无法运输到身体各部位，堆积在肺部，导致肺水肿。心脏右半部分发生心力衰竭后，血液则堆积在身体的各个组织，腿部、踝以及足部是最为明显的部位。

症状

很多患有心力衰竭的患者并没有表露明显的症状，特别是在初期阶段。后期出现的主要症状如下所述。

· 肌力变弱，易疲劳。

· 食欲不振。

· 手脚发冷。

· 踝关节肿胀。

· 呼吸困难（心脏左半部分衰竭时尤为严重）、气短、平躺和运动时呼吸更为困难。

病因

任何能够影响心脏供血能力的心脏紊乱都会引发心力衰竭，70% ~ 80%的病例都是由心脏病发作造成对心肌的损坏而导致的。高血压是另一个较为常见的病因：心脏长期在压力较大的情况下运输血液，最终会因为负担过重而伤及心肌组织。其他导致心力衰竭的病因包括瓣膜关闭不全或狭窄。贫血症、肥胖症、甲状腺功能亢进等也有可能引发心力衰竭，但较少见。

诊断

医生诊断病情时会向你询问有关症状，并且进行彻底的检查，他会进行如下几个检查。

·心电图——这个检查用来测试心电反应能力。

·胸透——这个检查用来检测心脏体积大小，并且观察肺部是否出现水肿。

·超声心动图——这个检查能够观察心脏内部的结构以及功能运作。

治疗

应鼓励心脏病患者经常到医院就医。如果条件允许对任何可能形成心力衰竭的诱因，如贫血，都应给予治疗。

治疗药物主要包括如下几种。

·利尿剂——使尿量增多以降低血压、缓解水肿和呼吸困难。

·β受体阻滞剂——有助于心跳变得平缓，但必须要在监控下使用。

·血管紧张素转换酶抑制剂——有助于慢性心衰和心肌梗死患者缓解症状降低死亡率，首次剂量需在监控下服用。

·血管紧张素转换酶Ⅱ受体拮抗剂——同血管紧张素转换酶抑

制剂相似，但引起的副作用更小。

·地高辛——通常会引起恶心，且给药剂量很难确定。主要用于在心房搏动超过正常范围时以稳定心跳。

静脉曲张

静脉曲张是一种较常见的家族遗传病，是指下肢浅静脉扭曲扩张。静脉曲张时，浅静脉或深静脉的静脉瓣发生病变，使血液能够从深静脉向浅静脉逆流，从而使小静脉瘀血。站立会恶化病情，但不会引发静脉曲张。

女性更易患静脉曲张，如果体重较大就会对下肢浅静脉血管产生压力，从而导致静脉曲张。

症状

静脉曲张患者会有疼痛感，偶尔会流血，严重的静脉曲张会导致脚踝处的皮肤发生改变，最初引起皮疹，渐渐地出现棕色的色素沉着，最后则破裂发生溃疡，难以治愈。

治疗

静脉曲张使腿部外表不雅观，而且患者时常感到疼痛，病情严重的可能会导致溃疡，可以进行手术治疗。一些人做静脉曲张手术便是为了改变不雅的外观。

有以下 4 种基本的治疗方法。

·症状较轻的患者穿有弹性的袜子可改善病情。

·发生疼痛的静脉可实施硬化剂注入疗法，但该疗法会产生副作用。

·结扎浅静脉，防止血液流向表面静脉。

·最后的方法是完全切除静脉。在静脉的上端和下端各做一个切口，切除静脉。

预防

- ·防止过久站立。
- ·运动或散步使腿部血液循环顺畅。
- ·如果可能，将腿抬高。
- ·如果你超重，需要减肥。

静脉曲张的结扎

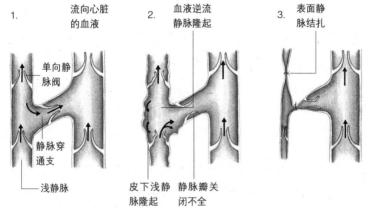

1. 流向心脏的血液 单向静脉阀 静脉穿通支 浅静脉

2. 血液逆流静脉隆起 皮下浅静脉隆起 静脉瓣关闭不全

3. 表面静脉结扎

1.单向阀能确保血液的正确流向——从浅静脉流向深静脉，最终流向心脏。

2.浅静脉瓣膜受损或浅静脉和深静脉移行处的瓣膜受损，血液会倒流，导致静脉鼓起。

3.对出现问题的静脉进行结扎是最有效的防止血液倒流的方法。

第二章
消化系统疾病

胃食管反流病

胃食管反流病是胃内的胃酸、胆汁和食物的持续性反流，它可引起食道末端的炎症反应。典型症状多发生于饭后、弯腰、举物、负荷过重或平卧时。症状的严重程度与反应的严重程度无关。

症状

· 心口灼热——胸骨后有灼热感或疼痛感，通常开始于上腹部逐渐向喉部延伸，有时病情极为严重则发生心绞痛。

· 口腔中出现酸液。

比较少见的症状

· 呕吐。

· 牙釉质被酸破坏而引起牙痛。

· 喉部炎症引起声音嘶哑。

· 由于吸入胃内容物引起肺炎复发或喘息。

病因

当机体不能正常防止反流时就会发生胃食管反流病，其病因如下。

· 患者本身异常体弱。

· 腹内压异常增高。

反流机制

抑制胃内容物反流进入食管的主要机制是食管末端有一个特殊的环形肌（下食管括约肌），它关闭了进胃的入口。其他消除反流的机制包括食管壁的波状收缩和横膈肌的收聚运动。这些机制迫使食物向胃内涌入。由于饮食因素、药物因素或怀孕使括约肌张力下降，饭后某些胃内容物就可能返回食管发生胃食管反流病。

诱因

·肥胖。

·怀孕——腹内压升高时释放的激素导致括约肌松弛。

·某些药物比如钙通道阻滞剂（用于治疗心脏病）和 β_2 受体抑制剂（用于哮喘）。

·吸烟。

·饮用咖啡、茶或酒精饮料。

·食用油炸食物或脂肪类食物。

食管裂孔疝

胃食管反流病患者有可能出现食管裂孔疝。胃的一部分通过食管穿越横膈肌的开口进入胸腔。

这一般不会引起症状，且大多数食管裂孔疝患者也不伴有胃食管反流病，但是大多数食管炎患者都会罹患食管裂孔疝。

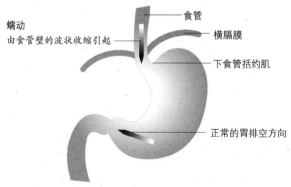

蠕动
由食管壁的波状收缩引起

食管

横膈膜

下食管括约肌

正常的胃排空方向

机体防止反流的主要机制就是食管括约肌的波状收缩和食管壁的蠕动。

诊断

若患者比较年轻则只要通过典型的症状就可以确诊胃食管反流病：饭后或改变姿势（比如弯腰或平卧）时有胃灼热的感觉。45岁以上第一次出现症状的人，以及那些出现其他较少见症状比如胃肠道出血或吞咽困难的人需进行进一步检查，特别是要排除癌症的可能性。常见的检查包括如下几种。

·内窥镜检查法——将观察工具从患者的喉部插入，以便于直接观察食管和胃的内膜。活组织检查能从胃和食管壁中取样以进行显微镜检查。

·X线钡餐检查——吞咽一种X线无法穿透的物质，然后进行一系列的X线检查。若真的发生反流就可以观察到。

治疗

下列治疗方法在治疗胃食管反流病中取得了良好的疗效。

·减肥。

·避免暴饮暴食。

·避免食用洋葱、辛辣的调料或富含脂肪的食物、茶、咖啡、果汁和柑橘类的水果。

·避免穿紧身衣。

·夜晚枕头高度不低于15厘米。

·减少对酒精的摄取。

·戒烟。

·调整治疗药物，避免药物对食管括约肌产生影响。

药物治疗

抗酸药可以中和胃酸，能够有效地缓解症状。当与一种称为藻酸盐（一种海藻）的物质联合应用时，能起到防止反流的屏障作用。还可使用抑制胃内胃酸分泌的药物。这类药物分为下面两大类。

·H2受体阻滞剂——比如雷尼替丁或西咪替丁，对于短期、间歇性发病非常有效。

·质子泵抑制剂——比如奥美拉唑。这类药用于严重的顽固性疾病。

由于治疗停止后易复发，所以胃食管反流病通常需要持续治疗。

手术治疗

手术治疗用于除肥胖以外其他原因引起的顽固性疾病。手术部位主要是食管末端附近的胃上部。

预后

胃食管反流病是一种典型的反复发作的慢性病。约 2/3 的患者需持续服药或间断性服药数年以控制症状。胃食管反流病的主要长期并发症为食管末端出现瘢痕和继发性狭窄（限制），多见于 60 岁以上的患者，可引起长时间的吞咽困难。

少数病例中，长期存在的食管炎会导致食管发生癌前病变，但通过药物治疗这些情况是可以改变的。

胃及十二指肠溃疡

胃及十二指肠溃疡交替发生于胃壁和十二指肠壁。大多数溃疡是由于胃内分泌的胃酸和胃蛋白酶不平衡产生的腐蚀性作用引起的，因此也称之为消化性溃疡。十二指肠溃疡的发病率大概是胃溃疡的 3 倍，年龄为 20 ~ 45 岁的人容易受十二指肠溃疡的影响；而年龄大于 50 岁的人则容易患胃溃疡。

症状

一般来说不会有什么症状，但有时也会引起下述症状。

·反复出现上腹部疼痛。

·消化不良。

·缺乏食欲，消瘦。

·呕血和便血，便中包含部分被消化的血液，其颜色为黑色或柏油色。

· 出血——当溃疡穿透血管时就会发生出血；有时这是溃疡的第一个症状。

· 背痛——可能是十二指肠溃疡扩散到胰腺引起的。

· 剧烈的腹痛、休克和虚脱——当溃疡引起肠壁穿孔时发生。特别是肠内容物引起的急性腹膜炎或脓肿。

· 将数小时前进食的食物呕吐出来。

病因

大部分消化性溃疡都是因为受螺旋杆菌感染而引起的，人们生活在不卫生的环境下特别容易发生这样的感染，其他可能引发消化性溃疡的因素还包括如下几种。

· 长期服用阿司匹林或者非甾体抗炎药。

· 过量饮酒或者摄入过量的咖啡因。

· 吸烟。

压力也是导致消化不良的因素之一，因为压力过大会促进胃酸的分泌。基因也是因素之一，因为这些疾病在家族遗传病例中也较为常见。

受消化性溃疡影响的区域

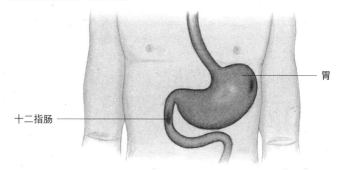

胃

十二指肠

消化性溃疡通常发生在十二指肠，也有可能发生在胃部。

诊断

医生在听取患者对症状的描述后，会建议做进一步检查。检查包括血液检查，检测患者的身体里是否含有抵抗细菌的抗体。医生同时还会建议患者做内窥镜检查，获取溃疡的切片样本，切片样本会送往实验室进行分析，检测螺旋杆菌含量的指数，看是否有患胃癌的可能性。如果内窥镜检查还不够准确，那么可以进行尿液检查，来检测螺旋杆菌含量的指数。

治疗

意识到螺旋杆菌是导致溃疡的主要原因后，我们就有了直接的治疗方法。要消除螺旋杆菌需要服用两种抗生素药和质子泵抑制剂，持续服用 7 天，并且配合 6 个星期的酸拮抗剂药物帮助恢复受损的部位。如果螺旋杆菌存在，大约 90% 的溃疡通过第 1 个疗程的治疗都能康复。第 2 疗程的治疗通常能够治愈溃疡。

由于服用阿司匹林或者非甾体抗炎药等药物引起的溃疡在停止服用药物后通常能够痊愈。但是，对于患有骨关节炎的人来说，服用抗生素类药物也非常重要。医生会让患者服用抗生素药来防止胃和十二指肠发生溃疡。最近，一种环氧化酶 2 抑制剂被用做抗炎药使用，因为它对胃肠道的影响非常小。

为了防止溃疡复发，医生会建议患者改变生活习惯，比如减少高压力的工作，戒烟或者少喝酒。

胰腺炎

胰腺的炎症并不常见，可能是突然出现感染（急性胰腺炎）所致，也可能逐渐形成（慢性胰腺炎）的。一旦胰腺发生炎症，它会直接将一种消化酶分泌到腹腔，而不是小肠，这种酶有非常强烈的化学成分，会腐蚀胰腺周边的组织，导致患者疼痛、发热或者呕吐，严重的甚至可以致命——患者中有 1/5 的人会死于胰腺炎，但是大多数患者经过治疗都能康复。

症状

- 上腹剧痛，患者移动时疼痛更为剧烈。
- 发热。
- 恶心、呕吐。
- 腹部表面的皮肤有青肿现象。

急性胰腺炎发作时，症状突发，非常严重。慢性胰腺炎的症状则逐渐表露，通常患者在患病晚期才能意识到。

病因

急性胰腺炎通常都是由于结石、饮酒过量、服用药物（比如利尿剂等药物）所导致，由病毒所导致的可能性极小，大多数病例原因不明，慢性胰腺炎会使胰脏的功能慢慢减退，通常是因为饮酒过量导致。

诊断

医生会通过患者对症状的描述检查胰腺，或者提取血液样本进行检查。有时，患者需要接受腹部超声波检查和 CT 扫描，以及检测血液中的糖分。

治疗

治疗胰腺炎主要是为了缓解病痛以及其他的症状，患者可以接受静脉注射，也可以服用抗生素类药品来防止感染。一旦急性胰腺炎得到治疗，引起胰腺炎的根本原因也就找到了，假如是结石引起的胰腺炎，那么就需要切除胆囊，并且戒酒。

胰腺炎复发对胰腺的破坏很大，最终会影响消化功能（难以消化食物）或者分泌激素的功能（导致糖尿病）。患者需要补充体内的酶，如果引发糖尿病的话，还要注射胰岛素治疗。

肝硬化

肝硬化是正常肝组织结构的破坏，特征是形成放射状无功能瘢痕组织围绕有功能的肝组织。在大多数亚洲国家，慢性肝炎是肝硬化的主要原因。

症状

· 伴随着皮肤表层的损伤出现黄疸、瘙痒以及血色素沉着。

· 缺乏凝血因子会导致原发性瘀伤。

· 上身出现蜘蛛痣（静脉扩张引起皮肤出现的小红斑），以及眼睑部脂肪沉积。

· 腹部肿胀（腹水），并伴有典型的静脉扩张。

· 腹痛、食欲差、恶心、呕吐（若食管静脉破裂还会出血）。

· 男性由于激素紊乱可能会发生女性化。由于威尔森症的影响角膜上将出现棕色环（凯－弗环）。

肝硬化的临床特征就是门静脉高压和肝细胞死亡。门静脉高压可引起脾肿大、食管静脉曲张以及腹腔内腹水聚积。开始时肝可能会增大，但是随着病情的发展又渐渐缩小。肝功能衰竭最终导致血中蛋白和凝血因子水平降低，体内废弃物的排泄效率降低。

诊断

· 血液学检查——全血细胞计数检查可以发现贫血（由于出血引起），血红细胞体积增大，凝血异常。

· 微生物检查——检查是否有乙型肝炎病毒、丙型肝炎病毒或丁型肝炎病毒。

· 免疫学检查——出现免疫球蛋白和抗体可以预示有自身免疫性疾病发生。

· 影像学诊断——超声、CT 扫描或 MRI 都可显示有异常。

· 生化检查——白蛋白（血中的一种蛋白）水平降低。

· 肝药酶和胆红素（血红素的退化产物）水平升高——血清中的

铁和铜元素可能引起血色素沉着（铁升高）或威尔森症（铜升高）。

病因

严格来说肝硬化并不是一种疾病，而是由于肝损坏形成的症状。肝的受损细胞可以再生，以维持未受损时的基本结构。若由于疾病或酒精中毒引起肝细胞持续受损，则组织会结痂愈合，引起肝结构受损。当瘢痕组织多于正常肝组织就会发生肝硬化。肝内血供发生变化，使器官功能降低。

虽然肝硬化主要是由于酒精中毒引起的，但它与其他病理过程也有关系。

· 慢性肝炎——乙肝和丙肝。

· 自身免疫性疾病——原发性胆汁性肝硬化、狼疮样肝炎。

· 血色素沉着症——一种遗传性疾病，身体吸收了太多的铁。

· 威尔森症——一种影响铜代谢的疾病。

· 小静脉闭塞症——多发于饮用含有毒性生物碱的药茶者。

· 肝静脉受阻塞。

· 受某些药物影响。

· 囊肿性纤维化。

· 糖原过多症。

· 长期心力衰竭者（心源性肝硬化）。

治疗

肝硬化必须针对疾病的成因进行对因治疗。

· 使用药物 α - 干扰素可以控制慢性乙型或丙型肝炎病毒，它可有效地降低病毒的活动。

· 使用免疫抑制剂皮质类固醇激素泼尼松，咪唑硫嘌呤可治疗自身免疫性肝炎。

· 由于肝血压增高，引起食管中扩张的静脉出血，可使用药物奥曲肽、血管加压素和普萘洛尔。

· 胆管中的胆结石引起胆汁郁积性肝病，可行移除结石的手术，术中可使用胆酸制剂。

· 血色素沉着是由于体内蓄积了大量的铁所致的疾病，可导致肝脏损伤，需要反复放血或使用螯合剂进行治疗，螯合剂能与铁相结合，安全地将其排出体外。

· 若想有效治疗由酒精中毒引起的肝硬化，患者需要戒酒。必要时可使用物理疗法帮助患者戒酒，还可补充所需的维生素。

预防

假如有酗酒的习惯，则需预防肝硬化的发生。若能尽早意识到这一问题并进行治疗，有可能将其治愈或将疾病控制在某一阶段。但是，有些疾病，比如原发性胆汁性肝硬化和一些遗传因素却是无法预防的。

文身是传播肝炎病毒的一个常见途径。所以喜欢这种装饰的人应格外注意。

并发症和预后

由于肝功下降无法破坏和清除各种毒素，还会引起其他的并发症。预后主要与起病原因有关，但大多数都能得到令人满意的治疗。

移植手术

肝移植手术对象主要是那些据评估无法生存一年以上，或生活质量极差而无法耐受的患者。在某些情况下并不推荐进行移植手术。这些人包括原发或继发性肝癌患者、长期酗酒者、获得性免疫缺陷征患者、乙型肝炎患者或有典型精神疾病者。

肝炎

肝炎是由酒精、药物（毒性反应或过量）或病毒感染引起的肝脏弥散性炎症。病毒引起的肝炎类型很多。传统意义上的病毒性肝炎是对肝炎病毒感染引起的一系列疾病的总称。目前它至少有 6 种已知分类：甲型、乙型、丙型、丁型、戊型、己型。其中临床症状最具典型特征的是甲、乙、丙三型。

症状

急性肝炎无论是否由病毒引起都有相似的临床表现，患者会出现轻微的流感样症状，比如恶心、呕吐、食欲差，有时还会感到全身不适。其他症状包括如下几种。

· 发热。

· 疲劳。

· 腹痛。

· 腹泻。

· 由于病毒损坏了肝细胞，通常会发生黄疸（皮肤呈黄色）和小便赤黄。

诊断

在肝炎的急性期会产生 IgM（G 免疫球蛋白）抗体，但接下来它又被保护性的 IgG 抗体所取代。因此检查 IgM 可以诊断肝炎活动期，若检查中发现 IgG 则提示此人曾经患过甲型肝炎现在正处于恢复中。

乙型肝炎抗原

由于自身对疾病的免疫性以及曾使用过有效的疫苗等原因，乙型肝炎至少有三个表现特殊的抗原抗体标志物可被用来识别疾病是否处于活动期。

· 表面抗原——HBsAg——通常是感染的第一证据，到了恢复期就慢慢消失。恢复期后出现抗 –HBs 抗体并持续终生，提示曾经被感染过。持续性出现 HBsAg 而缺乏抗 –HBs 会导致慢性肝炎或处于肝炎病毒携带状态。HBsAg 是乙型肝炎的诊断标志。

· 核心抗原——HBeAg——可从被感染的肝细胞中发现，而不是血中。抗 –HBc 在疾病发作时出现，继而逐渐消失。它有时可作为近期感染的指征。

· HbeAg 只有在 HBsAg 阳性的情况下才能被发现，提示感染的风险较大且很可能成为慢性疾病。

疫苗

丙型肝炎的多个亚型呈地域性分布，且随着时间的推移病毒也更加个体化。抗 –HCV 并不对身体起保护作用，因而可以用来诊断疾病活动期。

现已开发出针对甲型肝炎和乙型肝炎的疫苗，它们可单独给药，也可联合应用以激活机体的免疫能力。但是想要开发出针对有多样性抗原的丙型肝炎疫苗却仍是任重道远。

治疗

同甲型肝炎和乙型肝炎病毒接受后立即进行被动免疫（注射免疫球蛋白以预防感染）可以降低发病的危险。使用自动免疫接种技术可以预防急性肝炎及与此有关的其他慢性疾病。

丙型肝炎的唯一治疗手段就是使用干扰素（抗病毒的蛋白物质），但它作用有限且不乏较严重的副作用。

预后

肝炎持续 6 个月以上者被定义为慢性，其病情轻则只有轻度的炎症反应，重则发生肝硬化——由纤维瘢痕组织来替代受损肝细胞的一种疾病。1/3 的慢性肝炎是由急性肝炎发展而成，但大多数患者起病隐匿并不出现典型症状，只出现一些身体不适，比如疲劳、缺乏食欲和全身不适，不经过任何明显的急性期而直接发病。许多患者并不知道自己患有慢性肝炎且这种状况经常可持续数年，甚至数十年。但是，越来越多的证据显示这些患者最终会发展成肝硬化和原发性肝癌。

胆结石

胆囊是一个梨形的囊腔，用来贮藏和浓缩胆汁；它位于肝右叶下。胆结石形成于胆囊内，由大量胆固醇、胆色素和钙以各种不同的比例结合而成。结石可能是单发的，也可能是多发的，它可能大如胆囊，也能小如沙粒。在发达国家，80%的患者的胆结石是以胆固醇为主要成分的。

只有约20%的胆结石患者最终会出现症状。大多数人只有在进行其他检查时才会发现这一问题。

症状

·急性胆囊炎——胆囊的急性炎症可能会引起右肋区轻微或剧烈的疼痛，且有可能放射到后背和肩胛。还可能出现呕吐、发热和轻度的黄疸。90%以上急性胆囊炎患者检查都会发现胆囊中有结石。严重的并发症包括胆囊穿孔、脓肿和腹膜炎（腹腔周围的黏膜发生炎症）。

·胆绞痛——胆绞痛是胆结石最常见的症状。当结石阻碍了胆汁从胆囊中流出或妨碍其通过胆总管时就会发生胆绞痛。患者会感到右肋区间歇性疼痛。疼痛的程度可能是轻微的，也可能是剧烈的，可以持续几小时，且多发于饭后。

·慢性胆囊炎——胆结石可以增加发作慢性胆囊炎（胆囊的慢性炎症）的概率。胆囊会结痂而无法正常收缩。患者的右肋区会出现慢性的疼痛。

·胆总管中的结石——引发上腹中央和右部的疼痛，发热和黄疸伴尿赤以及浅色粪便。

·胆管炎——胆结石的一个严重并发症就是胆管发炎。患者病情较重，常伴高热。

·胰腺炎——胰腺发炎是胆结石的一个并发症之一。其症状包括上腹部和后背疼痛，通常伴有恶心、呕吐。

病因

饮食中摄入太多的胆固醇时，胆汁和胆固醇就会形成胆固醇性结石，从而导致胆囊难以有效地排出胆汁。

诱因包括：

·女性——青年女性胆结石的发病率要高于男性。

·饮食——节食可降低胆囊的活动，而快速减肥时大量分解脂肪又会增加胆固醇的排泄；饮食中含有大量的动物脂肪也会增加发病的概率。

·药物因素——服用降低血中胆固醇含量的药物会使大量的胆固醇进入到胆汁中。

·怀孕、避孕药和激素替代疗法都可能会增加疾病的危险。

·肥胖。

·糖尿病。

色素石

当胆囊中胆红素过多时浸泡其中的结石就会形成色素石，多发于胆囊切除术后的胆总管中，并伴发胆道感染，或其他血红细胞分解过度的血液疾病，比如镰状细胞性贫血。

诊断

通过对患者进行检查并询问病史通常就可以发现结石。检查时若发现胆囊肿大或胆囊刺激痛提示有胆囊疾病发生，且很有可能出现胆结石。

其他检查包括：

·超声检查——检查胆囊中的胆结石。

·闪烁扫描——使用同位素跟踪的方法检查胆囊中的胆结石。

·内窥镜逆行胰胆管造影——将一种 X 线无法穿透的颜料直接注入胆管中以确诊胆总管中是否有结石，必要时还可通过内窥镜移除结石。

·静脉胆囊造影——注入一种 X 线无法穿透的介质便于在 X 线

下将结石的轮廓显出来。

· 腹部 X 线检查——X 线下可以看到钙化的结石。

治疗

胆囊内的结石若不引发症状，可以不用治疗。对有症状的胆结石患者通常是通过切除胆囊来治疗（胆囊切除术）。腹腔镜检查（微创）或开腹手术都是可供选择的常用疗法。使用内窥镜可以将胆总管中的结石切除。若太大了无法全部移除，可以使用药物冲击或用体外冲击波碎石器将结石先行击碎。若无法进行手术，可以使用口服胆酸制剂的方法来治疗结石，但这只适用于患者症状较轻、结石体积较小且未钙化的情况。5% 的患者有可能会复发结石。

急性胆囊炎患者需要使用抗生素，之后也可以进行胆囊切除术。对于急性胆囊炎患者可以使用抗生素及减少胆管压力的方法治疗。

慢性胆囊炎的治疗并不理想，切除胆囊有时也起不到缓解症状的作用。

预后

约 10% 的患者在确认后 5 年内从无症状发展到有症状。若结石位于胆管中，20% 无症状者会形成并发症，比如胆囊炎或黄疸。

阑尾炎

阑尾位于大肠第一部分末端的盲肠处，阑尾发生炎症后如果不给予治疗，会危及生命。有时引发阑尾炎的原因不明。

症状

· 恶心、呕吐。

· 痢疾。

· 轻微发热。

· 食欲不振。

·起初，疼痛限于脐周，之后，右边的腹部会感到轻微的缓解。

病因

阑尾腔内压升高使其内部黏膜受损，正常寄居于肠道的细菌因而有机可乘开始攻击阑尾壁，引起感染。后来分泌的黏液进入腔内又进一步引起内压升高，最终血供被彻底阻断，产生坏疽，阑尾壁破裂。

常见病因

有证据表明最初的病因是由于耶尔森氏菌感染而形成黏膜溃疡所致。最常见的阻塞物是卡在阑尾中的粪石。

其他病因

·肠道寄生虫。

·肿瘤。

·病毒感染引起腺组织肿胀。

诊断

诊断主要基于患者的病史及其临床表现，急性阑尾炎的典型症状出现得非常快，通常不超过 24 小时。若症状持续 48 小时以上，则不太可能是阑尾炎。

阑尾的位置

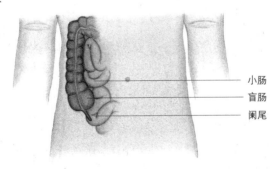

小肠
盲肠
阑尾

阑尾是消化系统中一个退化的器官。

阑尾炎并无特定的诊断方法，只有在无法确诊时才使用其他检验方法辅助诊断。

可选的诊断方法

·实验室检查和影像学检查并不能确诊阑尾炎，但却有助于排除其他可引起疼痛的疾病。

·腹腔镜检查——使用装配有摄像仪器的工具对腹腔进行检查。

·超声波检查法（使用超声波成像）有时也会有所帮助，特别是无法确诊或疑似有其他妇科疾病时。

有经验的医生都擅长于根据病史和临床表现来诊断阑尾炎，但是 15% 的急性阑尾炎患者接受手术时很难发现病因。

治疗

急性阑尾炎唯一安全的治疗方法就是手术切除阑尾，通常这是一种开腹手术，但是现在腹腔镜（微创）手术也变得越来越常见。

快速康复

正常情况下恢复是比较迅速的。通过在术前和术中静脉注入抗生素可大大降低术中发生感染的概率。脓液必须吸出。若体积较大或影响了盲肠和小肠，则必须切除整块脓肿并行回肠造口术（术中将小肠牵引至皮肤开口处，肠内排泄物可排到可移动的口袋中）。

预防措施

手术期间，腹部和肠道必须做仔细检查以排除任何其他疾病。一个很少出现但却有可能出现的病因就是 Meckel 憩室（小肠上的囊性突起）炎症。即使并不出现炎症反应，切除这种囊状物也会预防日后发病。

预后

急性阑尾炎的进展很快。一旦漏诊会导致被感染的阑尾破裂，肠内容物进入腹部引发腹膜炎。

后果

· 当突然发生破裂时，炎症反应向四处扩散感染腹腔（穿孔），这会威胁到患者的生命。

· 在病情发展较慢的情况下附近的网膜（特殊的骨膜）会将穿孔部位包裹起来形成脓肿，这种情况较少见。

溃疡性结肠炎

溃疡性结肠炎是一种发生于肠黏膜内侧的非传染性疾病。它多发于直肠，且会蔓延到大肠，并影响部分或全部结肠。在一些比较严重的病例中会形成炎性息肉。

症状

溃疡性结肠炎急性发作时的症状如下。

· 频繁发生出血性腹泻。

· 发热。

· 身体不适，食欲差、消瘦。

· 腹部绞痛。

· 腹部左侧肠道发生溃疡裂口处疼痛。

· 直肠疼痛、出血和黏膜病变。

· 里急后重（持续且急迫的排尿或便，但却只能排出少量的血液和黏液）。

· 贫血——由于出血所致。

· 水肿（组织肿胀）——由于蛋白大量流失所致。

· 口腔溃疡。

· 心动过速。

有些人还可能出现：

· 皮疹。

· 眼部炎症。

· 关节疾病。

· 肝、肾和胆囊疾病。

· 形成血栓。

在急性发作期会出现一些威胁患者生命的并发症。

· 毒素引起扩张——大肠扩张，肠壁被拉伸而变薄。

· 大肠穿孔——腹部变得僵硬，且患者会感到极为疼痛，有可能发生重症休克。

· 大量出血。

病因

虽然引起溃疡性结肠炎的真正原因还未弄清，但却有很多与此相关的理论，包括：

环境因素

有观点认为溃疡性结肠炎是由于遗传原因所致或是对某些特定的饮食或微生物产生反应而引起的疾病。

家族遗传史

大量事实证实溃疡性结肠炎可能与遗传因素有关，有10% ~ 15%的患者其直系亲属（例如父母或兄弟姐妹）罹患溃疡性结肠炎或克隆氏病。后者是种影响整个胃肠道的炎症性疾病，其病灶可位于从口腔到肛门的任何部位，它的病原体与溃疡性结肠炎相似。另一个支持溃疡性结肠炎是遗传性疾病的迹象是患者经常患有其他的家族遗传性疾病，比如：

· 过敏性疾病，比如哮喘或湿疹。

· 自身免疫性疾病，比如系统性红斑狼疮或慢性肝炎。

与病毒之间的联系

从溃疡性结肠炎患者身上提取的组织中可以分离出病毒，预示着二者之间可能有某些关联，但还缺乏切实的证据。

吸烟所带来的影响

溃疡性结肠炎在不吸烟者或已戒烟者中的发病率反而更高，这种现象的原因尚未完全弄清。

诊断

溃疡性结肠炎并无特殊的体征，除了腹部可能会感觉到轻微的胀痛和压痛。

检查

· 对粪便进行实验室检查以排除感染。

· 做腹部 X 线检查。

· 钡餐——X 线无法穿过硫酸钡，可以用作肠道 X 线检查的对照物。

· 直肠检查——可能会检查到出血。

· 结肠镜检查。

· 超声或 CT 检查。

· 化验血流以检查贫血和肝功能。

在诊断溃疡性结肠炎前应先排除下列疾病。

· 由细菌、病毒、寄生虫或原生动物比如阿米巴虫引起的感染性结肠炎。

· 使用某些抗生素后造成的假膜性结肠炎。

· 克隆氏病，有时二者之间根本无法区别。

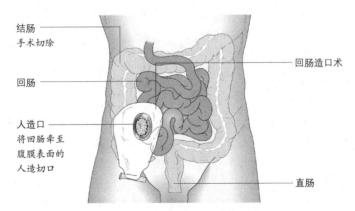

结肠
手术切除

回肠造口术

回肠

人造口
将回肠牵至
腹膜表面的
人造切口

直肠

重症溃疡性结肠炎患者有可能需要切除整个结肠，在腹部表面造口（人造口），将回肠末端的切口引向此处，使粪便由此排入外接的袋子中。

· 憩室炎——肠道下部肠壁虚弱处的肠袋形成炎症反应。

· 结肠和直肠肿瘤。

治疗

药物治疗是最主要的治疗手段，可以通过口腔和直肠给药。

· 5- 氨基水杨酸衍生物。

· 皮质类固醇激素类药物（用于危重病例中，大剂量应用以挽救生命）。

某些病例中由于使用了硫唑嘌呤，可以适当地减少激素的用量。对于病情极为严重者可使用环孢霉素。由于压力以及某些抗生素和抗炎类固醇药（NASIDs）的影响部分患者的病情经常出现反复，则需要使用柳氮磺胺吡啶或 5- 氨基水杨酸制剂进行维持治疗。

对于病情较重的溃疡性结肠炎患者，必要时可切除部分或全部结肠（这一过程称为结肠切除术），或者大部分直肠和结肠。若患者对某些疗法不敏感或治疗带来难以接受的副作用也可接受手术治疗。术后，某些患者可能永远需要回肠造口将回肠牵引至腹壁，并造一人造开口允许大肠内容物由此排泄至袋子中。

另一个可供选择的方案是施行回肠结肠吻合术来避免回肠造口术。手术过程中将小肠的一个憩室缝合到直肠上，作为一个液体粪便的贮存器。这些粪便可以一天数次地照常通行。

痔疮

痔疮实际上是肛管的静脉曲张。其表现为肛管壁组织的异常肿大，有的甚至会从肛门中突出。痔疮最早出现的常见症状为排便时出现鲜红的血液。通常症状较轻，但也可能加重并持续数月。

症状

其他少见的症状包括肛门瘙痒、不适及疼痛，特别是当痔疮发生炎症时，直肠也会有沉重感，并伴有肛门部发生黏液样改变。

痔疮的等级

- 一级——痔核位于肛门内，但排便时会出血。
- 二级——排便时痔核会伸出肛门，排便结束后又重新返回。
- 三级——除非用手推回，否则痔核总在肛门外。
- 四级——始终位于肛门外。

病因

慢性便秘是痔疮最常见的诱因，这通常与饮食中缺乏纤维有关，长期剧烈活动会使腹内压增高，且肛门区域的血管充血。

其他诱因包括：

- 怀孕和分娩。
- 排尿困难——因为许多男性可能会发生前列腺肥大。
- 肥胖症。
- 从事抬举重物或长期久坐的工作。
- 严重腹泻。

诊断

最重要的是一旦发生行动时出血应立即就医以查清出血原因。

医生应先检查患者的腹部、腹股沟和生殖器，而后再使用直肠镜和乙状结肠镜等金属器械观察肛管和下段肠道的内膜。

若无法确诊可使用内窥镜切除一小片组织在显微镜下进行活组织检查，还需做血液检查是否贫血，因为痔疮导致持续性出血引起血液中铁大量流失，从而出现贫血。

治疗

许多症状较轻的患者可以进行自我治疗，治疗时需要注意饮食并使用轻泻剂，便后用温水清洗肛门周围，并用棉布轻轻擦干有助于减轻刺激感。

可以涂抹药膏、使用栓剂以及激素类软膏以缓解瘙痒和疼痛，若发生剧痛则可进行局部麻醉治疗。但只能使用几天，因为它会刺激肛门的皮肤。

若症状持续出现，则需手术治疗。手术目的为彻底去除痔疮或将引起疾病的栓块切除，最终使其萎缩。可选的方法比较多，包括硬化疗法（将硬化剂直接注射于痔核内使痔核硬化萎缩或使痔栓坏死脱落）和凝固疗法（使用各种手段）以及使用手术刀或激光刀进行手术治疗。

大量脱垂患者伴有皮垂，可能需要行痔切除术。术后使用非甾体类抗炎药可以缓解不适。

预防

建议患者做到如下几点以降低痔疮的发病率。
· 食用含有新鲜水果、蔬菜以及全麦谷类的高纤维饮食。
· 补充足够的液体。
· 将体重控制在正常范围中。
· 避免长期用力。
· 不要延迟肠道排空。

食管癌

这是世界上常见的 8 种癌症中的一种，在伊朗食管癌的发生率较高，这是因为他们食用的面粉中含有硅酸盐成分。引发食道癌的主要因素是吸烟以及喝酒。

症状

食管癌的主要症状是食物难以下咽，起初是固体的食物难以下咽，渐渐地，下咽流质食物也会疼痛。通常是癌细胞发生了扩散才会出现疼痛的现象。

病因

- 可能与吸烟太多和酗酒有关。
- 成年人的乳糜泻未得到治疗。

诊断

医生在询问和检查后，会建议患者做内窥镜检查或者 X 线造影检查来确定是否患有癌症。

治疗

治疗食管癌的唯一方法便是手术，但是这种癌症的扩散能力很强，确诊后即使是手术，也不一定能达到预期的效果。化学疗法和放射疗法能够控制病情的发展，其他的一些治疗方法可以使食管处于扩张状态，只有这样患者才能进食。

第三章
呼吸系统疾病

感冒

感冒是世界上最普通的感染性疾病，它由总称鼻病毒的一组病毒引起，同时出现大量的上呼吸道症状。

症状

感冒病毒的潜伏周期为 1 ~ 4 天，症状多发生于固定部位，比如咽部。48 小时后症状开始有较大变化，此时出现明显的诊断指征。这些症状是由于发炎和鼻黏膜肿胀引起的。如果没有更复杂的发展，症状会持续 2 ~ 4 天，包括：

· 流鼻涕。
· 打喷嚏。
· 鼻塞。
· 流泪。
· 鼻窦充血引起面部疼痛。
· 喉咙肿痛，发干，咳嗽。
· 发热——少见于儿童，罕见于成人。
· 脓性鼻分泌物（疾病后期）。
· 疲劳。

病因

伤风和感冒发热（有些感冒常伴发热）绝大多数是由如下各组病毒感染引发的。

· 鼻病毒。

· 腺病毒。

· 冠状病毒。

· 副流感病毒。

· 艾柯病毒。

· 呼吸道合胞体病毒。

· 柯萨奇病毒 A。

· 甲、乙型流感病毒。

主要传染途径为鼻与口腔的传染，但有时也可通过肌肤相互接触而传染。比如手指不小心接触到了携带病毒的鼻分泌物，当它再与健康人的口、鼻接触，健康人就可能被传染。因此患者咳嗽、打喷嚏或同他人直接接触都易导致疾病传染。

通过患感冒而得到的免疫期通常较短。这是因为感冒病毒通常并不进入血液循环，因而机体很难建立免疫应答来抵抗感冒。

诊断

临床诊断是必需的。感冒经常引起上呼吸道感染，例如，鼻、眼（鼻泪管）、咽和胸部的不适。导致喉头发炎（张开嘴可以看到咽部）、咳嗽（气管炎）或者支气管炎的相关症状。

众所周知，鼻分泌物本就包含各种类型的鼻病毒，所以实验室检查并不是确诊所必需的。

大多数的感冒都会自己痊愈。也有些病例会由于两种细菌感染而变得复杂，导致鼻窦炎、中耳炎（中耳部感染），及下呼吸道感染。

治疗

治疗仅以缓解症状为目的，没有对感冒病毒敏感的抗生素。常用的治疗手段有服用止痛药（例如阿司匹林）、鼻塞患者使用雾化吸入剂、喝热水缓解咳嗽等。止咳糖浆之类的药物收效甚微。患者应戒烟以免过度刺激黏膜。

至今尚无特效疗法和免疫学方法对感冒有效。因此最近的研究重点多放在如何研制出能够缩短病程、限制疾病传播的药品上，但还未有切实成果。也有某些抗病毒药在临床上使用，但它们大多价格昂贵，而且即使不用药，感冒也不过持续4天左右。

高危人群

某些特定的个体得流感后出现并发症的风险很大。并发症包括：支气管炎、侵犯气管的细菌感染和肺炎。流感流行期间肺炎导致的死亡很常见。

因流感而出现并发症的高危人群包括下述几种。

·早产儿和低体重的新生儿和幼儿。

·老年人。

·吸烟者。

·哮喘患者。

·糖尿病或艾滋病引起的免疫力低下患者。

·营养不良及健康状况不佳的患者。

高危人群如果出现了流感并发症，则不能在家里接受治疗，必须在症状发生时尽快就医。

流行性感冒

流行性感冒（俗称流感）是由接触高传染性病毒引起的呼吸道疾病。尽管它的某些症状与感冒相似，但二者之间还是容易区分的。

感冒的特征是起病较缓，仅限于流鼻涕、喉咙痛和低热等症状，通常持续3~5天。而流感则恰恰相反，起病较急，症状较重，在经过1~4天的潜伏期后，患者经常感到头痛、背痛、肌肉痛和寒战，或伴有鼻塞、气管炎（喉咙发干）、声音嘶哑、没有食欲、腹泻、呕吐、失眠等症状。

不同类型的流感病毒引起的流感可以根据不同症状来区分。例如，除上呼吸道症状外，有时也伴有消化道症状，包括腹痛、腹泻、呕吐等（肠胃感冒）。

症状

· 高热。

· 食欲不振。

· 喉咙发炎。

· 全身酸痛。

· 烦躁不安，身体虚弱。

急性期症状一般持续 3 ~ 4 天。病程越长，愈后所需恢复时间也越长。

病因

流感病毒分为甲、乙、丙三型。这三型病毒逐年发生抗原变化，不断产生新的病毒株。

人与人之间传染途径主要有咳嗽、打喷嚏或与潜伏期病毒携带者直接发生皮肤接触等。

诊断

通常临床诊断时只要问一下患者的病史及现状就可以了。

流感可以是个体偶发，也可以发展为群体流行病。如果一批患者均呈相似症状就可以推断有流感爆发。

通过对患者血清的检查可以确定病毒种群类型，但这仅在流感爆发时才有意义。

治疗

· 卧床休息。

· 补充足够多的水分。

·顿服对乙酰氨基酚或阿司匹林以退热。

抗生素对流感本身无效，但常被用来治疗细菌引起的继发感染。如流感嗜血性杆菌、肺炎链球菌都对特定的抗生素高敏。也有一些抗病毒药在临床上使用，如金刚烷胺，但这仅用于身体虚弱或危重患者。在流感爆发时很少有这种需要重症监护的患者。

哮喘

症状

·深夜、清晨和运动后，气喘和咳嗽较为严重。
·胸闷。
·气急。
·恐慌和焦虑。
·呼气困难。

哮喘是指气管间歇性缩窄导致的呼吸困难。病情较轻的患者会遭受偶发性的气喘和气急，然而有些患者则可能每日都要经受会致残或危及生命的哮喘发作。在过去的 20 年里，哮喘得到了广泛的认识，得到诊断的病例数目也增加了 2 倍——有可能是因为人们将轻微病症也归类为哮喘。

哮喘在任何年龄段都可能发作，但普遍认为儿童时期更易患哮喘。哮喘通常与过敏症相关，引发过敏性哮喘的刺激物有——尘螨、花粉、霉菌以及动物的毛发，还有一些食物过敏也能引发哮喘。人在儿童时期所患过敏性哮喘通常会发展成湿疹或过敏性鼻炎。

诊断

一些患者患有偶发性气喘，然而有些患者会由于受刺激物的刺激产生频繁且严重的哮喘反应。对于医生来说，要诊断哮喘并不容易，最明显的征兆就是在运动时和运动后气急或者深夜咳嗽。

如果医生怀疑患者患有哮喘，则需要做进一步检查。诊断哮喘的检查包括肺量计检查和肺活量检查，这些检查监测呼吸的频率和深度；此外还需要接受对不同物质过敏性反应的检测，以确定可能会引起哮喘的刺激物；有时候，还需要接受血液检查，以检测血液中的氧含量。

治疗

到目前为止，还没有发现治愈哮喘的方法，但是可以通过药物治疗和避开诱发因素来防治哮喘，很多患有哮喘的患者都能正常地生活。另外，许多儿童时期的哮喘症状会随着年龄的增长而减弱，到 20 岁后症状就会消失。

医生常常会检查患者的症状。根据病情的严重情况，医生会要求患者每天早、晚对自己肺活量峰值进行自我评估，对着峰值流量计呼气，监测每分钟呼出的气体总量。将这些得出的数值绘制成一个图表，以帮助患者了解自己是否准确地服药，以及哮喘是否得到有效的控制。

几乎所有的哮喘药物都以喷雾的形式摄入，能使肺部直接吸收，药效持久。"间隔装置"能够使肺部更有效地吸收药物。

现有两种主要的吸入器——一种能缓解哮喘，另一种能防止哮

哮喘的起因

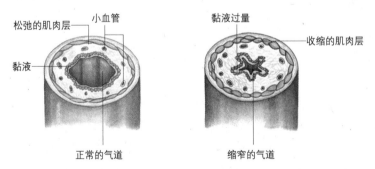

发生哮喘时，支气管中的肌肉紧缩，导致气管缩窄，同时保护气管的黏液分泌过量，最终导致气管壁发炎。

喘发生：

·缓解型吸入器——这种吸入器通常为蓝色，内含药物为支气管扩张剂；这种药物能够使气管得到放松并且扩张气管，能暂时缓解病情。

·预防型吸入器——这种吸入器中的药物通常是低剂量皮质类固醇，呈棕色。按规定的时间每天服用 2 次，能够对肺部起到良好的保护作用，减少发炎和黏液过多的情况。

皮质类固醇也可以用做药物服用以缓解长期严重哮喘患者的严重病情。

预防

·患有哮喘的人应该按时服药，防止哮喘发作。
·要防范刺激物如烟雾、受污染的空气或者冷空气。
·如果对宠物皮毛过敏最好不要养宠物。
·吸烟会使病情恶化，所以最好不要吸烟。
·应该经常锻炼，因为锻炼能提高肺活量，使呼吸顺畅。

只要带上装好药物的吸入器，哮喘患者也可以适当运动，如有疑问，可以咨询医生。游泳对于哮喘患者来说是非常好的运动，练习瑜伽、学习放松的技巧也可以控制紧张的情绪，这样就能减少哮喘的发生。

肺炎

肺炎是由严重的胸腔感染导致肺部的肺泡发炎，而氧气需要透过肺泡壁进入血液，因此肺炎对生命有潜在的威胁，特别是当两肺都受到感染时。肺炎是最常见的致命的医源性感染，尤其威胁老年人。多数情况下，用抗生素进行治疗可以使患者完全恢复健康。肺炎可见于任何年龄段的人群，最常见的是年龄很大和年龄很小的患者。致病的微生物可以是病毒、细菌和真菌。大多数肺炎是细菌引起的。

症状

肺炎会逐渐发展，尤其是病毒性肺炎。细菌性肺炎一般发展迅速，数小时内病情就可能变化很大。肺炎症状如下。

· 咳嗽咯痰，液体中可见血丝。

· 高热。

· 呼吸急促，甚至休息时也如此。

· 吸气时胸痛。

· 精神极度兴奋或混乱。

病因

多数肺炎都是由细菌感染引起的，极少数是由于病毒感染引起。

· 肺炎链球菌——它常伴随副流感病毒（该病毒可引起感冒）感染引起继发性肺炎。

· 肺炎支原体——多见于青年患者。

· 流感嗜血杆菌——多见于已患有肺部疾病如慢性支气管炎或肺气肿的患者。

· 肺炎衣原体——引起一种少见的肺炎，这种肺火被称为鹦鹉热，这是由于同已被感染的鸟类接触而患病。

· 金黄色葡萄球菌——引起重度肺炎，多为病毒感染后的继发感染。

· 嗜肺军团杆菌——引起一种罕见的肺炎，这种肺炎被称为军团病，是一种可威胁患者生命的疾病，它通过空调系统和淋浴喷头来传播。

· 卡氏肺囊虫肺炎多发于免疫系统比较弱的患者，最常见的就是 HIV 携带者（病毒可引起 AIDS）。

· 肺结核。

诊断

医生会根据病史和胸部检查，来诊断患者是否得了肺炎。患者需要做 X 线和血液检查，也可以进行痰检来查明病因。

治疗

身体素质好的肺炎患者可以在家里接受抗生素治疗，可以用止痛药减轻发热的程度并控制疼痛，要多喝水。

孩子、老人以及肺炎病情迅速恶化的成人需要即刻送往医院接受静脉注射和抗生素治疗。有时，患者需要使用氧气面罩吸氧。肺炎患者也可以使用换气扇，保持空间内有足量的氧气。患者康复后即可停止使用。

预后

通常患者数周就会恢复，儿童会非常迅速地完全康复。肺炎有很多并发症，比如胸膜会红肿发炎形成胸膜炎，严重的还会形成败血症。对于年老或者免疫力低下的患者，感染会深入肺深处从而导致肺衰竭。

预防

· 推荐接种 BCG（卡介苗）对肺结核进行免疫。

· 免疫抑制的患者需进行肺功能检查。

· 应避免烟、酒过度。

· 体弱者应接种流感疫苗。

· 与动物接触时要多加小心。

结核病

结核病是一种传染性疾病，它通常影响肺部，也可影响身体的其他器官。

症状

肺结核一般是在常规普查时才被检出，但它可引起如下症状：

家庭健康医疗实用大百科

- 长期身体不适。
- 食欲不振及身体消瘦。
- 发热，盗汗。
- 咳嗽——通常在早晨加剧。
- 咳痰且痰中带血。
- 胸痛。
- 气喘。

病因

结核病是由结核分枝杆菌（结核菌）引起的。大多数患者是因为接触了被感染个体传出的飞沫而被感染。初次感染肺结核的病灶部位通常为肺部及其周围腺体。初期损伤随着瘢痕的形成而愈合，但结核菌却可能在体内存活。通常它们处于潜伏状态。一旦身体对疾病的抵抗力下降，可在数月或数年后复发，引起初次感染后结核病。

成人罹患结核多为疾病再活化的结果，原发性或再次感染性结核比较少。疾病诱因包括：
- 年龄较大。
- 酒精过度与药物滥用。
- 糖尿病。
- 接受免疫抑制剂治疗。

诊断

诊断通常以临床表现为基础，但是要确诊则需要做下列检查。
- X 线检查——在 X 线下可以看到肺部和骨骼形成的结核损伤。
- 实验室检查——使用显微镜对痰液、被感染的组织、尿液或脑脊液进行检查。
- 培养——可以在实验室内对细菌进行培养。使用聚合酶链反应技术可以很快得出结果。

·结核菌素皮试。于注射 48 ~ 72 小时后检查前臂注射处的反应。若反应比较明显，可以看到红色结节，证明对结核病有免疫能力或结核菌处于活动状态。若没有反应，则证明个体对结核病的免疫能力低下或没有结核菌感染。患有免疫抑制疾病的患者可以出现假阳性的结果。

预后

许多感染了结核病的人可能永远也不会出现症状。结核菌处于活跃期的患者若能得到相应的治疗，一般会得到良好的反应。药物会引起少数患者出现药疹和发热。如果发生这种副作用，应该改变治疗方案用其他的药物替代引起过敏的药物。

治疗与预防

大多数结核患者在家中就可以接受治疗，除非患者不能按时服用药物，或有其他问题。

为避免结核病对药物产生耐药性，应联合用药。大多数的治疗方案都联合使用利福平、异烟肼、吡嗪酰胺和乙胺丁醇，此外，链霉素、氧氟沙星和阿奇霉素也有疗效。

对结核病患者应及时治疗以防止感染蔓延。同结核病患者亲密接触的人应该进行排查，对于高危人群则应给予药物进行预防治疗。

同初次感染结核的儿童接触后也要做检查，因为该儿童很可能是近期才获得感染，接触获得感染应给予治疗。

第四章
运动系统疾病

骨质疏松症

　　骨质疏松症是一种骨组织中钙流失的常见疾病。这意味着骨很脆弱并且易于折断。人一生中骨头因老化而失去功能，然后重新成骨，这个过程促进了骨的生长和修复。刚进入成人期的人群形成新骨的速度比骨老化的速度快，进入中年期后，骨老化的过程加速而重建过程速度减慢，于是骨开始变得疏松，不再坚固。

　　约 5% 的人患有骨质疏松症，并且其对于女性的威胁是男性的4 倍。这可能是由于女性的雌激素水平在更年期后下降引起的。这种情况通常会导致严重的骨质疏松症。很多人直到骨折才意识到自己患有骨质疏松症。骨折比较常见的发生部位是手腕和臀部。其他的骨质疏松性骨折如粉碎性骨折、脊柱压缩性骨折以及股骨骨折都是老年女性致残的主要原因，甚至会威胁生命。

风险因素

　　·因年龄问题导致的骨质疏松症具有个体差异。一般情况下病情总是在 15 ~ 20 年内逐渐发展形成。绝经后骨质疏松症的发展只需要 10 年左右，尤其是那些较早绝经的女性。

　　·体重过低。

　　·吸烟。

　　·饮酒过量。

- 长期进行皮质类固醇药物治疗。
- 缺少锻炼。
- 甲状腺活动频繁。
- 骨质疏松症家族史。
- 风湿性关节炎。
- 慢性肾衰。

诊断

医生在用 X 线给患者做检查时，可能只发现了骨质疏松症的征兆。患者可以通过做骨扫描来检测骨密度的水平，这些数据通常从股骨和腕骨中得到，用以明确诊断。

治疗

理疗医生建议患者通过锻炼来帮助重建骨骼。如果骨折是由骨质疏松症引起的，那么患者将接受如下治疗。
- 激素替代疗法，它可以缓解女性患者的病情。
- 钙片和一种特殊药物结合使用，可以促进骨骼吸收更多的钙。
- 维生素 D 补充剂也有一定的效果，但是必须在血液检查的监控下使用。

预防

日常活动对骨质疏松症的预防和治疗很重要。它们包括：定期进行负重训练、跑步、打网球、有氧运动。

预后

骨质疏松症引起的骨折会带来疼痛、功能障碍等不便，甚至会威胁人的生命。一旦有某个部位因骨质疏松症而发生骨折，那其他部位很容易继发骨折。如果髋骨骨折后，20% 的患者在 1 年内死亡，50% 的患者失掉独立行走的能力，25% 的患者需要专门机构照料。

关节炎

关节炎是一种无菌性炎症症状。炎症导致疼痛并且会引发一处或多处关节的僵硬。关节炎可能是急性的，比较典型的症状是急剧的、严重但是短期的疼痛；也可能是慢性的、持续存在的疼痛。关节炎可能会引起其他疾病，比如克隆氏病或者银屑病。治疗主要依据病情的严重程度和关节炎的类型来进行。通常是依靠止痛药来缓解疾病导致的不舒服的感觉，而且至今没有药物可以使之痊愈。

关节炎有以下几种类型，每种类型都有自己的特征。

·骨关节炎——骨末端的软骨被磨损而且被骨刺状的结构取代，影响负重关节，比如膝关节、臀部和手的关节。多发生在超过60岁的人群中，女性的发病率是男性的2倍。

·风湿性关节炎——导致（关节）滑膜肿胀。关节肿胀僵硬，最终变形。最常见于年龄在40～60岁的人群，女性的发病率是男性的4倍。

·痛风——由关节中的尿酸结晶沉积而引起，最容易发生在大脚趾的根部。男性罹患此病的概率是女性的20倍。

·假痛风——和痛风类似，假痛风也和关节中的沉积结晶有关。女性比较多见。

·银屑病性关节炎——银屑病可以诱发一种关节炎，体征类似于风湿性关节炎。

·强直性脊椎关节炎——会侵犯关节，可能伴有肠炎如克隆氏病以及溃疡性肠炎。男性罹患此病的概率是女性的4倍。

·化脓性关节炎——由关节感染引发。很多细菌都可以成为感染源。受累关节发热、肿胀、疼痛、难以运动。此病容易发生在小孩和老年人身上。

·暂时性滑膜炎——多见于儿童，暂时性滑膜炎导致髋部不适，跛行数月后即可自然恢复。但是也有可能是儿童股骨头缺血性坏死病造成的，这就需要及时就医。

治疗

医生总会开药性强的药物为患者减少疼痛，但是事实上患者也可以考虑一些自助性的措施。

·尝试脊椎指压疗法或者针灸疗法，尤其是电针灸疗法。

·尝试不太剧烈的运动比如瑜伽、太极和气功。这些对关节炎患者能起到积极的作用。

痛风

痛风性关节炎是一种结晶导致的关节炎，极其常见，它是由过量的人体排泄物——尿酸导致的关节炎症，患者中男性多于女性。它是一种会引起疼痛和致残的慢性关节炎，而且，这个难题至今没有被攻破。而且，不幸的是，由于患者和医生得到有效治疗信息的速度比较慢，很多痛风性关节炎患者不得不长期忍受着疾病的折磨。

症状

痛风会导致关节非常疼痛，可能发生在任何关节上，但是原因至今未明。它通常侵犯大脚趾关节的根部。出现此类关节炎关节会发热、红肿，摸起来很软。有时痛风会侵犯耳垂以及关节周围的皮肤，特别是指关节或者足跟后缘。

病因

体内尿酸过多会导致痛风。尿酸过量的原因是由于肾的尿酸代谢能力下降，或是由于摄入了过含有嘌呤的食物所致，嘌呤会在体内被代谢成尿酸。某些肉类、海味、干豌豆以及大豆里都含有嘌呤。饮酒也是引起体内尿酸水平增加以及导致痛风的重要诱因。

血中尿酸水平增加，在关节处沉积，最终形成针状结晶，诱发急性痛风。尿酸也可能在皮下聚集成袋状（称为痛风石）也可能会沉积在泌尿道形成肾结石。

尽管痛风一般多见家族史，但是多数突然发生的痛风并没有直接的明显诱因。临床多见肥胖的痛风患者，他们常有高脂饮食或者大量饮酒的习惯。心脏病或者高血压患者也常患痛风。痛风的发病率会随着年龄的增长而增加，临床常见 30 ～ 50 岁的人群患病。

其他情况如肾病、甲状腺功能减退以及利尿药物的使用都可能诱发痛风。

诊断

从体征上诊断此病并不难，但是区分痛风性关节炎和其他类型的关节炎就不是那么容易了。血液检查可以查明关节中是否存在尿酸结晶，可以此确诊。但痛风患者体内的尿酸水平并不总那么高，而非痛风患者血中尿酸水平指数可能也很高，这就增加了确诊的难度。

治疗

幸运的是，非固醇类抗炎药物的使用可以迅速缓解痛风，并且大多数患者只要接受这一治疗就可以。

对于再次受到痛风侵犯或者出现了痛风石的患者，医生会开一种促进肾代谢的药物，阻止尿酸在体内的沉积。初次进行这种治疗要小心，否则可能诱发急性痛风。

预防

单纯的尿酸水平升高并不能作为需要进行药物治疗的指征，因为绝大多数尿酸增高的人可能终其一生都不会有症状出现。有些人可能会断断续续地发病，但只要依照下面的预防建议，服用大剂量的非类固醇抗炎药物就可以了，不需要终生进行药物治疗。

应避免高嘌呤饮食；注意不要脱水，特别是天气炎热时；不要做不熟练且高强度的训练；对于利尿药和小剂量的阿司匹林应慎用。

药物预防的目的主要是预防那些易被引发的长期性并发症，比如关节炎和慢性肾病的少见并发症。伴有尿酸升高的年轻人、明显患有慢性痛风的患者、经常有急性痛风发作的患者和肾病患者易罹患这些并发症。

别嘌呤醇是一种最常用的预防药，它安全、有效、维持时间长，某些患者使用后可能会出现皮疹，停药后自然消失。

使用黄嘌呤氧化酶抑制剂，防止它将黄嘌呤转化为尿酸。其他预防药物包括丙磺舒和磺吡酮，它们加速了肾脏对尿酸的排泄。

骨髓炎

骨髓炎是一个用来描述所有骨骼感染性疾病的术语。它可能是急性也可能是慢性的，儿童罹患骨髓炎者多发于长骨，而成人则多发于脊椎、髋骨和足部骨骼。

症状

根据感染位置不同、个体年龄差异以及传播至骨组织的方式不同，其症状也不相同。

- 骨骼本身有痛感。
- 被感染的骨骼上方红、肿、热。
- 运动受限。
- 疲劳且全身不适。
- 体温升高。

骨髓炎可能突然起病，特别是儿童，也可能缓缓发作而无任何明显症状。起初症状是由于损伤或软组织感染引起的。但若未对骨髓炎做出诊断任其发展则会发生骨坏死而变成慢性感染。慢性骨髓炎的第一个迹象就是有并发症出现，比如出现疮口、流脓、伤口破裂或难以治愈的骨折。

病因

细菌可以通过软组织直接感染骨骼，也可以通过血液传播。感染途径包括如下几种。

· 局部感染，比如被感染的伤口或脓肿。

· 由远处病灶传播而致感染，比如感染泌尿道的细菌可引起脊椎的骨髓炎。

· 分枝杆菌，比如引起肺结核的结核杆菌。

· 静脉滞留物（比如要长期进行肾透析的患者）或人造移植物感染。

· 向静脉内输入药物——使用被感染的针头和注射器会将细菌引入血液中。

特殊群体，比如免疫系统受抑制的个体，糖尿病患者和镰状细胞贫血病患者都属易发骨髓炎的高危群体。

诊断

骨髓炎的早期诊断是十分重要的，因为及时给予抗生素治疗可以防止骨坏死和慢性骨髓炎的发生。初步诊断通常是对被感染的骨骼做 X 线检查，但若发现有明显异常则表示疾病已发展了一段时间。

超声、CT 和放射核素扫描都可以发现疾病的早期改变，但要确诊则需综合各种检查结果。

治疗

骨髓炎通常需要使用大剂量的抗生素来治疗，以便于药物能渗透入骨，治疗时间为 4 ~ 6 周。若能根据引起感染的细菌种类来选择对其敏感的抗生素当然理想，由于在取样结束后要立刻给予抗生素治疗，所以此时只能依靠经验疗法，当结果出来后再进行调整。初期可在医院里静脉给予抗生素，但最终需要在家里继续注射或口服抗生素来结束治疗。

在某些病例中，特别是局部蔓延性感染或骨脓肿，需要进行外科手术以移除坏死的组织，或利用手术方法进行取样以便于确诊。患者要注意休息和避免患处骨骼移动。若移除骨骼面积较大，则有必要进行骨移植。慢性骨髓炎的治疗非常困难，所以对任何诱病因素，比如血管疾病、潜在的骨骼疾病和营养不良等都需要先给予纠正。

预防

骨髓炎的预防主要是对下列情况下的伤口和创口进行适当的护理。

· 跌打损伤。

· 外科术后创口。

· 糖尿病足部溃疡。

在处理伤口的同时如有需要可以同时联合应用抗生素。

尽早、完全地对感染进行治疗可以防止感染蔓延到骨，特别是对于下列易感人群尤为重要。

· 儿童。

· 老年人。

· 身体免疫力低下者，比如镰状细胞贫血症和糖尿病患者。

· 脾切除者。

体内有异物或其他移植物的患者尤易感染骨髓炎。因而，对这类患者医生应提高警惕，注意他们出现的任何可能与感染有关的症状。

背痛

人们很容易背痛，尤其是下背部，因为这里的椎骨承受了最大的身体的大部分重量。

低位椎骨或称腰椎是身体的重要结构。它们使身体灵活运动（包括转向、扭转和弯曲的动作），使身体可以站立、行走以及抬举物体。腰椎功能的稳定保证了身体日常运动的正常进行。此部位的疼痛和关节僵硬将严重影响身体的正常功能，影响患者的工作能力及生活质量。

症状

下背部的疼痛可能是剧烈的急性痛，也可能是持久的钝痛。下背痛有时也称为腰痛。背部疼痛沿着大腿向下传递，形成坐骨神经痛。提起或举起重物时用力不当，会导致背部肌肉损伤而产生疼痛。但是更常见的导致背痛的原因其实是韧带、关节、关节盘以及较软的骨组织的长期磨损。

诊断

大多数类型的背痛都可以通过问诊辅以检查而得到诊断；如果疼痛严重并且治疗无果，或者有严重的腿疼，那么患者需要做成像检查；如果出现软组织痛，比如腰椎间盘痛或者神经痛，那么需要进行 CT 扫描或者核磁共振协助确诊。骨扫描可用以评估骨活动情况；肌电图有助于了解神经和肌肉损伤情况。

治疗

多数患者的背痛可在几天内得到缓解。人们普遍认为卧床或者躺在硬物表面能够治疗背痛，但事实上这并不完全正确。休息只会使背部变僵，延长愈合过程，最好持续做舒缓的锻炼，结合止痛药物以缓解症状。

对付反复发作的背痛，最好的方法仍然是物理疗法。对某些患者来说局部麻醉结合皮质类固醇注射疗法也会奏效。外科医生会用手术除去导致严重神经痛及腿痛的椎间盘。

预防

背痛是主要的致残原因，并且治疗方法有限，所以，预防至关重要。

·捡东西时身体绝对不要过度前屈。可以弯曲膝盖，运用你的大腿肌。注意保持背部挺直。

·坐的时间不可太长。坐姿使背部肌肉处于紧张状态，不好的坐姿会加剧这种紧张。如果需要坐很长时间,那么保持背部挺直。驾驶员可以将靠垫放在腰部来支持背部肌肉。理疗医生可能会用特殊的器械给腰部提供良好支持。

·减去多余体重。

·选择坚固的、支持性好的床垫。

肩周炎

肩周炎是肩关节周围的一种慢性肌腱及滑液炎症。许多患者发病无明显原因,创伤可以导致此病。如果患者长时间不活动肩膀(比如中风后),关节就会变得僵硬,持久疼痛,关节活动受到严重限制,并且活动后病情加重。这种情况多见于 40 岁以上的人群,女性患者多于男性,糖尿病患者易患肩周炎。

肩膀处的球窝关节因为活动范围很大,所以易于受伤。发生在肩关节的任何外伤和损坏都可以导致肩周炎。

肩周炎患者肩关节周围的关节囊炎症导致了关节的活动空间减少。关节活动受限制的程度越来越重,关节处无论静止还是运动时都会出现严重疼痛。

症状

起初疼痛较轻,后逐渐加重;关节活动困难,并且睡觉时可能无法用受累关节躺卧。之后疼痛可能会减轻但是关节日渐僵硬。

治疗

包括物理疗法和相关操作的治疗可以帮助缓解关节的僵硬程度,帮助提高关节的运动能力,由整骨疗法专家或者脊椎指压疗法专家实施。非固醇类抗炎药物可以用来解除疼痛和减轻炎症。医生会给往患者的关节注射皮质类固醇,它会迅速见效,帮患者完全地解决问题。但是,对于严重的患者,注射疗法只能暂时缓解病情,仍然需要进一步的处理。

第五章
神经系统疾病

头痛

头痛是十分常见的——调查显示每年有 80% 的人出现过头痛的症状。虽然它不造成什么伤害，但却长期困扰着人类。

病因

引起头痛的病因很多。例如，任何一种病毒感染都可能引起头痛。

·紧张性头痛。这是最常见的一种头痛，多是由头皮和颈部肌肉痉挛引起的。疼痛程度由轻度到中度不等，且头部两侧都有疼痛感。患者经常感觉头部有被绷紧的绷带按压的感觉。可以持续数天且白天加重。

·丛集性头痛。多见于男性。疼痛较为严重且通常为单侧疼痛。可以持续 20 ~ 60 分钟，夜间有可能使患者痛醒数次。头痛有一定的季节性。眼睛红肿流泪，并伴有鼻塞感。

·慢性每日头痛。每月发作时间超过两周。还可发生紧张性疼痛和偏头痛。这可能与服用过多的安眠药片有关。

·偏头痛。发作可持续 4 ~ 72 小时。事先会有先兆出现，症状从中度到重度不等。光亮、噪声或简单的日常活动都有可能使疼痛加重。

重症疾病

患有持续性头痛的患者可能会有比较严重的病因，比如脑出血或肿瘤。这些重症疾病可能会出现如下征兆。

· 呕吐且头痛无法缓解。

· 神经错乱（包括抽搐）。

其他的症状也可以帮助诊断病因。

· 儿童持续性头痛。

· 颞部有触痛感。这是颞动脉炎的特征（耳上部脑侧面血管发生炎症反应）。

诊断

为了能对头痛做出准确的诊断，医生应多了解一些与头痛有关的细节。比如发病的时间、确切的位置、发作的强烈程度、持续时间以及对患者的大体印象。

治疗

最常用的治疗药物包括阿司匹林、对乙酰氨基酚和布洛芬。某些包含可待因的治疗药物一般比较昂贵，且有一定副作用，若使用过度有可能引发慢性每日头痛。良好的生活习惯包括：饮食、有规律地用餐、有规律地睡眠、减压。

使用正常的止痛药比如对乙酰氨基酚很难控制头痛，特别是那种疼痛部位经常变化的头痛。医生可以使用某些特殊的药物，比如：多潘立酮——可以减轻恶心的感觉；阿米替林——一种抗抑郁药，多用于紧张性头痛；丙戊酸钠——一种抗癫痫药也用于紧张性头痛。

头痛患者可以试用其他辅助治疗法，比如整骨疗法、针刺疗法、芳香疗法、推拿和顺势疗法等。

预防

若偏头痛发作频繁、对治疗不敏感或干扰了患者的正常生活，应定期服药以减少发作的次数。多用普萘洛尔、阿替洛尔和苯噻啶等药物。有一半的患者用药后效果明显。钙通道阻滞剂维拉帕米可以减少<u>丛</u>集性头痛的发作次数。

预后

慢性头痛患者的预后难以预料。好的方面是它对治疗敏感，而不好的方面则是它易于复发。例如，偏头痛患者的一生中疾病发作的时间约有 20 年。女性在某一生理阶段比如青春期、怀孕期间和绝经期比较容易发生头痛。

偏头痛

这种严重的头痛会使人异常虚弱。每年，全世界有成千上万的人忍受着偏头痛的折磨。

偏头痛的高发人群通常在 30 岁之前，小到 3 岁的孩子都有可能患上偏头痛。40 岁之后的人患病率就比较小，而且随着年龄增长，发病的频率也会减少，症状也会减轻。

偏头痛患者通常会有其他症状，如视觉模糊等。偏头痛的原因尚无法确定，但很可能是由大脑血管扩张引起的。发病前，大脑中的小静脉收缩导致血流量减少；发病时，这些小静脉又再次扩张，但这其中的原因还不清楚。

症状

医生通常认为偏头痛分为典型的偏头痛和普通的偏头痛。

典型的偏头痛通常只影响大脑一侧。大多数患者在头痛发作前有征兆，比如觉得有灯光闪烁、眼冒金星或者眼前出现 Z 字。大约 20% 的偏头痛患者都为典型性偏头痛患者。

对于普通的偏头痛来说，唯一的症状便是大脑一侧疼痛。

病因

下列是一些可以导致偏头痛的因素。

·压力。

- 巧克力、咖啡、奶酪一类的食物。
- 红酒。
- 不吃饭。
- 避孕药。
- 月经。
- 性生活。

治疗

预防和治疗偏头痛首先要避免已知的诱发因素。写日记记录下自己的饮食和其他可能引发疾病的因素有助于你找到病因。在很多情况下，只要稍稍改变一下饮食习惯就可避免疾病复发。

偏头痛发作时，用于大脑血管的止痛药和偏头痛药都能有效止痛。医生可能会推荐抑制恶心呕吐的止吐药，或者用于长期预防治疗的处方药。

中风

中风是大脑由于供血受阻而受到损伤，从而引起大脑缺氧，这是发达国家人们死亡或终生残疾的主要病因。70岁左右的人患中风的情况比较普遍，中风的发病率随着年龄的增长而有所增加。中风发作前没有任何预兆，根据大脑受影响部位的不同，产生的后果也有所不同，但是后果都非常严重。在医生的帮助下，大多数中风患者都可以痊愈，只有1/3左右的患者可能会留下残疾。

症状

- 失去知觉。
- 身体一侧的行动迟缓。
- 视力模糊或者其中一眼出现失明。
- 身体的一侧出现麻痹的情况。
- 做细微动作时失去控制，或者颤抖。

- 言语障碍。
- 共济失调，眩晕。

病因

·脑梗死——这是中风最常见的一种病情，是由于大脑中的血管受阻引起的。血管受阻是大脑血管本身产生的斑块（血栓）或者身体其他部位的血管斑块随着血液流动堆积在大脑血管中引起的，因而需要该血管供应血的大脑组织会衰竭，功能会受影响。

中风的主要潜在原因是动脉血管粥样硬化——在血管黏膜处形成脂肪斑块（血栓），促成大脑血管中硬块的形成。脑梗死是其次的常见病因，主要包括功能的紊乱，如镰状细胞贫血。发生这种疾病后，血液形成硬块的速度非常快，同时还会导致心律失常或者心脏瓣膜功能紊乱。

·脑出血——这种情况的中风只是大脑血管破裂，导致血液从血管中流出，渗到大脑其他组织。这种情况会导致潜在的大脑血管衰竭，如果有高血压或曾经用手术或药物治疗移除过血管斑块的人脑出血的情况会恶化。

风险因素

生活方式的改变能够减少患有动脉粥样硬化以及中风的可能性。有很多产生中风的危险因素我们都可以控制。

·高血压——高血压增加了患动脉粥样硬化的可能性，它对大脑的血管产生极大的压力。

·吸烟——其他很多疾病的危险因素也都包括吸烟，吸烟会导致血管变窄，促成血管斑块的生成。

·高血胆固醇——这种病情可能是遗传或者是摄入高脂肪所导致，能够引发动脉粥样硬化。

·高酒精摄入量——适量饮酒对血液循环能够产生好处，但研究表明经常过量饮酒会增加中风的可能性。

·缺乏运动——有规律的运动能够减少动脉粥样硬化形成的可能性，维持健康的血压值。

·糖尿病——这种疾病会增加患动脉粥样硬化的可能性。所以患糖尿病的人要密切关注自己的血压水平。

·肥胖——肥胖与循环系统的一系列问题存在着很大的关系。

诊断

中风的发作没有明显预兆，即使是经历过多次脑血管意外或者小中风的患者也很难察觉到预兆。有任何中风症状的患者都需要立即就医，医生会根据患者的一些明显症状做判断或者在经过仔细的体检后查看身体是否有功能异常。精确的检查有 CT 和核磁共振成像检查。

治疗

发现脑梗死后要尽量控制损伤不再扩大，减少长期影响。虽然服用药物能够降低血压或者控制感染，但将中风完全治愈的特效方法基本不存在。

长期的药物治疗脑梗死的方法包括长期服用低剂量的阿司匹林，防止血栓进一步形成。一旦患者的病情得到稳定，那么治疗的主要内容便是在康复中心进行，确保患者能够重回到正常的生活中。

康复治疗在中风后马上就可以进行，运用物理疗法可以使身体行动自如。要尽快使患者恢复行动，因为这样才有机会让神经细胞开始运动，恢复原有的功能。专业的介入式疗法还包括水疗法和语言疗法。

一旦患者能够出院，就要展开主导性的治疗，帮助患者适应生活，比如抓扶手、坐电梯，使患者重获更多的自由。如果有必要，语言疗法和物理疗法在患者出院后仍然需要跟进，从而达到治疗的最佳效果。

预后

中风时受损的身体功能在发作后的 6 个月内会逐渐恢复。但是行动不便的问题可能持续一段时间。一些人会因中风发作而严重致残，这就需要护士长期全面的护理。

癫痫症

癫痫发作是由于大脑的部分神经细胞产生难以控制的电信号。如果只发作了 1 次癫痫，这并不意味着就患有癫痫症。医生认为癫痫发作 2 次或 2 次以上才能确诊为癫痫症。癫痫是很常见的疾病，发达国家中大约有 2% 的人受癫痫的影响。大多数患有癫痫的人都能过正常的生活，除了一些活动可能需要禁止，比如跳水等。

病因

癫痫具有家族遗传性，其病因仍然不为人所了解。大多数癫痫病患者的第 1 次发作都是在儿童时期，且很多患者在青春期时期症状会消失。如果患者第 1 次癫痫发作是出现在青少年时期，那么他（她）就需要做进一步的检查。

其他引发癫痫的原因包括：

· 脑损伤或脑手术。

· 脑瘤。

· 药物和酒精。

· 阿耳茨海默氏病（早老性痴呆病）。

· 中风。

· 高热——如果儿童发高热，可能会引发癫痫，称为热性惊厥，这是很常见的反应，在儿童成年后不会出现癫痫的症状。

很多事情都能引发癫痫病的发作，比如闪光灯、过度的压力以及缺乏睡眠。

诊断

癫痫可以通过检查脑电波而确诊，称为脑电图。有时也会进行大脑扫描的检查，这种检查可以发现大脑的任何引发癫痫的异常，比如脑瘤。

治疗

一旦诊断明确，患者应立即使用抗惊厥药治疗。虽然可以使用的抗惊厥药很多，包括卡马西平和丙戊酸钠，但并没有一种药物对所有类型的癫痫都有效。所以药物的使用要根据癫痫的类型、患者的年龄以及是否有其他限制性因素如怀孕等来确定。

开始时要给予小剂量的药物，然后逐步增加用量直到能控制住为止。若使用的剂量过大则有可能出现意外的副作用，比如嗜睡和体毛增生。有时需要重复进行测试以准确发现体内的药物水平，因为相同剂量的药物在不同个体之间所起的作用不同。

现今只有在极少的情况才有使用手术治疗的必要。比如药物治疗失败，脑部有明显的引起刺激的病灶。

癫痫患者上路开车对于其他驾驶人员来说非常危险，所以很多国家规定癫痫病患者需要经过3年的康复时间后，才能驾车。一些以驾驶为生的司机，比如货车和公共汽车司机，如患有癫痫，则不能再从事驾驶的职业。任何患有癫痫的人都需要在做危险运动前咨询医生，这些运动包括登山、潜水等。

预后

大多数经历过癫痫发作的患者在两年内都有可能再次发作。多见于首次发作数周之后。估算复发的严重程度及其是否会影响患者的生活和工作以选择相应的治疗方案。1/3的癫痫患者通过药物治疗后发作完全被控制住，另1/3的患者通过使用药物可使发病的频率降低。病情已被控制住的患者可以停止治疗，但停药需按部就班地缓慢进行，因为随着体内药物水平的降低，癫痫有复发的可能。

脑膜炎

　　脑膜炎即脑膜发生炎症，它通常由感染所致。病毒性脑膜炎是较为常见、危害较小的一种脑膜炎，它易发于青少年人群；而细菌性脑膜炎则比较严重，易发于儿童。这种危及生命的疾病，早期症状类似于普通伤风流感。但是，儿童一旦得病，病情则快速恶化，并且出现此类疾病的典型症状。

症状

　　如果是由于病毒而感染的脑膜炎，症状发展得比较慢。细菌性脑膜炎的症状则发展得很快。脑膜炎的症状如下。

· 发热。

· 头痛。

· 颈部变硬。

· 厌光（恐光症）。

· 有时皮肤会出现皮疹。

儿童和婴儿可能出现的症状：

· 昏昏欲睡、精神不振。

· 懒散。

· 高声哭喊。

病因

　　脑膜炎是由不同病毒和细菌感染所导致的，能引起脑膜炎的细菌有以下几种。

· 脑膜炎球菌属。

· 肺炎球菌属。

· 流感嗜血杆菌属。

· 链球菌属。

· 葡萄球菌属。

有时还可能有其他病因：

·极小的婴儿可能从肚脐引入细菌，罹患由大肠埃希杆菌引起的感染。

·其他病因包括病毒和真菌感染。

诊断

医生通常根据对患者的检查和症状的观察，做出一个临时性的诊断。治疗过程中再做进一步的调查，其中包括一个腰椎的穿刺手术。手术中，从患者腰椎脊柱中抽取骨髓液作为样本，在显微镜下观察，寻找感染的迹象。有时，要做脑部扫描。

治疗

病毒性脑膜炎要用止痛剂来缓解疼痛和减轻发热，一般不需要其他特殊治疗。全面康复需要 1~2 周。

对于疑似细菌性脑膜炎，必须做快速的静脉抗生素皮试，时间就是生命。有时，要用皮质类固醇来治疗。细菌性脑膜炎比滤过性毒菌引发的脑膜炎康复起来要慢得多，康复时间也因人而异。即使经过最好的治疗，细菌性脑膜炎的死亡率大约也有 15%。

预后

虽然大多数病毒性或细菌性脑膜炎的患者都能完全康复，但是仍有一些细菌性脑膜炎的患者会留下一些后遗症，包括失聪、记忆力减弱等。

预防

很多人都担心周围人脑膜炎的爆发会影响自己的孩子，但其实细菌性脑膜炎很难传染给他人。即使和患者待在一起数小时，感染的可能性也非常小。服用 2 天抗生素类药物就能有效地防止受到细菌性脑膜炎的感染。

许多国家的孩子都需要接种 B 型流感嗜血杆菌多糖疫苗，这种细菌正是引发脑膜炎的主要原因。现在已经有针对 C 型脑膜炎的疫苗，这种疫苗的接种是儿童疫苗接种的项目之一。

椎间盘突出症

脊椎下部与骶骨相连的 5 节椎骨构成了脊椎的根部。每节都由一个锥体和一个半圆形的背拱组成。穿过拱部而形成的通道称为椎管，里面有脊髓和神经根通过。每两节椎骨被椎间盘分隔开，椎间盘分为内外两层，外层为纤维软骨盘，内层为柔软的胶样物质（髓核），随着人的年龄增长，它逐渐变薄、变硬。

椎间盘疾病可以引起下背部剧痛，但有时也并不引起症状或只引起微小的症状，只是偶然做 X 线检查才被发现。

症状

急性椎间盘突出症状

·突然感觉到后背痛（腰痛），经常会以为好像后背有什么东西被抽走了；疼痛出现的时间多半是在做了后背弯曲的动作之后。

·咳嗽或打喷嚏会使疼痛加剧。

·脊椎移动受限。

·坐时突感不适。

·站立时身体倾斜，使脊椎离开疼痛侧。

慢性椎间盘突出症状

劳动使下背部疼痛加剧是最典型的症状，有时伴有清晨感觉发僵。可能还有椎间盘突出的病史。

病因

引起椎间盘退行性变的确切原因目前尚未查清，但可能与那些引起骨关节炎的病因有关。遗传因素、脊椎损伤、肥胖、饮食和生活方式、姿势不当、床垫下陷以及搬举重物的姿势不正确都有可能引起某种腰部疾病。

诊断

诊断主要依靠后背痛的典型病史，以及有可能发生的坐骨神经痛。身体检查会发现脊柱移动受限，有时还伴生理反射变化，比如膝、踝反射，以及神经损坏的体征和肌肉无力。若患者以背着地卧倒，检查者笔直地举起患者的一条腿会发现这一活动因疼痛而受限。这是神经根受膨出的椎间盘压迫的典型表现。

对于急性椎间盘疾病 X 线检查经常没有用处，因为椎间盘一般不会露出，但两椎骨之间的空隙会变狭窄。

对于慢性椎间盘疾病椎骨间的空隙扭曲变窄，X 线下显示变形的严重程度同患者症状的轻重并无联系，反之亦然。

治疗

急性椎间盘损伤

最初的一两天可能需要卧床休息，但要尽快使患者移动，因为长期卧床会迁延病程。抗炎药可以缓解疼痛，短期使用安定有助于缓解肌肉痉挛。

腰椎
后背痛多数位于脊椎的这个区；引起慢性疼痛的最常见原因就是脊椎和椎间盘的退行性变。

椎间盘
位于相邻两椎体间的圆盘，起减震的作用；若它压迫脊神经根，则可引起坐骨神经痛。

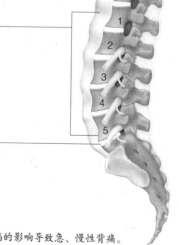

腰椎由 5 节椎骨组成，会受某些疾病的影响导致急、慢性背痛。

物理治疗可帮助缓解疼痛、改善患者的姿势并恢复其活动能力。进行自助性的系统训练对身体很有好处。硬膜外注射皮质类固醇也会有一定的帮助。

这些治疗对大多数患者都有疗效，最常用的就是利用显微外科的方法移除椎间盘突出的部分。

慢性椎间盘损伤

止痛药、消炎药、物理疗法以及对后背进行护理都可以缓解疼痛，有时也可用手术的方法。对于肥胖患者减肥是很重要的。按摩、针灸或其他形式的辅助疗法，以及经皮神经电刺激疗法也有一定疗效。

预后

急性椎间盘突出通常可以完全恢复，但这可能需要 1 年的时间。硬膜外注射会产生一些副作用，而且它只能使病情得到短期的改善，并不能避免手术。

手术切除部分椎间盘（椎间盘切除术）的短期效果较好，但从长期角度看，其疗效同非手术治疗相比只是稍好一点点。

慢性背痛引起的最大问题就是无法行动。治疗时几乎不可能彻底解决疼痛，但是却有很多方法可以缓解病情，医生对患处采取的积极治疗是很重要的。

阿耳茨海默氏病

阿耳茨海默氏病属于痴呆病中的一种，是由于脑部疾病逐渐发展而引起的慢性精神失常。多见于老年人，特别是 80 岁以上者，但偶尔也见于年轻人。

症状

·记忆力短暂，是指患者对几分钟前刚发生的事还能记清，但是长期记忆力会退化，特别是对近期发生的事情容易遗忘。阿耳茨海默氏病的患者能够大体回想起去年的事，但对于前一阵子发生的事可能忘得一干二净。

· 学习新知识以及利用学过的知识的能力受限。
· 语言能力丧失。
· 即使肌肉的功能仍然正常也难以做复杂的肌肉活动。
· 认知物体的能力下降。
· 情绪波动很快。
· 个性改变。
· 迷路，即使是在家的附近也会出现迷路的现象。

诊断

阿耳茨海默氏病并无直接的诊断方法，通常是排除其他可引起痴呆的潜在诱因而确诊。检验包括血、尿检查，心电图和脑电图。扫描可以发现大脑萎缩，为诊断提供线索。精神状态的检查也很重要。

病因

许多患者受基因影响有易于发生阿耳茨海默氏病的倾向，但他们中的大多数还是要在其他诱因的诱导下才有可能发病。只有15%的患者有家族性病史，所以并无证据表明阿耳茨海默氏病与遗传有直接关系。

治疗

现在没有任何药物可以找回已经丧失的记忆力。当患者的精神状态和身体状态都有所下降时需要接受大量的支持治疗。对于痴呆病情较严重的患者，可使用药物以控制焦虑、不安、妄想和幻觉。

预后

阿耳茨海默氏病的症状会逐渐发展，患者会慢慢地开始健忘，精神恍惚。随着病情的恶化，到病情最严重时，患者的个性会发生改变，不能认出家人和朋友。

虽然药物能够缓解阿耳茨海默氏病的症状，减缓病情的发展，但是大多数阿耳茨海默氏病的患者确诊后只能再活 10 年左右。

帕金森病

帕金森病是一种常见的神经系统疾病，主要影响老年人，诱发这种疾病的主要原因是大脑区域部分控制运动的神经细胞退化受影响的大脑区域不再产生足够的多巴胺，多巴胺是一种化学神经递质，它和另一种神经递质乙酰胆碱共同作用，调整和控制人体肌肉。这种化学物质的失衡就是造成典型的帕金森病的主要原因。

症状

· 身体一侧的手、臂、腿不自主地颤动，而做事时这种颤动会停止，随着时间的推移，两侧身体都会出现颤动的现象。

· 肌肉僵硬。

· 难以做出动作。

· 走路弯腰、拖沓。

· 面无表情。

破坏发生的部位

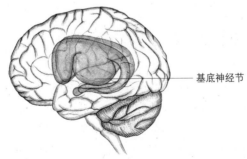

基底神经节

受帕金森病影响的大脑区域为基底神经节，正是大脑的这个部位控制人们的行动能力。

· 口齿不清。

· 抑郁。

病因

导致基底神经节处的神经细胞逐渐退化的原因不为人知，而基底神经节是帕金森病直接影响的大脑区域。 能够确定的是这种疾病具有家族遗传性，且男性受影响的可能性大于女性。 震颤性麻痹的症状与帕金森病的一些症状极为相似——这种疾病可能由特定的药物或者头部损伤引起。

诊断

因为帕金森病的症状发展得较慢，医生需要一定的时间，通过了解和对患者进行体检来确诊。 要确诊病情，还需要长期地对肌肉进行观察，血液化验能够排除其他疾病，还有其他的一些检查如脑扫描可以判断症状是否由中风和脑瘤引起。

医生还会询问患者服药的记录或者是否受到过病毒感染，从而确定疾病是否为震颤性麻痹。

治疗

帕金森病通常通过药物治疗，最常见的药物为左旋多巴，它能够转换大脑中的多巴胺或者储存多巴胺的成分。如果服用过量的左旋多巴会产生副作用，所以每个患者服用的剂量都不同。 一些患者过量使用这种药物导致难以控制的副作用，这时就需要另一种药物治疗疾病。 另一种治疗帕金森病的药为抗胆碱药，能够促进乙酰胆碱的作用，从而提高多巴胺的含量。 制定适合个人的用药剂量需要一段时间，可能产生副作用，包括口干和视力模糊等。 这种疾病还可能会影响较年轻的人，因此可以考虑动手术治疗。治疗是为了破坏大脑控制震颤的组织。 其他实验性的治疗包括脑细胞移植以及大脑电刺激。

预后

1817 年，詹姆斯·帕金森第一次将这种疾病描述为"震颤性瘫痪"，这个病名准确地描绘了典型的帕金森症状——震颤和僵硬，病情逐渐发展。 这种疾病使行动能力逐渐减弱，最终患者对日常简单的工作都难以完成。 大多数帕金森患者会患上抑郁症和痴呆。

抑郁症

悲哀是所有人都会在某种程度上经历的正常情感。当这种感觉加剧并开始干扰日常活动时，这种心理状态就是抑郁。这是最常见的心理健康疾病之一，受其影响的女性人数为男性人数的 2 倍。通常在几天或者几周内抑郁会自动解除，但是有时候则需要专业的帮助指导和支持。重度抑郁的人可能要被送进医院，以保护他们免于自残。

症状

· 兴趣和感情的缺失。

· 缺乏能量。

· 应对能力丧失。

· 持续的情绪低落。

· 清晨很早醒来。

· 性欲低落。

· 食欲不振。

· 缺乏自信。

· 有负罪感。

· 焦虑。

· 病态的全神贯注。

· 自残的想法。

病因

导致抑郁的原因是多种多样的。有证据表明，有些人因为遗传基因比其他人更易患抑郁症。然后因受到某件或者一系列刺激性事件的诱发而发病。常见的诱因有：

·失去亲人。

·人际交往受阻或者人际关系破裂。

·健康状况不佳。

·长期扮演照顾他人的角色。

·经济紧张。

·与工作相关的问题。

·无法解决的纠纷。

抑郁症有时候是由于一系列问题的累积，形成一个人无法承受的重担而发作的；有时候则是由于生理因素，如甲状腺激素问题（甲状腺功能减退）、生育后或绝经期前后的激素紊乱诱发的；有时候则是由生活方式的问题如过量摄入酒精或者滥用药物引起的。但是，抑郁症也有可能在没有明显可辨的危险因素或者没有任何刺激性事件的情况下突然发作，也叫内生性抑郁。

治疗

如果经常觉得抑郁，那么最好是向医生咨询。而对于自杀未遂的人来说，首要的也应该是寻求医生帮助。

与医生交谈有助于患者理清自己的思路。让一个保持中立态度的人来聆听自己的问题而不加以评判，也能达到治疗效果。

医生可能会建议患者找个顾问或者心理学家做个测试。两者的测试方法存在大量的重叠交叉。区别是顾问主要会针对患者的感受并帮助患者理解它们，而心理学家则着重于改变消极的思维方式，并将之引导到积极的方向。

各种支持都是有帮助的。直系亲属和朋友能每天为患者提供必要的支持、鼓励和帮助。但是，并不是每个人都如此幸运，能在这种时刻拥有这么一群帮助他支持他的亲友团。

医生可能会开一个疗程的抗抑郁剂，与心理治疗结合使用。种类各异的抗抑郁剂可以改变大脑中化学物质的平衡。医生会选择一种适合患者的药物。虽然患者可能会立即感受到一些改善，比如说睡眠的改善，但是大部分抗抑郁剂都需要至少2个星期来改善精神状态。同时，也会出现一些小的副作用。如果认为这些副作用给自己造成了麻烦，则应该跟医生联系，他会帮患者找到更适合的药物。

一旦抗抑郁剂开始起作用，情况将会得到持续改善，患者会逐渐提高应对日常生活的能力。很多医生建议抗抑郁剂要连续服用至少4~6个月。什么时候停止服用药物取决于反应的良好程度以及其他一系列因素。

抗抑郁剂并不会使人失去感受一系列天然情感的能力，也不会让人上瘾。人们经常会把它们跟镇静剂混淆，而实际上镇静剂能使人上瘾并且对抑郁症没有任何疗效。

除了找医生开适当的药物治疗外，很多情况下，注意生活方式和日常工作有助于提高抑郁症各种治疗方式的疗效。很重要的一点是，每天要进行大量的锻炼（最好是户外的）并且选择健康的饮食。使每天都充满有趣的、愉快的活动很重要，但是要确保这种活动不能太多太快。

预后

绝大多数情况下，抑郁症可能无须任何治疗或者通过一些支持性治疗如咨询和服药就能解决了。但有些人在以后的生活中还会继续遭受间歇性抑郁的折磨，并且需要长期接受专家的治疗。

第六章
内分泌系统疾病

糖尿病

糖尿病是高血糖综合征的一种通俗说法。由于缺少胰岛素或者不具备降低血糖的能力，糖尿病会使人体内的血糖浓度日渐升高。目前，糖尿病已经成为一种非常普遍的疾病，全世界约有 3 000 万人受它的影响，并且在发展中国家的发病率不断升高。在过去，糖尿病患者从外表上看相当虚弱，但是现在随着改良胰岛素的出现和其他药物对这种疾病的控制，糖尿病患者也能够拥有相对正常和健康的生活。

胰岛素是由一些特殊细胞分泌出来的，这些细胞位于胰脏中称之为朗罕氏岛的小块上。胰岛素使身体中的每个细胞能够从血液中获得血糖，同时能利用肝脏暂时存贮过量的血糖。所有的糖分都将被最终转换为身体的主要能量之一——葡萄糖。

糖尿病分为两种类型，也就是通常说的 I 型糖尿病和 II 型糖尿病。

·I 型糖尿病——在这种类型的糖尿病中，胰脏停止分泌胰岛素或者只分泌极少的胰岛素。这种情况一般发生在儿童和青年人身上。大约 5% 的人群患有 I 型糖尿病，这些患者通常十分瘦弱，并可能出现多尿、易渴和体重下降等病状。

·II 型糖尿病——当胰脏分泌正常量或者过多的胰岛素，但身体对此毫无感觉或者有所抵抗时，II 型糖尿病就会随之发生。II 型糖尿病更加普遍，各个种族群体中的老年人都容易受到它的影响。（但是目前医生在发达国家的儿童中也发现了这种类型的糖尿病）。与Ⅰ型糖尿病相比，Ⅱ型糖尿病患者一般超重，但其他症状是相同的，例如多尿并且感到口渴。除了这些，大多数患者会出现全身疲倦乏力、昏昏欲睡的症状。

症状

Ⅰ型和Ⅱ型糖尿病的主要症状列明于下，其中Ⅰ型糖尿病的病情发展得较快。

· 口干舌燥。

· 多尿。

· 瞌睡。

· 视力模糊不清。

· 由于起夜，睡眠质量差。

诊断

首先医生会询问患者的症状，并且可能进行一些身体检查。通常情况下，医生会要求患者提供一份尿样进行化验。如果检测出尿样中有葡萄糖成分，主治医生需要患者再提供一份血样，这份血样会被送到实验室去确定葡萄糖的含量。一般来说，医生会做2次连续的化验来确定该次诊断，这些化验也同样用于调整进一步的治疗。

治疗

所有治疗手段的目的是将葡萄糖浓度保持在一个正常的范围内，避免过高或是过低。改变饮食习惯并终身保持是非常必要的，如果有需要，还可以和胰岛素注射或者药物治疗结合起来。

· 饮食——糖尿病患者的食谱也是普通人的健康食谱，饮食中应该含有大量的水果和蔬菜，而降低对脂肪及复合碳水化合物的摄入（比如面食和米饭等）。复合碳水化合物释放的葡萄糖（比如蔬菜水果中的葡萄糖）要比提炼糖中的葡萄糖（比如糖果和饼干中的糖）稳定得多。一些患有Ⅱ型糖尿病的患者只要通过饮食调整就可以控制他们的血糖浓度。

·药物治疗——针对糖尿病有许多不同种类的药片，它们的功效大都是为了增加胰岛素的数量或者是增加个人对胰岛素的敏感性。Ⅱ型糖尿病患者必须服用一种以上的药片。

·胰岛素注射——所有Ⅰ型糖尿病患者都需要按时注射胰岛素，一部分Ⅱ型糖尿病患者也需要这么做。这种注射用的胰岛素有2种，一般一天注射1次或2次长效胰岛素，而短效胰岛素则在用餐时间注射。如果某些患者不小心注射了过量的胰岛素，会导致血糖浓度极低，也就是众所周知的低血糖。在这种情况下，他们会感到疲劳乏力，大汗淋漓，头脑发昏，甚至晕倒。为了治疗，必须通过摄入甜食、饮料或者静脉注射来紧急补充葡萄糖。

甲状腺功能减退

甲状腺功能减退会造成甲状腺分泌的激素 T3 和 T4 的水平减少，而垂体分泌的促甲状腺激素的水平仍很高。

症状

甲状腺功能减退有很多症状，一些症状比较常见。典型的症状是疲劳、耐寒性下降、抑郁消沉以及虽然患者食欲下降但体重反而增加。

患者可能头发干燥、稀疏、脉搏缓慢、颈部肿大。这些仅仅是疾病的一些体征而已。当无法确诊时，医生通常会给患者做甲状腺功能血液检测。

病因

有很多种原因可以造成甲状腺活动能力的下降，其中包括：

・自身免疫性的甲状腺活动能力下降——这是造成甲状腺活动能力下降的最常见的原因，指自身的免疫系统攻击并且破坏甲状腺。女性患者比男性患者多见。

・桥本甲状腺炎——是一种自身免疫性疾病，攻击性抗体导致甲状腺腺体变大变软。而腺体结构的改变直接影响腺体功能的发挥。

・碘缺乏症——这种病在饮水和饮食缺碘的地方很常见，甲状腺因缺碘而变大。

・垂体病变——垂体腺不活跃的话不能产生足量的促甲状腺激素来刺激甲状腺腺体，因此导致了甲状腺功能减退。

・甲状腺肿瘤——甲状腺肿瘤很少见，肿瘤的生长会损坏腺体。

诊断

为了评估甲状腺的功能，医生会取患者血样送到化验室做具体的检查和分析。这些检查可以检测甲状腺激素 T3 和 T4 的水平，以及脑垂体激素促甲状腺激素的水平。这些数据可以帮助医生做出正确的诊断。不过有时患者还需要接受放射性核素扫描。

治疗

可用人工甲状腺素制成的药片替代本来应该由甲状腺自身制造的 T3 和 T4。开始时使用小剂量，然后增大剂量，直到血液检查显示甲状腺功能已经恢复到了正常水平。医生要针对每个患者的情况找到最理想的药剂量。这非常重要，它决定了治疗的成功与否。患者需要终身服用甲状腺素。

甲状腺功能亢进

甲状腺功能亢进的情况很常见，以女性患者多见。最常见的诱因是格雷氏病，这是一种自身免疫性疾病，有攻击性的抗体刺激甲状腺释放 T3 和 T4 进入血液，从而使二者在血中的浓度升高。

非肿瘤的肿块或者甲状腺因自身生长而产生过多甲状腺激素的

情况很少见。非肿瘤的脑垂体肿块产生过多促甲状腺激素的概率也很小。

症状

·烦躁。

·尽管食欲大增但是体重却下降。

·对热的耐受性降低（怕热）。

其他症状包括颤抖、脉搏加快以及脖子肿大。格雷氏病的症状呈阳性，即眼球突出症，患者眼球突出呈凝视状。

治疗

一旦病因明确，可采用下列 3 种方案治疗甲状腺功能亢进。

·抗甲状腺药物，可以阻止甲状腺激素的形成。

·利用放射性碘减少甲状腺激素的生成。有一点需要注意：这种治疗很容易引起甲状腺功能减退。

·只有当药物使用无效或者副作用过多，或者患者的甲状腺肿大很严重的情况下才使用手术去除部分甲状腺。手术的成功率不高，只作为最后的处理措施。

第七章
血液及免疫系统疾病

贫血症

贫血症是指血液中所含的红细胞过少，导致可以运输氧气的血红蛋白过少从而造成的一类疾病。贫血症可以根据红细胞的大小和外观来进行分类，常见的类型有溶血性贫血、巨幼细胞贫血、小细胞性贫血。它们具有相似的症状，如容易疲劳、虚弱等。患有其他疾病（比如咽喉炎）的人如果同时贫血的话会更容易发病。所以血液供应足够的氧的能力对于健康的身体来说是必不可少的。

症状

- 疲惫。
- 头痛。
- 衰弱。
- 肤色苍白。
- 运动过后喘不上气。
- 心悸（贫血的人通常心率很高）。

病因

- 血红细胞里包含血红蛋白，它可以向身体各处传送氧分，任何原因引起的血红细胞数量减少或其中包含的血红蛋白减少都会导致缺铁性贫血，这也是最常见的一种贫血。

· 地中海贫血是一种导致血红细胞被破坏的遗传性疾病。

· 许多慢性疾病都会引起继发性贫血，例如感染、癌症、结缔组织疾病和肾衰。

· 当处于经期血液减少严重，以及其他原因引起身体对铁的需求增多，比如怀孕，就有可能发生贫血。

· 由于自身免疫性疾病损伤胃黏膜壁而导致内因子缺乏引起的恶性贫血。

· 在发展中国家，钩虫寄生侵扰人体是引起贫血最常见的原因（50% 的病例是由此引发的）。

诊断

医生可通过以下几个常规检查来判断是否贫血。

· 全血计数检查——检查血液中血细胞总数。

· 血膜测试——检查红细胞的颜色和形状。

· 检查低含量的维生素 B_{12} 和叶酸的测试。

· 估算身体中铁的储量。

· 网状细胞的检查——医生可以了解骨髓中有多少新生的细胞。

治疗

根据诊断，不同类型的贫血其治疗方法也不同。对于缺铁性贫血，可以通过口服片剂铁以补充体内的贮铁，或者肌肉注射山梨醇铁。若出血后导致严重贫血则在必要时可以给予输血。

预防

应注意饮食中要有富含铁和维生素 C 的食物，以预防营养性缺铁性贫血的发生。

诊查是否有持续性和反复发作性出血，或"隐性"出血，以防止慢性出血引起的缺血。怀孕期间有必要补充叶酸和维生素 B_{12} 以防止缺血。孕期饮食较差及本身对铁的需求有所增长也可能导致贫血。

血友病

血友病通常是一种家族遗传性出血性疾病，非常罕见。血友病患者血液中缺少一种必需的凝血因子。其症状是创伤或正常的手术会导致非正常的严重的流血不止或者在一般的日常活动中出现非创伤性出血。

症状

血友病的症状与体内凝血因子的水平有关。

·轻度血友病正常情况下是无法诊断出的，只有在外伤或手术后创口出血才能被发现。

·中度血友病偶尔会导致自发性关节出血，少数情况下会导致内脏出血。还可引起手术或创伤后创口流血。

·皮肤容易出现瘀伤。

·重度血友病即使没有明显诱因也可能发生内脏出血。

口腔治疗、手术和创伤过后都有可能引起出血。关节出血是一个比较严重的问题，它不仅会引起疼痛，还会造成持久的损伤和行动不便。

一部分女性患者可能并不出现症状，但也有一些会出现体内因子水平降低、月经不调、磕伤及其他出血性疾病。

病因

血友病是一种遗传获得性疾病，即它是通过母体传到儿童身上的。血友病甲和克里斯马斯病多发于男性。这是因为女性有两条 X 染色体，一条染色体出现问题，另一条还是正常的，而男性只有一条 X 染色体。约有 1/3 的病例是由自然突变引起的。

诊断

为了确诊血友病，医生需要预先采集患者的血液样本，然后送往化验室检测。该检测项目包括：全血计数、血涂片观察和凝血实验。

治疗

治疗血友病患者需要注射凝血因子 VIII 进行治疗。原来用于治疗注射的凝血因子取自捐献的血浆，但现在我们可以通过对酵母进行基因修改来得到重组因子 VIII。轻度血友病患者可以服用药物1-脱氨基 -8- 右旋精氨酸加压素促进患者体内凝血因子 VIII 的合成，从而达到正常的血凝要求水平。

预后

血友病的主要并发症是由血液进入关节引起的慢性关节疾病。重度血友病患者随时都有生命危险。研发人员对基因治疗的可行性非常感兴趣，希望能将正常的基因传送到患者体内，使其产生出缺少的凝集因子。

急性白血病

白血病是白细胞的癌症，非常罕见。急性白血病一般有两类：一类是急性淋巴细胞白血病，与淋巴细胞有关且主要在儿童身上发生；另一种是急性髓细胞白血病，影响原粒细胞，多发于成人。急性白血病通常很快恶化，而慢性白血病则发展缓慢。患急性白血病的人需要定期输血与血小板。若只用化疗无法治愈该病，可以考虑骨髓移植。

症状

白血病是由于骨髓失去造血功能造成的，正常的骨髓被癌细胞所占据，症状包括：
- 贫血导致面色灰白、呼吸短促、易疲劳。
- 反复感冒。
- 易擦伤或易流血。
- 淋巴结、肝脏、脾脏偶尔体积增大。

诊断

白血病患者的血检结果通常会显示出红细胞、白细胞与血小板数量的减少，也可能检验出典型的癌变的白细胞。血检包括：

· 全血计数。

· 从骨髓中取一些组织做骨髓活检。

治疗

治疗方法分为一般性治疗与针对不同种类白血病的专门疗法。一般性治疗分为：

· 输血与输血小板。

· 静脉注射抗生素快速治疗感染。

针对不同类型白血病的专门疗法一直在不断地发展进步，主流的疗法包括化疗（药物杀死癌细胞）以及骨髓移植。针对各种类型白血病的专门疗法包括：

· 急性髓细胞白血病——这种疾病可依靠化疗治愈。化疗也可以抑制疾病的复发，但是成功率较低。

· 急性淋巴细胞白血病——多侵袭儿童，可以用多种化疗药物暂时缓解。约 90% 的患者接受这种治疗后会有效果，而 50%～60% 的患者则可以恢复健康。治疗通常要持续 2～3 年。若病症复发，则可以用骨髓移植的方法挽救生命。

预防

因为在大多数的病例中病因无法确知，所以预防也是无法实现的。超声波的大量应用以及在使用 X 线时所采取的适当防护措施，现在由于放射线原因引起的白血病已经十分少见。

慢性白血病

这些疾病通常发生于成人身上，慢性白血病同急性白血病一样，有两种类型——慢性淋巴细胞白血病和慢性粒细胞白血病，其中慢性淋巴细胞白血病是世界上最常见的白血病。慢性白血病症状发展缓慢，开始时患者只有疲乏感，随后逐渐出现更多具体的症状。放射性物质、一些病毒和工业化学物质都与这种疾病的产生有关系，但是导致各种慢性白血病的确切原因目前尚未知晓。

症状

多数慢性白血病患者没有症状，这就为日后疾病的加重埋下了隐患。症状包括：

· 贫血迹象——皮肤苍白、气短、疲乏。
· 反复感染。
· 流血。
· 淋巴结肿大。
· 腹部由于肝脏和脾增大而肿胀。
· 发热和夜间盗汗。

诊断

各种类型的白血病都是进行性的，慢性白血病的症状是逐渐显现出来的。患者中老年人较多见，因此老年患者一有明显症状就应该请医生诊治。同急性白血病一样，医生会通过全血计数检查患者血液里红细胞和白细胞的量，然后做出诊断。

治疗

针对慢性白血病的不同类型，有以下几种治疗方法。

· 慢性淋巴细胞白血病——很多患者多年都没有症状，只有在症状逐步显现出来时才需要治疗。很多患者会用如输血等方法来治疗，很多患者在确诊之后还能生存 10 多年。最普遍的最终致死病因是感染。

· 慢性粒细胞白血病——这种病起初症状往往不太明显，3 年或 4 年内症状都不会突显。但它可能会发展成急性白血病，很难治疗。在过去，患者的寿命大约为 5 年，药物治疗的进步延长了患者生命，而骨髓移植对年纪较小的患者比较有效。

再生障碍性贫血

再生障碍性贫血会造成以下症状：贫血、多发性感染和流血，身体各部位的骨髓制造的细胞的数量都会下降。

病因

大约有一半的患者致病原因不明，其他患者的病因一般包括：
· 化疗药物和临时使用的硫胺类药物。
· 放射性治疗。
· 妊娠。
· 化学试剂，如苯。
· 感染，如麻疹、结核和肝炎等。

治疗

罹患再生障碍性贫血的患者前景不容乐观，一些患者会随着时间的推移而康复，但多发性感染可能会造成生命危险。输血和抗生素可以用来防治贫血和感染，当骨髓功能不能恢复时，就要靠骨髓移植来解决问题了。

败血症

败血症是一种由于血液中出现细菌而引起组织被破坏的疾病。它与休克有一定的联系，患者通常病情十分严重。

症状

· 寒战，发冷。
· 恶心、反胃，意识错乱。
· 心动过速，血管舒张手足变暖（温性休克）。

·血压过低，外周血管变冷（冷性休克）。

·体温异常，体温有可能高于（发热严重）或低于正常温度（37℃）；后者体温降低，预后多数不好。

在这种情况下，患者有可能出现肾衰和呼吸窘迫综合征，以及头痛、颈强直、意识错乱等症状。脑膜炎球菌性败血症的典型症状就是皮疹。

病因

细菌内毒素——革兰阴性菌凋亡时释放出的毒素——和其他的细菌产物引起炎症反应串发，导致大面积细胞被损坏、血压降低、休克、多器官衰竭和死亡。

细菌感染性败血症的病原体包括淋球菌、葡萄球菌、肺炎链球炎、化脓性链球菌、沙门氏菌、粪链球菌、脑膜炎奈瑟氏菌、李斯特氏杆菌、大肠杆菌和假单胞菌。所有这些病菌都可能引起重度感染，所以应采取谨慎的措施以预防进一步的感染。

大多数医院获得性败血症都是由于留置在体内的导管引起泌尿道感染所产生的大肠杆菌在全身组织内传播引起的。现在妊娠中止很少引起败血症感染，但频繁使用宫内避孕器和产后滞留物的感染以及子宫感染却经常引起败血症。青年女性经常由于子宫感染性疾病而引发败血症。此外，烧伤和免疫系统不全的患者发病率较高。

诊断

注意力应集中在识别病原菌、确定感染位置、了解疾病严重程度以及革兰阴性菌脓血症的并发症上。

当多种原因引起个体发生休克时，应先排除其他的休克原因和其他感染。其他感染（例如，革兰阴性菌、真菌、疟疾、葡萄球菌或链球菌）也可以引起中毒性休克综合征。

对血、尿、脓液和体液可以进行培养以确定出病因。做胸部 X 线检查和血液检查（包括白细胞计数、血小板计数和血凝固检查）

以检验是否发生血栓。进行动脉血气分析以测定呼吸道功能，代谢中酸的水平和发生缺氧症的可能。

治疗

治疗目的是控制感染，维持器官所需的血液供应，向组织中传送必要的氧分。还可将脓排出或用手术的方法将被感染或坏死的组织切除。根据感染的位置来选择抗菌药物。

·泌尿道感染——阿莫西林克拉维酸钾或先锋霉素。

·肺炎——头孢噻甲羧肟，哌拉西林加庆大霉素。

·腹腔内感染——头孢噻肟加甲硝唑，或哌拉西林加庆大霉素。

·胆道感染——哌拉西林加庆大霉素。

重度感染特别是革兰阴性菌所致休克需要在重症监护病房进行监护治疗。治疗方法包括：

·监测血压，中心静脉压和血氧饱和度。

·心输出量。

·使用导管插入术测量尿排出量。

治疗时需要输血、使用升压药物、使用维持肾灌注压的药物、吸氧和营养支持等手段。

预防

对感染者进行隔离，采取一定的卫生措施，为患者换衣裳和导管时要注意洗手、换无菌手套，做手术时也要注意避免感染，所有这些措施都是为了避免医院内感染。葡萄球菌肠毒素 F 会引起中毒性休克综合征。最初认为这与止血棉球的使用有关。

第八章
泌尿生殖系统疾病

肾结石

一般情况下，身体的代谢产物从肾产生的尿中排出。如果尿中的废弃化学物质达到了饱和状态，它们会结晶成石头状物质并沉积在肾脏。肾结石的大小不一：小的结石可以从尿道被排出，大一点的可能会留在肾脏，也可能会转移到输尿管内，这会导致剧痛。

症状

小的结石可能没有症状。大一点的结石会造成急性输尿管痉挛，导致患者疼痛。这就是肾绞痛，症状如下：

·从后背（通常从一侧）发散到腹股沟的剧痛，有时会伴有生殖器疼痛。

·尿频以及排尿疼痛。

·血尿。

·恶心、呕吐。

只要结石被清除，肾绞痛会马上缓解。肾绞痛可能只发作一次，但是有些人可能再次生成肾结石并随之发生肾绞痛。

病因

肾结石主要是由正常溶解于尿液中的盐的晶体集合而成。如果尿液中含有过饱和的盐，它们就会从溶液中析出形成结晶。虽然正常情况下尿液中也有某种物质可预防这种情况的发生，但是一旦功能发生障碍，系统就会形成肾结石。

代谢紊乱可能会引起尿液中的盐含量过高，比如甲状旁腺功能亢进和高草酸尿症（尿中草酸水平过高）。这当中有些属于遗传性疾病，有肾结石家族病史者其本身的发病率增高。肾小管性酸中毒是一种相对少见的疾病，70%以上的患者会形成肾结石。低柠檬酸尿症是一种柠檬酸盐水平降低的疾病。它可加快结石的形成。

其他因素诸如阳离子水平和饮食都会影响到肾结石的形成，但这只对有发病倾向者起作用。其他能增加结石发病率的诱因包括肾脏疾病、肠炎、肠旁路手术、尿路感染、化学疗法、维生素 D 摄取过多、尿路阻塞、某些利尿剂和含钙的抗酸制剂。

诊断

了解病史后，如果医生怀疑患者得了肾结石，就需要做更进一步的检查，包括 X 线以及静脉内尿路造影检查。这些检查都有助于确定结石是否存在以及所处的位置。有些肾结石由钙盐沉积形成，可以在 X 线片上很直观地显示出来；其他的比如草酸盐、磷酸盐或者尿酸形成的结石都不能在 X 线片上清晰显示。此时需要做其他尿检，观察是否有其他感染以及尿中是否有血，从而确定肾功能情况。

治疗

大多数的肾结石体积都比较小，可以自然排出，并不产生特殊的影响。对于这种病例，应采取下列措施。

·给予强效止痛药。

·遵医嘱饮用大量的水。如果正在医院中接受治疗，可以通过静脉补充液体。

·即使已经排出结石，还应坚持做进一步的检查。

如果结石体积过大而引起尿液蓄积或者感染，则需将结石击碎或将其切除。最佳方法当然是无损伤性的超声波碎石术，术中使用超声波锁定结石并将其击成小碎片后从尿中排出。

体积较大的结石也可通过手术去除：

·膀胱镜取石术——将一根可视的管子通过尿道插入肾脏，同时用镊子击碎或移除结石。

·经皮肾镜取石术——使用内窥镜（可视管）通过患者的背部到达患侧肾脏，将沿此通路取出结石。

若结石体积巨大，比如鹿角状肾结石，可以行开放性手术进行治疗。

预防

·多喝水，每天 2 ~ 3 升为宜。

·热天以及运动后为身体补充水分。

·避免过量食用大黄、菠菜和芦笋等能促进草酸盐结石形成的食物。

·询问医生，看是否需要减少钙的摄入，比如奶制品或者含钙的抗酸剂。

预后

肾结石很少会对肾脏造成长期损伤。大多数的结石都会在不引起并发症的情况下从体内移除或排出，但是复发的风险很高。因此预防复发的措施是很重要的。

肾炎

肾炎是肾脏炎症反应的总称。每一侧的肾脏都包含约 100 万个能起过滤作用的单位，称为肾单位。每个肾单位中又包含一个由小血管组成的网络（肾小球）和一个连接到输尿管的细管，它将尿液从肾脏导至膀胱。

肾小球起到了从血液中滤出液体和废物的作用，细管则再次吸收了大多数人体所需的液体和物质。正常情况下，每天会形成180升滤出物，但从尿液中排出的却只有1.5升。

症状

·肾小球性肾炎：当肾小球被感染后过滤的能力就有所下降，使体内产生的废物、蛋白和血红细胞渗漏到尿液中。重病的患者排出的尿液比正常的时候要少，且尿液可能颜色赤红，下肢和后背肿胀，眼睛水肿和高血压。严重的肾小球性肾炎可能会因为血中含氮物过多（尿毒症）引起嗜睡、恶心和呕吐。

·肾病综合征：尿液中含有大量的蛋白而患者则出现严重的水肿。

·肾盂肾炎：由于细菌感染引起单侧或双侧肾功能受损。疼痛并伴有高热寒战。尿中可能会包含血液，而肾脏则会发生萎缩、结痂甚至肾功能衰竭。

病因

急性肾小球肾炎可能会有许多病因，其中许多病因是由于异常的免疫应答引起神经纤维球损伤造成的。许多类型的肾炎其病原体尚未弄清。但是，已知的病原体包括细菌、寄生虫和病毒。

诊断与检查

与其他肾病相比，对于肾炎患者应做细致的检查以得到精确的诊断。对肾功能的检查包括：

·尿液的检查——蛋白、血红细胞和管型（显微镜下可见的由凋亡细胞或脂肪物质组成的团块）。

·尿液流出量的检测。

·血液检测——测量的蛋白和垃圾产物的水平，比如血中尿素和肌酸酐的含量。

·从喉咙、皮肤或耳朵采取标本进行细菌感染分析。

· 胸部 X 线检查——可能会看到肺部积液以及继发性的心包积液。

· 肾脏的影像学检查——使用 X 线或 CT 扫描进行检查（经常复发尿路感染的妇女、初次发病的男性和儿童有进行此检查的必要）。

· 肾脏活组织检查——以探针获取一小片肾脏的活组织用显微镜进行检查。

· 排尿时的膀胱造影照片——一种影像学技术用以测定膀胱排空的效率。

治疗

应密切观察急性肾小球肾炎患者的病情进展，要记录每天摄入和排出的尿量以及体重，还要定期测量血压。如果血压过高应给予药物治疗。使用抗生素治疗感染。此外，保持低钠饮食也很重要，病情较严重者还有可能需要限制蛋白饮食。某些患者需要马上使用皮质类固醇激素和环磷酰胺（一种抗癌药用于治疗肾炎引起的肿瘤）进行治疗。与肾小球肾炎有关的肾衰可能需要接受透析治疗。

肾炎综合征患者应保持低钠饮食，同时还要使用大剂量的皮质类固醇激素以阻止蛋白向尿液中渗漏。如果水肿比较严重则要使用利尿剂以增加尿量。

使用抗生素对急性肾盂肾炎患者进行治疗。儿童尿路感染的早期治疗最重要的就是防止以后发作高血压和肾衰。手术纠正尿液流量可以起到预防慢性肾盂肾炎的作用。

预后

· 链球菌感染后肾小球肾炎。大多数的儿童预后都很好，但是某些成人却无法完全康复，而形成肾衰和高血压。

· 不明原因的肾小球肾炎。预后并不是很好，需要进一步仔细观察。有些病例会在数周或者数月之内发展成为肾衰。

· 肾病综合征。儿童使用激素治疗之后预后良好，但某些成人的预后却较差。

·急性肾盂肾炎。对抗生素治疗比较敏感，可能需要手术修复任何可以阻塞尿液流动或造成膀胱输尿管反流的缺陷。

·慢性肾盂肾炎。患者需注意治疗高血压和肾衰。

尿路感染

症状

正常情况下尿路是无菌的，不能寄居任何感染微生物。但是，尿路感染却是十分常见的，特别是多见于女性。尿路感染可能会影响全部或部分的泌尿系统，包括肾脏、输尿管、膀胱、尿道。下尿路感染的症状主要涉及膀胱和尿道，包括：

·排尿痛，有刀割样痛。

·尿频，但每次尿量却不多。

·血尿。

·尿液散发难闻的气味。

·发热。

急性的尿路感染经常影响肾脏以及相应的骨盆组织的发炎，这是一种更为严重的典型感染，会引起：

·高热。

·寒战。

·下背部疼痛。

·恶心呕吐。

某些人尿路感染的症状很轻微，病灶范围也未扩散，只有通过例行检查才能发现。

病因

大多数的尿路感染都是由通过尿道进入尿路中的细菌引起的，通过血液和淋巴循环引起的感染较少见。一旦膀胱被感染，细菌很容易上行至肾脏引起感染。任何能阻碍尿液流动的异常都会增加感染的危险。下列群体属尿路感染的高发人群。

· 女性——尿道较短，经常在性交时被感染。

· 老年男性前列腺肥大——膀胱无法完全排空而引发感染。

· 有生理缺陷的儿童——尿道与膀胱衔接处有先天性异常，导致尿液有机会反流到上尿路（膀胱输尿管反流），随着年龄的增长这种反流现象也会逐步改善。

· 孕妇。

· 糖尿病和免疫系统受抑制的患者。

· 尿路、腹部或盆腔中有肿瘤的患者。

· 长期使用置留于膀胱中的导尿管排尿的人。

诊断

由于某些患者的膀胱或尿道被感染后（膀胱炎或尿道炎）其尿液中并无明显证据，所以确诊尿路感染只能通过对尿液进行细菌培养。对疑似尿路感染的婴儿、儿童或男性应进行尿液培养，但若患者为性交过频的女性，出现轻微的膀胱炎症状则没有必要进行尿液培养。

采集到的尿液标本应放入使用清洁技术灭菌的瓶子中，以免皮肤上的细菌污染标本，然后送交实验室或冷藏。对尿液进行检查通过检测白细胞和炎症产物来确定儿童的尿路感染。

其他检查包括：超声扫描、静脉尿路造影检查或肾盂造影检查、膀胱尿道镜检查、排尿性膀胱尿道造影检查。

治疗

· 抗生素——通常治疗膀胱炎只需使用抗菌药物，如甲氧苄啶或阿莫西林进行短期治疗就足够了。而急性肾盂肾炎使用抗生素治疗的疗程则较长，甚至可能需要住院治疗。

· 液体疗法——摄取大量液体冲洗尿路以减轻疼痛。

· 止痛剂。

对特定患者群的特殊管理措施包括：

· 尿路感染的即使并不出现症状也应给予抗生素。

· 上了年纪的妇女尿液中经常出现细菌，若无症状最好不予治疗。

· 因性交频繁而反复出现尿路感染的妇女可长期坚持服药，每晚睡前或每次性交后服用小剂量的抗生素。年龄较大者使用激素替代疗法会对其有所帮助。

· 儿童应给予治疗至尿液中无菌为止。有可能需要长期使用抗生素以预防复发。

预防

· 排尿时要尽力保证膀胱被全部排空。

· 每天按定量饮用大量的水以冲洗尿路，水是最理想的选择，特别要注意避免饮用太甜的饮料。

· 排完尿、便后要注意从前向后擦洗。

· 性交时使用阴道润滑剂。

· 在性交后立即将膀胱排空。

· 避免在生殖器官处使用除臭剂或香皂。

· 穿宽松的棉制内衣而替代人造纤维制成的内衣。

· 如果想使用子宫帽避孕套避孕，应请医生检查是否适合自己。如果是因为这种避孕方式而引起感染，那就应该考虑换一种不同的避孕方式。

· 如果感染经常复发，也可以长期服用抗生素作为预防手段。

预后

尿路感染通常是易于治疗的。但是某些人群，如儿童、孕妇和糖尿病患者则极有可能因尿路感染而影响到肾功能进而引发严重的疾病。若在每一阶段都能得到相应的抗生素治疗，预后情况还是不错的。在某些病例中，还需长期使用抗生素以预防发病，在极为严重的病例中可考虑使用手术的方法修补尿道进入膀胱处。

膀胱炎

膀胱炎是膀胱的一种炎症，细菌是引起膀胱炎最常见的原因。如果是感染引起的膀胱炎，则多与尿路感染有关。此病十分常见，患者多为女性，好发于青春期到中年期。

症状

· 尿频。

· 尿痛。

· 血尿。

· 小便浑浊。

· 患者也可能主诉下腹部疼痛，且许多患者的尿液有秽味。

婴儿和儿童出现的症状不是十分典型，包括：

· 排尿时哭泣。

· 发热。

· 模糊的腹痛。

· 呕吐。

· 发育迟缓。

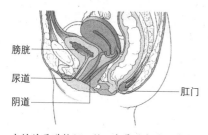

膀胱

尿道

阴道

肛门

女性的尿道较短，所以容易罹患膀胱感染，特别是那些正常寄居在肠道中的细菌引起的感染。

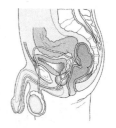

男性不仅通过较长的尿道来保护他们不受尿路感染的影响，而且其前列腺液也有杀菌的作用。

家庭健康医疗实用大百科

儿童发热时应考虑罹患膀胱炎的可能。老年人的尿路感染可能并不出现症状，也可能出现明显的下腹部疼痛或精神错乱。

诊断

膀胱炎的诊断主要依据患者的临床表现以及尿液显微镜检查和尿液培养的结果。显微镜可以发现尿液中的脓液（尿脓），通常还可以识别出引起这种情形的微生物。还可做进一步的检查以便发现其他可能引起膀胱炎的病因，比如静脉尿路造影或排尿时膀胱 X 线检查。后者主要是静脉尿路造影检查出现异常的 4 岁以下儿童用来排除尿液返流到输尿管的情况。

病因

大多数的膀胱炎都是由经尿道进入膀胱的细菌引起的。易使女性罹患感染的诱因很多，包括性交、萎缩性阴道炎（绝经后）和怀孕。而引起男性尿路感染和膀胱炎的病因则为膀胱无法完全排空（比如前列腺增生）或尿路结构异常。

引起膀胱炎的常见微生物如下：

· 大肠埃希氏杆菌——68% 的感染病例与此有关。
· 奇异变形杆菌——12% 的感染病例与此有关。
· 表皮葡萄球菌——10% 的感染病例与此有关。
· 粪链球菌——6% 的感染病例与此有关。
· 克雷伯氏菌——4% 的感染病例与此有关。

治疗

通常病情严重时则需立即使用抗生素进行治疗。如果可能的话可以取尿液标本对引起感染的病原微生物进行显微镜检查以及微生物学检查。在实验室中对病原菌进行培养并做药敏实验以确定适当的治疗方案。有时需在尿液检查结果出来之前或者在疾病发作之前就使用药物进行治疗。简单的生活方式上的改变，比如每日摄取大量的液体也有助于控制膀胱炎的症状。此外，良好的卫生条件也很重要。

经常使用下列抗生素进行治疗：

甲氧苄啶、磺胺甲基异噁唑、阿莫西林、呋喃妥因和萘啶酸。有时单独使用阿莫西林就足以保证治愈。

预后和预防

大多数细菌性膀胱炎对抗生素都很敏感。发作频繁的女性、儿童或男性有必要进行检查来确定疾病的真正成因以排除或预防严重的肾脏并发症。

尿失禁

尿失禁主要有 4 种类型——张力性尿失禁、紧迫性尿失禁、溢出性尿失禁以及完全性尿失禁。张力性尿失禁是最常见的一种，用力（但并无排尿意愿）、咳嗽、打喷嚏或者大笑时都有少量尿排出；紧迫性尿失禁是由膀胱的自发性收缩造成的，膀胱会在没有尿意的情况下突然大量排尿；溢出性尿失禁是由膀胱无法自主排空而引起的持续的尿淋漓；完全性尿失禁指因膀胱的排空功能完全丧失而导致的尿失禁。

病因

膀胱功能部分或完全的丧失是令人十分烦恼的事。尿失禁随着人年龄的增加变得越来越普遍，多见于女性患者，可由以下原因导致：

· 任何影响膀胱颈肌肉的情形，比如过重的体力劳动和分娩。

· 尿道和盆底肌肉张力减弱，通常发生在怀孕期间、产后以及绝经期后，也可能由妇科病导致，比如子宫脱垂。

· 膀胱口阻塞，通常由一些相关疾病比如前列腺肥大或膀胱结石造成。

健康和病理状态下的膀胱

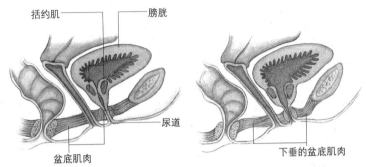

括约肌　　　　　　膀胱

尿道

盆底肌肉　　　　　　下垂的盆底肌肉

健康的膀胱有坚固的盆底和强大的
括约肌。

这张图显示了下垂的盆底肌肉，这意味着
膀胱颈下降，会导致膀胱肌肉失去控制力。

·由反复发生的感染、神经系统疾病或者焦虑引起的过度的膀
胱兴奋（膀胱兴奋指膀胱容易收缩和扩张）。

·糖尿病、脊髓损伤或者脊柱裂引起的神经控制方面的问题。

·中风或痴呆引起的大脑功能方面的问题。

治疗

有很多种处理尿失禁的方法。盆底锻炼有助于解决膀胱肌肉的
问题，理疗或者外科手术都有助于膀胱恢复应有的控制力。绝经后
的女性可以用激素替代疗法治疗，也可以用导尿管排空膀胱。

如果是神经问题导致了尿失禁，治疗将困难得多。常用反副交
感神经生理作用的药物来放松膀胱壁上的肌肉，以减少尿意。

月经不调

在大脑和卵巢的控制下，女性在每个月经周期内雌激素和孕激
素的水平升降一次，这引起卵巢每 21 ~ 35 天排卵一次。若未能受
孕，子宫内膜就会脱落形成月经。正常的初潮时间多为 10 ~ 16 岁，
在 50 岁左右绝经。

症状

- 经血过多或出血时间过长。
- 月经次数过多。
- 月经次数过少。
- 闭经，无月经。
- 痛经，经期中过度疼痛。

病因

- 内分泌异常，卵巢、下丘脑和垂体腺产生激素的功能紊乱导致经血过多、停经或经期不规则。这些紊乱与许多因素有关，比如压力、肥胖、厌食或进行了过多的身体运动。
- 产生了过量的催乳激素，这可能与压力、垂体瘤（通常为良性）或药物（比如治疗消化不良的药物）有关。
- 其他器官比如甲状腺产生的激素紊乱。当妇女停止服用避孕药时经常会出现一过性的停经。
- 多囊卵巢综合征。
- 产生过多的前列腺素（激素样物质），这可能会引起使用宫内节育器者出现痛经或子宫内膜异位症（组织的异常生长）、盆腔炎、子宫息肉或纤维瘤（子宫壁上的良性肿瘤）。
- 先天性异常，比如双角子宫（子宫的上部被分为两部分），内膜表面积的增大引起了更多的经血。
- 某些型号的宫内避孕器会引起经血过多、经期过长。
- 盆腔内慢性细菌感染，比如淋病奈瑟氏菌和衣原体感染，可能会引起痛经。
- 子宫内膜上的纤维瘤（良性）和息肉。
- 子宫内膜异位症。
- 凝血缺陷——长期接受抗凝剂治疗的妇女，其凝血机制受影响引起经血过多。

诊断

·仔细询问病史。

·身体检查——包括盆腔内的检查，年轻女性可以不检查此项。

·贫血和激素水平的血液检查。

·尿液检查。

·盆腔感染的检查。

·子宫内膜活检——从子宫内膜上切除一小块组织进行检查。

·子宫镜检查（使用一种可伸缩的器械来观察子宫内部的情况）。

·经阴道的超声检查——可以对子宫内膜的厚度做出评估并探测是否有息肉。

·腹腔镜检查（通过一个有照明设施的可视镜来检查异常组织）。

·垂体扫描——只有在持续出现催乳素水平升高的情况下才有必要进行。

40岁以下的女性出现癌症的可能性较小，若经期规律只是经血过多，可不进行组织活检和子宫镜检查。

治疗

若排除肿瘤或感染，则随着时间的推移或只进行简单的治疗经期就可恢复如常。但是失血过多会引起贫血，服用铁片会对患者有所裨益。另外需控制体重，许多月经不调比如多囊卵巢综合征就可能与肥胖有关。

常用的治疗药物包括：

·甲芬那酸（一种非类固醇抗炎药）——经常被用来缓解痛经。

·氨甲环酸——能够使出血减半。

·避孕药——可用来缩短经期而且能缓解多囊卵巢综合征或轻度子宫内膜异位症的症状。

·炔诺酮（一种激素，非避孕药）——口服可减少出血。炔羟雄烯异唑和促性腺激素释放激素类似物属强效激素制剂。用于治疗重度子宫内膜异位症等疾病。

·携带黄体酮的宫内避孕器——通常在数月之内就可使经血过多得到缓解。

经血过多的手术指征为持续出血且无法用药物控制。已生育的妇女可行子宫切除术，而那些希望保留生育能力的人则可施行范围较小的手术。小范围的手术包括：

·子宫内膜切除术——这是一种相对较新的技术，使用激光或其他方法切除整个子宫内膜。

·子宫肌瘤切除术——用于纤维瘤引起的月经不调。对于严重的纤维瘤必要时可行子宫切除术。

预防

压力、肥胖、厌食和过劳等因素会打破激素的平衡状态，避免出现上述因素可起到预防月经不调的作用。

预后

大多数的月经不调都可自动痊愈或经治疗后得到缓解，经血过多与盆腔内器官的疾病并无太大联系，且多数病例最终都可自愈。在极少数病例中，老年女性持续大量出血可能与子宫内膜的改变有关，所以一旦发现必须要把原因弄清楚。服避孕药后导致的无月经，通常在停药后 6 个月内缓解。

经前综合征

经前综合征非常常见，约 1/3 的女性一生中都会出现。30 岁以上的女性出现这种症状的情况更加普遍。一些人会问经前综合征是什么，目前医生认为这是由月经来前的性激素失衡导致的。即使症状只在月经来前或者刚来时持续 1～2 天，也会让人变得虚弱。此病的症状包括头痛、严重的情绪不稳定和沮丧。

症状

- 易怒、沮丧、情绪不稳定。
- 疲劳、头痛。
- 经期出血不畅和腹部胀痛。
- 乳房变软。
- 背部和肌肉疼痛。

如果患者出现了经血不畅等症状，医生会给开些利尿的药。一般的镇痛剂和抗炎药能减轻头痛和肌肉疼痛，抗抑郁药对情绪的改变和抑郁有作用，患者可以在经期的后半段服用，也可以按常规服用。各种黄体酮制剂也可以起到一定作用。

更年期综合征

更年期是女人一生中的一个必经时期，基本上在45～55岁出现。在这个阶段月经逐步停止。激素替代疗法能控制更年期的症状，不过先要和医生仔细商讨一下。

症状

很多女性在更年期只有轻微的症状，可是有些人却会出现很多情况，包括：

- 潮热和过度出汗。
- 情绪的改变，如忧虑和沮丧。
- 疲劳和性欲减退。
- 阴道干涩。
- 对泌尿道感染的敏感性增加。

几乎所有的更年期综合征都可以用激素替代疗法来治疗。医生会给患者使用少量的雌激素和黄体酮，将更年期雌激素下降对身体的影响降到最低。药片、皮肤外贴以及皮下植入等方式的激素替代疗法已经试行了多年。治疗期间患者需要定期测试体重、血压和一般健康状况。

预后

长期使用激素代替疗法是有好处的，雌激素能预防骨质疏松症，同时也能降低罹患心脏疾病的风险。不过弊端还是有的，7 年以上的激素替代疗法有可能增加女性患乳腺癌的概率。

乳房肿块

乳房肿块非常多见，大多数是良性的，但最重要的一点是若肿块持久不消，则应立即对其进行检查。

症状

良性的乳房肿块包括纤维腺瘤、囊肿和脓肿。

·纤维腺瘤是乳房中的腺体和纤维组织过度增生造成的，它们可能是无痛的，也可能有一定疼痛感，特别是经期之前过多的液体蓄积在乳腺组织中时。其触感平滑、坚韧且可以在乳房组织中自由移动。

乳房的构造

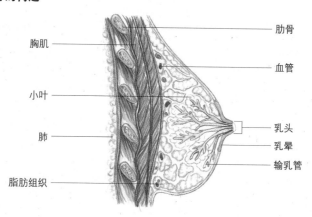

胸肌	肋骨
小叶	血管
肺	乳头
脂肪组织	乳晕
	输乳管

乳房由脂肪组织、分泌乳汁的小叶以及一系列的疏导管构成。导管可以将乳汁传送到乳头。乳腺组织受到激素的持续刺激，为孕期和哺乳期做准备。所以，乳房组织是不断变化的。

·乳腺囊肿可能是单发的，但也常会出现多发；触诊可硬可软，有时会全无症状，但也有时会带来疼痛感。

·乳房脓肿会使乳房变红，有触痛感，充满脓液的肿块会引起剧痛。

乳腺恶性肿块更为坚硬，形状也更不规则且移动性比纤维腺瘤更差。有时可能会毫无痛感，有时皮肤会起皱并形成溃疡。腋下的腺体会增大且有可能出现乳头溢液。

若肿瘤扩散到身体的其他部位，就会出现某些症状，如背痛、头痛、气促和腹部肿胀。

病因

良性肿瘤如纤维腺瘤和乳房囊肿的发展可能与某些激素有关。囊肿多见于未生育的女性和经期不规律者。乳腺脓肿大多数是由金黄色葡萄球菌感染引起的。能增加乳腺癌发病概率的诱因包括：

·先天性易患乳腺癌。多达 10% 的乳腺病例被认为与基因有关。

·有原发性卵巢癌、子宫癌或乳腺癌病史者。

·初潮年龄过小者。

·首次怀孕的年龄超过 35 岁。

·服用避孕药——可能会略微增加发病的危险，但停药数年后可恢复如常。

·激素替代疗法（HRT），绝经 10 年以上的女性服用雌激素——这会将乳腺癌的发病率增加 50%。

·绝经后的肥胖妇女发病率是正常人的 2 倍。

·吸烟时间超过 30 年。

·接受放射治疗的霍奇金病患者。

诊断

若发现女性乳房上有肿块出现，应对肿块的特征进行检查并对患者身体的整体状况做出评估。还可做进一步检查，检查方法包括：超声扫描检查、乳房 X 线照相术和针吸细胞学检查。后者在门诊就可进行，在显微镜下使用一种特殊的探针切除小部分肿块以供检查用。

治疗

三种良性的乳房肿块的治疗方法各不相同：

·纤维腺瘤——如果肿块增长过快或引起患者不安，可以手术切除。

·乳房囊肿——通常可使用注射器将内容物抽出。若再次形成囊肿可手术切除。

·乳腺脓肿——抗生素治疗可能会有一定效果，比如使用氟氯西林。但脓肿需用手术的方法抽干。

乳腺癌的治疗目的为切除肿块防止复发和转移。使用药物或手术降低雌激素水平是很重要的。

·手术——可供选择的手术方法包括切除全部或部分乳房（乳房切除术）。对于腋窝内的腺体应视其是否含有恶性肿瘤细胞而决定是否切除。推荐进行卵巢切除术以降低雌激素的水平。

·放射治疗和化学治疗——现在随着摄生学治疗的成功，患者可以有一个相对较长的存活期。例如，使用环磷酰胺、5- 氟尿嘧啶等进行化疗可以将未绝经女性的死亡率降低 25%。

预后

·良性肿瘤——约有 20% 的纤维腺瘤不需治疗就可以自行消失，且体积很少增大。大多数持续到绝经期后才慢慢变得不明显。约有 10% 的囊肿吸干内容物后会再次充盈，且约有 50% 身上有囊肿的女性会再形成另外一处囊肿。

·乳腺癌——最近 10 年来摄生学治疗已有效地将乳腺癌的死亡率降低了 30%。早期治疗十分重要，肿块越小，预后越好。

肿块直径小于 2 厘米的女性其 5 年存活率高达 90%，但是一旦肿块在 2 ~ 5 厘米之间这一数字就会下降到 60%。

子宫肌瘤

子宫肌瘤不是恶性的瘤，它是由肌肉组织构成的，在子宫壁内生长。大约 1/3 的女性会在生育前后的几年内长子宫肌瘤。35 ~ 55 岁的女性长子宫肌瘤的概率很高，患者的症状随着肌瘤的长大而逐渐变化。小的肌瘤基本上没什么症状，有时可以同时出现多个肌瘤，会引起经期的延长和经期疼痛。肌瘤长到一定尺寸会导致不孕或流产。

症状

· 经期延长以及经期出血增多。
· 经期的严重疼痛。
· 不孕。
· 流产的危险性增加。

诊断

骨盆检查有时可以检查出肌瘤。一旦医生怀疑患者得了纤维性

子宫肌瘤出现的部位

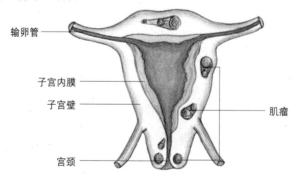

输卵管

子宫内膜

子宫壁

肌瘤

宫颈

肌瘤长在子宫壁内，由形成子宫内壁的那些肌肉组织构成。肌瘤可能是一个，也可能是多个同时出现。

瘤，他会建议患者做骨盆超声波检查以确诊。

治疗

小的肌瘤一般没有什么症状，可以不用处理，让它留在体内。子宫肌瘤如果长大就会引起很多问题。药物只能让肌瘤缩小，一旦这个办法不成功，就要用其他方法将它取出：

·子宫镜检查——长在子宫壁内的小肌瘤可以在进行子宫镜检查时被除去。子宫镜可以伸入子宫，医生通过它就可以看见下腹内肌瘤生长的位置，从而准确地将其取出。

·腹部的外科手术——医生会在患者的腹部开一个切口，从这里进刀把大的肌瘤从子宫内取出。

·子宫切除术——如果肌瘤引起很多严重的问题且肌瘤的位置和尺寸大小都增加了手术的难度，那么通常会采用子宫切除术。一般当肌瘤给患者带来了严重的疼痛和不适时才会实施这种手术。

子宫内膜异位

子宫内膜是子宫内壁的膜，其在月经期内脱落，有再生能力。如果子宫内膜在骨盆内其他组织（如卵巢或是输卵管）的表面增生，则称为子宫内膜异位，这通常受经期变化的激素的影响。子宫内膜异位也许还会发生在骨盆外——会影响到肠甚至会影响腹腔和肺。

30岁以上才生育以及未生育的女性多患此病，造成这种情况的原因目前并不清楚。

发生在骨盆外的子宫内膜异位的症状取决于哪个器官受到侵犯。肠道内的子宫内膜异位会引发腹部疼痛和直肠出血。

症状

·痛经和经量过多。
·性交的时候疼痛无比。

子宫内膜异位易发生的位置

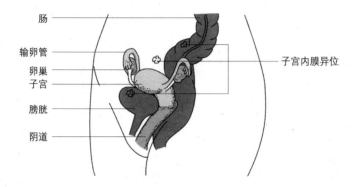

肠

输卵管
卵巢
子宫

膀胱

阴道

子宫内膜异位

· 尿道不适感。
· 不孕。

治疗

激素疗法可通过抑制月经周期从而减少雌激素的分泌以影响子宫内膜的生长。用这种方法治疗一年之后症状就会消失。

医生可以通过腹腔镜检查术对小面积的子宫内膜异位进行修复。腹腔镜检查术是用一个坚硬的仪器伸入腹部并照亮整个腹部区域。这样医生可以看到整个腹部区域，对相应的器官实施相应的操作。如果患者是年纪比较大的女性或情况严重的话，可以采用子宫切除术。

子宫内膜异位会降低怀孕概率，而且以后可能还会复发。

卵巢囊肿

卵巢囊肿是指卵巢内出现的液体囊，通常发生在女性的生育期内。这些囊泡可能是单个或几个，可能很小，但也可能长得很大（后者就被称之为卵巢多囊综合征）。卵巢囊肿不是癌，但是有些可能会转变成癌。鉴于这个原因，医生会建议患者做个详细检查。由于囊肿时有时无且迹象不易察觉，所以很难诊断。

症状

大多囊肿的症状不太容易察觉，有些会自然地生长，自然地消失。大个的、一直存在的囊肿会有以下症状：

· 与形成囊肿的卵巢同侧的腹部出现疼痛。
· 腹肌紧张和腹部胀痛。
· 性交的时候感觉十分疼痛。
· 月经不正常。

诊断

医生在进行骨盆检查的时候可以察觉到囊肿的存在。为了确诊，医生会要求患者做超声波检查和血样检测。囊肿会产生一种蛋白质，这种蛋白质会进入血液中，可以通过血液检查发现。当囊肿持续变大或者给患者带来了很多麻烦的时候，可以用监视器观察患者的囊肿，看它是在继续长大还是开始消退。治疗大的囊肿要用排空或摘除的方法去除。当囊肿恶化成癌时就要用外科手术摘除。

前列腺肥大

男性的前列腺随着年龄的增长而变得肥大（也可能由于细菌性感染而引发的，医生把这种情况称为前列腺肥大），50岁以上的男性为前列腺肥大高发人群。疾病是否会显现症状取决于肥大的程度。前列腺肥大会导致尿道受挤压，使得膀胱不能完全地排泄尿液，所以一个明显的症状就是尿频。避免摄入流体食物有利于控制症状。

症状

· 尿频。
· 感觉排尿不净。
· 滴尿。
· 经常夜起排尿。

·尿少。

如果不治疗，尿液不能完全排空，会聚集在膀胱从而引起泌尿道感染。

病因

前列腺炎症通常是由细菌感染引起的。排尿的时候会引发疼痛并且尿频，有时疼痛难忍、精液中带有血、阴茎底部和睾丸会疼痛、发热且全身不适。在感染期间，前列腺会红肿发炎（前列腺炎），中年和老年的男性有癌变的可能。前列腺癌的症状与前列腺肥大的症状较为相似，有时也会伴有背部、臀部疼痛。

诊断

医生会根据病历和检查来诊断患者的病情，前列腺的大小可以通过手指深入直肠来测量。

治疗

当病情开始影响生活质量的时候就需要治疗了。可以通过药物控制病情，常用药包括 α 受体阻滞剂（利尿）、抗雄性激素物质（用于收缩前列腺）、口服抗生素（治疗感染）。

前列腺的位置

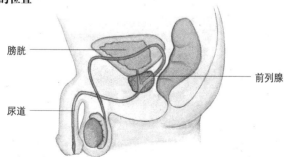

膀胱

前列腺

尿道

前列腺如同栗子般大小，位于男性膀胱基部，被尿道包围。前列腺产生的分泌物会和精子一起被喷射出去。

当症状日益恶化、药物没有办法控制病情时，可以采用许多种外科手术治疗，主要包括：

·部分性经尿道前列腺切除术——这是个非常普通的手术，手术嵌入镜通过尿道到达前列腺，然后嵌入镜顶端的受热金属丝就会切除部分前列腺组织。一次手术只能切除小部分前列腺，需要重复手术再次进行切除，大多数男性在术后会非常虚弱。

·全前列腺切除术——当前列腺肿大过度时，就需要全部摘除。手术可能会导致不育和阳痿。

科学研究仍然在探索新的治疗方法，比如前列腺激光手术。

阳痿

阴茎软弱无力不能勃起影响了大多数男性的正常生活，阳痿通常频繁地发生于中年和老年男性中，然而也会发生在男性的其他年龄段。偶尔发生阳痿是正常的，一般由于压力、沮丧造成。如果阳痿出现的频率高，患者就需要去医院做个详细的检查，严重的疾病包括血管的疾病，还有糖尿病也可能引起阳痿。

病因

引起阳痿的原因包括生理上的和心理上的，心理的因素往往是跟性行为和感情紧密相关的。有些男性要面对抑郁、焦急、疲惫这些问题，而这些问题又往往对心理造成一定的压力。导致阳痿的常见生理因素包括：

·血管的疾病。

·药物（包括一些用于治疗高血压和低血压的药物）。

·糖尿病。

·在前列腺手术的时候神经受损。

·肝脏的疾病。

·多重硬化症。

众所周知，吸烟会引起动脉硬化，它会影响阴茎的血液供给，最终导致阳痿。长期过量饮用含酒精的饮料会损坏肝脏，因此会阻碍男性激素分泌从而影响性功能和阴茎勃起。

治疗

如果是心理上的原因则要请心理专家来解决。在性交时得到配偶的支持和认同会使压力减轻，也就不会害怕失败了。

壮阳药（伟哥）的出现，是一个重要的药物革命。它能够使小的动脉膨胀，给阴茎提供更多的血液使得阴茎勃起。还有一些药可以用于那些不能使用伟哥的心脏病患者。所以选择适合自己的药是非常重要的。

现在已经有许多可以选择的药了，还有一些正在研究中。这些药物包括：

·氢氯化阿扑吗啡——这种药刺激脑部使得生殖器兴奋。使用效果比伟哥好，可以使阴茎勃起超过 20 分钟。

·前列地尔——用一个小的涂抹器把这种药物嵌入阴茎，使其勃起。

男性不育症

当一对夫妻无法生育时有一系列的检查方法用来确定是否为男性的原因。

病因

男性不育症主要与产生的精子数量、质量以及其在释放过程中是否受阻有关。一些人精子的外形或其移动能力可能会受损，或者无法射出足够多的有效精液。有许多因素会诱发这些情况，然而有时不育的原因却无法解释。

·环境因素和生活方式——近些年来人们越来越重视环境因素和生活方式与不育症之间的关系。杀虫剂被怀疑会产生抗体攻击精子，同时还认为饮用水中的雌激素和清洁剂的水平增加，也影响了精子的产生。另外现已确知，酒精和药物的滥用也会降低生育能力。

·激素平衡——精子的产生依赖于激素的产生，主要与垂体有关，同甲状腺和肾上腺素也有一定关系。若这些激素减少，也就无法生产出足量的精液，这就导致了不育。

·精索静脉曲张——精索静脉曲张是指阴囊和睾丸的静脉扩张，据估计，40%～70%的男性不育与精索静脉曲张有关。

·抗精子抗体——正常情况下，抗体并不会与精子相接触。但是，约10%的不育症男性的精液样本中发现了抗精子抗体。它们把精子当为外来异物对待。由此精子的运动能力减弱，精子形成聚集在一起的趋势；同时抗体也使精子难以进入卵子中。

诊断

这些检查充分考虑了患者的病史和性交史，包括：

·身体检查——检查阴囊和睾丸以及使用直肠指检的方法检查前列腺。

·精液分析——在显微镜下检查精液中的精子形状和移动力是否正常，还要对精液进行计数（每毫升精液中应包含3000万个精子）。

·性交后检查（PCT）——精子穿过女性宫颈黏液的能力也应进行测定。

·精子头粒蛋白试验。

·抗精子抗体化验。

·激素水平检验。

治疗

如果各种治疗方法无法见效，精子的数量或质量仍然很低，则需采用辅助生育技术。包括：

·子宫内辅精（IUI）——这种技术主要用于精子数量偏低但精子的穿透力还是很强的病例。在女性的排卵期直接将精子注射到子宫内。这样在精子与卵子结合前只有一小段距离要走。

·体外受精（IVF）——这种技术用于精子的数量和质量都很差的情况。在实验室中将精子与卵子放在同一试管里。

·胞质内精子注射（ICSI）——将健康的单个精子从精液中或者直接用手术的方法从睾丸组织中取出，然后再直接注入卵子中。

女性不孕症

婚后同居 3 年以上，性生活正常，未避孕而未曾妊娠，称为原发性不孕。曾经流产、生育或有宫外孕后，未避孕而连续 2 年以上不孕，称为继发性不孕。

病因

·无法排卵。

·卵子无法顺利到达输卵管中，导致卵子无法与精子相会。

·宫颈的环境对配偶的精子有排斥作用。

·已经受精成功的卵子无法附着到子宫壁上。

诊断

·利用排卵试纸是对尿液进行检测以识别即将排卵时促黄体生成激素（LH）的水平。进行试验的日期可选在月经中期偏前 2 ~ 3 天。

·超声检查——超声检查可能会发现卵巢疾病，它也用于监测即将排卵时卵泡中的变化。

·激素分析和活组织检查——对血液中的激素水平进行分析，不仅对无法排卵有意义，还可以起到检查子宫内膜的作用——通过使用激素黄体酮对子宫内膜异位症进行治疗后子宫内膜是否还能接受受精卵。对子宫内膜进行活组织检查以确定血管的情况。

·性交后检查（PCT）——这个试验用来检查宫颈黏液的异常（同时也可用于评估男性精子的质量）。

·子宫输卵管造影（HSG）——这个试验用于检查输卵管是否

畅通。将造影剂注射入子宫中，然后在 X 线下观测它们在输卵管中的流通情况。

· 腹腔镜检查——将可视纤维管通过一个微小的手术创口插入女性的腹部。术者可借此观察到生殖道外部的情况，并检查粘连、子宫内膜异位症和其他的异常。

治疗

若无法对不孕症的病因进行对因治疗或治疗的效果不理想，可以使用下列辅助生育技术以达到受孕的目的：

· 子宫内辅精（IUI）——在排卵时将男性的精子直接注射到子宫内。

· 试管内受精——用腹腔镜从女性的卵巢中取出一个卵子同男性的精子一起放到试管中，然后将胚胎移植到子宫中。

· 输卵管内配子移植（GIFT）——将精子和卵子一起放到输卵管中。

· 输卵管内合子移植（ZIFT）——在试管中给卵子受精，然后在它们形成合子后一起放到输卵管中。

· 卵子捐献——当女性无法自己产生卵子则只能采用他人的卵子与自己配偶的精子受精。

第九章
眼、耳、鼻、喉疾病

结膜炎

结膜是眼睛前部眼睑内的薄的细胞层。结膜炎是结膜的炎症。结膜炎会使患者很不舒服，虽然看起来很严重，但是其实它并没有那么严重。结膜炎通常是感染引起的，过敏也可以引起结膜炎，像花粉热这样的过敏性疾病可以造成结膜的严重肿胀。结膜炎可以在几天内自愈，抗生素对病毒性结膜炎无效。

症状

患者最初可能是在某个早上一觉醒来的时候发现自己患上了结膜炎，双眼都可能会受到感染，出现下面的症状。

· 眼白变红发炎。

· 眼睛疼痛、痒或者眼内有水样分泌物。

· 患者感觉眼睛内似乎有沙粒，不舒服。

· 眼睑可能会被异常分泌物粘在一起。

病因

· 感染——细菌以及病毒都可以导致结膜炎，其中病毒性结膜炎比较常见。

· 过敏——可以造成过敏性结膜炎的因素其实有很多，最常见的是花粉引起的过敏。

·刺激——化妆品中的刺激性化学物质、隐形眼镜的护理药水以及一些眼药水都可能会造成结膜感染。另外还有一些刺激性因素包括灰尘、吸烟、空气污染以及紫外线灯都可能会造成结膜炎。

只要去除致病因素，再辅以适当治疗，大多数的结膜炎都可以很快痊愈。

诊断

医生会先检查患者的眼睛，然后分析出病因并进行诊断。如果医生怀疑是感染引起的，他会给患者开抗生素药膏或者眼药水；如果他认为可能是过敏引起的，他会给患者使用一些抗过敏的眼药水。其他类型的结膜炎一般都可以在 5 ~ 7 天内痊愈。

预防

像结膜炎这样的疾病很可能是通过手传染给眼睛的（比如手上的细菌通过揉眼睛的动作进入眼睛）。大家都应该注意卫生，确保不会从一个人传染给另一个人。以下是一些注意事项：

·用自己的毛巾和脸盆洗脸，不要与人共用。
·洗完眼睛或者揉过眼睛后要洗手。
·用温水或人工眼液清洗眼睛。

白内障

白内障患者因晶状体模糊或者不透明而导致视物模糊。年龄因素是白内障最常见的原因，因为构成晶状体的纤维会随着年龄的增长而逐渐老化。65 岁以上的人群中约有 75% 的人患有白内障。通常双眼都会发生病变，但是一只眼睛的视力下降程度会比另一只重得多。虽然晶状体纤维的改变无法恢复，但是白内障通常不会导致患者失明，即使非常严重，患者仍然有光感。

症状

· 视物模糊并且视力逐渐消失。

· 因为不透明的晶状体分散了光线，导致患者眼中的物体边缘不清。

· 患者色觉弱化，只能看到暗淡的色彩。

如果患者只有一只眼睛患了白内障，那么他判断距离的能力可能会出现问题。

病因

绝大多数的白内障是年龄因素引起的，多数患者的年龄都在65岁以上。除此之外还有一些其他原因，如下：

· 糖尿病——糖尿病可以引起眼睛的并发症。患有糖尿病的人需要做血液检查和尿检来了解血糖水平。

· 风疹——如果孕妇得了风疹，那么她的孩子可能会出现白内障。

· 眼创伤。

· 长时间暴露在阳光下。

· 包括 X 线在内的辐射。

· 长期使用类固醇药物。

· 吸烟。

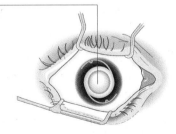

人工晶状体
白内障术后在相应的位置上移植一个人工晶状体可以保存患者的视力

晶状体移植物的种类很多，包括聚甲基丙烯酸甲酯人工晶状体（pMMA）和硅凝胶折叠式人工晶状体等，通过一个微小的创口将其植入。

诊断

白内障可能只发生在一只眼睛中，此时患者能明显地发现两眼视力的不同。如果医生或者验光师怀疑两眼视力的不同是由白内障引起的，那就需要做一下检查了。医生会用眼底镜检查，验光师还可能先用眼药水使瞳孔张大，然后用裂隙灯显微镜来做检查，这样可以更充分地了解病情。

治疗

只有当白内障导致视力下降到严重影响患者的生活时，才有必要治疗。当然，每个人的情况毕竟不同。比如说，一个50岁的卡车司机，虽然他的晶状体只出现了一点混浊，但是他需要治疗；而一个80岁的不看书的老年人如果患了白内障，相对来讲，他并不需要治疗。

没有任何治疗措施可以使白内障患者的晶状体恢复到从前的状态。目前唯一的治疗方法是帕克超声乳化术——在角膜和晶状体囊上开一个小的切口，先用超声探针击碎患者的晶状体，再把柔软的人工晶状体嵌入患者的晶状体囊。这个手术只需要1天时间，多数患者都在局部麻醉的情况下接受手术。术后患者驾驶或者看电视时需要戴眼镜。

青光眼

视网膜在眼球背面，当这个部位的视神经被破坏时就会形成青光眼，通常是眼压升高所导致的。突然发生的青光眼是急性青光眼，在临床上慢性青光眼相对常见一些。青光眼是眼睛失明的主要原因。定期做眼睛检查可以保证及早发现疾病，治疗起来会比较容易。

青光眼通常发生在双眼上，但是一只的症状会比另一只严重一些。青光眼会慢慢地损害患者视力，如果没有得到治疗，患者的眼睛就会失明。

眼压的增大

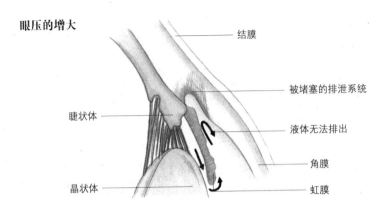

房水位于角膜和虹膜之间。在堵塞的情况下，房水无法循环，眼压增高，造成青光眼。

症状

　　青光眼只有当发展到一定程度时才会出现明显症状，所以，定期检查非常重要。如果视野中有彩色的图案（虹视），很可能就是患了青光眼。早期青光眼患者也可能出现虹视症状，但是患者自己是无法了解这一点的，因为丧失视觉的区域是被两眼的重叠视野所取代的。

病因

　　眼压高会影响视神经的血供，从而使神经纤维受损，这样就形成了青光眼。眼压是由眼内液体的水平决定的，这种液体被称为房水。房水的产生和排出有一定的比率，这样才能保持正常的眼内压。眼内的非正常高压是由于眼睛的排泄系统的障碍引起的。

高危人群

· 有青光眼家族史的人。

· 超过 80 岁的老年人，患病概率约为 10%。

· 近视患者。

· 糖尿病患者。

上述人群需要定期做眼睛检查，需要检查眼压、视神经以及视野。

治疗

治疗的目的是通过降低眼压来缓解症状，眼药水就可以很容易地解决这个问题。眼药水可以通过减少眼内液体的生成以及促进眼内液体的循环来降低眼压。如果眼药水不起作用，可以用手术或者激光疗法促进循环。不过视神经的损伤是终生性的，没有任何办法能令其恢复。

预防

对于有家族慢性青光眼病史的人来说进行定期检查尤为重要，这可以保证在发病初期就能及时做出诊断。此外还可应做定期复诊，这样有助于避免失明。尽早确诊增大了治疗的成功率，及早查明其他可引起慢性青光眼的诱因，如心肌缺血等，也会有助于疾病的预防。

预后

若不加治疗，青光眼可能会发展为彻底失明，若能及时使用对抗青光眼的滴眼液，则眼睛不会造成过度的损伤，预后也比较好。只有在及早发现疾病的情况下，药物治疗才能取得最佳疗效。青光眼患者特别是有家族遗传史的人在进行周期性测量眼压和使用眼底镜检查的前提下可立即接受局部和系统的激素治疗。

黄斑变性

黄斑变性和年龄有关，患者通常是老年人，但有一些儿童也会患病。这种病是由视网膜黄斑区域的光敏性视锥细胞的变性引起的。黄斑是眼睛中最敏感的部位，可以分辨事物的颜色和其他具体特征。黄斑变性患者眼睛的中心视野会逐渐减小，眼睛接收到的事物的具体信息逐渐减少。临床可见双眼黄斑变性，通常一只眼睛会比另一只早几个星期发病。

要发现黄斑变性有一定的难度，因为其发展非常缓慢，常常需要几年的时间。如果发现自己看到的影像的中心有缺口或者变形，应该马上就医。

症状

· 很难看清书上的字。
· 不能分辨人的脸。
· 看电视时无法看清具体的影像。

诊断

医生用眼底镜检查患者视网膜上的黄斑区域就可以发现黄斑有没有改变。另外，荧光素血管造影术可以帮助医生得到患者眼睛血管的图像，从而了解患者黄斑的损伤范围。

治疗

激光手术可以用来治疗黄斑变性。它可以阻止疾病发展，但是不能修复已经受损的黄斑。

耳聋

耳聋，可能是先天性的，也可能是后天性的；可能是全部失聪，也可能只是听力减弱；可能是单侧耳聋，也可能是双侧全部失聪。我们能听到声音的机制实质上是很复杂的，这中间任何一个环节出现问题都有可能造成耳聋。耳聋分为两大类型：传导性耳聋和感觉神经性耳聋。

病因和症状

传导性耳聋

传导性耳聋主要是由于声波从外耳向内耳传导的道路发生故障所致。病因包括：

·传导阻塞——耳垢、耳内膜的炎症或耳内分泌物蓄积（外耳炎）都有可能引起传导阻塞。

·耳膜穿孔——感染造成的损伤、创伤或仅仅是压力的改变都有可能引起耳膜穿孔。

·中耳小骨的疾病。

·儿童的咽鼓管堵塞，成人的呼吸道感染或创伤。

感觉神经性耳聋

感觉神经性耳聋的病因为耳部结构受损引起的从内耳向大脑的神经冲动传导较差。发病形式为以下三种中的一种：

·双侧进行性发病——通常是年老导致的听力减退。

人工耳蜗的结构

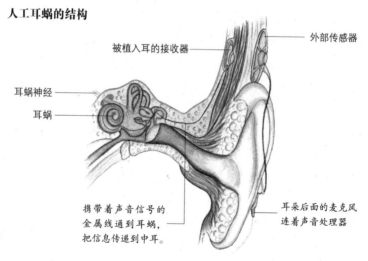

外部传感器

被植入耳的接收器

耳蜗神经

耳蜗

携带着声音信号的金属线通到耳蜗，把信息传递到中耳。

耳朵后面的麦克风连着声音处理器

助听器工作时，声音信号被皮肤下的接收器接收，然后沿着一条电线到达被植入耳蜗的电极。

家庭健康医疗实用大百科

· 单侧进行性发病——发生听神经瘤、梅尼尔病和风疹时都有可能出现。

· 突然发作的耳聋——药物因素或者承受过大的噪音或压力也会引起感觉神经性耳聋。通过彻底检查可以确定病因并决定治疗方案。

诊断

· 耳语试验——在单侧耳边固定距离处对患者耳语有助于测定耳聋程度。

· 双音叉试验——用于在单侧听力减退时区分传导性耳聋和感觉神经性耳聋。

· 纯音听力测验——每一侧的耳内都通过耳机导入音量、频率各不相同的噪音，而这样可以对每一侧的声音传导进行准确测量。

· 鼓室压测量——测量在不同压力下鼓膜的振动有助于发现咽鼓管功能不良。

· MR 扫描——单侧感觉神经性听力减退的患者需进行 MR 扫描以排除听神经瘤。

治疗

· 移除耳垢。

· 镫骨切除术以纠正耳硬化症。

· 鼓膜成形术以修复穿孔的鼓膜。

· 听小骨成形术——可能会修补听骨链的缺损。

· 鼓膜切开术，用于抽取中耳炎产生的分泌物或鼓室通气管中的插入物。

· 使用助听器。

可供选择的助听器很多，包括那些戴在耳内和别在耳后的助听器。随着科学技术的发展，现在的助听器体积更小，效率更高，还很人性化。使用助听器的前提条件是患者至少能听懂谈话的一半内容。

有些患者，由于耳蜗的缺陷即使是放大的声音也听不清，这可能需要选择助听器进行辅助。双侧耳聋者，通常对听力较好的一侧优先选择助听器。

骨听力传导助听器可能会对某些患者有所帮助，特别是骨锚式助听器通过手术固定在患者的颞骨上。某些双侧严重耳聋的成人和儿童可接受耳蜗移植，还可以用电子仪器刺激听神经使其更有活力。对于那些耳聋严重但仍残存些许听力者应教给他们学习读唇术。

鼻出血

鼻腔内部有很多小静脉，这些小静脉容易破裂出血。

鼻出血最常见的情况是挖鼻引起的，此时鼻内的小血管会受到损伤。儿童和某些成人会习惯性地挖鼻，甚至在睡觉的时候都会这样。

鼻部受到强力攻击或者有异物进入鼻孔都可以导致流鼻血。鼻出血作为器官功能失调征兆的情况非常少见，如鼻咽癌（鼻咽是连着鼻子和咽喉的那条通道）或者出血性疾病。所以，如果你的鼻子持续出血或者出血反复发作的话，赶快去医院。

诊断

内窥镜检查可以让医生了解患者持续流鼻血的原因。这种检查是用一根细管插进鼻孔探测里面是否有肿块或者静脉血管的损伤，同时医生还可以得到鼻内组织的样本。

病因

几乎所有的鼻血都来自于鼻内的黎氏区，通常按住鼻末端可以止血。

鼻背部出血很少见，但是如果这里出血，那意味着存在更严重的原因。这种情况很难处理，因为患者无法通过直接按压来止血。

而且，患者可能出现严重的血液流失。

患有出血性疾病（比如血友病）或者服用血液稀释药物的患者出血的时间较长。

治疗

如果鼻子出血持续时间超过半小时，那就要赶快去医院。血液的大量流失会导致患者眩晕而且脸色苍白，十分危险。

用纱带包住鼻子都可以起到止血的作用。尿袋上的气袋本来是用来储存从膀胱排出的尿液的，但是现在，可以用膨胀的气袋对鼻内出血部位加压止血。另外一种办法是用热处理或者冷处理来破坏鼻内的某些组织。如果再次流鼻血的话，可以再次用热处理来解决。

花粉热和常年性鼻炎

花粉热是一种急性的过敏性反应，临床表现为鼻内组织、咽喉以及眼睛出现炎症，通常是因为患者对花粉敏感，来自各种植物的花粉都可以导致过敏。花粉热是一种季节性疾病，春夏季发病。有些人全年都可能会出现类似花粉热的症状，医学上称之为常年性鼻炎，也是由过敏引起。如果可以做到避免接触过敏源并结合药物治疗，症状可以得到控制。

症状

常年性鼻炎和花粉热症状相同，只是比花粉热要更严重一点。其症状和体征包括：

- 流鼻涕。
- 眼内有水状分泌物，眼睛红肿，发痒。
- 咽喉有干涩感，不舒服。
- 喷嚏。
- 不舒服和过敏的感觉。

治疗

治疗花粉热和常年性鼻炎主要在于控制症状，措施如下：

·抗组胺剂——口服抗组胺剂可以缓解花粉热和过敏的急性症状，可以作为花粉热间歇发作时缓解症状的方法，也可以作为常规的预防措施。如果是常年性的，那么可以用抗组胺药进行预防。一般的服用量是每日 1 次，几乎没有副作用。

·滴鼻剂和滴眼剂——这些措施是预防性措施，要想达到一定的预防效果，患者至少每日要使用 2 次。类固醇滴剂吸入疗法有助于控制让人烦恼的鼻部症状。

预防

以下措施可以帮助患者避免春夏期间受到花粉的影响。

·避免去有很多草或者草被除掉的地方。

·在太阳快要升起和刚刚进入夜晚的那段时间，患者最好待在室内不要出来，因为那时的花粉浓度比较高。记得把门和窗户关紧。

·外出的时候带上眼镜，这样可以减少眼睛过敏的机会。

鼻窦炎

鼻窦是头骨内眼睛和鼻子周围部位充气的腔。医生并不清楚鼻窦的确切功能，但是普遍认为它和声音的调节有关。鼻窦的感染，也就是鼻窦炎，常常和上呼吸道的炎症有关，比如由感冒或者花粉热引发的炎症。会有些疼，不舒服，令人沮丧。它可以不经处理即自愈，但是有可能更严重地复发。严重的鼻窦炎可以持续好几个月。

很多人会有鼻窦处疼痛的感觉。某些患者的鼻窦炎可能会有规律地发作。

症状

·头痛。

·发热。

·鼻塞和流鼻涕。

·鼻窦处疼痛以及质地变软。

·有时可见眼周发红。

病因

鼻窦炎通常是由普通的感冒病毒引起的，多数情况下鼻窦炎在感冒后 3 ~ 10 天内出现，此时窦内会因有液体而被堵住，同时还伴有面部疼痛。最好是用止痛药和蒸汽吸入疗法来放松。同时，如果患者发热并且觉得不舒服，要注意休息。

如果症状持续了 3 天，那就需要去咨询医生了。如果症状再次出现，并且伴随着更严重的疼痛和发热，那患者还需要了解一些用药方面的知识。这种再次发作一般是由细菌感染引起的。

诊断

医生会通过按压患者的脸颊和前额来检查，还会用一束光线照在患者的脸上查看鼻窦是否清晰可见。如果医生觉得有二次细菌感染的可能，他会给开一个疗程的抗生素，通常这些抗生素就足以解决问题了。但是如果医生怀疑患者得了慢性鼻窦炎，他会安排患者做鼻窦的 X 线检查。

治疗

·在家进行自我治疗即可。

·服用解充血药片（可以在药店买到）。

·不要待在烟雾缭绕的环境中，也不要长时间待在有灰尘和刺激物的地方。

·不要在感冒时用力拍打鼻子，这样会使鼻窦发炎。

第十章
皮　肤

湿疹（皮炎）

　　湿疹患者皮肤会发炎，皮肤干燥并伴有痒的感觉，也可见小的水疱。本病的病因仍然不明，但是普遍认为其和过敏因素有关。对于皮肤而言，感染是很常见的。皮肤很容易变得干燥，出现鳞片和开裂，所以很容易受到微生物的侵犯。湿疹会侵犯身体的任何部位，但是比较常见的部位是手、腿和脚。治疗主要是为了缓解患者痒的感觉，使患者不会抓挠患处，因为那样会使情况变得更糟。一般的方法是涂抹一些药膏，患者可以戴棉手套。

症状

- 皮肤干燥、有鳞片并且开裂。
- 皮肤发红发炎。
- 痒和易激惹（皮肤比较敏感，比如一碰就痒）。
- 皮肤起水疱，内含有液体，水疱会裂开，其内液体外溢。

病因

　　约 80% 的接触性皮炎由刺激物引起，20% 与过敏原有关。重要的刺激物包括：

- 水。
- 清洁剂。

· 溶剂。

· 对于身体不适宜的化学物质。

· 摩擦。

常见的过敏原包括：

· 镍、铬和水银。

· 香水、橡胶和某些植物。

· 某些药物也可能会引起过敏反应。

此外，饮食也会引起湿疹（皮炎）。某些儿童，当然并不是全部儿童，可能在去除食物中的乳制品后症状会有所改善。可以先将这些物质从饮食中剔除以观察患者的反应，然后作为一种刺激物再次导入。

诊断

正常情况下根据炎症带来的典型表现就可以确诊。疾病主要分为几种不同的类型：

· 遗传性过敏性湿疹——多见于婴儿和初学走路的孩子，但随着时间的推移很快会痊愈。但患者常有过敏性疾病的家族史，比如湿疹、花粉热或哮喘。

· 钱币状湿疹——多见于成人身上形成的圆形斑块，有起鳞的表现还有强烈的瘙痒感。易与癣菌病混淆。

· 手湿疹——很多病例发病于患者手掌，主要表现为瘙痒。足底有时由于与鞋上染料或鞋底接触而出现湿疹。

· 接触性皮炎——可发作于身体的任何部位。皮肤与刺激物或过敏原接触后引起刺激感和炎症反应。接触物包括化妆品、首饰上的镍、胸罩的带子或洗衣粉。

· 脂溢性皮炎——某些部位的皮肤（头皮、面部、背部和胸部）由于分泌油脂而容易形成脂溢性皮炎。当出现脂溢性皮炎时这些部位会出现红色、起鳞、瘙痒的皮疹。头皮屑与这种皮炎有一定的联系。

·静脉曲张性湿疹——静脉曲张性湿疹患者其静脉血从腿部返回心脏的效率过低。腿部皮肤变红、变痒、容易受损，还可能会引起踝部和腿部的水肿。

治疗

·软化剂——软化剂可以为皮肤保持水分。患者可以使用软化剂药膏，或者在洗澡的时候在水里添加一些软化剂。

·皮质醇药膏——皮质醇药膏可以有效地减轻炎症。但是，如果使用过量或者使用的时间过长，都会造成皮肤变薄并容易受到伤害。因此使用皮质醇药膏应在医生指导下谨慎使用。

·类固醇药膏——它很湿润，可以保持水分，对于湿疹的治疗非常有效。

·抗生素药膏——这种药膏对于抗感染很有效，尤其是和类固醇药膏一起使用时。

·类固醇药物——这种药物很少让湿疹患者使用，除非是极其严重的患者。

预防

因为所有皮炎都是由特定物质引发的，所以预防的唯一方法就是避免与这些物质接触。理发师和汽车修理工暴露于化学物质机会较多，发生皮炎的概率也就更高了。有易发生皮炎倾向的人应避免从事这些行业。经常使用润肤霜可以帮助皮肤抵抗这些刺激物质。

荨麻疹

荨麻疹又名风疹块，通常是由过敏引起的。患者皮肤发红并发痒。它可以由感染以及物理性刺激，比如感冒、压力、热或者紧张引起，大多数患者发病原因不明。荨麻疹的发展很迅速，有时只需要几分钟的时间就能出现在身体的任何部位，可能只有一块，也可能发生在全部皮肤的表面，持续的时间从几分钟到几小时不等。通常荨麻疹不需要治疗，可以自行消失。

荨麻疹在广义上属于过敏反应，可与过敏性休克（一种威胁生命的过敏反应）并发。

诊断

要找到荨麻疹的确切病因很难，医生会用过敏性物质做皮肤试验，看它是不是罪魁祸首，这是最常用的诊断皮肤并发症的方法。但是有时候试验的结果并不准确。

治疗

荨麻疹通常会在几小时内消失，但是仍然会使患者觉得很苦恼。医生会开一些抗组胺片（会产生一些副作用，比如困倦）。类固醇药对持续时间较长的荨麻疹很有效。

痤疮

痤疮在青少年中非常常见，约90%的青少年会出现痤疮，且男性比女性常见。因为青春期是人对自己的外表比较敏感的时期，所以长痤疮后患者会非常苦恼。痤疮多发于面部和胸背，这些区域有非常多的皮脂腺，皮脂腺分泌的皮脂可以保持皮肤的湿润。痤疮也可见于成人（酒糟鼻），这种痤疮和发生在青少年身上的情况相反，女性患者多于男性。

症状

·皮脂溢出——皮脂分泌过多，虽然这可以导致皮肤滑腻而易发痤疮，但它本身并不是引起痤疮的病因。

·黑头粉刺——皮肤表面上的小结节，首先出现的是位于毛孔和毛囊上的粟粒疹并形成黑头。

·丘疹（突起的红斑）——出现于黑头破裂后，引起皮肤刺激感。

·皮肤结痂（脱皮后的痤疮）——抓破和挤压受损处的结果。

·化脓性皮损——女性特别容易出现此症状，会形成严重的炎症性脓疱。

·皮肤囊性痤疮——形成于脓疱破裂之后，通常皮肤还会结痂。

病因

形成痤疮的因素很复杂。皮脂腺过于活跃而会产生大量的皮脂，这些皮脂无法自动清除，因而被细菌感染。腺体内的脂肪酸降解导致炎症反应。皮脂腺的活跃程度与雄性激素有关，现已发现50% ~ 60% 的女性患者出现激素水平紊乱。化妆品、皮肤用制剂和洗发水都可能引起痤疮，特别是年轻女性更易受此影响。某些药物的副作用就是产生痤疮，这些药物包括溴化物、皮质激素、雄性激素、口服避孕药和巴比妥类药物。由于母体激素紊乱，婴儿有可能会发生新生儿痤疮，但是这种疾病十分罕见。

治疗

治疗痤疮通常需要 6 ~ 12 周时间，而且以后仍然需要继续治疗。病情通常 2 ~ 3 周就可以好转，但治疗仍然要持续一段时间。治疗方法包括：

·开始时可用含有过氧苯甲酰的药膏或凝胶对付细菌。

·如果过氧苯甲酰效果不明显，那么换用抗生素药膏。如果单独使用抗生素药膏作用缓慢的话，可以配合口服抗生素制剂，观察几个疗程。

·女性患者可以服用某些类型的避孕药来防止痤疮的复发。

·如果情况非常严重，则需要找医生看看，医生也许会开类维生素 A，这种药物在使用过程中需要严密监视，因为它会产生副作用。孕妇服用类维生素 A 有造成胎儿死亡的风险。

预后和预防

虽然痤疮主要发生于青春期，但根据不同的诱因各个年龄段的人都有可能罹患此病。不过此病的预后很好，大多数患者都对药物治疗敏感，这有助于减少疾病带来的令人厌恶的损伤，比如治愈之后形成的瘢痕。大多数病情较重的病例中，患者都有可能需要进行心理咨询。痤疮是无法预防的，很多人在十几岁的时候都会出现。但是大多数都只出现轻、中度症状，只有少数人才会继续发展出现其他症状。某些措施可以减轻痤疮带来的影响。保持良好的卫生状况和饮食习惯都有助于预防痤疮的发生。

脱发症

脱发症是一个医学术语，用来描述秃顶和头发稀少。脱发症分为几种类型：原发型脱发症、继发型脱发症。

脱发症还可以根据病灶区域进行分类：弥散型、斑片型。

脱发症还可以进一步分为瘢痕型和非瘢痕型，主要依靠是否形成皮损或者只是毛囊受损。

病因

弥散型脱发的病因

·男性型脱发——这是一种正常的遗传性过程，脱发通常始发于鬓角。有些女性还可能发生女性型脱发。

·内分泌疾病——比如甲状腺疾病、糖尿病或垂体功能减退症。

·静止期脱发——这种疾病发作时，毛囊全部同时进入静止期（脱落）；一般常见于怀孕、严重的疾病、大手术或者承受的压力过大者。

·药物诱导——癌症化疗药物、抗凝血药或抗甲状腺药所产生毒素引起的副作用。

·红皮病——某种皮肤疾病的后果，比如牛皮癣和湿疹。

·营养因素——比如铁或蛋白缺乏。

·斑秃。

斑片型脱发的病因

· 斑秃。

· 损伤——可能包括拔毛发癖，患者被迫用力地抓、扭、拉头皮上某一特定区域的头发。

· 物理损伤，比如灼伤或皮肤疾病，可能引起瘢痕性脱发症。

· 重症感染——细菌、病毒或真菌引起的感染都能引起脱发。

诊断

只在少数情况下，需要用显微镜观察毛发或皮肤活组织以确定病因。荧光照片可能会显示出头皮上的癣。使用紫外光可以很容易地识别出真菌感染。

治疗

女性型脱发无法治疗。在头皮上应用米诺地尔可以减轻脱发症状，但却无法治愈。斑秃可能会对激素片剂敏感，但却不推荐使用，因为激素停药后毛发会再次脱落。在已知病因的情况下必须针对病因进行治疗。瘢痕型脱发症通常与反复发作的皮肤病有关。对于那些患有牵引型脱发的女性，则应劝告其避免使用滚筒卷发，也不要做出头发拉得过紧的发型。如果脱发是由于甲状腺疾病、缺铁等因素引起的，通常治愈这些疾病就能缓解。内分泌疾病也可以采取适当的方法进行纠正，比如甲状腺疾病、垂体功能减退症和糖尿病。

斑片型脱发症对于在病灶部位内注射（可能起刺激毛囊的作用）皮质类激素和使用皮肤无针喷注器这种无痛的方法进行治疗都很敏感。通常治疗后头发应可以再长回来。但是某些形式的瘢痕性脱发症即使只有一小点区域受损也有可能需要整形手术。

其他类型的弥散性非瘢痕型脱发对于适当的治疗方法都比较敏感。由于湿疹和银屑病引起的脱发通常都可以治愈。

第十一章
感染性疾病

百日咳

百日咳是由百日咳博尔德氏杆菌感染引起的喘息性咳嗽，传染性非常强，可以通过空气中携带病原体的颗粒传播。这些颗粒里含有被百日咳患者咳嗽和喷嚏时排出体外的病原体。百日咳是一种流行性传染病，常常隔几年发作 1 次。现在由于人们在 2 岁以前普遍接种疫苗，百日咳已经很少发生了。

百日咳可见于任何年龄的人群，但多发于 5 岁以下的儿童身上。由于细菌和病毒的共同作用，出现在成人身上的百日咳会严重得多。

感染的孕育期是 7 ~ 10 天。在初期（患者出现流鼻涕的症状），患者具有高度的传染性，症状为疲乏、没有食欲、流鼻涕和流眼泪，同感冒的症状非常相似。

发作期的百日咳以咳嗽为典型症状。儿童患者深吸气后呼气时会伴有咳嗽，可以听到典型的喘息音，患者有可能会呕吐。发作期可以持续 2 周，并且患者不正常的呼吸方式可能导致严重的并发症。

症状

· 疲劳、食欲下降。

· 像感冒一样的症状。

· 严重地咳嗽并且持续时间比较长，咳嗽后伴有急促的吸气。

· 呕吐。

诊断

对于儿童，只要通过其典型的临床表现就可以确诊百日咳。而婴儿由于通常不出现吼音，这使诊断变得较困难。由于缺氧会引起痉咳、喂食困难、心率减慢和皮肤变蓝等症状，可据此进行诊断。年龄较大的儿童症状更明显。

成人长期咳嗽或重度咳嗽持续 7 天以上者应考虑有发生百日咳的可能。另一个典型症状就是血中白细胞数量增多，且以淋巴细胞为主。

百日咳的实验室检查包括：

· 使用鼻咽采检棒经鼻取样进行培养。

· 要求患者向装有培养基的咳碟中咳嗽（咳碟法）。

治疗

如果在疾病初期就医，用抗生素就可以有效治疗或者在一定程度上缓解病情。百日咳没有有效的治疗方法，一旦患者出现了咳嗽的症状，那么只能听任感染继续发展了。

破伤风

破伤风是一种世界范围内常见的急性致命疾病，多发于那些卫生状况较差的发展中国家。它是由破伤风杆菌引起的，该细菌可以产生一种侵袭中枢神经系统的毒素。

症状

· 一般是在伤口被污染后 10 天（也可能是 3 ~ 21 天）左右出现发作症状，潜伏期较短，同被重度污染的伤口有关。

· 破伤风会引起肌肉僵直和肌肉痉挛性疼痛，经常始发于头部和颈部的肌肉，尤其是颔部；这种颔无力张开的疾病通称为"牙关紧闭症"。

　　·肌肉痉挛通常是局部的，只停留在身体的某一个地方，但一般都会进一步发展而影响全身。

　　·膈肌和肋间肌是主要的呼吸肌，它们受影响而痉挛会干扰正常的呼吸，因此这种患者需额外的人工呼吸。

　　·面部肌肉痉挛时会引起面部形成特征性的表现，眉毛上挑，好像一种凝固了的"微笑"。

　　·背部和腹部的肌肉会变得很僵硬，使身体摆出一种扭曲的不舒服的姿势。

病因

　　在任意环境的土壤中几乎都可以找到破伤风细菌，尤其是在那些用马或其他哺乳动物的粪便做肥料的地方。在土壤中的破伤风细菌处于静止期，它形成一种生命力极强而耐热的孢子，孢子经常同一些土壤颗粒或尘埃一起通过伤口进入人体，这些物质又掩护了孢子使其不受机体防御系统的攻击。

　　在机体内孢子开始发育并生长为细菌，开始释放一种毒素，毒素又被释放到组织中，进而扩散入神经系统。在这里它可以刺激各种肌肉引起肌肉痉挛，如果呼吸肌受到影响，那就有生命危险。

诊断与治疗

　　一个医生根据患者的临床症状做出的诊断要比实验室检查有效得多。一旦怀疑破伤风，患者要立即肌注入破伤风免疫球蛋白（一种对于破伤风毒素的特效抗体），它可以在任何毒素到达靶位之前将其压制住。

　　对于开放性伤口清洁时要除去所有的坏死组织以及出现的那些土壤颗粒或其他外来物质。

　　青霉素可以杀死任何残留的细菌，接下来可以将患者送入监护病区对患者进行监护直到患者的生命指征都已脱离危险范围。

预防

与许多其他疾病不同，感染过破伤风后的机体并不能获得终生免疫，所以即使已经患过此病的人也要进行破伤风免疫。破伤风免疫已被列为儿童常规免疫中的一项。如果能做到每隔10年就进行一次辅助给药，就可以从根本上预防破伤风感染。

腮腺炎

腮腺炎是急性传染性疾病，多发于15岁以下儿童。成人被感染的概率很小。

症状

成人的腮腺炎症状要比儿童严重得多，所有患者的常见症状包括：

·腮腺疼痛肿胀，在两耳前就可发现肿胀的腮腺，通常两侧都有症状。咀嚼和服食酸性食物会加剧疼痛。腮腺部位的皮肤也会肿胀、变红、变热。腮腺肿胀通常在3~7天内消失。

·下颌下腺和舌下腺也有可能受波及。仅约10%的患者只有单侧腺体受影响。

·成人罹患腮腺炎后会更感不适，同时伴有更多的其他症状：如发热、肌痛、头痛、心肌炎、甲状腺炎和肾炎。

病因

腮腺炎是由一种叫作小黏液病毒的RNA病毒引起的，多发于春季。病毒存在于唾液中，通过飞沫传播。由于接种疫苗，此病现已少见。不过一旦传染发病十分迅猛。潜伏期18~21天，但有30%的患者并不出现临床症状。

诊断

·最明显的症状是腮腺或其他唾液腺的肿胀和疼痛。

·其他腺体的肿胀和疼痛，如胰腺、甲状腺。

·暂时性耳聋。

近 1/3 的患者无明显症状以辅助诊断。在这些病例中，实验室检查就十分必要。

治疗

对于已感染腮腺炎的患者并无特效疗法，但对疼痛等症状却可以控制；对于成人必要时可使用止痛药如阿司匹林和对乙酰氨基酚缓解疼痛；在腮腺旁放置冰袋也有助于缓解疼痛和肿胀。

预后

由于接种了疫苗，腮腺炎现在已经变成了一种少见的疾病。疫苗的有效率很高，95% 的接种者可以终生免疫。但是，人群中必须有 85% 的人具有这种免疫力才可以避免腮腺炎爆发。一旦人群中总体免疫水平下降，感染人数就会增加，且发病首先从老年人开始。

水痘

带状疱疹病毒是引发水痘的主要原因。水痘可以通过空气传播，也可通过皮肤接触传播。感染通常在童年时期出现，之后产生终生免疫力。

症状

儿童感染水痘的第一个标志是出现疱疹，除此之外并无其他不适。而在成人中病情就变得严重得多。在被病毒感染到疱疹出现前就已经出现许多症状。包括发热、身体不适、头痛，偶见急性红斑（大斑点）。

无论是成人还是儿童，得水痘后的疱疹都是一样的，是粉红或红色斑丘疹，并伴有小水疱。这些斑丘疹呈椭圆形，几天后破裂。这些痂最后会完全脱落，不留痕迹。皮疹分批出现，同一部位可见斑丘疹、水疱疹、脓疱、结痂同时存在。

尽管疱疹发病部位密集而且向心分布，在发病高峰期仍可遍布全身。口腔、喉部、鼻、眼结膜等部位的黏膜上也可能有水疱生成，引起诸如喉咙痛、咳嗽及流泪等症状。这些随着病情痊愈会逐渐消失。

水痘患者在未结痂并脱落前都具有传染性。

病因

水痘是一种由带状疱疹病毒引起的疾病。该病毒可引起两种截然不同的疾病——水痘和带状疱疹。它可以通过飞沫传播，且只有在患者身上结痂脱落后才失去传染性。

带状疱疹多发于成人，是由脊髓神经细胞中处于睡眠期的病毒被激活后引起的。普遍认为睡眠期的病毒是在成人免疫力降低时被激活的。

诊断

诊断的主要临床依据就是疱疹的出现，必要时可做电子显微镜检查、病毒培养或验血。

大多数孩子都会在年龄小时患上水痘，近 90% 的人曾经得过水痘。因此最佳的方法是在儿时接种水痘疫苗以获得抵抗力，从而避免在青壮年期染上水痘。

治疗与恢复

水痘无特效疗法，炉甘石洗液或爽身粉等可用作止痒剂以缓解症状，抗生素软膏和片剂只能治疗皮肤的继发感染。

若病情严重，如患者免疫力较差，可口服或注射给予抗病毒药阿昔洛韦。预防措施，比如在与患者接触 48 小时内使用带状疱疹免疫球蛋白（从患者身上分离出来的水痘抗体）可能阻止或延缓水痘的发生。对于自身免疫力弱且有被传染机会的患者可采用预防剂量的阿昔洛韦。

皮肤会有瘙痒感，切忌用手抓挠患处，以免留下瘢痕。抓挠还会导致化脓性链球菌和金黄色葡萄球菌感染。

在出现明显症状 14 ~ 21 天后有望痊愈。因此建议儿童休学两周。

预后

儿童患水痘通常可以痊愈，但此病发生在成人身上就变得十分凶险。并发症如肺炎、脑炎和出血性疾病都有致命的可能，其产生的大量毒素会加重病情，但通常也可痊愈。

对于免疫力低下的患者，水痘的危害极大。因此有必要采取其他的措施。免疫球蛋白和阿昔洛韦有助于病情的缓解。水痘复发者极少。

麻疹

麻疹是儿童病毒性感染中较为严重的一种疾病，患者中约有 0.2% 会死亡。在一些国家和地区，由于及时接种疫苗，发病率较低，但是也有一些父母因为担心接种的疫苗会给孩子带来各种疾病而放弃接种，从而使儿童可能感染麻疹病毒。

症状

麻疹的症状在初次感染 8 ~ 14 天后出现。麻疹分为两个不同阶段：有传染性的前驱期、无传染性的出疹期。

麻疹的前驱期持续 1 ~ 2 天，主要症状有咳嗽、流泪、结膜炎和发高热。口腔黏膜上可见细小白点，这种小点是麻疹最早最可靠的特征，被称为"麻疹黏膜斑"。

起病 3 ~ 5 天后出现皮疹，自头、颈部逐渐向下蔓延全身。此时起为出疹期。

初期皮疹色红而平，为互不相连的斑点。一周后会彼此融合扩大，同时褪色成棕色，直至完全消失。

在出疹的同时体温开始下降，4～5天内恢复正常体温。

病因

麻疹是一种高传染性疾病，且易在人群中造成流行。在免疫预防措施完善的国家发病率较低。而在条件较差的发展中国家则常引起1～5岁儿童死亡。

诊断

诊断通常以临床症状为依据。

当医生接诊的患儿浑身不适有与流感类似的症状并伴高热时，只有发现麻疹黏膜斑才能确诊麻疹。

随着全身出疹，诊断变得简单多了，通常起自耳后，有时也起自前额，麻疹逐渐向下蔓延全身，形成斑丘疹。所有斑疹和丘疹都呈红色。

如有必要可通过如下手段确诊：免疫荧光检验法（一种可观察取样组织中抗原和抗体数量的技术）、病毒分离、血清学（血液检查）。

治疗

对麻疹只能对症治疗。正常情况下病程长2～4周。但症状通常7～10天就可消失。

单纯的解热镇痛药如对乙酰氨基酚可缓解不适，降低体温。儿童及3个月以上幼儿可口服液体对乙酰氨基酚，比如温克痛。用温毛巾擦身也有助于物理降温。

结膜炎可通过洗眼、使用适当的抗生素眼药水来治疗。各种体表疼痛，如鼻周部疼痛，可以在患处涂抹凡士林。

对于身体健康营养良好的儿童来说，麻疹是一种温和的疾病。但是由此而引发的肺部和耳部的细菌感染却是严重的，需要给予相应的抗生素治疗。

预防

在 20 世纪 80 年代可以预防麻疹、腮腺炎和风疹的三联疫苗（MMR 疫苗）成功问世。该疫苗是从三种活病毒的减毒株上提取出来的，它通过皮下注射进入人体，刺激机体的免疫系统产生抗体对抗病毒。其疗效可持续一生。

MMR 疫苗首次给药时间为出生后 12 ~ 15 个月，4 ~ 6 岁时第二次辅助给药。成人在充分估计到风险性的情况下也可给药。

风疹

风疹，又称德国麻疹，其实同麻疹没有联系。它是一种病毒感染引起的疾病，会引起皮疹和发热。

症状

风疹通常在感染 2 ~ 3 周后发病，典型症状包括：

·出现一种粉红色皮疹，从面部开始向下蔓延。它经常是此病出现的第一个症状，50% 的病例中都有此症状。在起病的第一天，它同麻疹类似，但并不伴有流感样症状。第二天皮疹会融合成片，颜色亮红。通常在第三天皮疹就消失了。

·淋巴结肿大——耳后和颈后淋巴结肿大，伴轻度压痛。

·发热——出现在儿童身上时发热症状并不严重，但在成人中会发展成为高热并伴头痛。

诊断

现在医生在确诊风疹时面临着以下几个问题：

·很容易同其他病毒感染如柯萨奇病毒和腺热引起的皮疹相混淆。

·没有典型的诊断特征，即使产生淋巴结肿大也没有临床意义。

·一些个体可能根本不出现皮疹。

孕妇可以通过检验血中抗体升高水平来确诊。

治疗

对风疹治疗并无特效药，只能控制症状。可以用下列手段来缓解发热和全身不适：

· 大量饮水。

· 口服解热镇痛药如对乙酰氨基酚以缓解疼痛和降低体温。

· 洗眼以润滑结膜，适当上点抗生素眼膏。

预防

风疹疫苗包含了活的减毒株，会产生轻微的风疹样症状。12 ～ 15个月的幼儿应接受 MMR 常规免疫接种。风疹抗体检查显阴性的所有育龄妇女都应接种疫苗。

在怀孕之前妇女要接受风疹免疫力检查，如有必要还要补种疫苗。每位孕妇的风疹抵抗力是产前体检的必检项目。下列情况下禁止接种疫苗：

· 怀孕期间。

· 免疫系统受抑制。

· 对新霉素和多粘杆菌素这两种相对少见的抗生素中的一种或两种过敏者。

预后

一般而言，风疹很少引起并发症，可能出现的并发症如下：

· 成人和青少年很少出现的关节炎。它通常影响掌、指部关节，同类风湿性关节炎相似。一般两周内自动缓解也不留后遗症。

· 脑炎发生的比例接近 1 ： 6000。很少有人因此病死亡，大多数人都可获得痊愈。

单纯疱疹

单纯疱疹是通过与单纯疱疹病毒接触而引发的疾病。单纯疱疹的症状通常在初次感染的 2 ～ 10 天后出现，时间也可能会更长。

症状会持续几个星期。起病初期病情较缓，几乎难以察觉，但后来发展的症状却很严重。

症状

· 皮肤变红，有光敏反应，有灼烧感、瘙痒感及刺痛。

· 很快就会出现一个或多个小水疱，水疱破裂后会流出含有病毒的液体分泌物。

· 水疱过后形成溃疡样伤口，但愈后一般不留瘢痕。

病因

单纯疱疹主要是由单纯疱疹病毒引起，单纯疱疹病毒分为两种：HSV1 和 HSV2。HSV1 多发于腰部以上，而 HSV2 型多发于腰部以下。在口腔四周受感染多称之为单纯疱疹，若感染发生在生殖器四周则称之为生殖器疱疹。口腔四周和生殖器周围是单纯疱疹最易感染的区域，这是一种常见的感染性疾病，但其预后通常良好。

诊断

大多数病例中依靠患者主诉加上伤口的表现就足以使医生确诊单纯疱疹，但要注意有时此病复发会有非典型性表现。

治疗

生殖器疱疹是最让人感到头痛的，不只是因为它带来的身体不适，更是因为它会影响夫妻之间的性和谐。去咨询一下性病专家可能会帮助那些初患生殖器感染的患者解开心结。

用泻盐的温水溶液洗患处，将有助于水疱的收敛。同时要多穿宽松的衣服。

虽然单纯疱疹并无特效疗法，但若起病较重应在这几天给予药物治疗。

药物治疗已被证实可以降低发病频率并缩短病程。阿昔洛韦软膏对唇疱疹有确切疗效。生殖器疱疹患者可口服阿昔洛韦片。阿昔洛韦软膏属非处方药，在药店就可以购得。

预后和预防

第一次被感染后，人体内会产生抗体，它虽起不到防止复发的作用，却可改变复发的程度，比如减少伤口数目、缩短病程。复发引起的身体不适程度较轻。HSV2 比 HSV1 更具攻击性也更易复发。在不同个体中生殖器疱疹的发作情况，也有较大差别。有些人发病频率较高，另一些人却较低。生殖器疱疹人均复发频率是 4 次 / 年。复发部位通常在原发部位附近。年龄越大发作次数越少。

对于发作期的患者应注意下列事项：

· 不要抓挠患处，以免病毒通过手指传播到其他部位包括眼睛。

· 勤洗手。

· 避免不安全的性行为；使用避孕套会使安全性大大提高。

在发作间歇期，患者应注意全身健康状况。

带状疱疹

带状疱疹之名起源于拉丁语 "belt"，形容病毒感染后出疹形如带状。

症状

带状疱疹起病时患者常有灼痛感，俗称发麻。在被感染的表皮区（受来自单一脊神经的感觉纤维支配的某一表皮区域）这种疼痛会加重，有刺痛感。当感染部位在胸部时引发的疼痛感常与心脏病引起的放射痛相混淆，而当疼痛分配在其他区域时，则易与肾结石、胆结石或阑尾炎等相混淆。

胸壁是最容易感染的部位，面部的感觉神经和运动神经也很容易被感染。分管眼睑部的第五对颅脑神经（三叉神经）尤为易感。

诊断和预后

水痘和带状疱疹都是由同一种病毒即带状疱疹病毒引起的。它和单纯疱疹病毒（HSV）属于同一病毒种属。带状疱疹的诊断很简单，只要依据患者的临床症状包括病史、刺痛感和典型的疱疹及损伤分布就行。与单纯疱疹不同，带状疱疹并不复发。

患过急性水痘的患者，病毒会在神经细胞中潜伏数年，最后以带状疱疹的形式复发。尽管水痘和带状疱疹是一种病毒所致，但水痘常引发流行而带状疱疹却不会。血液检查可确定患者对带状疱疹的易感程度。

感染持续两周左右，大多数患者可恢复如初。老年患者可能罹患疱疹后神经痛。免疫力低下者，由于其免疫功能不正常病情会较正常人严重得多。在这些病例中需给予抗病毒药。

疾病持续时间同患者的年龄有关。儿童患者出疹时间极短，而成人却可持续 5 ~ 8 天，老年人病情更加严重，常可持续数周，并伴中枢神经的重度感染。

治疗

为有效治疗疾病，应口服阿昔洛韦——一种对疱疹病毒有效的抗感染药，若能及时服药可缓解病情缩短病程，在有并发症形成的带状疱疹中有必要给予阿昔洛韦之类的药物。如果三叉神经眼支被感染，可能会并发结膜炎，显示在这些病例中有眼部感染。可以使用阿昔洛韦滴眼液或抗生素软膏，可适当服用止痛药以缓解疼痛。

大剂量的类固醇会缩短急性疱疹引发疼痛的持续时间，但它也有可能引起疱疹的全身蔓延，所以许多医生只有在不得已的情况下才出此下策。急性症状缓解后，可使用类固醇治疗疱疹后神经痛。当带状疱疹引起的皮肤感觉过敏较重时，可用卡马西平来缓解疼痛。5% 利多卡因油膏也可以暂时缓解这种症状。碘苷也是一种典型的抗病毒药，偶尔敷于皮肤上有水疱处。

第十二章
儿童疾病

感冒、喉痛

儿童都经常会得感冒和喉痛，通常一个健康的儿童一年至少会得五六次感冒，如果他（她）进入托儿所，那么患病的次数会更多。大部分的感冒和喉痛通常由病毒引起，并会产生一系列相关症状，不过这些都会自行消失。一般只需要进行简单的治疗来退热并缓解其他症状即可。当儿童发高热、出现例如皮疹或头痛等症状时就需要关注了。

症状

儿童患感冒和喉痛后可能会没什么不适感，也可能会出现如下症状：

· 发热。

· 疲劳，身体沉重，感觉疼痛。

· 流鼻涕。

· 耳痛。

治疗

感冒和喉痛一般经过相应的治疗就会好转，例如：

· 止痛糖浆，比如对乙酰氨基酚糖浆，它对退热很有帮助。

· 在枕头上滴几滴解充血药液或者在胸部做按摩以缓解鼻塞。

·多喝水，避免儿童脱水。

支气管炎

支气管炎是由肺里面的细支气管感染引起的，它通常是由通过咳嗽和打喷嚏传播的呼吸道细胞病毒（RSV）导致的，在冬季流行病期间，一周岁左右的婴儿容易受到支气管炎的侵害。如果他们生活在拥挤的环境里或者他们的父母抽烟，孩子得此病的概率会增加。如果孩子呼吸困难，就需要紧急就医。

症状

·最初感冒或咽喉痛。
·干咳。
·喘鸣。
·呼吸急促。
·呼吸困难。
·进食困难。

治疗

如果孩子出现细支气管炎的症状，家长应该去咨询一下医生，轻度流感可以在家里用定量的止痛糖浆（又叫布洛芬）控制发热来解决，让孩子坐在充满蒸汽的浴室里有助于使呼吸顺畅。如果更严重的话应该将孩子送去医院并采取静脉注射液、吸入支气管扩张剂和氧气等方法进行治疗和缓解。

许多婴儿在患支气管炎后伴随一两年的反复性喘鸣，这些通常在他们咳嗽或感冒时出现。

儿童偏头痛

偏头痛是非常让人困扰和伤神的疾病，对儿童的影响和对大人的影响几乎一样。儿童偏头痛的症状与成人的偏头痛症状有所不同——主要的症状通常是腹痛，头痛和其他成人偏头痛的症状随着儿童长大也会出现。两岁大的儿童就有可能患上偏头痛，且会复发。引发偏头痛的原因不明，通常有家族遗传因素。据统计，女孩患上偏头痛的可能性大于男孩。

症状

年龄较小的孩子患上偏头痛的症状与成人的症状有相当大的不同，主要的症状有：

· 腹痛。

· 恶心、呕吐。

· 晕厥。

· 皮肤苍白。

年龄较大的儿童患者则有与成人相似的症状：

· 半侧头痛。

· 恶心、呕吐。

· 视力下降，比如看见闪光或者微光。

· 对亮光反应强烈。

· 偶尔腿、臂无力。

病因

15 岁以下的儿童中大约有 5% 患有偏头痛，甚至 2 岁的儿童也会患偏头痛。偏头痛的主要病因仍不为人知，但是可能与大脑中的血液循环相关，大脑中化学物质暂时的改变也可能是引发偏头痛的原因之一，这个原因还会引发身体其他不适症状。

压力和焦虑能够引发偏头痛，特殊的食物也能引发偏头痛——最常见的引发偏头痛的食物有香蕉、巧克力、柑橘以及奶酪。香水、汽油、烟草以及其他的一些气味也能引发偏头痛。

与成人相似，儿童偏头痛通常在几小时内逐渐发作，症状可能持续几天。大多数儿童的偏头痛容易复发。

诊断和治疗

医生通常根据儿童的症状判断其是否患有偏头痛，通常不需要进一步的检查。有时，医生会让患者接受 CT 扫描和核磁共振的检查，寻找其他的病因，年龄较小的孩子通常还需要接受腹部超声波检查。

如果发作持续的时间较短，患者可以服用一般的止痛药来缓解症状，最好在病情开始发作时就服用止痛药；让患者在安静、光线弱的房间里平躺也有助于缓解病情。

如果孩子偏头痛频繁发作，医生会建议孩子服用抗偏头痛的药物，要按规律服药以防止发作。

将近有 10% 的偏头痛患者是由于饮食的原因而发病的，这种情况下医生会安排孩子咨询营养学家，营养学家能够指出哪些食物会导致偏头痛的发作，父母只要注意不要给孩子进食这些食物即可。

一些儿童长大后偏头痛会消失，但还有一些偏头痛患者要终生忍受疾病的折磨。

热性惊厥

热性惊厥由高热而引发，在 6 个月到 5 岁大的孩子中，大约有 5% 患有热性惊厥，且此病男孩患病的概率大于女孩。热性惊厥通常具有家族遗传性，大约 1/3 的患儿发作过一次后还会再次发作。虽然目击患者发作的人会感到非常害怕并且父母会感到比较担心，但是这种疾病并不严重。热性惊厥通常是由于身体感染而非大脑紊乱或者癫痫症引起。

症状

热性惊厥通常与上呼吸道感染相关，比如流鼻涕或者喉咙痛，症状主要有：

· 失去知觉。

· 肢体僵硬。

· 四肢抽搐。

· 异常的眼睛朝上翻。

诊断

发作后孩子通常会入睡，此时可以让医生进行检查。医生会检查病因，为孩子降温并让孩子服用止痛糖浆。如果发作的原因不明，医生会建议孩子做进一步的检查，包括抗体检测、血液和尿液的检测以及腰椎穿刺检查。

治疗

热性惊厥通常持续 2 ~ 4 分钟，主要的急救措施有：

· 让孩子侧躺。

· 确保孩子周围有可以保护他（她）的垫子，或者收起周围可能伤害孩子的任何物品，不要试图阻止病情的发作。

· 如果孩子是第一次出现热性惊厥，需要立即就医。

· 用带有温水的海绵来为孩子降温。

· 发作后，让孩子服用止痛糖浆来帮助孩子降温。

儿童湿疹

5 岁以下的儿童大约有 20% 容易患上儿童湿疹，儿童湿疹病因不明，可能与基因相关，通常在家族中遗传。饮食方面的问题比如对牛奶敏感，也是导致儿童湿疹的原因之一。

症状

· 皮肤瘙痒以及感染。

· 婴儿脸部、脖颈、手肘以及膝盖处出现红肿的皮疹。

· 年龄较大的儿童皮肤的红肿会更严重。

患有湿疹的儿童同时也会患有哮喘和过敏性鼻炎。

儿童湿疹症状可能会持续几年，但是孩子长大后症状会消失，抓挠发病处皮肤会导致皮肤感染，使病情更为严重。

治疗

如果孩子患有湿疹，应防止孩子接触香水类皮肤用品，尽量使用润肤补水的肥皂来洗手洗澡。医生会开一些皮质类固醇软膏来治疗顽固性红点，也会建议患者使用两周抗生素来处理湿疹。

儿童泌尿道感染

尿道感染是指肛门附近的细菌顺着尿道进入了膀胱，尿道发生异常会导致肾的感染。泌尿道感染不容易发现，特别是儿童，但是治疗非常重要，如果错过了治疗时机，就会伤及肾，容易增加儿童将来患肾病的可能性。

只要及早发现泌尿道感染，服用抗生素可以很快痊愈。如果你怀疑自己的孩子患有泌尿道感染，请及时就医。

症状

婴儿和儿童的泌尿道感染症状与一些其他疾病的症状很难区分，这些症状包括：

· 发热。

· 呕吐。

· 全身不适。

· 成长缓慢。

· 热性惊厥。

年龄较大的孩子的症状与成人相似：

· 尿频。

· 排尿时感到疼痛和灼热。

· 下腹感到不适或者疼痛。

· 不管白天还是晚上尿道在干燥一段时间后又变得潮湿。

诊断和治疗

医生会要求孩子提供尿液样本，从而进行蛋白质、红细胞和白细胞的化验来检查感染。如果得到确诊，医生会开具抗生素让孩子服用，尿液样本还需要转送到化验室做进一步化验，检测出引发感染的细菌。一旦细菌得到确认，可能要更换抗生素药物治疗。

如果肾受到了感染（肾盂肾炎）孩子就需要住院接受抗生素药物的治疗。婴儿和年龄较小的孩子也需要到医院进行治疗。大多数孩子能够完全康复，但是这种感染可能会复发。要确保孩子多喝水。

孩子需要在医院接受进一步治疗，确定引起泌尿道感染的异常原因以及肾损坏的程度。

显像法检查能够检查肾部是否有损伤，在这个过程中，要将一种染料注射到孩子的静脉中，然后利用特殊的照相机照出肾内情况，也可以用超声波检查肾部。

其他的检查包括 X 线检查尿道感染。这需要将染料导入孩子的膀胱，在孩子排尿时进行 X 线照射。这种检查的方法能够确定孩子是否患有尿倒流的情况，尿倒流是指排尿时尿倒流回膀胱而不是排出体外。这时，医生会让孩子服用低剂量的抗生素直到感染的可能性被排除。

用药篇

第一章
用药基本知识

什么是药物

一般认为，凡是用于预防、治疗、诊断疾病或提高人们的生活质量，有目的地调节人的生理功能，并规定有适应证或者功能主治、用法和用量的物品，我们都可以称之为药物。主要包括中药材（中药饮片）、中成药、化学原料药及其制剂、抗生素、生化药物、放射性药物、血清、疫苗、血液制品和诊断药物等。

正确服用药物可以帮助人们驱除病魔、保持健康，滥用药物则会带来一定的毒副作用，甚至会给人体造成极大的危害。因此，我们只有正确认识药物，科学、合理地使用药物，才能发挥药物应有的作用，使药物真正成为人类健康的保护神。

药物作用与疾病的关系

当致病微生物侵入人体时，会使某些组织器官受到损害，使人患上某种疾病。但人体并非毫无反抗能力，机体本身具有一定的抗病能力，血液中的白细胞就是人体的防御大军，能吞噬、杀灭外来入侵的致病微生物，并使人体最终摆脱疾病的困扰。然而，一旦白细胞数量减少，机体的抗病能力也就随之下降，从而无力抵挡病原体的进攻，使病情加重。这时就需要服用一些相应的药物，杀灭微生物，帮助机体恢复健康。

药物的作用虽然多种多样，但它们都是在机体原有生理、生化功能的基础上产生的，也就是说，药物只能影响机体的功能活动，而不能使机体产生新的功能活动。药物通过发挥其兴奋或抑制作用，使受损的组织器官的功能得以恢复或接近正常，从而使机体恢复健康。因此，对疾病的治疗起主要作用的是人体内在的抗病能力，属于内因；而所用的药物只是起到辅助治疗的作用，属于外因，但外因的作用在某些时候也是相当重要的。

药物的治疗作用又分为对因治疗和对症治疗。对因治疗是针对引起疾病的原因的治疗，目的是消除原发致病因子，彻底治愈疾病，也称"治本"，如使用抗菌药治疗细菌感染引起的肺炎。对症治疗是针对症状的治疗，只能改善疾病的症状，而不能根除病因，也称为"治标"，如用镇痛药止痛，用外用药止痒、消疹，用降压药降血压等。

通常情况下，对因治疗比对症治疗更重要，因为只有消除致病因子，才能彻底治愈疾病。但对那些严重危及患者生命的症状，及时的对症治疗则显得尤为重要。如骨折时及时应用镇痛药，虽然不能消除致病因子，但能迅速缓解疼痛，从而避免发生休克。

药物的剂型

药物经过加工，制成便于应用、保存和携带的成品，称为药物制剂。制剂的类型，就叫作剂型。药物制成不同的剂型，与药物的性质和适应证有关。有的是为了使用方便，有的是为了增加药物的稳定性，有的是为了延长药效。在用药之前，我们有必要了解一下各种剂型的不同特点，以利于我们合理选药。

片剂

片剂以口服为主，也有外用，具有有效成分含量准确、稳定性好、易保存、易携带、使用方便等特点，是临床上应用最广的剂型，也是品种最多的剂型。片剂包括普通压制片、包衣片、缓释片、控释片、口含片、泡腾片等。

普通压制片

有些药物性质稳定，在空气中不易被氧化，而且没有苦味或难闻的气味，添加一些辅料就可以直接压制成片，即普通片。普通片在胃里容易溶化、崩解。

包衣片

有些药物有苦味或特殊气味，遇光易变质或接触空气易潮解、氧化，因此常在片剂外包一层糖衣，这种包衣片称为糖衣片。此外，有些药物对胃黏膜有刺激性或易被胃液破坏，可在片剂外包一层耐酸的肠溶包衣，使其安全地通过胃腔而到肠内才溶化，这种包衣片称为肠溶片。

口含片

口含片包括舌上含片和舌下含片。舌上含片在舌上含化后缓慢咽下，称为含服。舌上含片多用于口腔、咽喉消毒、消炎，又称喉片。舌下含片是含于舌根下部，可在舌下黏液中缓慢溶解而吸收的片剂。有些易受胃酸破坏又需尽快发挥药效的药物通常被制成舌下含片，如抗心绞痛的硝酸甘油片。

泡腾片

泡腾片是一种含有泡腾崩解物的片剂，遇水或体液后能快速产生泡沫，使药物迅速分散，易于吸收，使用方便。泡腾片有口服片和阴道片两种。

除了上述常用片剂外，片剂还有多层片、薄型片、微囊片等剂型。

胶囊剂

有苦味、腥味或对口腔黏膜有刺激性的药物，通常装入胶质的囊内制成胶囊剂。胶囊剂分为硬胶囊和软胶囊两种，硬胶囊内一般装固体药物，软胶囊内一般装液体药物，呈卵圆形或球形，又称胶丸，如鱼肝油胶丸。

注射剂

又叫针剂，专供各种注射用，如肌肉注射、静脉注射、皮下注射等。注射剂的特点是药物不经过消化系统和肝脏代谢而直接进入组织或血管中，剂量准确、吸收迅速且较完全，尤其适用于急救和胃肠道功能不良的患者。有些药物不适合口服或其他方法使用，便制成注射剂；有些药物在溶液中不稳定，可灭菌后以干燥粉末状态封装于安瓿中制成粉针剂，用时配制成溶液；有些药物可溶解于油液中制成油剂，还有些不溶性药物或注射后需要延长药效的药物，可利用助悬剂制成混悬剂，这两种针剂只能用于深部肌肉注射或其他局部注射治疗，绝对不可用于静脉注射。

丸剂

丸剂是将药材细粉或药材提取物加适当的黏合剂（蜂蜜、水、米糊或面糊等）或辅料制成的球形或类似球形的内服制剂。丸剂分为滴丸、蜜丸、水丸、水蜜丸、糊丸、浓缩丸和微丸等类型。丸剂在药效上与片剂相似，服用方便，但在使用过程中要注意严密保存，防止污染变质。

溶液剂

溶液剂是不挥发性药物的透明水溶液，可供内服，也可供外用。供外用的主要用于湿敷，用来治疗急性皮疹、湿疹等。溶液剂携带、贮存不太方便，且易污染变质，主要在医院中使用。

合剂

合剂是由多种药物配制而成的透明或浑浊的水性液体制剂，供内服，如复方甘草合剂。单剂量包装的合剂称为口服液。混悬的合剂在瓶签上会注明"用时振摇"字样。

软膏剂

软膏剂是将药物加入合适的基质（如凡士林、羊毛脂等）中均匀混合而成的半固体外用制剂。外用于皮肤或黏膜的软膏，可起抗菌、消炎和收敛作用，适用于慢性皮肤炎症，如慢性湿疹、神经性皮炎等。还有一种专供眼科应用的极为细腻的灭菌软膏，称为眼膏剂。用乳剂型基质制备的软膏剂称为乳膏剂，即霜剂，其特点是药物释放较快，不污染衣服，如加入透皮吸收剂，可使药物更深层透入皮肤，还能使部分药物吸收后在全身起作用。

气雾剂

气雾剂也称气溶胶，是将药物溶于抛射剂（液化气体或压缩气体）或特定的液体物质中，然后封装于带有阀门的耐压容器内而制成的液体制剂。使用时打开阀门，含有药物的内容物借助抛射剂气化的压力以气雾状喷出。气雾剂主要通过肺部吸收，通常用于支气管哮喘急性发作的治疗，如沙丁胺醇气雾剂。此外，还有用于烧烫伤创面及皮肤止痛、止痒、消炎的气雾剂。气雾剂的特点是药效较快、稳定性好、无局部刺激、使用方便。

糖浆剂

糖浆剂是含有药物、药材提取物或芳香物质的浓蔗糖水溶液，供内服使用。味苦的药物，尤其是小儿用药，常用糖浆作为调味剂来遮掩药物的苦异味，如止咳糖浆。

速溶冲剂

速溶冲剂简称冲剂，又称颗粒剂或干糖浆，是将药物的细粉或中药的提取物与糖粉等辅料调和、干燥而制成的细颗粒状散剂。冲剂为内服药，加开水冲化后即可服用，使用十分方便，如板蓝根冲剂、养胃冲剂等。由于含糖，在潮湿环境中容易吸潮霉变、结块并软化，因此要注意保存和包装。

散剂

散剂又称粉剂，是一种或多种药物均匀混合而制成的干燥粉末状制剂，供内服或外用。内服散剂容易吸收，适用于儿童及吞咽片剂有困难的患者；外用散剂的粉末极细，对皮肤黏膜及创伤表面有保护、收敛、吸湿等作用，适用于急性皮疹、湿疹无糜烂及渗出者。易潮解的药物不宜做成散剂。

栓剂

栓剂是以油脂类为基质、与药物混合后制成的塞入人体不同腔道内使用的一种软性制剂。用时塞入人体肛门、阴道等腔道后，遇体温会渐渐溶化，通过黏膜吸收发挥药效。栓剂的形状和重量因应用部位的不同而有所差别，肛门栓剂为圆锥形，重约 2 克；阴道栓剂为椭圆形或球形，重约 5 克。

除上述剂型外，常见的还有滴剂、膜剂、乳剂、煎剂、酊剂、流浸膏剂、浸膏剂、洗剂、酒剂、茶剂、露剂等。

基本给药方法

给药方法有很多种，最常用的方法是口服法，也称内服法，用于全身给药，其他还有注射法、吸入法、舌下和直肠给药等。局部用药时多采用皮肤及黏膜给药。

口服

口服是最方便、安全的给药方法，适用于大多数药物和患者。多数药物口服后，经过胃肠道吸收而在全身起作用，也有少数药物是留在胃肠道内作用于胃肠局部。

但是，在患者出现昏迷、吞咽困难、呕吐、病情危急或有胃肠道功能障碍难以吸收等情况下，是不宜采用口服给药的。有些药物对胃肠的刺激性很大，易引起恶心、呕吐，也不宜口服。还有些药物可被酸性胃液或碱性肠液破坏，或在胃肠内不易被吸收，这些药物也不能采取口服给药。不过，可以把易被胃酸破坏和对胃刺激性大的药物制成肠溶糖衣片或胶囊后再口服。

注射

注射给药的方法分为皮下、肌肉、静脉、鞘内注射等数种。

皮下注射

皮下注射是将药物注射在皮下结缔组织内的方法，适用于少量药物（1 ～ 2 毫升），常在做皮肤试验时使用。皮下注射会出现局部胀痛，吸收也较慢，现在已很少采用。刺激性强的药物和油剂都不宜皮下注射。

肌肉注射

肌肉注射也叫肌内注射，是将药液注射于较深一层的肌肉组织内（多在臀部肌肉内），有时也注射于上臂三角肌的外侧。由于肌肉组织中血管较多，药物吸收快而完全，疼痛也比皮下注射轻，故注射量可比皮下注射稍多。油剂、不能溶解的混悬剂及刺激性药物均宜采取肌肉注射。

静脉注射

静脉注射可注入较大量的药液，并且起效迅速，常用于急救和危重患者的抢救和治疗。用于静脉注射的药液必须是澄明溶液，不能有浑浊、异物或致热原，还要绝对无菌。有溶血、凝血作用的药物、混悬剂、油剂等均不可采用静脉注射。药液用量如果更大，可采用输液法，主要是静脉点滴输液法，使药液缓慢流入静脉内。但是，静脉注射或输液会对血管造成损伤，长期静脉注射还会引起静脉炎，所以静脉注射应尽量少用。

鞘内注射

在药物无法进入脊髓液或难以迅速达到所需浓度时，可采用鞘内注射。

舌下给药、直肠灌注

只适用于少数在口腔或肠道内易吸收的药物，起效快而有效，如舌下含服硝酸甘油可快速缓解心绞痛。

吸入给药

药物通过扩散从肺泡进入血液，适用于气体或挥发性液体药物。其优点是起效迅速，起效速度与吸入药物的浓度有关。但药效持续时间较短。

局部给药

如涂擦、撒布、喷雾、含漱、含化、湿敷、洗涤、滴入等方法。这些用药方法主要是使药物在局部发挥作用，对其他部位影响较小，可避免全身性不良反应，多用于治疗皮肤病、耳鼻喉科疾病，以及烧烫伤、表浅感染等。在肛门、阴道部位使用栓剂也属此类。

各种给药方法的特点各不相同，应根据实际情况合理选择，主要是依据病情需要和药物性质两个方面。原则上只要口服给药能达到治疗目的的，尽量不用其他方法。只有在药物的性质不宜口服或患者的情况不允许口服的情况下，才能采用注射或其他给药方法。

药物的剂量

药物的剂量一般是指成人应用药物能产生治疗作用的一次平均用量。药物剂量的大小直接关系着药物对人体的作用，因为药物要有一定的剂量才能在体内达到一定的浓度，只有达到一定的浓度，药物才能发挥应有的作用。同时，药物剂量的大小还关系着用药安全，如果剂量过大，药物在体内的浓度超过一定限度，就容易引起不良反应，甚至导致药物中毒。因此，要正确发挥药物的有效作用，同时避免发生不良反应，就必须严格掌握用药的剂量范围。为此，我们首先应该明确有关剂量的几个基本概念。

药用量

凡能产生治疗作用所需的用量称为药用量，也称剂量或治疗量。药用量有一定的数量范围，应用药物刚能产生治疗作用的最小量称为最小有效量。药用量的最大量称为最大有效量，是安全用药的极限，又称极量，超过极量就有可能发生药物不良反应，甚至引起中毒。最小有效量会因机体反应不敏感而延误病情，而极量又易引起严重不良反应，因此很少使用。临床上为了保证疗效和安全，常采用比最小有效量大，比极量小的剂量，这就是所说的常用量。

中毒量与致死量

药物已经超过极量，使机体开始出现中毒反应的剂量称为最小中毒量。大于最小中毒量，使机体产生中毒症状的剂量称为中毒量。超过中毒量，可引起机体严重中毒以致死亡的剂量称为致死量。

突击量与维持量

药物在体内需要达到一定的浓度才能发挥治疗作用，为了加快血药浓度上升的速度，迅速控制症状，常在首次服药时采取双倍剂量，称为突击量。然后再用较小的剂量维持体内药物的有效浓度，称为维持量。需要注意的是，这种给药方法只适用于极少数药物和疾病，并应在医生的指导下进行。

在治疗过程中，应明确各种药量的准确概念，并根据患者的年龄、性别、生理和病理状态等因素合理调整剂量，以达到安全有效用药的目的。

药品的通用名、商品名和别名

药品的名称一般有 3 种，即通用名、商品名和别名。

通用名

通用名是在全世界范围都通用的统一名称，同种药品的通用名一定是相同的，如阿司匹林。任何药品说明书上都应标注通用名。

商品名

商品名是生产企业为了树立自己的形象和品牌，给自己的产品注册的名称，如巴米尔是阿司匹林的商品名。不同企业生产的同一种药品，往往具有不同的商品名，如退热药对乙酰氨基酚（通用名），它的商品名就有泰诺、百服宁、必理通等。商品名的选择侧重于市场宣传，通常比通用名要简单易记，给人以深刻的印象。在选购药品时，要选择那些质量好、知名度高的品牌。

别名

某种药品在过去一段时间内曾使用过一种名称，后来由于一定的原因，统一改为如今的通用名，那个曾使用过的名称就叫作别名。例如：对乙酰氨基酚为通用名，扑热息痛为它的别名。

药品的有效期、失效期

有些药品，因为稳定性较差，在贮存过程中易受外界条件的影响而发生变化，会出现药效降低、毒性增高的现象。为了保证安全有效用药，许多药品的外包装（或说明书）上一般都标有"有效期"或"失效期"。需要注意的是，这两种表示方法的含义和所指的时间概念并不相同。

药品的有效期是指在一定条件下，能够保证药品安全有效的期限。由于药品的理化性质和贮存条件的不同，有效期往往长短不一，一般为 1 ~ 5 年，没有规定或标明有效期的药品一般按 5 年计算。大多数药品的有效期都在外包装（或说明书）上标明，如标明有效期为 2008 年 8 月，则表示该药品在 2008 年 8 月 31 日前有效。有效期还有另外一种表达方式，如"有效期：2 年"，表示该药品从生产日期起 2 年内有效，生产日期可以根据生产批号来判断。

所有正式药品都有一个生产批号，批号一般由 6 ~ 8 位数字组成，前两位表示生产年份，紧接后两位表示生产月份，最后的 2 ~ 4 位表示生产日期及批次。如批号为 980918，表示该药品为 1998 年 9 月 18 日生产；如批号为 980918-2，则表示该药品是 1998 年 9 月 18 日第 2 批生产的。若同时规定有效期为 2 年，则表示该药品按规定的储存方式可以使用到 2000 年 9 月 18 日。

药品的失效期是指药品在规定的贮存条件下，超过安全有效期限、不能继续使用的日期。如某药品标明失效期为 2007 年 7 月，则表示该药品可以使用到 2007 年 6 月 30 日，从 2007 年 7 月 1 日起失效，不能再使用。

可见，有效期表示的是药品能够使用的最后期限，失效期表示的是药品开始不能使用的起始时间，二者仅一字之差，但具体使用期限却相差 1 个月。例如，某药品标明有效期为 2002 年 10 月，表示该药品可以使用到 10 月 31 日；如果标明失效期为 2002 年 10 月，则表示该药品只能使用到 9 月 30 日，因此不能把二者混为一谈。

另外，有些药品还有负责期或使用期，也称保质期。它表示的是生产单位在一定时间内保证药品质量的期限，在此期间出现质量问题而造成的损失由生产单位负责。负责期既不同于有效期，也不同于失效期。药品过了负责期并不代表该药已经失效或变质，如经检查符合有关质量标准的规定，仍然可以继续使用。

如何判断药品是否变质

药品容易受到光线、温度、湿度、微生物等因素的影响与破坏。如存放不当或存放过久，轻者会使药品质量下降或变质无效，重者会造成不良后果甚至威胁患者的生命。

要判断药品是否变质，除了查看药品说明书上标注的有效期外，还可以通过观察药品的外观形状进行判断。

片剂

外观应光洁完整，色泽均匀，无花斑、黑点，无碎片，无霉菌生长，无异臭等。如药片有白色片变黄、颜色加深或不均匀、有斑点、表面凸凹不平、松散、膨大、变形、裂片、粘连、潮解、异臭等现象时，说明药片已发霉、变质，不可再用。糖衣片稍褪色时尚可考虑继续使用，若已全部褪色或糖衣面发黑，出现严重花斑、受潮、发霉、糖衣层裂开、溶化、粘连等情况时，则不可再用。

胶囊剂

装粉剂的硬胶囊若出现受潮粘连、破裂漏粉、软化、变色、结块、发霉等现象时，说明已经变质。软胶囊多用于装油性或其他液体药品，若出现破裂漏油、受潮粘连、浑浊、异臭等现象，说明已经变质，不可再用。

散剂及颗粒剂

应干燥、松散，色泽、颗粒应均匀，若出现吸潮、发霉、结团、结块、生虫、变色、粘连、异臭以及色泽不一致等现象时，说明已经变质，不可再用。

注射剂

注射剂除个别特殊的药品允许有轻微浑浊外，一般都要求是澄明的液体。若出现明显浑浊、沉淀、结晶析出且经过加热不能溶解者，或出现变色、霉点等现象时，都不应使用。粉针剂应为白色、干燥、松散的粉剂或结晶性粉剂，若出现色点、异物、粘瓶、结块、溶化及变色现象，则说明药品已经变质。

水剂（包括眼药水、滴鼻剂、滴耳剂）

除了极少数为混悬液以外，一般药液应澄清透明，如出现药液颜色变深、浑浊、霉点、沉淀、分层、悬浮、絮状物、异味以及说明书上未注明的固体结晶等现象，说明已经变质，不可再用。

糖浆剂、合剂、口服液

若出现析水、沉淀、发霉、变色、浑浊等现象及有异味、打开后有气泡产生时，说明已变质。

软膏剂

一般较稳定，若出现酸败、异臭、溶化、分层、硬结等现象，说明已经变质。若出现油水分离或结晶析出，经加工调匀后可使用；但若变色、异臭者则不能使用。

丸剂

若出现变形、变色、发干、霉变生虫、有异味等现象，不能使用。

处方药与非处方药

家庭用药时要注意处方药和非处方药的区别。最显而易见的区别是购药时是否需要医生的处方。此外，二者在药理作用、使用剂量、服用时间等方面有着一定的区别。

处方药是指必须凭借有处方权的医生所开具出来的处方才能从药房或药店购买，并要在医生监控或指导下使用的药物。国际上通常用 Prescription Drug 表示处方药，简称 R，常见于医生处方左上角。

处方药的药理作用较强，主要用于治疗病情较为严重的疾病，且容易引起不良反应。一般包括以下几类：刚上市的新药，由于上市时间短、试用人数少，其药物活性、毒副作用等还不完全明了，需进一步观察验证。某些可产生依赖性的药物，如吗啡类麻醉药、镇静药、安眠药、抗焦虑药等。毒性较为剧烈的药物，如抗癌药物等。用于治疗某些特殊疾病的药物，如心脑血管疾病用药、糖尿病用药及治疗细菌感染性疾病的抗生素等。

此外，处方药只允许在专业性医药报刊进行广告宣传，而不能在大众传播媒介做广告。

非处方药是指那些不需要持有医生处方就可以直接从药房或药店购买，消费者凭自我判断，按照药物标签和使用说明书就可自行使用且安全有效的药物。国际上常用 Nonprescription Drug 表示非处方药，在美国又称为"柜台销售药"，即 Over the Counter，简称为 OTC，现已经成为国际上通用的非处方药的简称。

非处方药物主要包括以下几类：呼吸系统疾病用药，如镇咳药、祛痰药等。消化系统疾病用药，如抗消化性溃疡药、助消化药、胃肠解痉药、止泻药、止吐药等。解热镇痛药。关节疾病用药。耳鼻喉科疾病用药。营养补剂，如维生素、矿物质及某些中药补剂等。

非处方药具有以下特点：购买和使用时不需要医务人员的监督、指导，患者可按照药物标签或使用说明书自行使用。适应证是患者能自我做出明确诊断的疾病，一般为轻微、短期、稳定的病症及不适。药物起效迅速，疗效确切，使用方便，价格较低。一般没有毒性，不含成瘾成分，按规定方法使用安全有效，不会引起药物依赖性，毒副作用较少、较轻，而且容易察觉，药物不在体内蓄积，不会引起耐药性和抗药性，与其他药物相互作用也小。供儿童和成人使用的非处方药分别制备或包装。稳定性好，即使在不良条件下储存也不易变质。

事实上，处方药和非处方药并不是药品本质的属性，而是管理上的界定。在不同的条件下，某些药品既有处方药身份，又有非处方药身份。例如，用于治疗皮肤过敏的氢化可的松外用软膏剂可作为非处方药，而用于急性炎症、风湿性心肌炎、类风湿关节炎以及支气管哮喘等其他疾病的氢化可的松制剂（如片剂和注射剂）则属于处方药。

慎用、忌用与禁用

绝大多数的药物说明书或标签上都标注有"慎用""忌用""禁用"的字样，这3个词虽然只有一字之差，但含义却大不相同。

"慎用"是指应谨慎、小心使用，在使用过程中应注意观察是否发生不良反应，一旦发现问题要立即停药，并向医生咨询。但"慎用"并不表示绝对不能使用。慎用药物通常是针对婴幼儿、老年人、孕妇、哺乳期妇女以及心、肝、肾等器官功能不全的患者。这些人因为生理上的特点或病理上的原因，体内解毒、排毒的功能或某些重要脏器的功能低下，在使用某些药物时，容易出现不良反应。因此，遇到必须使用慎用药物的情况时应格外小心，一般应在医生的指导下使用。

"忌用"指避免使用或最好不用。忌用药物的不良反应比较明确，有些患者在服药后可能会出现明显的不良反应，造成不良后果。如磺胺类药物对肾脏有损害作用，肾功能不良者忌用。但是，当病情确实需要，不得不使用某些忌用药物时，应当在医生的指导下选择药理作用类似、不良反应较轻的其他药物代替。如果非用不可，必须同时服用能对抗或削弱其不良反应的药物，将不安全因素降到最低限度。

"禁用"就是禁止使用，说明书中指出的禁用者如果贸然使用禁用药物，将会出现严重不良反应或中毒，重者甚至威胁生命。如阿司匹林可损伤胃黏膜，有消化性溃疡的患者应禁用；吗啡对呼吸中枢有抑制作用，支气管哮喘及肺源性心脏病患者禁止使用。

对于标有"慎用""忌用""禁用"字样的药物，患者在使用时要格外注意，尽量不要自行使用，最好听从医嘱，以确保用药安全。

"遵医嘱"的含义

许多药品的说明书或标签上，都在"用法用量"项目中标有"遵医嘱"的字样，这是在提醒患者在服药时要按照医生或药师的指导，不可自作主张，擅自用药。

标出"遵医嘱"字样是因为以下几个方面原因。

·药品说明书或标签上注明的剂量是常规剂量，是指正常成人的平均用量，也就是说一般病情可以按此剂量服用。但是，由于每个人的年龄、性别、体质、病情以及对药品的敏感程度各不相同，用药量也不可能完全一样。所以，患者在用药时应由医生根据具体情况决定加大或减少用量，以使用药更加合理，取得最佳的治疗效果。如抗生素类、降血糖类、降血压类药品，由于用法特殊，需要遵医嘱服用。

·一种药品往往不止有一种用途，治疗目的不同，所需要的剂量也不同。也就是说，药品作用的性质与剂量的大小有关，剂量不同，所产生的作用也不相同。如巴比妥类镇静安眠药，一般小剂量服用时可产生镇静作用，能缓和激动情绪，使患者安静；中等剂量服用时会引起近似生理性睡眠，可用于治疗失眠症；大剂量服用时则会产生麻醉、抗惊厥的作用。一般药品说明书标注的都是主要用途时的用药剂量，而在用于其他治疗目的时，则应由医生或药师根据具体病情进一步确定剂量。

·有些药品虽然具有一定的副作用，但在治疗某些疾病时疗效显著，是其他药品所不能替代的。这时，就需要医生或药师根据患者的具体情况，权衡利弊后再决定是否使用此药品；如果决定使用，还需要确定最佳用量。

·有些患者需要同时服用多种药品（包括中、西药），有些药品同时使用会起到增强疗效的效果，但有时也会增加不良反应，甚至给患者的身体带来严重的损害。而对于药品之间的相互影响，大多数患者是不清楚的。所以，在同时服用几种药品时，一定要向医生或药师进行咨询。

如何区分药品、保健食品

药品是指用于预防、治疗、诊断人体疾病，有目的地调节人体生理功能，并规定有适应证或者功能主治、用法用量的物品。我国

《保健食品管理办法》对保健食品所下的定义是："系指标明具有特定保健功能的食品，即适于特定人群食用，具有调节机体功能，不以治疗疾病为目的的食品。"区分药品和保健食品，可以从以下2个方面入手。

通过外包装批准文号进行区分

药品和保健食品批准文号的格式和内容有不同之处。2001年，国家食品药品监督管理局把药品批准文号和试生产药品批准文号的表达格式统一规定为"国药准（试）字＋1位汉语拼音字母＋8位阿拉伯数字"。保健食品的外包装上应印有蓝色草帽形状的"保健食品"标志，其下方印有"保健食品批准文号"。根据有关规定，2003年6月以前批准的保健食品批准文号的格式为"卫食健字（××××）第××××号"，2003年10月以后批准的格式为"国食健字（××××）第××××号"。其中，前4位数字代表批准年份，后4位数字代表流水号，且每个品种只有一个批准文号。2005年7月1日，国家食品药品监督管理局对保健食品的批准文号进行了调整，调整后的国产保健食品批准文号的格式为"国食健字G＋4位年代号＋4位顺序号"，进口保健食品批准文号的格式为"国食健字J＋4位年代号＋4位顺序号"。可见，通过查看外包装上的批准文号，就能直观地区分出药品和保健食品。

从作用进行区分

药品一般都在标签或使用说明书中标注有明确的适应症、不良反应、用法、用量、禁忌证和注意事项等内容，且须在医生的指导下服用；而保健食品虽然也标注有适宜人群、食用量、食用方法等内容，但它的使用疗程较长，以调节机体功能为主要目的，对人体有一定程度的滋补营养、保健康复作用，只能对疾病的治疗起到一定的辅助作用，而代替不了药品的治疗作用，且不会对人体产生任何急性、亚急性或者慢性危害。

家庭常备药品注意事项

要注意防潮、避光和防高温

药品很容易因光、热、水分、空气、酸、碱、温度、微生物等外界条件的影响而发生变化，而导致变质失效。因此，为了避光、防潮，药品在保存时最好分别装入棕色瓶中，拧紧瓶盖（有些还要用蜡封上），放置于避光、干燥处，不宜用纸袋、纸盒保存，以防变质失效。部分易受温度影响的药品，如利福平眼药水等，可放入冰箱内保存；而酒精、碘酒等易于挥发的药品使用后除了要密封外，还应放在30℃以下的阴凉低温处保存。另外，气雾剂装有抛射剂，汽化时能产生一定的压力，一旦受热、受撞击，将很容易发生爆炸。因此，应放在阴凉处保存，避免受热和日光直射，并要注意防止挤压和撞击。

标签要完整、清晰

药品的原有标签要完整、清晰，如不小心损坏标签，造成内容残缺或模糊不清，则不宜继续使用。如果药品不是原装而是散装，则应按类分开，并贴上醒目的标签，详细注明药品名称、用途、用法、用量、存放日期、失效期、注意事项等内容。

注意有效期

在使用药品之前，首先要查看药品的有效期，过了有效期便不能再使用，否则会影响疗效，甚至带来不良后果。对于没有注明有效期的药品，可以从外观上加以鉴别。如出现片剂松散、变色、糖衣片的糖衣、胶囊剂的胶囊粘连或开裂，丸剂粘连、霉变或虫蛀，散剂严重吸潮、结块、发霉，眼药水变色、浑浊，软膏剂有异味、变色或油层析出等情况时，则不能再用。另外，药品的保存时间不宜过长，每年应定期对备用药品进行检查，及时更换。

合理存放

所有药品均应放在儿童拿不到的地方，以防止儿童误服。毒性较大的药品要单独保存起来，不和其他药品放在一起，以防止拿错，特别是防止儿童误服。药品最好保存在原有的包装中，不要换装在有其他药品标签的旧包装里，以免被当作其他药品误服。

成人药和儿童药要分开保存。内服药和外用药要在标签上写清楚，分别存放。宠物用的兽药和灭害虫药要单独保存。

为了保证家庭用药安全、有效、经济，尽量不要大量贮存药品，品种和数量宜精不宜多，以免忙中出错，造成误服。

家庭药箱常备药

配备家庭药箱是为了日常生活中的应急和方便，以便在发生小伤小病时能及时治疗、尽早控制，或在去医院前进行临时处理。家庭药箱常备哪些药，应根据每个家庭的具体情况而定。如家中有老年人、幼儿，或有慢性病的患者等，应以各自不同情况准备常用药。以下几大类药物是家庭药箱中必备的常用药物，可从每一类中选出 2～3 种备用。

感冒药

感冒清热冲剂、板蓝根冲剂、小儿感冒冲剂、清热解毒口服液、速效伤风胶囊、银翘解毒丸（片）、强力银翘片、藿香正气片（丸、水）、感冒清、清开灵、双黄连、吗啉胍、利巴韦林、感冒通、克感敏、氯苯那敏、白加黑、力克舒、康泰克等。

解热镇痛药

阿司匹林、复方阿司匹林（APC）、对乙酰氨基酚（必理通、泰诺、百服宁）、布洛芬（芬必得、美林、托恩）、吲哚美辛、索米痛片、安乃近、阿尼利定等。

止咳化痰药

喷托维林、溴己新、苯丙哌林、沙丁胺醇、息可宁、沐舒坦、美可、咳近、复方甘草片、川贝枇杷露、蛇胆川贝液、急支糖浆、止咳糖浆、祛痰灵、痰咳净、氨茶碱、美普清、喘速康等。

清咽消暑药

清咽饮、泰乐奇、咽速清、金喉健、口炎清、冬凌草片、藿香正气水、人丹、十滴水、溶菌酶、西瓜霜、华素片、草珊瑚、金果饮等。

抗菌消炎药

阿莫西林、先锋Ⅳ、先锋Ⅵ、红霉素、罗红霉素、阿奇霉素、麦迪霉素、乙酰螺旋霉素、小檗碱、吡哌酸、利复星、诺氟沙星、环丙沙星、复方新诺明、克霉唑、甲硝唑、制霉菌素、达克宁等。

镇静安眠药

安定、艾司唑仑、苯巴比妥等。

胃肠解痉药

溴丙胺太林、复方氢氧化铝、复方颠茄片等。

助消化药

酵母片、多酶片、乳酶生、山楂丸、复合维生素 B、多潘立酮等。

通便药

果导片、大黄苏打片、麻仁丸、甘油栓、开塞露等。

止泻药

洛哌丁胺、地芬诺酯、庆大霉素、小檗碱、呋喃唑酮等。

抗过敏药

氯苯那敏、阿司咪唑、开瑞坦、去氯羟嗪、赛庚啶、苯海拉明糖浆等。

急救药

硝酸甘油片、速效救心丸、复方丹参滴丸、异山梨酯、硝苯地平、安定栓剂等。

外用止痛药

伤湿止痛膏、关节镇痛膏、麝香追风膏、风湿膏、烫伤膏、红花油、活络油、好得快喷雾剂等。

外用消炎消毒药

酒精、碘酒（碘酊）、红药水、紫药水、高锰酸钾、氯霉素眼药水、金霉素眼膏或眼药水、金霉素或红霉素软膏、皮炎平软膏等。

慢性病患者还可根据病情备药

地高辛、氨氯地平、维拉帕米、卡托普利、蒙诺、康可、辛伐他汀、苯妥英钠、丙戊酸钠、卡马西平、托吡酯、谷维素、维生素类（维康福、贝特令、伊可欣、小施尔康等）。

避孕药

复方快炔诺酮片、复方醋酸甲地孕酮片、复方孕二烯酮片等。

除了药物外，药箱中最好备有其他基本的医疗用品，如体温计、小剪刀、镊子、创可贴、风油精、清凉油、季德胜蛇药、84消毒液、消毒棉签、纱布、胶布、绷带、冰袋等，有条件的家庭还可准备血压计、血糖仪、氧气袋。为了保险起见，最好再备有一本药物手册和急救知识手册，并记下 120、110 等呼救电话。

需要提醒的一点是，家庭备药除了个别需要长期服用的品种外，其他药物的备用量均不宜过多，一般够三五日剂量即可，以免备量过多造成失效浪费。药箱要定期清理，及时淘汰过期和变质的药物，并补充相应的药物。

药物的不良反应及其种类

世界卫生组织对药物不良反应所下的定义为："为预防、诊断或治疗疾病，或为改善生理功能而服用适当剂量药物所引起的有害的、非预期的或治疗上不需要的反应。"我国《药物管理法》规定的定义为："合格药物在正常用法用量情况下出现的、与用药目的无关的或意外的有害反应。"由此可见，药物不良反应一般是指在正常用药的情况下，由药物引起的对人体造成损害的一种反应。而由用药不当所引起的反应，如用错药物、超剂量用药、滥用药物、自杀性过量服药等均不属于药物不良反应的范畴。

药物不良反应分类方法有很多种，通常按其与药理作用的关系而分为 A 型和 B 型两类。

A 型不良反应又称为剂量相关的不良反应，是由药物的药理作用引起的不良反应，一般与药物的剂量有关，有一定的规律性，多数可以预测，发生率较高而死亡率较低。

B 型不良反应又称为剂量不相关的不良反应，为机体的异常反应性所致，与正常药理作用无关，一般和药物的剂量无关，通常很难预测，发生率较低而死亡率较高。

A 型不良反应包括副作用、毒性反应，而停药反应、继发反应、后遗效应、首剂效应等由于与常规药理作用有关，也属于 A 型不良反应的范畴。

副作用

药物的副作用是指药物按常用剂量应用时，伴随治疗作用而出现的与治疗目的无关的其他作用。副作用产生的原因，主要是因为一种药物通常有多方面的作用，当某一作用用做治疗目的时，其他作用便成为副作用。所以，药物的副作用也是药物本身所固有的一种药理作用。但副作用并不是绝对的，它和治疗作用在特定的情况下可以相互转化。例如，异丙嗪不但具有中枢抑制的作用，而且具有抗过敏作用。当用于抗过敏时，则中枢抑制作用所引起的嗜睡就是副作用；反之，当用作镇静治疗时，则中枢抑制作用又成为治疗作用了。

药物的副作用是在常用剂量下发生的，因此难以避免，但一般较轻，属患者可以耐受的范围。但当副作用使患者的某种疾病加重或引发其他疾病时，则要考虑停用此药或换用其他药，也可以增加其他药物来抵消副作用。另外，药物的副作用是可以预料的，患者可以参照说明书上标注的禁忌证有选择性地使用。

毒性反应

毒性反应是由于药物作用剧烈，或用药量过大、用药时间过长所引起的机体功能紊乱，甚至是器官组织病理变化，是一种比较严重的不良反应，对人体的损害较大。如多种抗癌药物引起的骨髓抑制、严重贫血、长期大量使用链霉素导致的耳聋，磺胺类药物引起的蛋白尿、血尿、肾功能减退等。

药物的毒性反应可发生在人体内的各个系统、器官或组织，但多数都有各自的特点，因此一般情况下是可以预料的。只要全面掌握药物的药理作用，采用正确的用药方法和剂量，毒性反应是可以避免或减少的。

后遗效应

后遗效应是指停药后仍残留在体内的、低于最低有效治疗浓度的药物所引起的不良反应。有的后遗效应比较短暂，如服用巴比妥类安眠药后引起的嗜睡现象；有的后遗效应也可能比较持久，如长期服用肾上腺皮质激素，停药后可出现肾上腺皮质功能低下，数月内不能恢复。少数药物还可能导致永久性器质性损害，如链霉素引起的永久性耳聋。

停药反应

长期服用某种药物时，如果突然停药或减量太快，会引起原有疾病病情恶化，这叫作停药反应，又称回跃反应或反跳现象。长期连续使用某些药物，可使人体对此种药物的存在产生适应。骤然停药后，人体一时无法适应这种变化，就可能产生不良反应。

很多起调整机体功能作用的药物都会引起停药反应，如长期使用巴比妥类药物，骤然停药或减药过速时可引起烦躁不安、精神恍惚和失眠等。因此，对于长期使用的药物，一般不能突然停药，而应采取逐渐减量的办法，从而避免或最大限度地减少停药反应的发生。

继发反应

有时候药物本身的治疗作用也会引起不良反应，这种反应称为继发反应，又称治疗矛盾。如长期使用广谱抗生素，会抑制肠道内敏感细菌的生长，造成不敏感的细菌大量繁殖，导致葡萄球菌肠炎或念珠菌病。这就是使用药物治疗所产生的继发性反应。

首剂效应

一些患者在初次服用某种药物时，由于机体对药物的作用不能适应而引起的较强的反应称为首剂效应。有些药物，本身作用较为强烈，首剂如按常量服用，可能出现强烈的效应，致使患者不能耐受。如降压药可乐定，首剂按常量服用，常会出现血压骤降现象。因此在使用此种药物时，应从小剂量开始，然后根据患者的病情和耐受情况逐渐加大到一般治疗剂量，以确保安全。

B 型不良反应包括过敏反应、特异体质反应、药物依赖性及致癌、致畸和致突变作用。

过敏反应

过敏反应也叫变态反应，是指有过敏体质的患者使用某种药物后产生的不良反应，其实是一种免疫反应。过敏反应可发生在各个系统、器官和组织，表现形式多种多样，轻重程度也各不相同，轻微的过敏反应以皮肤过敏最为多见，如瘙痒、各种类型的皮疹、荨麻疹、红斑、水疱等，严重的过敏反应表现为剥脱性皮炎、哮喘、血管神经性水肿，甚至过敏性休克。

过敏反应与药物原有的药理作用无关，反应的严重程度与用药剂量也没有直接关系。对该药不过敏的患者，即使使用了中毒剂量也不会发生过敏反应，而有过敏体质的患者在使用常用剂量甚至极小剂量时就会发生严重反应，如有些人只要一接触青霉素溶液就会发生严重的过敏反应。

由于过敏反应只发生于少数过敏体质患者，所以发病率并不高。多数过敏反应不严重，停药后反应就会自行消失，但少数过敏反应如过敏性休克等会引起严重后果，抢救不及时还会危及生命，应予以足够的重视。对过敏体质者和一些易致过敏的药物如青霉素等，用药前应做皮试，以确保用药安全。

特异体质反应

极少数特异体质患者对某些药物的反应异常敏感，常可引起与一般患者不同的反应，而且与药理作用毫不相关，也不取决于药物剂量的大小。这种特异质反应与遗传有关，有先天性特点，大多是由于机体缺乏某种酶，引起药物在体内代谢受阻所致。如葡萄糖—6—磷酸脱氢酶缺乏症患者，在使用伯氨喹、磺胺等药物后可导致发绀、溶血性贫血等。假胆碱酯酶缺乏者，使用琥珀胆碱后，由于延长了肌肉松弛作用而常出现呼吸麻痹等中毒反应。

药物依赖性

某些药物被人们反复应用后，一旦停药，可能出现一系列不适的感觉，从而迫使患者对这些药物产生一种强烈的继续使用的欲望，以便从中获得精神满足或避免停药引起的不适。药物的这种特性称为药物依赖性。

药物依赖性可分为两种。

生理依赖性，也称身体依赖性，以前称"成瘾性"。它是由于反复用药，使身体形成一种适应状态，中断用药后会产生严重的生理功能障碍，出现一系列难以忍受的戒断反应，如精神萎靡、烦躁、疲倦、失眠、流泪、流涕、出汗、恶心、呕吐、腹痛、腹泻等，甚至可能出现虚脱、抽搐、瘫痪、大小便失禁等严重反应，对躯体造成严重的损害，甚至危及生命。能产生生理依赖性的药物均为中枢神经抑制剂，如吗啡、可待因等。

精神依赖性，也称心理依赖性或习惯性。它是指反复使用某种药物后，会使人产生一种要定期、连续地使用这种药物的强烈欲望，并产生强迫性用药行为，也称"觅药行为"。中断用药后一般不引起严重的躯体戒断反应。容易引起精神依赖性的药物主要有安定药、安眠药、精神兴奋药等。

致畸、致癌和致突变作用

详见后文"药物致突变、致畸和致残"部分。

如何判断药物不良反应

药物不良反应是用药中的一种常见现象，几乎所有药物都会发生不同程度的不良反应。那么，如果在用药过程中出现了新的症状或体征，该如何判断是否属于药物不良反应呢？

根据用药后出现反应的时间判断

在用药后数秒钟至数分钟内发生

如有人在做皮内试验后数分钟内发生过敏反应，甚至有人在注射针头尚未拔出时，过敏反应就已发生，患者很快出现灼热、喉咙发紧、胸闷心慌、脸色苍白、呼吸困难、脉搏细弱、血压下降，甚至神志昏迷，这时需立即抢救。过敏性休克常在接受药物后突然发生，支气管哮喘也多发生在用药后数秒钟至数分钟内。

在用药后数分钟至数小时内发生

如固定性药疹、荨麻疹、血管神经性水肿等过敏反应，多在用药后数分钟至 12 小时内发生。

服药后半小时至两小时发生

服药后半小时左右至两小时内如果出现恶心、呕吐、腹痛、胃部不适等症状，则可能是药物引起的胃肠道不良反应。

用药后 1 ~ 2 周发生

如多形红斑常在用药后 2 ~ 7 天出现；血清病样反应多在首次用药后 10 天左右发生；剥脱性皮炎、大疱性表皮松解型药疹大多在用药 10 天后发病，体温可高达 39 ~ 41℃；洋地黄、利尿剂引起的水肿等，也多在用药后的 1 ~ 2 周出现。

停药后短时间发生

如长期使用普萘洛尔、可乐定等药物治疗高血压，停药后可出现反跳性高血压；连续使用抗凝剂，突然停药后可出现反跳性高凝状态伴血栓形成等。

停药后较长时间发生

如链霉素导致的耳聋常在停药后 6 个月出现；抗癌药白消安引起的肺部病变常在用药后 1 年以上才出现，停药后仍可继续发生；氯霉素所引起的再生障碍性贫血与白消安情况类似；药物的致癌作用和致畸作用需要更长的时间才会出现。

根据具体症状判断

一般来说，药物引起的不良反应不同于原有疾病的症状，有时甚至完全不同，如阿司匹林、吲哚美辛等引起的哮喘，庆大霉素等导致的耳聋，青霉素、碘制剂等导致的过敏性休克。但也有一些药物引起的不良反应与原有疾病的症状相同，如长期使用甲基多巴等降压药，如果突然停药，会造成血压骤升、心率加快，甚至导致颅内出血，需立即抢救；双氢克尿噻在利尿过程中常会出现水肿或使水肿加重；用普萘洛尔治疗高血压，如果在症状得到控制后停药，一般会发生反跳性高血压。这些现象都有助于对药物不良反应的判断。

根据是否有再激发现象判断

再次使用同类药物后，注意观察是否会发生同样的反应，若两次反应相同，则可判定为药物不良反应。对已怀疑会出现不良反应的药物，一般不宜再次使用，但无意中再次使用时出现的现象可作为判断不良反应的重要依据。

需要特别指出的是，某些中成药也会引起过敏反应。如六神丸、跌打丸、云南白药、牛黄解毒片、穿心莲注射液、复方柴胡注射液及板蓝根、贝母、红花、丹参、天花粉、紫草、益母草、槐花、大青叶、大黄等，用药时应特别注意。

另外，发现可疑不良反应，应与药品说明书中标注的或医生交代说明的不良反应相对照，如果相符，则可能性较大。当然，若不相符也不能完全排除嫌疑，还可能是该药所引起的新的、尚未被发现的不良反应。

一旦发生不良反应，首先要立即停止服用可疑药物，并及时通过医生、药师或直接向药物不良反应监测部门报告，同时向医药专业人员进行用药咨询。若确属药物不良反应，今后应避免再次服用同样药物。发生严重的药物不良反应，应及时就医。

怎样预防药物不良反应

产生药物不良反应的原因非常复杂，有些不良反应如副作用、毒性作用和过敏反应等与药物固有的药理作用和患者的体质有关，是不可能完全避免的。但有些不良反应是人为原因造成的，如选药不当、用药剂量不对、用药方法错误、用药时间过长等，用药时只要多加注意，一般都可避免或减少不良反应的发生。

了解患者的病史和用药史

应让医生或药师了解自己曾患过哪些疾病，服用哪些药物出现过不良反应，对哪些药物容易过敏等，绝对不能再使用已经产生过过敏反应的药物。如患者患有青光眼，则不能使用阿托品类药物；如患者曾对磺胺药或青霉素产生过敏，就不可再用同类药物。

注意患者的体质

有过敏体质和特异体质的患者，对某些药物的反应极其敏感，在用药时应格外谨慎，患者在购药前应该让药师或医生了解自己的药物过敏史和家族的特异性反应。此外，还要考虑自身的身体承受能力，体弱者一般宜选用作用比较温和的药物，且药量不宜太大。

正确选药

患者自行到药店购买非处方用药时，应根据自己的病情和症状合理选药，避免盲目用药。请医生开处方时，不应隐瞒病情，应向医生如实交代发病原因、发病时间、主要症状、演变过程、已做过的诊断或已用过的药物等，以便医生做出正确的诊断，开具合理的药方。

了解药物性质

服药前要认真阅读药物说明书，以了解该药物的药理作用、不良反应、禁忌证和注意事项等。使用对器官功能、造血系统、神经系统、血糖可能造成不良反应的药物时，要向医生咨询或按规定做实验室检查，一旦发现问题应及时停药，如使用利福平、异烟肼时要检查肝功能，使用氨基糖苷类抗生素时要检查听力、肾功能，使用氯霉素时要检查血常规。

注意用药方法

要根据患者的病情、用药目的和药物的性质等选择合适的用药方法。如治疗胃肠道感染、消化性溃疡的药物大多口服，需要在全身起作用的药物可采取口服或注射用药。

注意用药种类和剂量

用药种类不宜过多，应避免不必要的联合用药，以免发生药物不良相互作用。用药剂量不宜过大，因为药物的疗效和剂量并不成正比，增加剂量后副作用的增加要比疗效的增加大得多。所以要根据医生指示或说明书来确定，不可随意增加或减少药物的剂量。对不熟悉或未曾使用过的药物最好先从小剂量开始，边使用边观察，然后根据用药反应做适当的调整。老年人和儿童对药物的反应不同于成人，用药时应适当减少剂量。孕妇和哺乳期妇女用药时要特别慎重，尤其是妊娠头 3 个月应避免使用任何药物，以免引起致畸作用。肝病和肾病患者，应选用对肝肾功能无不良影响的药物，而且要适当减少剂量。

注意用药时间

药物不良反应与用药的时间有关，一般连续用药的时间越长，发生不良反应的可能性越大。有些药物在长期服用的过程中，如果突然停药，也易引起不良反应。因此不能随意延长用药时间或突然停药。此外，要注意按时服药，不能随便更改用药时间和次数，对刺激性较强的药物可在饭后服用。

在日常生活中，如果能结合患者的病情和体质正确选药，严格掌握用药剂量、用药方法、服用时间以及配伍禁忌等，一般都能避免或减少药物不良反应的发生。

如何应对药物不良反应

如果发生药物不良反应，患者应及时和医生联系，在医生的指导下，根据不良反应的不同表现和严重程度采取相应的措施进行治疗。

·如果出现严重的不良反应，或由于药物副作用较剧烈，导致患者出现其他异常或使原有病情加重时，一旦发现应立即停药，并及时就医；也可改用其他药物，或有针对性地服用一些能降低或抵消副作用的药物。对危及生命的不良反应，如严重的低血糖、急性肾功能衰竭等，应配合医生采取有力的措施积极抢救。

·如果药物不良反应较轻，患者可以耐受，一般不需做任何处理，停药后不良反应就会自行消失。如果按病情不允许停药，这时可继续用药，同时要做对症处理。例如，饭后服药可避免药物对胃肠道的刺激；服用磺胺类药物后应多饮水，防止药物在尿中形成结晶，减少对肾脏的损害。

·有些药物容易对血液系统和肝肾功能造成损害，如白细胞减少、血小板减少、血转氨酶升高等，但对于此类药物不良反应，一般患者通常不易察觉。因此，在使用此类药物时要定期做血液检查或肝肾功能检查，一旦出现异常现象，应在医生的指导下停药或加用其他辅助治疗的药物。

·由过敏体质引起的过敏反应，如过敏性皮疹、荨麻疹和瘙痒及过敏性休克等，或由于遗传因素引起的特异性反应，如磺胺药引起的黄疸、溶血性贫血等，一经发现应立即停药。严重反应如过敏性休克，要立即送往医院抢救。由于此类不良反应与药物的剂量无关，不良反应的严重程度难以预料，因此以后应避免使用同类药物。

·如果不良反应是由服药剂量不当引起的，而且反应较重，患者难以耐受时，则需减小用量，也可以改用或合用其他药物。例如，单独使用一种抗高血压药物治疗高血压时，要用较大的剂量，就会引起明显的不良反应；若改成联合用药，则每一种药物的使用剂量都不大，可大大减少不良反应的发生。

几种特殊的药物不良反应

药物的不良反应可发生于人体的各个系统、组织和器官，一般常见的主要是消化系统的症状，如恶心、呕吐、腹泻、腹痛、便秘等。

药物可引起以下几种特殊的不良反应。

水肿

有些药物可使机体内水、电解质平衡发生紊乱，进而引起全身或局部的水肿，其具体原因主要有以下几个方面。

过敏反应引起水肿

有些患者在注射某种动物血清时可发生血清病，出现皮疹、发热、关节痛、淋巴结肿大等，部分患者还可出现面部、眼睑、手足末端水肿，极少数患者可发生较严重的喉头水肿。口服阿司匹林、安乃近等可导致药物性皮炎，出现荨麻疹，并在口唇、眼睑、外阴等皮下组织疏松的部位出现水肿。注射青霉素、口服磺胺类药物，还可引起血管神经性水肿，多发生在口唇、眼睑、耳垂、外阴等部位。

药理作用引起水肿

如长期服用肾上腺皮质激素、性激素、解热镇痛药、降压药、利尿药及某些中药如甘草、人参等，可导致机体内水钠潴留而发生水肿。

药物本身导致水肿

有些药物本身就可以导致水肿，如不恰当地大量补液或输入过多的氯化钠、碳酸氢钠、乳酸钠，或长期大量使用水杨酸钠、青霉素钠等，都可使体内钠离子过多，引起高钠血症和水肿。

损害肾脏引起水肿

很多药物如镇静剂、解热镇痛剂、抗凝血剂、利尿剂、磺胺类药物、青霉素、庆大霉素、卡那霉素以及降糖药物等，都会不同程度地损害肾功能，影响水钠排泄，导致水钠潴留，最终引起水肿。

当药物引起水肿时，首先应停止使用相关药物，同时减少水分和食盐的摄入，并进行对症处理，可采用抗过敏、保护肾脏功能、适当使用利尿药等方法来消除水肿。

眩晕

眩晕是人体对空间的定向感或平衡感发生障碍而产生的一种运动性或位置性错觉，患者在睁眼时感觉周围物体在围着自己旋转或上下、左右跳动，闭眼时则感觉自身在旋转、摇晃或有摆动、倾倒、翻滚、升降感，同时伴有恶心、呕吐、出汗、面色苍白等症状。

引起眩晕的药物以链霉素最为常见，其他常见的还有庆大霉素、卡那霉素、新霉素、万古霉素等抗菌药，依他尼酸和呋塞米等利尿剂，水杨酸之类的解热镇痛药，利舍平、降压灵等降压药及一些镇静药、安眠药等。这些药物会对内耳前庭系统产生不同程度的损害，影响其维持机体平衡协调的功能。在用药剂量过大、用药时间过长、联合使用两种以上同类药物及患者肾功能不全的情况下，这种损害作用会变得更加明显。

为了避免或减少药物性眩晕的发生，用药时应尽量避免使用上述药物，尤其是肝肾慢性疾病患者以及幼儿、老年人、孕妇和哺乳期妇女，对此类药物应忌用或慎用。若因病情需要必须使用此类药物，则应尽量避免同时使用两种以上耳毒性药物，用药时间也不宜过长。当有失去平衡感、头晕、行动不稳甚至站立不稳时，必须立即停药。

男性乳房增大

某些药物会引起男性乳房增大，但往往容易被人忽视，而一旦发现又常被误认为是其他疾病所引起的，如乳腺癌等，从而造成不必要的恐惧。

药物引起的男性乳房增大一般可分为两类。

单纯有乳房增大而没有溢乳

引起此类反应的药物以利尿剂螺内酯最为常见，可抑制睾酮与受体结合，长期服用可致男性乳房增大，并可伴有乳房疼痛、睾丸缩小、阳痿及性欲减退等；强心药洋地黄具有增强雌激素的作用，长期服用的患者，约10%可发生乳房肿大，尤其以老年人居多。其他能引起乳房增大的药物主要有抗癌药白消安、卡莫司汀、长春新碱，抗结核药异烟肼、异烟腙、乙胺丁醇等。

乳房增大伴有溢乳

引起此类反应的药物主要有安定药如奋乃静、安定、氟哌啶醇，三环类抗抑郁药如丙咪嗪、阿米替林等，胃肠溃疡病用药如西咪替丁、雷尼替丁等，雌激素及孕激素类药，降压药如甲基多巴、酮康唑、桂利嗪、卡马西平等。

药物引起的男性乳房增大一般呈双侧性，但可不对称，大多左侧大于右侧，乳晕色素可出现加深，乳晕下可有软性肿块，有时有结节，一般无症状，局部可有胀痛、压痛或触痛。一旦发现，需立即停用相关的药物，一般停药后肿块可逐渐消退，少数病情较严重的患者需请医生诊断治疗。

出血

药物引起的出血正呈现逐年增多的趋势，这与一些药物尤其是抗菌药的广泛使用和滥用密切有关。药物性出血的机制主要有 3 种：

骨髓抑制与再生障碍

药物性骨髓抑制的出现与用药剂量大小和用药时间长短有关，常在用药期间出现，停药后多数能够恢复。药物性再生障碍的出现与用药剂量大小及用药时间长短无关，而是由患者的特异体质所引起，而且治疗起来十分困难。抗菌药氯霉素既能引起骨髓抑制，又极易引起再生障碍性贫血，12 岁以下、有慢性荨麻疹和湿疹等过敏性疾病史的女孩常患此病。所以，此类患者应避免使用氯霉素。另外，链霉素、甲风霉素、磺胺类药物也可引起骨髓抑制和再生障碍。

血小板破坏或功能抑制

当血小板吸附某些抗体—药物复合物时，可引起免疫性血小板破坏。此类药物主要有氯霉素、红霉素、庆大霉素、阿米卡星、利福平、磺胺类药物等。此外，青霉素、氨苄西林、阿莫西林等药物会损害血流中的血小板功能，阻碍血小板聚集，最终导致出血。此类抗菌药物还有萘夫西林、甲砜霉素、拉氧头孢、头孢曲松、利福平、诺氟沙星等。

维生素K依赖性凝血过程阻断

拉氧头孢、头孢唑啉、头孢曲松等头孢类抗菌药可造成维生素K凝血过程受阻，引起消化道出血等不良反应，尤其是那些营养不良、肾功能减退的患者，在使用此类药物后更易引发出血。除了上述药物外，能造成维生素K凝血过程受阻的药物还有头孢唑啉、头孢甲肟、阿莫西林、氨苄西林等。

滥用药及其害处

滥用药指的是不加节制地、过多地自我用药，这是不合理用药的一种表现。俗话说："是药三分毒。"大多数药物都具有一定的毒副作用，如果长期大量使用，很容易引起不良反应，轻者可能延误病情，重者甚至危及生命。因此，在使用药物治疗疾病的过程中，一定要注意用药安全，切不可滥用药物。

目前情况下，滥用药物主要表现在以下几个方面。

滥用抗生素

顾名思义，抗生素是抵抗致病微生物的药物，它对常见感染性疾病的治疗效果是任何其他类药物所无法比拟的，对拯救人类生命起了重大作用。由于抗生素治疗效果好，毒性相对较低，因此造成了普遍而且越来越严重的滥用局面。如有的患者一有感冒发热就使用抗生素，结果不但没有控制病情，反而破坏了人体内正常菌群的生态平衡，造成人体免疫力下降。更严重的是，滥用抗生素还造成病菌耐药性的增强，使有效的抗生素效果降低甚至完全无效，大大增加了疾病治愈的难度，提高了战胜疾病的代价。

此外，滥用抗生素还能产生严重的毒副作用，对患者的机体造成损伤。

·滥用链霉素、卡那霉素能引起眩晕、四肢麻木、耳鸣、听力减退甚至耳聋，还可损害肾脏。

·滥用红霉素、林可霉素、多西环素可引起厌食、恶心、呕吐、腹痛、腹泻等胃肠道反应。

·滥用头孢类药物，如头孢曲松，可导致过敏性休克，严重的致人死亡。

·滥用青霉素可引起过敏反应，轻者全身出现皮疹，重者可导致休克甚至死亡。

·滥用链霉素、氯霉素、红霉素、先锋霉素会抑制机体免疫功能，削弱机体抵抗力。

滥用解热镇痛药

解热镇痛药是人们应用最广泛的一类药，它不但具有解热、止痛的功效，有些还具有消炎、抗风湿等作用，而且此类药物大都属于非处方药，很容易在一般药店买到，因此滥用现象十分严重。很多患者在遇到头痛脑热，或是牙痛、关节痛、腰腿痛时，常常不经过医生诊断就自行到药店购买退热药或止痛药，如阿司匹林、保泰松、对乙酰氨基酚、布洛芬等。实际上，这些药物都只是对症治疗，只能暂时缓解症状，并不能从根本上治疗疾病，同时也会掩盖疾病的真相，延误疾病的及时诊断和治疗。

长期服用吲哚美辛可引起头痛、眩晕、精神障碍等；滥用水杨酸类、阿司匹林、布洛芬等药物可刺激胃黏膜，诱发胃溃疡，甚至胃出血和穿孔；滥用阿司匹林、保泰松等药物可引起肝损害，出现肝大、肝区不适、转氨酶升高等症状；滥用安乃近、对乙酰氨基酚还可引起过敏反应，出现皮疹、药物热或加重哮喘。滥用氨基糖甙类抗生素，如卡那霉素、新霉素，以及利尿类药物如依他尼酸等会造成耳聋。

滥用安眠药

失眠是老年人常见的症状，但是随着生活节奏的加快和压力的增加，中青年人群中失眠患者的数量也在不断增加。许多失眠患者为了消除失眠症状，就服用安眠药。其实，偶尔服用一些安眠药，确实能够起到催眠的作用。但如果长期大量服用，就容易产生不良反应，甚至对身体造成损害。

引起失眠的原因有很多，使用安眠药只是对症治疗，可能会暂时掩盖病情，延误对引起失眠的原发疾病的治疗。长期使用安眠药容易使人体产生耐药性，从而使药物的催眠作用逐渐减弱，必须不断增加剂量才能奏效。服药数月之久的患者，大多产生心理和生理的药物依赖性，停药会导致更严重的失眠，常引起戒断困难。因为大多数安眠药是经过肝脏分解，由肾脏排泄的，所以必然会对肝肾功能造成一定的损害。肝肾不好的患者应选择副作用小的安眠药，否则易引起肝脏肿大、肝压痛、肝功能不正常，严重的甚至出现黄疸、水肿、尿蛋白等。长期服用安眠药还会引起胃肠功能紊乱，出现恶心、食欲减退，腹胀、便秘等，甚至产生中毒。久服停药后还会出现头晕、肌肉跳动或失眠加重。安眠药还可能引起神志不清、反应迟钝、智力及记忆力损害等。因此，安眠药最好在医生的指导下服用，并且不可常服，以免形成对药物的依赖性；最好是交替或轮换使用，以保持药物的疗效。对于失眠的治疗不应单纯依赖药物，要积极治疗原发病，并加强心理治疗和中医药治疗，还要注意讲究睡眠卫生。

滥用补药

补药一般是指各种维生素及营养药、补血药或某些中药补益药（如人参）。根据目前的生活水平来看，人体所需要的各种营养素一般从日常膳食中就可得到充分供应，不必另补。而只有那些少数确实缺乏营养、患有某些疾病、消化吸收功能发生障碍的患者，以及年老体弱者、儿童、孕妇、哺乳期妇女等才需适当地补充营养素。但即使是这些人也不可随便乱补或滥补，而应该缺什么补什么，缺多少补多少，适当掌握其用量。

营养素对人体并非多多益善，补得过多反而有害无益。过多服用含铁、锌等补血营养品，会引起铁、锌中毒，出现呕吐、腹泻、神志错乱、昏睡等症状。长期服用鱼肝油、维生素 AD 丸，会引起骨痛、头痛、呕吐、前囟宽而隆起、皮肤瘙痒、毛发干枯、脱发、厌食、低热等中毒症状。中药补品有很多种，如果乱食滥补，轻者可引起脘腹饱胀、食欲减退，重者引起便秘或腹泻、内热加重、舌燥尿赤，甚至鼻孔溢血等。

总之，在服用补药时，要根据实际需要，适度进补，不可盲目行事。在不能确定是否应该服用补药时，应到医院进行检查，然后对症进补。

什么是药源性疾病

任何药物的作用都有两面性，既有对人体疾病的治疗作用，又有对人体造成损害的毒副作用。如果用药不当，就会引起不良反应，从而诱发新的疾病，这就是药源性疾病。

药源性疾病的病因是药物作为致病因子，引起人体某一个或几个器官、某一处或几处局部组织发生功能性改变或器质性损害，并且出现各种典型临床症状的疾病，所以又称为药物诱发性疾病。事实上，药源性疾病就是药物不良反应在一定条件下所产生的后果。

药源性疾病与药物副作用不同，一般不包括药物过量导致的急性中毒。它是指带有损害性、不易恢复、危害性较大的慢性毒性反应。例如链霉素与庆大霉素引起的中毒性耳聋，抗肿瘤药博莱霉素引起的间质性肺炎，滥用广谱抗生素造成的伪膜性肠炎，降压药肼屈嗪造成的药物性红斑狼疮，某些利尿药引起的低钾血症等，都属于药源性疾病。

近年来，药源性疾病有明显增多的趋势，这与近几十年化学药物种类日益增多、用量不断扩大及不合理用药有着密切的关系。因此，在用药治病时，一定要遵照医嘱，不可自作主张，随心所欲地服药，以免造成严重后果。医务人员也要重视各类药物可能产生的药源性疾病，做到合理使用药物，最大限度地减少药源性疾病的发生。

药源性疾病的危害

20 世纪 40 年代，临床用药以对症治疗和短程疗法为主，因此很少出现严重的药物不良反应。20 世纪 40 年代以后，青霉素等抗生素研制成功并得到广泛应用，药物治疗从此进入了一个新纪元，合并用药和长期疗法不断增加，造成药物不良反应大量出现，严重性也日益突出。如陆续出现了过敏性休克、听神经损害、肾损害和骨髓抑制等不良反应，但这些并未引起人们的重视。

20世纪60年代后，肾上腺皮质激素在临床上得到广泛应用。但在1961年，欧洲出现了骇人听闻的"反应停"事件：一种叫"反应停"的镇静安眠药被广泛用于治疗妊娠晨吐，结果造成了大约1.2万名畸形儿。这次"药害"灾难，成为人们认识药物不良反应问题的转折点。从此以后，人们对药物毒副作用的警觉性进一步增强，对药源性疾病也有了初步认识。

20世纪70年代，普拉洛尔上市4年左右，人们发现它能引起严重的"眼—黏膜—皮肤"综合征，并导致部分患者失明，有的患者甚至因腹膜纤维化导致肠梗阻而死亡。这两起用药悲剧引起了世人极大的震惊，也促使人们对药源性疾病的危害性有了进一步的认识和警惕。

随着化学药物应用日趋广泛，因药物不良反应而住院的患者已占到住院患者总数的3%～5%，其中有10%～20%的住院患者容易患药源性疾病，而药源性疾病的死亡人数则是主要传染病死亡人数的10倍。

药源性疾病现已成为主要致死疾病之一。在美国，它紧随心脏病、癌症、肺病之后居第4位。据报道，美国每年因药源性疾病而死亡的病例约为10万例。这说明，药源性疾病已经对人类的健康构成了巨大威胁，应引起人们的高度重视。

诱发药源性疾病的原因

诱发药源性疾病的原因有很多种，既包括患者本身的特异体质、年龄、性别、饮食习惯等，也包括药物质量、不合理用药等方面的问题。

从统计资料来看，引起药源性疾病的主要原因是不合理用药，包括选药不当、盲目用药、滥用药物、误用药物、处方配伍不当、用药途径错误、重复用药、忽视用药注意事项和禁忌证、用药时间过长、突然减药或停药等。如能合理用药，大部分药源性疾病还是可以避免的。

除了不合理用药外，药源性疾病还有很多影响因素，主要有以下几点。

遗传因素

快乙酰化者使用异烟肼易产生肝脏损害，慢乙酰化者使用异烟肼易产生周围神经炎；葡萄糖—6—磷酸脱氢酶缺乏者，在服用伯氨喹、磺胺等药物时易出现溶血性贫血；假胆碱酯酶有遗传性缺陷者，在使用琥珀胆碱后可产生长时间的肌肉松弛和呼吸暂停。

性别

一般来说，女性药源性疾病发生率比男性高，如保泰松和氯霉素引起的粒细胞缺乏症，女性的发生率为男性的 3 倍；氯霉素引起的再生障碍性贫血，女性的发生率为男性的 2 倍；女性药源性红斑狼疮患者也比男性多见。另外，由于男女生理功能的不同，女性患者在月经期和妊娠期对泻药及其他刺激性强烈的药物敏感，有引起月经过多、流产及早产的风险。

年龄

年龄是诱发药源性疾病的重要因素之一。

小儿特别是新生儿和婴幼儿各系统器官功能不健全，肝、肾功能较差，血浆蛋白结合能力弱，用药后容易出现药源性疾病。如新生儿应用氯霉素后易在体内蓄积，发生灰婴综合征；新生儿长期或大量局部应用新霉素滴耳剂可导致耳聋；应用磺胺、新霉素和维生素 K 可引起或加重核黄疸等。

老年人肝、肾功能变弱，组织器官功能减退，血浆蛋白降低，用药后也容易诱发药源性疾病。如老年人应用地高辛、哌替啶后血药浓度较高，半衰期较长，中毒的发生率和死亡率都较高；应用肝素过程中易导致出血；应用硝西泮治疗量即易致脑功能紊乱；应用保泰松和普萘洛尔易引起头痛、眩晕、心动过缓、低血糖等不良反应；应用利尿剂易致失钾；应用降压药和噻嗪类药物易致体位性低血压；应用抗胆碱药和抗震颤麻痹药易致尿潴留；应用庆大霉素易致肾毒性和不可逆性听觉和前庭功能损害。

不良生活方式

吸烟、饮酒可能对药源性疾病的产生有一定影响。如饮酒可加速某些药物的代谢转化，可损伤肝功能，影响药物的代谢。

疾病因素

慢性肝病、肾病患者由于药物在体内的代谢速度降低，使药物的血浆半衰期延长，从而导致血药浓度升高，用药后容易出现药源性疾病。如肝硬化患者使用安定后容易诱发肝性脑病；结肠溃疡患者使用磺胺脒后易引起中毒；呼吸中枢功能障碍患者应用巴比妥类药物可致呼吸衰竭。

过敏体质

有些患者对药物特别敏感，使用极小量就能导致致命性反应。如对奎宁过敏者在服用量为 0.3 克时就会出现头痛、耳鸣、恶心、视力和听力减退等症状，而一般患者要服用 0.6 克以上才会出现相同症状。

药物本身的作用

药物本身的作用可引起与治疗目的无关的或有害的反应，造成损害。如氨基糖苷类抗生素会引起第 8 对脑神经损害，造成听力减退或永久性耳聋。药物的其他作用如继发作用、后遗作用、致畸作用、致癌作用等都可引起药物性损害。

药物的相互作用

联合用药时常会发生药物间的相互作用，不良的相互作用会造成药物疗效下降，导致治疗失败，也会使药物的毒副作用或治疗作用过度增强而危害身体。如阿司匹林和红霉素合用会导致听力减弱；异烟肼与利福平合用会使肝炎的发生率比单用时高 10 倍。

药物制剂

制剂的安全性与其主要成分、主要成分的分解产物和副产物，以及制剂中的溶剂、稳定剂、染色剂、赋形剂、杂质等都有一定关系。如阿司匹林引起的哮喘、荨麻疹等变态反应是其副产物乙酰双水杨酯和乙酰水杨酸酐所致；阿司匹林的分解产物游离水杨酸还可引起腹痛；防腐剂如对羟基苯甲酸酯，色素如柠檬黄等均可引起荨麻疹等不良反应。

药源性疾病的预防

目前，各种新药还在不断涌现，药物的种类越来越多，发生药物不良反应的概率也越来越大，新的药源性疾病也必然随之增加。因此，对药源性疾病都要有足够的重视，要积极采取各种办法预防此病的发生。

充分重视药源性疾病的危害性

要了解药源性疾病的有关知识，重视药源性疾病的危害，掌握药源性疾病的诊断和防治方法，以防止和减少药源性疾病的发生，保障用药安全。

合理用药

不合理用药是引起药源性疾病的主要原因，如果能够做到合理用药，则药源性疾病的发生率将大大降低。因此，在用药时要注意以下几点：

·选药要有明确的指征，不仅要对症用药，还要考虑禁忌证，不可随意用药。对所用药物的毒性、副作用等要有一定的了解，不用自己不清楚的和疗效不确切的药物。

·应遵照医嘱按时按量服药，不可擅自增加药物剂量，更不可滥用药物。

·要合理地联合用药，用药种类不宜过多，一般不应超过3种，争取能用最少种类的药物达到最佳的疗效，可用可不用的药物尽量不用。联合用药前要了解药物之间的相互作用，以防引起不良反应，造成严重后果。

·不可长期应用同一种药物，以免对该药形成依赖性或产生药物依赖。

·凡是具有过敏体质或对某种药物过敏的患者，就诊时一定要提前告诉医生。用药后一旦出现过敏反应，要立即停药，症状严重的要采取抗过敏等措施进行治疗。

·孕妇禁止使用易造成流产和对胎儿有害、易致畸形的药物，尤其是妊娠初期的3个月内应尽量避免使用药物。老年人、儿童用药量应酌情减少，用药期间应加强观察。

·在用药的过程中，要注意发现药物不良反应的早期症状，一旦发现问题，要及时调整用药剂量或调换治疗药物，尽可能把药源性疾病的发生率减少到最低限度。

药物热

药物热是在治疗疾病的过程中，由于使用某种药物而直接或间接引起的发热，是最常见的药物不良反应之一，也是发热的常见原因之一。随着各种新药的相继问世，药物热的发生率也在逐渐升高，对此应予以足够的重视。

药物热一般在用药1～2周出现，如果之前使用某药物出现过发热，则再次使用该药后会在数小时内引起高热，甚至比原来的热度还要高，如果不停止用药，就会引起严重的后果甚至危及生命。药物热的热型不定，平均为38.9～40℃，偶有高达42℃以上的超高热。多数患者仅表现为发热，而无其他症状，也有不少患者可伴有皮疹、哮喘等其他过敏症状，少数重症患者可出现头痛、肌肉关节酸痛、寒战等。但患者一般情况良好，精神体力无明显改变，全身无严重中毒现象，停用致热药物后1～2天症状多可自行消失。

发生药物热的原因很多，主要有以下几点。

药物的过敏反应

这是引起药物热最为常见的原因，又称为药物过敏症。这类药物热通常伴有皮疹、关节痛、嗜酸粒细胞增多、哮喘发作等过敏表现。

药物受到污染

在制造、运输、贮存或使用过程中，由于消毒不彻底、密封不严，药物被微生物、内毒素或其他杂质所污染，从而导致药物热，与药物本身的药理作用无关，以输液反应最为常见。

药物的药理作用

此种发热虽然与用药有关，但并不是由药物直接引起，而是由于药物大量破坏病变组织或病原菌，产生的毒素刺激机体而引起。如癌症患者在化疗过程中，由于癌变组织被抗癌药大量破坏，释放出一系列炎性介质和毒素，从而引起发热；在使用青霉素治疗螺旋体感染（梅毒、钩端螺旋体病）或敏感菌引起的脑膜炎、肺炎时，被杀死的菌体释放出大量内毒素而引起发热。此外，大量使用抗凝药物导致内出血时也会引起发热。

药物影响体温调节机制

有些药物可直接影响体温调节中枢而引起发热，如苯丙胺、可卡因、麦角酰二乙胺等。有些药物可通过影响周围组织而引起发热，如使用肾上腺素可使周围血管收缩，影响散热过程而引起发热。婴幼儿和极个别成人患者对上述药物的耐受性较差，或在高温环境中使用上述药物时，即使很小的剂量也会引起药物热。

先天性生化代谢缺陷

有先天性生化代谢缺陷的患者在使用某些药物时可产生药物热。例如，有葡萄糖—6-磷酸脱氢酶缺乏的患者，如果使用伯氨喹等药物，则会出现溶血性贫血和发热；有机钙代谢障碍的患者，在使用全身麻醉剂或除极化型肌肉松弛剂后也常会引起发热。

药物的使用方法

如静脉输液可引起静脉炎，从而导致发热；肌肉注射某些药物引起无菌性脓肿也会导致发热。

药物相互作用

药物相互作用，即药物与药物之间的相互作用，是指同时或先后服用两种以上药物时，其中一种药物使另一种药物的药理效应发生改变的现象。药物相互作用的结果可能是一种药物的效应得到加强或削弱，也可能是两种或多种药物的效应同时得到加强或削弱。使药物效应加强的，称为药物的协同作用，如利尿剂和其他降压药合用，可增强多种降压药的疗效；甲氧苄啶和磺胺药合用，可增强磺胺药的抗菌作用。使药物效应减弱的，称为药物的拮抗作用，如甲氧氯普胺具有止吐作用，而阿托品为解痉药，这两种药物作用相互拮抗，同时服用会减弱药效。

两种或两种以上药物同时使用时称联合用药，或称配伍。当药物在体外配伍时，可能引起药物药理上或物理、化学上的变化，如沉淀、变色、潮解、中和等反应，从而影响药物疗效甚至影响患者用药安全，称为配伍禁忌。

药物相互作用可分为两类：一类是药代学的相互作用，指的是一种药物改变了另一种药物的吸收、分布或代谢。另一类是药效学的相互作用，指的是一种药物改变了另一种药物的药理效应，但并不会对血药浓度造成明显的影响，而主要是影响药物与受体作用的各种因素，如全身麻醉剂卤代烷能敏化儿茶酚胺对心脏的致心律失常作用。

随着现代治疗联合用药的逐渐增多，发生药物相互作用的情况也屡见不鲜。如近些年来，一些抗过敏药（特非那定、阿司咪唑等）在与咪唑类抗真菌药、大环内酯类抗生素（红霉素等）并用时，曾产生严重的心脏毒性，少数人甚至因此而死亡。为此，在用药时一定要仔细阅读说明书。中药在使用时也应该注意"忌口"，以避免药物与食物间的不良相互作用。

容易发生药物相互作用的药物有很多种，主要有以下几类：治疗指数低的药物（即用药剂量稍有变化就会引起药理作用明显改变的药物）、需要监测血药浓度的药物、酶诱导剂和酶抑制剂等，具体包括口服抗凝药、口服降糖药、抗生素类、抗癫痫药、抗心律失常药、强心苷和抗过敏药等。

临床上药物相互作用的发生率主要与服药者的种族差异和同时用药的数量等因素有关。如由奥美拉唑引起的不良反应，在黄种人中的发生率比白种人高。另外，机体代谢能力、肝肾功能等因素也能对药物相互作用的发生造成影响。因此，急性病患者、肝肾功能不全者、老年人、新生儿发生药物相互作用的概率较大，在用药时要格外谨慎。

哪些中西药不可合用

在联合用药时不能轻率地采用中西药同服的办法，否则可能出现与预期相反的不良后果。在选药时最好先听取医生的建议，并要注意中西药服用的时间间隔，以免诱发其他病症。

·中成药舒肝丸不宜与西药甲氧氯普胺合用，因为舒肝丸中含有的芍药具有解痉、镇痛的作用，而甲氧氯普胺能加强胃的收缩，二者作用相反，合用时会相互抵消药效。

·中成药止咳定喘膏、麻杏石甘片、防风通圣丸不能与西药复方降压片、帕吉林同时服用。因为前3种药物含有麻黄素，会使动脉收缩、血压升高，影响降压效果。

·中药麻黄不能与西药氨茶碱同服，否则二者的药效均会降低，而且能使毒性增加 1 ~ 3 倍，引起恶心、呕吐、心动过速、头痛、头昏、心律失常、震颤等。

·中成药蛇胆川贝液不能与西药吗啡、哌替啶、可待因等同服。因为蛇胆川贝液中含有苦杏仁苷，与上述西药的毒性作用相同，都能抑制呼吸，两者同服容易导致呼吸衰竭。

·中成药益心丹、香连丸、川贝枇杷不能与西药阿托品、咖啡因同服，因为前者含有生物碱，与后者同服会增加毒性，引起药物中毒。

·中成药朱砂安神丸、梅花点舌丹、七厘散、人丹、冠心苏合不宜与西药溴化锌、溴化钠、碘化钾、碘化钠同服，因前者含有朱砂（粗制硫化汞），与后者同服会产生有毒的碘化汞或溴化汞等沉淀物，引起毒痢性大便，导致药源性肠炎。

·中成药益心丹、麝香保心丸、六味地黄丸不宜与西药心律平、奎尼丁同服，否则可能导致心脏骤停。

· 中药虎骨酒、人参酒、舒筋活络酒不宜与西药苯巴比妥等镇静止痛药同服，否则会加强对中枢神经的抑制作用而发生危险。

· 中成药丹参片不宜与西药复方氢氧化铝合用，丹参片的主要成分是丹参酮、丹参酚，会与复方氢氧化铝所含的氢氧化铝形成铝结合物，不易被肠道吸收，造成疗效降低。

· 中成药昆布片不宜与西药异烟肼合用，因为昆布片中含有碘，在胃酸条件下易与异烟肼发生氧化反应形成异烟酸、卤化物和氮气，从而失去抗结核杆菌的功能。

· 中成药活络丹（丸）、香连片（丸）、贝母枇杷糖浆不宜与西药阿托品、咖啡因、氨茶碱合用。因前三者含有乌头碱、黄连碱、贝母碱等生物碱成分，与后者同服易增加毒性，出现药物中毒。

· 中成药人参、甘草、鹿茸不宜与西药甲苯磺丁脲、格列本脲、苯乙双胍同服，否则会产生相互拮抗作用，降低降糖药的药效。

· 中成药麻杏止咳片、通宣理肺丸、消咳宁片不宜与西药地高辛合用，因前三者含有麻黄、麻黄碱，对心脏有兴奋作用，能增加地高辛对心脏的毒性，引起心律失常。

· 中成药风湿酒、国公酒、壮骨酒、骨刺消痛液不宜与西药阿司匹林同服，因前者含有乙醇，与后者合用会增加对消化道的刺激性，引起食欲不振、恶心、呕吐等症状，严重时可导致消化道出血。

· 中成药黄连上清丸不宜与西药乳酶生合用，因前者含有的小檗碱可明显抑制乳酶生中乳酶菌的活力，使其失去消化能力。

· 中成药山楂丸、保和丸、乌梅丸、五味子丸不宜与西药碳酸氢钠、氢氧化铝、氨茶碱同服。因前者含酸性成分，而后者是碱性西药，两者同服可使酸碱中和，降低药物疗效。

· 中成药麻仁丸、解暑片、牛黄解毒片不宜与西药胰酶、胃蛋白酶、多酶片同服。因前者含有大黄、大黄粉，可通过吸收或结合的方式抑制胃蛋白酶的消化作用。

哪些常用西药不能合用

不但中药与西药合用时会发生药物相互作用，引起药效降低或产生毒副作用，而且两种或两种以上的西药合用时，也会发生类似的情况。为了避免发生药物不良反应，我们应该对不能同时使用的常用西药有所了解。

磺胺类药与维生素C

常用的磺胺类药包括复方磺胺甲噁唑、磺胺嘧啶（双嘧啶）等，此类药物通过肾脏排出体外，在酸性尿液中易结出结晶，形成尿结石，不易排出，从而对肾脏造成损害；而维生素C可酸化尿液，这大大增加了磺胺类药物形成尿结石的机会。

磺胺药与酵母片

这两种药物合用，会为细菌的生长繁殖提供必需的养料，同时可降低磺胺药的药效。此外，磺胺类药物也不能与乌洛托品、普鲁卡因合用。

异烟肼、利福平与安眠药

异烟肼和利福平是抗结核药，它们与安眠药（如水合氯醛、苯巴比妥等）合用时可引起严重毒性反应，还可引起药源性肝炎甚至肝细胞坏死。

苯妥英钠与氯霉素、异烟肼

苯妥英钠在与氯霉素或异烟肼合用时，可抑制肝细胞的药物代谢酶，使药物代谢减慢、血药浓度升高，从而引起中毒，出现头晕、胃肠道反应等。

利福平与对氨基水杨酸钠（PAS）

二者合用时，对氨基水杨酸钠会影响胃肠对利福平的吸收，降低利福平的药效。

红霉素与咪唑类药物

红霉素与咪唑类药物如阿斯咪唑、伊曲康唑等合用，可引发心血管严重不良反应。

红霉素与阿司匹林、维生素 C

红霉素在碱性环境中抗菌力较强，在酸性环境中作用明显降低，而阿司匹林和维生素 C 是偏酸性药物，两类药物同时服用可降低红霉素的疗效。

乳酶生与抗生素

乳酶生与抗生素药物土霉素、小檗碱、磺胺药等同服时，可使药效降低甚至消失。此外，乳酶生也不可与活性炭、碱式碳酸铋、复方氢氧化铝、氢氧化铝、小苏打等碱性药和肠道吸附剂同时服用。

麻黄素与呋喃唑酮

麻黄素是一种拟交感神经递质药物，通过单胺氧化酶代谢，而呋喃唑酮能抑制单胺氧化酶。两者合用后易在体内蓄积，并与体内的去甲肾上腺素起协同作用，使血压大幅升高，甚至引起血管意外而死亡。

利舍平、胍乙啶与呋喃唑酮

呋喃唑酮与降压药利血平和胍乙啶合用，会迅速减弱降压作用，甚至发生逆转使血压升得比治疗前更高。

甲氧氯普胺与复方氢氧化铝、溴丙胺太林、阿托品

前者能加强胃窦部收缩，促进胃内容物排空；而后三者在药理上与前者是相互对抗的，会减缓胃肠蠕动，抑制胃肠的排空，合用会相互降低药效。

阿司匹林与吲哚美辛（消炎痛）

虽然两者都是解热镇痛和抗风湿药，但合用不但不能增加疗效，反而易加重对胃肠道的副作用，极易导致胃出血和胃穿孔。

氯霉素与磺脲类降糖药

氯霉素会使磺脲类降糖药在血中的浓度增加，从而引起低血糖。

联合用药不宜多

在治疗疾病的过程中，存在着不少联合用药的情况。所谓"联合用药"，就是指同时使用两种或两种以上药物治疗一种或多种

疾病。

　　联合用药的优点是提高疗效、减少不良反应，还可以缩短疗程，减少开支。如临床上使用最多的止痛片，就是由阿司匹林、对乙酰氨基酚、咖啡因3种药物组成，三者并用可加强解热、止痛作用，即所说的"协同作用"。又如根治幽门螺旋杆菌所采用的三联疗法，就是在一周内联合使用质子泵抑制剂加上两种抗生素，治疗效果非常好。

　　但是，联合用药如果过多或盲目合用，不但会影响药物疗效，达不到治疗目的，而且浪费卫生资源，还会造成额外的经济负担。这是因为有些药物之间会产生一些不良的相互作用；有些药物一起使用会增加毒性，发生不良反应；有些药物联合使用会使治疗作用相互抵消；还有一些作用相似的同类药物，联合使用时相当于药量增加，从而增加了毒副作用。例如将几种具有耳毒性的药物联合使用，就会大大增加耳聋的发生率。

　　研究显示，联合使用5种以下的药物，药物不良反应的发生率为3.5%；使用6～10种药物，不良反应发生率为10%；同时使用11～15种药物，不良反应的发生率为28%；而当同时使用16～20种药物时，不良反应的发生率就会高达54%。可见，联合使用药物越多，发生不良反应的概率就越大。

　　因此，患者在联合用药时必须做到精心设计、合理配伍，才能收到良好的效果。如果患者必须服用多种药物，应首先向医务人员进行咨询，切不可随意、盲目用药，以免发生意外。在保证治疗效果的前提下，应尽量减少联合用药的种类，一般以2～3种为宜。

家庭用药禁忌

　　为了使药物达到最好的疗效，在服药时我们应注意一些用药禁忌，比如说禁止用茶水、果汁来服药，服药期间勿抽烟喝酒，服药后不要马上运动或睡觉。

服药前后禁止吃蔬果

在服药前后 30 分钟内，最好不要吃东西，尤其不要吃水果和蔬菜。这是因为某些蔬菜和水果中含有的物质可以和某些药物成分发生化学反应，使药物的作用发生改变，或者使药物失效，或者使药物产生毒副作用。这类药物主要包括降脂药、抗生素、安眠药、抗过敏药等。如某些抗过敏药可以与柑橘类水果发生反应，可能引起心律失常，严重的甚至会引起致命性心室纤维性颤动；一些水果可以与抗生素发生反应，会使抗生素的疗效大大降低。

服药期间要戒烟

试验证明，服药后半个小时内吸烟，药物到达血液的有效成分只有 1.2% ~ 1.8%，而不吸烟时可达 21% ~ 24%。这是因为烟草在燃烧中产生的烟碱（尼古丁）等成分可增加肝脏酶活性，降低药物的降解速度，使血液中药物的有效成分降低，影响其疗效的发挥。此外，吸烟还能延迟胃内容物的排泄时间，减慢药物的吸收。比如服用解热镇痛药、止痛与麻醉药、平喘药、抗心绞痛药、抗血小板药、降脂药、降糖药、利尿药、抗酸药、胃黏膜保护药等药物时，都会因吸烟受到影响。所以，为了保证药物的疗效，服药期间千万不能吸烟，最好能戒烟。

服药期间勿饮酒

服药时饮酒的危害很大，因为酒中含有浓度不等的酒精（乙醇），即使是啤酒、葡萄酒等低度酒也都含有酒精成分。酒精可与多种药物发生反应，从而导致某些药物的代谢加快，使药效降低；也会使某些药物的代谢减慢，引起药物蓄积，使药效或药物的毒副作用增加。这些情况都可使患者的病情复杂化，会引起严重后果。因此，患者服药时一定不能用酒来送服药物，也不能在服药前后饮酒。尤其是在服用下列几类药物时更需忌酒。

第一类：头孢菌素胶囊（如先锋霉素Ⅴ、先锋霉素Ⅵ、菌必治等）、氯霉素、呋喃妥因、甲硝唑等；第二类：镇静催眠类药物，如苯巴比妥、水合氯醛、安定、氯氮等；第三类：解热镇痛剂类，如阿司匹林、对乙酰氨基酚等；第四类：利舍平、抗癌剂、异烟肼等药物。

某些药物不能和牛奶同服

新鲜牛奶中含有丰富的蛋白质和多种维生素及矿物质，还有充足的脂肪和乳糖等营养物质。但是，在服药时如果用牛奶送服或在吃完药后立即喝牛奶，则可能产生不良反应。如在服用吲哚美辛（消炎痛）时喝牛奶会对胃黏膜产生刺激作用，牛奶还可影响氨茶碱的生物利用度，并能使 β—受体阻滞剂在肝脏中的效应发生改变等。此外，牛奶还不能与下列药物同服。

抗生素类，包括阿莫西林、多西环素等；降压药，如帕吉林等；强心药，如洋地黄、地高辛；抗结核病药，如异烟肼等；含铁药物；抗精神病药物等。

另外，牛奶本身含有钙，用来送服药片或其他药物时，很容易在肠胃内形成钙化物，导致药物失效，严重者会生成胆结石、肾结石。因此，应尽可能保证不用牛奶送服药物，婴儿在服药后也应隔一段时间再吃母乳。

禁止用茶水送药

茶叶的主要成分有咖啡因、茶碱、维生素等，还含有大量鞣酸。茶水中的这些成分可与许多药物发生化学反应，生成不溶性沉淀，胃肠道不能吸收，从而影响药物疗效的发挥，所以一般情况下不要用茶水送服药物。

需避免与茶水同服的药物有：补铁剂如硫酸亚铁、富马酸亚铁、柠檬酸铁等；抗抑郁药如苯乙肼等；强心类药物如洋地黄片、洋地黄毒苷片、地高辛等；助消化的酶类药物如胃蛋白酶、淀粉酶、多酶片、胰酶片、乳酶生等；解热镇痛药如氨基比林等；小苏打制剂；中枢镇咳药如喷托维林等；镇静类药物如安定、苯巴比妥、氯丙嗪等；维生素 B_1、红霉素、麻黄素、小檗碱、呋喃唑酮、帕吉林、利福平、双嘧达莫以及中药元胡、大蓟、小蓟、牛膝等。

当然，茶水对有些药物的影响并不大，如许多抗生素类药及抗炎镇痛药（如磺胺类药、布洛芬、吲哚美辛等）、抗过敏药（如氯苯那敏、曲吡那敏、苯海拉明等）。但为了保证药物的疗效，防止意外发生，最好还是不要用茶水送服。

禁止用果汁类饮料送药

在各种果汁类饮料中，通常都含有维生素 C、果酸等，这些酸性物质可使许多药物提前分解，或使包糖衣或肠溶衣提前溶化，不利于药物吸收，还易对胃肠道产生刺激，甚至会出现较严重的不良反应。碱性药物更不能与果汁同时服用，因为酸碱中和会使药效大减。如用果汁或酸性饮料送服复方阿司匹林（APC）等解热镇痛药和小檗碱、乙酰螺旋霉素等糖衣抗生素，会加速药物溶解，损伤胃黏膜，严重的可导致胃黏膜出血；送服氢氧化铝等碱性药物，会因酸碱中和而使药效完全丧失；送服复方新诺明等磺胺类药物，则会降低药物的溶解度，引起尿路结石。正确的服药方法是用温度适宜的白开水送服。

服药期间慎食醋

醋中含有蛋白质、多种有机酸和游离氨基酸，还含有维生素 B_1、维生素 B_2 和维生素 C 等，具有助消化、增食欲、活血化瘀、消毒杀菌等功能。但在服用某些药物时是必须禁止食醋的。如在服用红霉素、螺旋霉素、吉他霉素、链霉素、庆大霉素、卡那霉素等药物时食醋，酸性条件会使这些抗生素的作用降低。醋也不能与磺胺类药物合用，因为这类药物在酸性环境中的溶解度降低，容易在肾脏中形成磺胺结晶，产生尿闭和血尿，损坏肾小管。醋与氢氧化铝、氢氧化镁、三硅酸镁、碳酸氢钠、碳酸钙等碱性药物合用时，可因酸碱中和而使药物失效。此外，醋与解表中药合用时，醋酸会影响中药的发汗解表功效。

吃药之后不能马上睡觉

许多人有在临睡前服药或卧床服药的习惯，认为服完药后立即休息，有助于药物的吸收。其实这种做法是不正确的。服完药后马上就睡觉，特别是当饮水量不足时，往往会使药物黏附在食管上而不易进入胃中。有些药物的腐蚀性很强，在食管溶解后会腐蚀食管黏膜，引起食管溃疡。轻者只是吞咽时感到疼痛，严重者可造成血管损伤而引起出血。许多药物性食管溃疡患者就是因为在睡前服用过胶囊类药物（如抗生素胶囊、感冒胶囊等），或是服用了颗粒状的止痛药而造成的。因此，晚上服药时要多喝些白开水，尤其是服用胶囊剂时更应如此。同时，吃完药后不要立即睡觉，应先适当地活动一会儿，让药物彻底进到胃里后再平卧，以避免食管黏膜受损伤。最好把服药时间安排在入睡前半个小时左右。

服药之后不能马上运动

服药后也不能马上运动。因为服药后药物一般需要30分钟至1个小时才能被胃肠溶解并被小肠壁血管所吸收，然后再经血液循环将药物中的有效成分输送到全身各处。如果服药后马上运动，大量血液将流向运动器官，从而导致胃肠等脏器血液供应不足，使有效输入的药物量降低，药物的吸收效果就会大打折扣。

不能用热水送服的三类药物

助消化类

如多酶片、酵母片等，因为此类药物中的酶是活性蛋白质，遇热后会凝固变性，从而失去应有的催化剂作用。

维生素C

维生素C是水溶性维生素，是所有维生素中最不稳定的，遇热后易被破坏而失去药效。

止咳糖浆类

止咳药溶解在糖浆里，需要覆盖在发炎的咽部黏膜表面，形成保护性的薄膜，才能减轻对黏膜的刺激，从而缓解咳嗽。如果用水冲服，就会稀释糖浆，降低黏稠度，不能生成保护性薄膜，达不到治疗效果。

服用中药的禁忌

服药时的饮食禁忌俗称"忌口"，是中医治病的一个特点，历来的中医学家对此都十分重视。实践证明，忌口是有一定道理的。因为我们在日常生活中所食用的各种各样的食物，它们本身都具有各自的性能，对疾病的发生、发展和药物的治疗作用都会产生一定的影响。而忌口则可以避免这些干扰因素，提高药物的疗效。

·由于疾病的关系，在服药期间，凡是属于生冷、辛辣、油腻、酸涩、腥臭等不易消化或有特殊刺激性的食物，原则上都应忌口，如冷饮、竹笋、糯米、辣椒等。

·在服用清内热及性凉的解热中药如玄参、生地、银花、连翘、大青叶等时，不宜食用生姜、葱、蒜、胡椒、羊肉、狗肉等热性的食物，否则会降低药物的疗效。在服用温性中药治疗寒证时，应禁食生冷食物及冷饮。

·甘草、黄连、桔梗、乌梅忌猪肉；薄荷忌鳖肉；丹参、茯苓忌醋；鳖鱼忌苋菜；鸡肉忌黄鳝；山药、常山忌生葱；蜂蜜忌葱蒜；天门冬忌鲤鱼；甘草忌鲢鱼；荆芥忌鱼、蟹、河豚、驴肉；白术忌大蒜、桃、李等；威灵仙、土茯苓忌茶；铁屑忌茶叶；地龙忌豆腐。如果吃了禁忌的食物，轻者疗效不理想，重者会起相反作用，甚至引起中毒。

·服用白参、西洋参、红参等补药时，一般忌食萝卜，因为萝卜有理气、促消化的作用，能降低人参的药力；在服用鹿茸、党参、白术、山药、黄芪、地黄、首乌等其他补药时，除了不能在服药前后 1 小时内吃萝卜以外，还要忌食碱性食物和饮茶。

另外，在不同病情条件下服用中药也应忌口，如下所述。

治疗因气滞引起的胸闷、腹胀时，不宜食用豆类和红薯，否则容易引起胀气。

水肿患者应少吃过咸食物。

哮喘、过敏性皮炎患者，应少吃鸡、羊、猪头肉、鱼、虾、蟹。

肺病患者忌吃茄子、喝酒、吸烟。

心脏病患者忌食油腻食物、动物性脂肪。

高血压患者忌烟、酒、油腻及过咸食物。

肝病患者忌芹菜、动物内脏、油腻食物、酒。

肾病患者忌鸡、鸭脚、过咸食物、酒。

失眠患者忌过食肉类、动物内脏、过燥食物。

中风患者忌食虾和高胆固醇食物。

皮肤病患者忌牛乳、鸭蛋、鹅肉、竹笋、香菇、花生、杧果、海产类、过燥食品、酒。

风湿病患者忌食豆类、动物内脏、蛋、肌肉、油炸食品、香蕉、木瓜。

骨折未愈及筋骨疲痛者忌食香蕉。

胃病患者忌食糯米、香蕉、槟榔、油炸食物。

面疱患者忌食猪脚、猪耳、过燥食品、油炸食物。

减肥者忌食米、面、糖分含量高的食品、蛋糕、含糖分高的水果及饮料。

需要说明的一点是，忌口虽然重要，但也不能绝对化，而要因人、因病而异。对一般患者尤其是慢性患者，如果长时间忌口，而且禁食的种类又多，则可能无法保证人体正常所需营养的摄入，反而会降低人体的抵抗力，不利于恢复健康。因此，应在医生的指导下，适当补充一些有营养的食物，以免造成营养缺乏。

服用西药的禁忌

不仅服用中药时要忌口，服用西药期间同样必须注意饮食禁忌。如果饮食不合理，就会影响药物疗效或增加药物的毒副作用，严重的还可能危及生命。

降压药、抗心绞痛药

服用此类药物期间忌喝西柚汁、忌吃含盐量高的食品。因为西柚汁中的柚皮素会抑制肝脏中某些酶的作用，从而影响降压药和抗心绞痛药物的代谢。而食盐会使血压升高，减弱降压药的疗效，同时加重心绞痛。

降压药和抗风湿性关节炎药

都不宜与咸食和腌制品同食，否则会使治疗失败或使病情加剧。服用帕吉林等降压药时，忌食动物肝脏、鱼、奶酪、巧克力、香蕉、豆腐、扁豆、牛肉、香肠、葡萄酒等。因为帕吉林能抑制单胺氧化酶，若与以上食物同吃，可引起血压升高，甚至发生高血压危象和脑出血。

抗抑郁药、呋喃唑酮、抗结核药、抗肿瘤药

这些药物忌与奶酪、香蕉、鳄梨、豆浆、啤酒等含酪胺较多的食物同时进食。因为这类药物中含有单氨氧化酶（MAO）抑制剂，容易与酪胺发生反应，产生去甲肾上腺素，聚集过多时将会造成血压异常升高，出现恶心、呕吐、腹痛、腹泻、呼吸困难、头晕、头痛等不良症状，影响治疗效果。

抗结核药

结核患者在服用异烟肼时忌食鱼类，因为鱼类含有大量组胺酸，它在肝脏内变为组胺，异烟肼能抑制组胺的代谢，使其在体内过量堆积而发生中毒，引起头痛、头晕、结膜出血、皮肤潮红、心悸、面部麻胀等症状。

平喘药

哮喘患者在使用氨茶碱、茶碱类药物时，不宜与豆制品及鸡

肉、鸡蛋、牛肉、鱼虾、动物肝脏等高蛋白食物同服，否则会降低药效。

解热镇痛药

在服用氨基比林及索米痛片、优散痛等含氨基比林的药物时要忌食腌肉，因为这些药物中的氨基可与腌肉中的亚硝酸钠反应，生成有致癌作用的亚硝胺。在服用保泰松时忌食高盐食物，因为保泰松能阻碍钠离子和氯离子从肾脏排出，高盐饮食容易导致血钠过高而引起水肿和血压升高。

抗菌消炎药

消炎药如磺胺嘧啶（SD）、复方新诺明等不宜与鲜橘汁同服，否则会引起血尿等症状。红霉素、阿奇霉素等药物不宜与螺、蚌、蟹、鳖、海带、海蜇、咸鱼、荠菜、花生米、核桃仁、葵花子、豆制品、乳制品等同时食用，因为这些食物中含有丰富的钙、铁、磷等元素，会相互结合，形成一种既难溶解又难吸收的络合物，导致药效降低。

磺胺类药物和碳酸氢钠

服药期间不宜同食酸性水果、醋、茶、肉类、禽蛋类等食物，以免因磺胺类药在泌尿系统形成结晶而损害肾脏，或降低碳酸氢钠的药效。

苦味健胃药、助消化药

服用期间忌吃糖或甜食。因为苦味健胃和助消化药如大黄苏打片、龙胆酊等，主要借助于它们的苦味刺激味蕾，以促进唾液、胃液等消化液的分泌，以达到帮助消化、增强食欲的目的。而吃糖或甜食则会掩盖苦味、降低药效。

钙补充剂

服用期间忌食含草酸丰富的菠菜、茶、杏仁等。因为草酸会在小肠中与钙结合，生成无法被胃肠道吸收的不可溶物质，阻碍钙的吸收，同时还有形成结石的危险。

铁补充剂

服用期间忌大量食用动植物油脂。因为油脂会抑制胃酸的分泌，影响三价铁离子转变为二价铁离子，不利于胃肠道对铁的吸收，从而降低补铁、补血效果。同时，还应忌食花生米、芝麻酱与海带、动物肝脏等含钙、磷较多的食物。此外，在使用硫酸亚铁等铁制剂时，忌用茶水送服，因为茶中的鞣质会与铁结合生成鞣酸铁，影响铁的吸收。

碘补充剂

服用期间忌食菠菜、桃、梨等蔬果。因为这些食物会阻碍碘顺利进入甲状腺。

利尿剂、钾补充剂

在服用呋塞米、氨苯喋啶等利尿剂和补钾剂时，不宜同时食用香蕉、芫荽、香椿芽、红糖、菠菜、紫菜、海带、土豆、葡萄干、橘子等。因为此类食物含钾量高，容易引起高钾血症，引起胃肠痉挛、腹胀、腹泻和心律失常等。

维生素类补充剂

服维生素 K 时忌食富含维生素 C 的食物，如山楂、辣椒、鲜枣、茄子、芹菜、西红柿、苹果等，也不宜食用猪肝、黑木耳；服用维生素 C 时忌食猪肝，因为猪肝中含有大量的铜，会将维生素 C 氧化为去氢抗坏血酸，使维生素 C 失效。

激素类及抗凝血药

服药期间忌食动物肝脏，否则会造成药物失效。

甲状腺素

在服用甲状腺素时宜少吃或不吃黄豆、豆油、萝卜、白菜等，因为这些食物能抑制甲状腺素的产生。

与中药忌口一样，西药忌口也不能绝对化。一般情况下，是否需要忌口应根据病情和药性而定，不能一概而论。尤其是对于少年儿童，他们正处于生长发育的关键时期，如果禁食种类过多，很容易造成营养不足和抵抗力下降，严重的还会引起并发症，对疾病的治疗与康复造成很大影响，甚至影响儿童的正常发育。因此，对忌口应特别慎重。

中药汤剂的正确煎法

中药通常需要煎服，其主要目的是要通过一些理化作用，如溶解、扩散、膨胀、渗透和吸附等作用，将中药里的有效成分转入汤液里。

中药汤剂的煎法是很有讲究的，因为汤剂作用的大小、起效的缓急，都与煎药的方法有着直接关系。要正确掌握中药煎煮的方法，通常应注意以下几个方面：

煎药的容器

煎药最好用陶器，如瓦罐或砂锅等。陶器的优点在于它的性质稳定，不易与药物成分起化学反应，而且传热均匀、缓和，可慢慢提高温度，使中药的有效成分充分转到汤液中来。此外，还可使用玻璃搪瓷容器煎药。但要注意不能使用铁、铜、铝等金属容器煎药，因为这类容器容易与某些药中的有效成分发生化学反应，会改变药性，影响疗效。

煎药用水

煎药最好选用雪水、雨水，因为这类水中含有的杂质较少，很少与药中的有效成分起反应。此外，还可采用清洁而无杂质的河水、井水和自来水熬药。自来水中含有一定量的氯气分子，会影响中药的性能，应静置一夜等氯气完全挥发后再使用。

煎煮前最好先把中药用凉水淘洗几遍，将沉于水底的泥土除去，然后再用凉水浸泡半小时左右，使水浸透药物组织并使其细胞扩大，以利于药物中的有效成分充分煎出。

加水量应根据药物体积大小、分量轻重、药味多少适当掌握。第一次煎应多加水，浸没全部药物，一般以高于药面 2～3 厘米为宜；第二次煎以高于药面 1～2 厘米为宜。如按计算，每克中药一般应加水 10 毫升左右，但也不可一概而论，而要注意各种中药性质的差异，如有的中药松软、吸水量大，有的中药如贝壳类不吸水，而滋补药因煎熬时间长则应多加些水。

煎药时的温度

中药加水浸泡后，一般宜先用大火将水煮沸，然后改用小火煎煮。用小火煎药的好处在于可使药物的有效成分慢慢析出，不会破坏药性，并且能减少水分蒸发，避免水分很快被煎干。

煎药的时间

一般煎药的时间以半小时左右为宜，但要因药性不同而定，如感冒解表药、芳香开窍药、理气药等属于发汗药、挥发性药，大约在水煎沸后再用小火煮 5 分钟左右就可取汁服用；而强壮补益药则需要煎的时间长些，一般在煮沸后还要再煎 40 分钟左右。需要注意的是，煎药时间的长短不能以颜色的深浅来判断，如有些中药越煎颜色越深，但药的有效成分早就煎出来了；有的药煎的时间太长也不好，会造成某些挥发性有效成分的逸散和药性的破坏；而且，熬的时间过长，还会使药液的味道变差。

每剂药煎的次数

每剂中药汤剂一般需要煎两次，第一次的药液叫"头汁"，第二次的药液叫"二汁"。

药物的特殊煎法

在一剂药的大药袋里有时还有些小包药，上面写有"先煎""后下""包煎""另煎""另溶（烊化）""冲服"等字样，这些是煎煮时需要特殊处理的药物。

先煎

矿石类的石膏、紫石英、寒水石、灵磁石等，贝壳类的珍珠母、角甲类的鳖甲等，因质地坚硬，在水中的溶解度很小，不易将有效成分煎出，一般应先煎 30 分钟至 1 个小时，然后再加入其他药物同煎，有的还需要先打碎再煎。有毒的药物如附子等，也要先煎 1 ~ 2 个小时，以达到减毒去毒的目的。

后下

发汗药（薄荷、荆芥等）和芳香健胃药（如木香、茴香、丁香、藿香、砂仁等）含有挥发性的有效成分，不能久煎，一般应在其他药物煎好前 5 ~ 10 分钟加入同煎。久煎后可影响疗效的药物如大黄等，也宜后下。

包煎

粉末类药物和细小种子类药物易浮在水面上，含有黏性成分的药物易粘于锅底焦化，有绒毛的药物易刺激咽喉引起咳嗽，如旋覆花、六一散、枇杷叶等，需在煎煮前用纱布口袋包好，再加入其他药物共同煎煮。

另煎

一些贵重药材，如人参、西洋参、冬虫夏草等，需要另外煎煮后与中药冲服，以免同煎浪费药材损失药效。

另溶

又称烊化，是指阿胶、鳖甲胶、龟板胶、鹿角胶、饴糖等胶质药材或黏性较大的中药，与其他药物一起煎煮时会影响其他药物溶出，因此应另外用水加热使之溶化，然后加入其他药物煎好的药汁中同服。

冲服

有些贵重药物如犀角、羚羊角等应磨碎冲服，三七、白药等粉散剂也需冲服。因为此类药物在水中的溶解度很小，冲入煎好的药液中饮服常会获得更好的药效。

中药汤剂的正确服法

服用中药汤剂的方法正确与否，直接关系着药效能否充分发挥，能否达到治疗目的。因此，应掌握中药汤剂的正确服法。

服药时间

一般中药汤剂可在早晚各服一次，也可在两餐之间（上午 10 时和下午 3 时）各服一次。民间习惯在临睡前和次日早晨各服一次。

总体来讲，应根据病情的需要和方药的不同来合理安排用药时间。

· 一般慢性病患者应定时服药，使药物的有效成分在人体血液中保持一定的浓度。

· 一般汤剂宜在饭前 1 小时服用，对胃肠有刺激的药物宜在饭后立即服下。

· 一般补益药宜在饭前 2 小时空腹服用，以利于吸收；其中壮阳药宜在白天服，补阴药宜在晚上服，可提高疗效。

· 驱虫药最好在清晨空腹服，有利于药力集中，且吸收快、起效快。

· 泻药宜在饭后 2 小时服用。

· 抗疟疾药应在发作前 2 ~ 3 小时服用。

· 催眠安神药应在临睡前半小时服用。

· 镇静安眠药宜在睡前 1 ~ 2 小时服用。

· 解表药应及时趁热服下，以促使汗解。

其他特殊方剂应遵医嘱服用。

服药温度

为了顺应药性、提高治疗效果、防止呕吐等不良反应，服用中药汤剂时要掌握好温度。通常可分为温服、冷服和热服。

温服

一般汤剂均应温服，尤其是对胃肠道有刺激性的药物，如乳香等。温服和胃益脾，能避免对胃肠的刺激。

冷服

呕吐患者或中毒患者服药均宜冷服，热证患者用寒药也可冷服。真寒假热的病症用热性药宜冷服。

热服

指的是将煎好的中药汤剂趁热服下。急证用药、寒证用药、祛风散寒、温胃和中的药均宜热服。发汗解表药必须热服，服药后加喝热稀粥以助药力发汗。真热假寒的病症用寒性药宜热服。

服药剂量

中药汤剂的服药剂量，通常每次以150毫升为宜，但病情不同用量也有差异。如发热大汗、口燥咽干的患者在服用清热解毒剂和生津止渴药时，煎取的药量可稍多些，以增强药力；身强者服药可多些，小儿、重症患者、老弱患者或易引起呕吐的汤药，煎取药量宜少些，急性中毒者须以小量药液多次频服，夜间多尿者睡前服药宜浓缩少量。

服药次数

通常情况下，中药汤剂都分两次服用，早晚各服一次，可以煎一次服一次，随煎随服；也可以连续煎两次，然后将所得的药液混合、搅匀后分3次服用。

分服

慢性患者和病情缓和者宜缓慢调治，可将一剂汤药煎好后分2～3次服用。呕吐患者应先少后多，分多次服下。小儿宜浓缩体积，少量多次，不可急速灌服，以免咳呛。

顿服

急性患者和病情较重者宜急速治疗，可将一剂汤药一次全部服下，药力大而猛，能充分发挥作用。病情危重者甚至可一日2～3剂，煎成药汁合并一处，分成数份昼夜连服，使药力持久，从而达到快速控制病情的目的。

需要说明的是，在煎服中药的过程中，目前绝大多数人都是分煎分服的，这种做法实际上是不合理的。研究证明，头煎药液中药物有效成分的煎出率为30%，二煎煎出率为40%～50%，三煎煎出率仍有20%～30%。头煎、二煎和三煎的药液中所含的有效药物成分有较大差别，不利于保持相对稳定的药物浓度，容易造成疗效的波动。因此，一般情况下，一剂中药应以煎煮 2 ~ 3 次为宜，然后再将煎得的药液混合、搅匀后分次服用。

用药引提高中成药疗效的窍门

药引有引药归经、增强疗效的作用，有时还兼有调和、保护、制约、矫味等功效。与中成药适当配合，不仅能够弥补中成药不能随意加减的不足，还能减少毒副反应，收到相得益彰的效果。

黄酒

酒性辛热，有舒筋活络、发散风寒等作用，可用于送服治疗颈肩腰腿痛、血寒经闭、跌打损伤、疮痈初起等症的中成药，如活络丸、追风丸、木瓜丸、通经丸、妇女养血丸、七厘散、云南白药。一般每次 10 ~ 20 毫升，温热后送服。

姜汤

有散风寒、暖肠胃、止吐等功用，可用于送服治疗风寒外感、胃寒呕吐、腹痛腹泻等症及健脾和胃的中成药，如藿香正气丸、附子理中丸、通宣理肺丸等。用时取 3 ~ 5 片生姜，水煎取汁。

米汤

能保护胃气，减少苦寒药对胃肠的刺激，常用于补气、健脾、利嗝、止渴、利尿及滋补性中成药，如用小米汤送服香连丸，用大米汤送服八珍丸、人参养荣丸、十全大补丸等。用时取煮饭之汤汁，不拘浓淡及用量，以温热为佳。

盐汤

有引药入肾、软坚散结、清热凉血等作用，宜用淡盐汤送服补肾药物，如大补阴丸、六味地黄丸、七宝美髯丹等，也可送服固肾涩精药，如金锁固精丸、安肾丸等。用时取食盐 2 ~ 3 克，加半杯（约 60 毫升）温开水，搅拌溶化即可服用。

葱白汤

有发散风寒、发汗解表等功用，可用于送服风寒感冒冲剂、九味羌活丸、荆防败毒丸等。用时取新鲜葱白 2 ~ 3 根切碎，煎后温水送服。

芦根汤

具有清热、生津、止吐、止血等作用，宜送服治疗外感风热或痘疹初起等症的中成药，如银翘解毒片、大小回春丹等。用时取芦根 10 ～ 15 克，加水煎汤送服，芦根以鲜者为佳。

大枣汤

有补中益气、补脾胃、缓和药性等功用。一般用大枣 5 ～ 10 枚加水煎汤，送服归脾丸等。

酸枣仁

有滋养心肝、补血安神、益阴敛汗等功能，主要用于送服治疗心肝血虚、心悸失眠、体虚多汗等病症的中成药，如乌灵胶囊、灵芝胶囊等。用时可取 10 ～ 15 克水煎送服，或取 3 克研末送下。

藕汁

有清热止血等作用，可用于送服十灰散等药物，效果极佳。用时先取鲜藕洗净、切碎，然后加入少量凉开水捣烂，再用纱布包裹挤压取汁，每次饮半杯（约 100 毫升）即可。

蜂蜜水

有润肺止咳、润肠通便等效能，可用于送服蛤蚧定喘丸、百合固金丸、麻仁丸、润肠丸等。用时取蜂蜜 1 ～ 2 汤匙，加入温开水中搅匀即可。

红糖水

具有散寒、活血、补血等功效，可用于送服治疗妇女血寒、血虚、血滞所引起的月经不调、痛经闭经、产后瘀滞等病症的中成药，如当归丸等。用时可取红糖 25 ～ 50 克，加开水溶化送服，也可配生姜 3 片煎汤送服，效果更佳。

菊花

具有疏散风热、平肝明目、清热解毒等作用，主要用于送服风热感冒、温病初起、肝火上攻、目赤翳障和痈肿疔疮等病症的中成药，如障翳散、牛黄解毒片等。用时可取菊花 10 ～ 15 克煎汤送服，也可加茶叶 10 克同煎汤送服。

陈皮

有理气健脾、燥湿化痰等功能，主要用于送服治疗脾胃气滞、食少吐泻、咳嗽痰多等病症的中成药，如保济丸、蛇胆川贝散等。用时可取 10 ~ 15 克加水煎汤送服，也可加入生姜、枳实等一同煎汤送服，效果更佳。

此外，用竹沥汁送服治疗风热咳嗽的中成药，用茶叶汁送服治疗心血管疾病的中成药也有一定的作用。

药引大多具有药源丰富、容易寻觅、质地新鲜等特点，但因中药店不便保存，一般需要患者自备。在应用过程中，要根据中成药的功能、主治、药性等特点，结合患者的病情变化、病程长短、体质强弱、发病季节的不同以及药引自身的功效来确定所用药引的种类和用量，以达到提高药物疗效，降低毒副作用，顾护正气，快速治愈疾病的目的。

服药时间的掌握

要使药物发挥最佳的治疗效果，就必须按规定的次数按时服药。

大多数药物都是每日服用 3 次，是指早、中、晚各服一次。在体内代谢较快的药物，要适当增加服药次数，如有的药物要每日服用 4 次，是指早上 8 时、下午 1 时、下午 4 时和晚上 8 时各服一次。有的药物如磺胺嘧啶、复方新诺明等，在体内代谢较慢，可每日服用 2 次，一般是指早 8 时、晚 8 时各服一次。有的药物要求每日用一次，是指每天在固定的时间服用一次。此外还有隔日一次，或每周服用一次的。

按时服药还要根据具体药物而定。

饭前服用

一般指饭前半小时至 1 小时内服用，此类药物大多对胃没有大的刺激性，饭前服用可使药物保持有效浓度，并能达到吸收充分、起效迅速的效果。通常需要在饭前服用的药物有：健胃药如龙胆、大黄制剂，收敛止泻药如鞣酸蛋白，胃黏膜保护药如氢氧化铝、三硅酸镁、碱式碳酸铋、碱式硝酸铋等，胃肠解痉药如硫酸阿托品片，抗酸药如小苏打片，肠道抗感染药如磺胺脒，利胆药如硫酸镁等。

饭后服用

通常是指饭后 15 ～ 30 分钟服用，一般情况下，凡是说明书中没有注明或医生没有交代服药时间的药物都可以在饭后服用，尤其是对胃肠道有明显刺激性的药物。这些药物包括：阿司匹林、索米痛片、保泰松、吲哚美辛、小檗碱、多西环素、呋喃丙胺、三溴片、咖溴合剂、硫酸亚铁、苯妥英钠、氯丙嗪、维生素等。

饭中服用

有些药物，如消化药胃酶片、淀粉酶和稀盐酸、胃蛋白酸合剂等，需要和食物混合在一起，才能及时而有效地发挥助消化作用，因此这些药物宜在进餐时服用。

空腹服用

通常指清晨空腹时（即早餐前 1 小时左右）服用，如盐类泻药硫酸镁等，空腹服用能使药物迅速进入肠内并保持较高的浓度，迅速发挥作用。有的驱虫药如阿苯达唑、哌嗪等，也要求在空腹或半空腹时服下，若在饭后服用，药物会被食物隔住，难以达到治疗目的。有些药物如氨苄西林、诺氟沙星等宜在饭前或饭后 2 小时左右半空腹状态下服用，疗效较好。

睡前服用

通常指睡前 15 ～ 30 分钟服用。安眠药如巴比妥、水合氯醛、安定、甲喹酮等应睡前服用，以在药物生效时使患者迅速入睡；泻药如大黄、酚酞等，服后 8 ～ 10 小时才能见效，可在睡前服下，第二天早晨生效；胆囊造影剂服用后 12 ～ 14 小时才在胆囊出现，也需睡前服药；驱虫药如使君子等，也应在睡前服用。

必要时服用

通常是指患者在一般情况下不用，而在症状发作时或有特殊用途时服用，如解热药可以在发热时服用，镇痛药可以在疼痛时服用，此外还有平喘药和防晕药等。这些药物在使用时应注意间隔时间，不宜在短时间内反复使用，以免引起严重不良反应。

漏服药物的补救技巧

药物在血液中需要维持一定的浓度才能达到治疗效果。如果漏服药物，就会影响血液中的药物浓度，结果会直接导致药物疗效下降。但也不能随便补服，因为一旦补服过量，药物在血液中的浓度就会高于药物治疗的有效浓度，这时疗效非但不会增加，反而会产生严重的毒副作用。

在补服药物时应注意以下几点。

·服药的间隔时间一般为 4 ～ 6 小时，发现漏服时，如果发现时间在两次用药间隔时间的 1/2 之内（即 2 ～ 3 小时内），应立即按量补服，下次服药仍可按照原间隔时间进行。

·如果发现时间已超过两次用药间隔时间的 1/2，则不必补服，下次按时吃药即可。

·在发现漏服后马上补服，下次服药时间按此次服药时间向后顺延。

·漏服药物后，千万不可在下次服药时加倍剂量或加大剂量补服，以免引起药物中毒。

·抗生素类药物必须按时按量服用，不定时地随意乱服不但起不到灭菌的作用，反而会增加病菌的耐药性，使抗生素失灵。一旦漏服应立即补服，但不可离下次吃药时间太近。

·解热镇痛药、止咳药在 3 小时内发现漏服时可以立即补服，如超过 3 小时则不必补服，而应在下次按时服药。

·泻药超过服药时间 2 小时后则不需补服，下次按时服药即可。

·降压药在 2 小时内发现漏服则可以补服，若超过 2 小时应立即补服，并适当推迟下次服药时间。

·特殊药物如激素类药等，必须遵医嘱或药物说明书。

正确服用药酒的技巧

药酒有畅通血脉、散瘀活血、行药势、散诸痛、祛风湿、健脾胃等多种功效，是调养进补的佳品。但要注意饮用药酒不可过量，以每日早晚各饮 10 ～ 30 毫升为宜，且应在空腹时服用。对于有治疗作用的药酒，在病愈后就应停止饮用，或在医生指导下饮用。

患有肝炎、肝硬化、食管炎、胃炎、胃溃疡、胰腺炎、浸润性肺结核、心功能不全、慢性肾功能不全、高血压、过敏性疾病、皮肤病者，最好不要饮用药酒。如果必须饮用，则应兑 10 倍的水，放在药锅里用小火煮一下，除去大部分酒精后再饮用。对于不善饮酒的患者，可将药酒按 1 ∶ 1 ～ 1 ∶ 10 的比例兑在葡萄酒、黄酒或加糖的冷开水中饮用。

有些患者，尤其是不善饮酒者因为担心醉酒，往往把药酒安排在晚上饮用。其实，从提高药效的角度来看，这种做法是不合适的。因为药酒在体内清除和代谢的速度，在早晨到中午这段时间最慢，而且此时肝脏内酶的活性不高，能够保证血液中较高的酒、药浓度，有利于药效的发挥。如果在下午到晚上饮酒，药酒在体内排泄和代谢的速度最快，而且肝酶的活性较高，不利于发挥药效。所以，药酒最好在白天饮用。

用药期间若饮用药酒，药酒中的酒精会抑制肝脏中的药物代谢酶，从而影响药物的疗效或引起不良反应。如果糖尿病患者在注射胰岛素或服用甲苯磺丁脲等降糖药物时饮用药酒，可增强药物的降血糖作用，引起严重的低血糖和不可逆的神经系统病变；如果在服用镇静安眠药、抗癫痫药、抗组胺药期间饮用药酒，可加强药物对中枢神经系统的抑制作用，可能引起患者呼吸中枢抑制、昏迷，甚至突然死亡。因此，在服药期间最好避免饮用药酒。还要注意一点，在饮用药酒的前后半小时内不能吃鲜柿子，否则会形成胃柿石。

第二章
家庭特殊成员用药

新生儿用药

新生儿是指从出生断脐开始到满 28 天这段时间内的婴儿。新生儿处于生长发育期间，肝脏、肾脏等器官和组织还没有完全发育成熟，新陈代谢比较旺盛，血液循环需要的时间短，吸收、排泄的速度都比较快，抵抗能力较差，所以很容易生病。但新生儿对药物的敏感性很强，如果用药不当，极容易产生不良反应，因此在给新生儿用药时应慎之又慎。

尽量少用药

任何药物都有一定的毒性，都会对机体造成一定的损伤，对新生儿尤其如此，因此新生儿应尽量避免使用各种药物。父母应加强对新生儿的护理，以避免生病和用药。如必须用药，一定要遵照医嘱，千万不能随便加药或改变剂量。当新生儿出现发热和炎症时，应尽量采用中药制剂，可选用一些中成药冲剂和糖浆制剂服用。

及时给药

新生儿抗病能力弱，疾病临床表现常不典型，变化快，因此一旦确诊应及时服药，不可耽误。如常见的新生儿败血症，通常表现为吃奶不香、神情木然等，如不及时用药，就会延误病情。

注意给药途径和次数

要根据新生儿的特点，选择合适的给药途径和用药次数。因为新生儿吞咽功能不好，不宜使用丸、片、膏等剂型，片剂和粉剂可先用温开水溶为液体，然后用滴管慢慢喂服，以免发生呛噎。危重患儿宜通过静滴给药。要确定给药次数，可先按体重计算出每日应给的药量，然后分次给药。

应避免使用解热镇痛类药

解热镇痛药如小儿退热片、复方阿司匹林片等，可引起新生儿发绀症、贫血以及肚脐出血、吐血、便血等，所以新生儿一般不要使用这些药物。如果出于治疗需要必须使用时，应注意剂量不能过大，用药时间不能过长。

注意某些抗生素的使用

抗生素是新生儿常用药物，用于防治各类感染性疾病，但也会对新生儿造成不良影响。氯霉素可抑制骨髓的造血功能，导致再生障碍性贫血和粒细胞缺乏症，甚至发生灰婴综合征；新霉素可引起新生儿黄疸和耳聋；大剂量的链霉素会引起耳聋、昏迷、休克，甚至死亡。

慎用外用药物

新生儿的皮肤和黏膜又薄又嫩，血管也很丰富，角质层发育差，对外用药物的吸收能力要比成人相对较大。如果涂搽的范围过大、浓度过高，或皮肤本身有炎症或破损，就会引起严重反应，甚至发生全身中毒。如新生儿常用的扑粉、可的松药膏、氧化锌软膏、硼酸软膏和溶液等，使用不当可因药物吸收过量而导致中毒，甚至引起循环衰竭和休克而死亡；大面积涂抹激素类皮炎软膏，会引起新生儿全身水肿；新生儿高热用大量酒精擦浴，可引起昏迷、呼吸困难；一些刺激性很强的药物，如水杨酸、碘酒等，会使新生儿皮肤发生水疱、脱皮或腐蚀。

新生儿忌用下列几种药物

氯霉素

能抑制骨髓，导致造血功能下降，久用可发生再生障碍性贫血及灰婴综合征。

氯丙嗪

可导致麻痹性肠梗阻。

磺胺类、亚硝酸类

如小儿安的主要成分是磺胺，而磺胺只对细菌性疾病（如支气管炎、肺炎等）有效，对病毒引起的小儿发热无效。而且，新生儿使用小儿安还可引起高铁血红蛋白血症及新生儿黄疸，出现缺氧性全身发绀。

奎宁

易引起血小板减少，临床表现为皮肤稍受挤压就会出现局部发绀。

伯氨喹

易引起溶血性贫血，出现呼吸急促、全身青紫，有血样尿。

甲氧那明

含有麻黄素，会使婴儿烦躁不安、心跳加快，用量过大时还会引起抽风。

萘甲唑啉

可出现嗜睡、呼吸减慢、体温降低、心率减慢、四肢发凉等中毒现象。

婴儿期（2岁以内）用药

婴儿期用药的主要特点是药物较易进入脑组织，即使是在皮肤局部应用洗剂和软膏剂等外用药物，也会被迅速吸收，有时还可在体内产生全身性作用。因此，婴儿无论使用何种药物都应密切注意，以免对其正常生长和发育造成影响。

鉴于婴儿生理尤其是智力上的原因，用药时应注意选择正确的药物剂型。一般来说，为了确保用药安全，只有那些明确标明了婴儿可以使用并规定了相关的用法、用量的药物剂型才能使用。这个时期的婴儿吞咽能力较差，大多数不会自服药，口服给药要注意防止药物误入气管，特别是液状石蜡等药物，误入后会引起吸入性肺炎。

下列两类药物婴儿应禁用或慎用。

应尽可能完全避免使用的药物

氯霉素、依托红霉素、磺胺类（2 个月以内）、地芬诺酯、异烟肼、萘啶酸（3 个月以内）、呋喃妥因。

需要慎用或需要在医生密切监视下使用的药物

阿司匹林、磺胺类（2 个月以上）、含哌嗪的驱虫药、多粘菌素 E、雄激素、可的松样药物、萘啶酸（3 个月以上）、吩噻嗪类、维生素 A（大剂量）。

婴儿忌用药

硬脂酸和红霉素

可引起胆汁郁滞性肝炎，刚发病时眼白发黄，严重时出现全身发黄。

肾上腺皮质激素

可导致脑水肿，引起胃溃疡、肠黏膜坏死或穿孔、骨质疏松、眼晶状体突出、高血压等。

甘草制剂和麻黄素

一般应禁用。

维生素 D

服用过多易引起婴儿高血压。

呋喃妥因

可引起多发性神经炎，手、足皮肤有麻、胀、痛感或蚁行感，并逐渐伸延至躯干，严重时手拿不住东西，足背抬不起来，感觉完全消失，皮肤粗糙、冰凉、不出汗。

肼屈嗪

可导致红斑狼疮综合征。

儿童期（2～12岁）用药

儿童处于生长发育阶段，机体尚未成熟，对药物的反应也与成人有很大的不同。因此，应根据儿童的年龄、体重及对药物的敏感性来正确选择药物，合理确定用药剂量。

儿童用药时也应注意选择正确的药物剂型，一般情况下3岁以下儿童不宜使用片剂、胶囊剂等需要吞咽的剂型。液体药剂在服用前应先摇一下药瓶，使各成分混合均匀，然后用标准的量具准确量取所需剂量。

儿童对某些感染较为敏感，在治疗的过程中如果症状消失，不应立即停止服药，以免突然停药引起严重的并发症。

下列两类药物应禁用或慎用。

应尽可能完全避免使用的药物

右苯丙胺（3岁以下）、哌甲酯（6岁以下）、保泰松、羟基保泰松。

需要慎用或需要在医生密切监视下使用的药物

阿司匹林、对氨基水杨酸、磺胺类、苯妥英钠、利舍平、哌嗪类驱虫药、可的松样药物（长期使用）、丙咪嗪、吩噻嗪类、哌甲酯（6岁以上）、萘啶酸、雄激素及类似药物。

儿童用药的误区

药物可以治病，但是如果使用不当，也会导致其他疾病，尤其是处于生长发育过程中的儿童，不正确的用药可能造成严重的后果。

以下是儿童服药时常见的误区，应加以注意。

多种药同服

孩子患一种病，一些家长为了让孩子赶快好起来，往往"多管齐下"，同时使用多种药物。殊不知，使用药物过多，由于药物相互作用常可使药效抵消，而药物毒性却累积增强，不仅达不到预期治疗目的，反而会引起严重不良反应。如将磺胺与维生素 C 合用，可加重肾脏中毒；将青霉素与阿司匹林合用，可降低青霉素的抗菌效果。

滥服补药

有些父母为了增强孩子的体质，促进孩子身体的发育，便长期给孩子服补药或给予大量营养滋补品，但是这些营养品中或多或少都含有一定量的激素或类激素物质，服用过多会造成内分泌功能紊乱，极易使孩子出现肥胖或性早熟等不良反应，影响孩子的正常生长发育。专家建议：健康孩子最好不服补品，5 岁以上的体弱儿童可酌情服用，但应在医生指导下进行。

滥用维生素

维生素在儿童的生长发育过程中起着重要作用，有些家长认为维生素有益无害，多吃也无妨。其实，服用维生素并非多多益善，许多药用维生素都会产生一定的不良作用甚至毒性反应，用量过大或过久可能造成体内蓄积而中毒。

滥用维生素可导致的后果

维生素 A
服用过量可引起毛发枯干、皮疹、瘙痒、厌食、骨痛、头痛、呕吐等中毒症状。

维生素 C
服用过量可引起腹痛、腹泻、尿路结石、脆骨症等。

维生素 D
服用过量则可引起低热、呕吐、腹泻、厌食，甚至软组织异位骨化、蛋白尿、肾脏损害等。

滥用丙种球蛋白

冬末春初是感冒的高发时期，一些家长认为注射丙种球蛋白可以增强孩子的抵抗力，从而预防感冒。其实，这种做法是不科学的。丙种球蛋白是以混合健康人血浆为原料制成的，主要用于预防麻疹、甲型肝炎、腮腺炎和脊髓灰质炎等，但并不能降低感冒的发病率。如果滥用，有可能出现荨麻疹等副作用。

滥用中药

一般来说，中药的毒副作用比西药少，安全性比西药大一些。但这只是相对而言，并不代表中药就可以随便服用。如果使用过量，中药同样可以对婴幼儿的健康造成损害。如六神丸含有牛黄、冰片、蟾酥、珍珠、雄黄等成分，可能引起恶心、呕吐、惊厥、心律失常等症状，长期服用还会引起心、肝、肾等脏器的功能损害；珍珠丸含有朱砂，可能诱发齿龈肿胀、咽喉疼痛、记忆力减退、失眠等症状；长期服用牛黄解毒片可导致白细胞减少。可见，中药也不能滥用。

盲目相信新药、贵药

有很多家长总喜欢给孩子买一些新药或价格比较昂贵的药物，他们认为新药和贵药要比老药和价格低廉的药物疗效要好一些。其实，药物的疗效与价格的高低并不是成正比关系的，便宜而对症的才是好药；而"新药比老药好"的观点也是不正确的，因为老药是经过了长期临床验证确实有效的，而且它的主要不良反应也已经为我们所了解，而新药则多处于试用阶段，其具体疗效和不良反应还有待于进一步观察。

用成人药

有的家庭备有小药箱，孩子一旦感冒发热，有些家长就会给他们服用一些索米痛片、感冒通之类的成人用药，认为只要减少一点用量就不会出现问题，其实这样做也是不妥的。儿童正处在生长发育的过程中，肝、肾等脏器发育不完善，药物解毒的酶系统、代谢系统均未完全成熟，许多药都不宜使用，否则易产生不良反应，重者可致残甚至死亡。如诺氟沙星可引起儿童关节病变，影响其正常发育；阿尼利定、索米痛片含有氨基比林成分，易引起儿童白细胞数量迅速下降，并有致命的危险；感冒通中的有效成分双氯芬酸可损害肝肾功能，并可抑制血小板凝集引起急性血小板减少。

糖水服药

良药苦口，尤其是中药，其味苦涩的程度常常令成人都难以下咽，更不用说是儿童了。因此，父母便经常用糖水给他们喂药，以改善口味。这种服药方法很容易让儿童接受，但是糖水中含有较多的钙、铁等矿物元素，它们会与中药中的蛋白质发生化学反应，使疗效大打折扣；而有些药物正是利用苦味来刺激消化液的分泌而发挥疗效的。此外，糖还会干扰微量元素与维生素的吸收，抑制某些退热药的作用，还会破坏某些药物的有效成分。因此，服药时最好还是用白开水送服。

儿童用药禁忌

慎用阿司匹林

12 岁以下的儿童服用阿司匹林容易患瑞氏综合征，开始时表现为发热、惊厥、频繁呕吐，最后可引起昏迷和肝功能损害，而且很容易被误诊为中毒性脑病或病毒性脑炎。患流感、水痘时更要避免服用阿司匹林，否则可使瑞氏综合征的发病率增加 25 倍。儿童服用复方阿司匹林后可因发汗过多而引起虚脱，若是新生儿服用则有引起黄疸的可能，还会引起暂时性精神障碍等。

忌服速效感冒胶囊

婴幼儿的神经系统发育还不完全，肝脏的解毒功能也不够健全。因此，在感冒发热时如果服用速效感冒胶囊，易引起惊厥，还可导致血小板减少甚至肝脏损害。

忌服维生素 A

维生素 A 与骨骼的生长有关，它能促使软骨的成熟。但维生素 A 摄入量过多，反而会引起骨骼、皮肤、黏膜以及神经系统等方面的病变，尤其是会加速软骨细胞的成熟，使骨骼软骨板变窄甚至早期闭合，造成骨骼只长粗而不长长，影响孩子的身高，严重的还会导致两下肢跛行或缩短畸形。所以，维生素 A 不可乱服。

服用维生素 C 时忌吃猪肝

因为猪肝中含有丰富的铜元素，而铜元素可以促进维生素 C 的氧化，使其降低或失去原有的生物作用，所以在服用维生素 C 时不宜进食猪肝等铜元素含量丰富的食物。

补钙时忌食菠菜及菜汤

因为菠菜等青菜中含有的草酸易与钙形成草酸钙沉淀，从而影响钙的吸收和利用。

服铁剂禁忌

铁剂（如硫酸亚铁、富马酸亚铁等）不能空腹服用，否则会刺激胃肠道；此外，牛奶、豆浆、苏打饼干、菠菜汁、茶水等会影响铁的吸收，也不能与铁剂同时服用。

忌用氨茶碱

婴幼儿对氨茶碱的解毒与排泄功能还不完善，而且其治疗剂量与中毒剂量十分接近，掌握不好很容易因超量而导致氨茶碱急性中毒，出现烦躁不安、出虚汗、心动过速甚至休克死亡。因此，2 岁以内幼儿忌用此药。如果非用不可，必须严格掌握用量，最好在医生的现场指导下服用。

乳酶生忌与抗生素同服

如果在给儿童服用乳酶生的同时服用小檗碱、呋喃唑酮等抗生素，可抑制乳酶生的活性，使其失去药效，因此二者不可同服。如果必须配合使用，则应相隔 3 ~ 4 小时。

糖浆剂忌饭前服用

儿童用的各种药物糖浆不宜在饭前、睡前服用，因为糖能抑制消化液的分泌，若在饭前服用，会使儿童产生饱胀感而影响食欲。

儿童服用补剂注意事项

儿童的身体正处在快速生长发育时期，体内物质代谢比较旺盛，需要大量的营养素来维持。在现有的生活条件下，只要保持正常饮食，儿童一般不会出现明显的营养不良。但是，如果儿童没有养成良好的饮食习惯，饮食无规律、偏食挑食，或是体质较弱、消化吸收不好或患某种疾病时，就可能造成营养缺乏。这时，就需要根据儿童的具体营养状况，适当地服用一些营养补剂。

钙、磷等的补充

儿童机体的发育，在形体上首先是骨骼的发育，在这一过程中需要大量的蛋白质和钙、磷等营养素。钙和磷是构成骨骼的主要营养素，体内钙、磷不足就会影响骨骼的正常发育，应当适量补充。但需要注意的是，在补充钙、磷的同时还要补充适量维生素 D，这是因为钙、磷的正常吸收和利用需要维生素 D 的协助。由于儿童户外活动少，缺乏足够的日光照射，致使体内维生素 D 的合成不足，再加上儿童胃肠的消化吸收能力较差而需要量又远大于一般人，所以很容易发生维生素 D 缺乏症，出现低血钙症状，如多汗、睡眠不安、易惊、枕部秃发以及惊厥等，严重时还会引起肢体骨骼畸形等佝偻病症状。因此，在给幼儿补钙时千万别忘了同时补充维生素 D。

维生素 A 的补充

维生素 A 可促进儿童生长发育，维持上皮细胞组织健康，增加对传染病的抵抗力，还对维持正常视力起着重要作用。儿童如果偏食、喂食不当（如已过 6 个月龄仍不在食物中添加鸡蛋、瘦肉等动物性辅食）或患有慢性腹泻、肝炎等疾病，常会造成维生素 A 的缺乏，引起儿童生长发育迟缓、皮肤干燥粗糙、毛发干枯、易患感染等营养不良症状，还可引起干眼症、夜盲症、角膜溃疡和穿孔，严重时甚至可发展为完全失明、眼球萎缩。因此，在儿童的日常饮食中可滴加适量的含有维生素 A 和维生素 D 的鱼肝油，这样既补充了维生素 A，同时也补充了维生素 D，能够做到合理搭配，有利于吸收和利用。

铁、锌等微量元素的补充

人体内所需的微量元素有铁、锌、铜、碘等十几种，儿童中缺铁、缺锌比较常见。铁是人体合成红细胞的主要原料之一，而儿童常有先天铁贮存不足、后天补充难吸收利用等情况，所以儿童经常患缺铁性贫血。锌是维持人体正常生理功能所必不可少的微量元素之一，对处在生长发育过程中的儿童更是具有不可替代的重要作用。儿童如果缺锌，就会引起厌食、口疮、生长迟缓或停滞，并可影响儿童智力的正常发育。可见，要及时给儿童补充铁、锌等微量元素。

除了上述维生素、微量元素外，儿童需要的其他营养素还有很多种，如蛋白质、糖、脂肪等。但对于绝大多数儿童来说，只要饮食安排合理，不偏食、挑食，一般不会发生基本营养素的缺乏。需要补充供给不足的营养素时，最好采用"食补"的方法，只有在儿童因营养不足而呈现病态时才能考虑"药补"。

儿童预防接种的注意事项

预防接种就是通过注射或服疫苗增加自身的抵抗力，以预防或减轻某些传染病。儿童的机体免疫系统尚未发育完善，对各种传染病的抵抗力较差，很容易感染生病，严重威胁着儿童的健康和生命。因此，有计划、有步骤地接种预防是非常有必要的。

儿童预防接种必须按照规定的程序进行，家长不可擅自行事。同时，预防接种会引起儿童机体的免疫反应，从而产生一些异常现象，需要在预防接种过程中加以注意。

严格遵守规定

儿童预防接种要严格按照规定的月龄、年龄和时间进行，次序不可颠倒，也不可简化程序。如预防结核病的卡介苗应在婴儿出生后24小时内接种；预防脊髓灰质炎的儿童麻痹糖丸一般在婴儿出生后满2个月时初服，以后每隔1个月服1次，共服3次；预防百日咳、白喉、破伤风的百白破三联疫苗一般在婴儿出生满3个月接种，初种必须注射3针，每次间隔4～6周，1岁时复种1次，7岁时复种白破二联疫苗。需要注意的是，接种任何一种疫苗后2周内不可接种其他疫苗。

注意禁忌证

体温超过37.5℃的发热儿童，应在退热后再进行预防接种；患有牛皮癣、皮肤感染、皮炎、严重湿疹等皮肤病的儿童，须在病愈后才能进行接种；患有严重心脏病、肝炎、肾炎、活动性结核病和血液病的儿童不宜接种；患有癫痫、脑膜炎后遗症、大脑发育不全、抽搐等神经、精神疾病的儿童不宜接种；有严重营养不良及消化功能紊乱、严重佝偻病、先天性免疫缺陷的儿童不宜接种；有过敏性体质及患哮喘、荨麻疹等过敏性疾病的儿童不宜接种；腹泻期间的儿童应避免服用儿童麻痹糖丸，可在康复后2周内补服；腋下或颈部淋巴结肿大的儿童不宜接种；空腹或饥饿时不宜注射，以防血糖过低引起眩晕或昏厥。

注意不良反应

在预防接种后24小时左右常会出现一些不良反应，如接种部位红肿、发热、疼痛等现象，有时伴有淋巴结肿大、淋巴管发炎等症状，有的还可能出现头痛、寒战、恶心、呕吐、腹泻、乏力和周身不适等全身反应。如果体温在38℃以下，局部红肿直径在2.5厘米以下，则属于正常的不适反应，不需要做特殊处理。但要保证多休息、多饮水，避免触碰接种部位，一般1～2天后反应会自然消失。如果反应比较强烈、症状比较明显且持续时间较长，则最好尽快到医院治疗。

注意接种后的保护

接种后应让儿童好好休息，2～3天内应避免剧烈活动，并注意注射部位的清洁卫生，防止抓破伤口造成感染，必要时可覆盖伤口或包裹儿童双手。暂时不要洗澡，以防局部感染。让儿童多饮些开水，不要吃大蒜、辣椒等有刺激性的食物。一侧上臂进行皮肤划痕接种后，4周后才能在同侧接种其他疫苗。

注意接种后的疾病预防

疫苗在接种到儿童体内后需要经过一段时间才会发挥作用，产生抵抗力。而儿童在刚刚接种过疫苗后，抵抗力往往有所降低，在接种后2个月内很容易感染疾病，所以家长要特别注意。

儿童中成药的选用

中成药在治疗儿童常见病方面发挥着重要作用，儿童常用的中成药一般都具有疗效可靠、使用方便、价格低廉、药性平和、毒副反应小、易于贮存等优点，因此深受家长们的欢迎。

供儿童服用的中成药，大多数都在药名中含有"儿""小儿""儿童"等字样，如小儿感冒冲剂、小儿百效散、小儿牛黄散、小儿止泻散、小儿化毒散、小儿惊风散、小儿清热片、小儿至宝丸、小儿化食丸、小儿健脾丸、小儿回春丸、小儿化痰丸、肥儿丸、儿童清肺丸、小儿咳喘颗粒、小儿清热止咳口服液等。有的儿童中成药在商标上画有儿童的模样，或者在说明书中注明是儿童用药，这些都可以作为选药时的参考。

在选用儿童中成药之前，首先要了解儿童的具体病情和症状，然后将症状与药物说明相对照，如果二者相符，就可选用此药。需要注意的是，即使是同一疾病，用药也可能不同。如同样是感冒，如果患儿怕冷明显，同时还有发热、无汗、流清鼻涕等症状，这时应该选用辛温解表的中成药，如儿童清肺丸、妙灵丹等；如果患儿发热严重，但不怕冷或怕冷不明显，流浑浊鼻涕，这时则应选用辛凉解表的中成药，如桑菊感冒片、银翘解毒片等。

还需要说明的一点是，不能仅从药名来推断中成药的功效，有时这样做并不可靠。如"肥儿丸"听起来好像是用于促使儿童长胖的，而实际上它是用于治疗脾胃虚弱和肠道寄生虫病的。对药名望文生义，往往会导致用药不当和治疗无效，轻者会贻误病情，重者可造成严重后果。

如何选用儿童止咳药

与发热相似，咳嗽也是身体的一种保护性反应，如吃饭时不小心米粒呛入喉管，可以通过剧烈的咳嗽将其咳出；患有气管炎、肺炎时，可以通过咳嗽、咯痰把肺内的细菌和病理性分泌物排出体外。因此，不能一有咳嗽就马上使用止咳药。

我们平时所说的止咳药一般包括镇咳药、祛痰药和平喘药3类。镇咳药常用的有甘草合剂、甘草片、喷托维林片、咳特灵等；祛痰药常用的有碘化钾、痰咳净等；平喘药常用的有麻黄素、氨茶碱、沙丁胺醇等。那么，儿童在咳嗽时应选用哪种止咳药呢？

引起咳嗽的原因是多种多样的，因此当儿童咳嗽时，要对引起咳嗽的各种原因进行仔细分析，以便对症下药。如感冒引起的咳嗽是由于上呼吸道炎症的刺激，这时咳嗽对身体没有任何保护作用，因此要服用镇咳药来止咳。但在治疗因气管炎、肺炎引起的咳嗽时，就不宜单独使用镇咳药，因为此时呼吸道内存在大量痰液，单独用镇咳药会因咳嗽停止将痰液留于呼吸道内，使炎症扩散；这时一般应选用祛痰药，如氯化铵、磺化钾、痰咳净等，其中氯化铵的祛痰作用较强，只能用于痰黏稠而咳不出的患者。但是，祛痰药会产生恶心、呕吐等副作用，所以儿童用量不宜过大，最好在儿科医生的指导下服用。哮喘是由于过敏及炎症刺激引起的支气管平滑肌痉挛，所以平喘药实际上就是解痉药。

有些儿童医院把上述几种咳嗽药配合在一起，组成了几个品种，以发挥各种咳嗽药的协同作用。例如：

咳1号

由远志、氨茴香、碘化钾组成，用于一般咳嗽，无论早期还是晚期均可使用。

咳2号

就是复方甘草合剂，镇咳作用优于1号，化痰作用稍弱，早期咳嗽者慎用。

咳3号

由麻黄素、氯化铵组成，止喘作用强，用于喘息性气管炎。

咳4号

又称百日咳合剂，由溴化钾、麻黄素、复方甘草合剂组成，镇咳作用强，可用于百日咳和剧咳。

此外，某些中成药也有很好的止咳祛痰效果，如川贝止咳糖浆、急支糖浆、梨膏糖、莱阳梨冲剂、蛇胆陈皮末、蛇胆川贝液等。

怎样给孩子喂药

给孩子喂药也是一门学问，尤其是对那些不肯吃药、年龄偏小的孩子，更需要一定的方法和技巧。

·服用药丸或药片时可用温开水送服，服后应检查患儿口腔，看药丸或药片是否确实服下。注意不要让患儿躺着服药。对不能吞服药丸或药片的患儿，可先将药丸或药片研成粉末，然后调糖水喂服。

·对于普通药粉，可将其粘在母亲的乳头上或奶瓶嘴上，然后给孩子喂奶，药粉可随着乳汁一同服下；药量大时，可重复多次进行。也可用少量白开水或糖水将药粉溶解，然后用小勺或吸管喂服。

·如果药味很苦，如小檗碱等，可先在小勺里放点糖，然后将药倒在糖上，再放点糖把药盖上，并准备好糖水，不搅拌就倒进口里，然后迅速用糖水送下。

·对于油类药物，如鱼肝油、蓖麻油、内服液状石蜡等，可将药滴在饼干或馒头等食物上，或滴在一勺粥里一起吃下。婴幼儿可用滴管直接滴在口中，再喂糖水。

·孩子吃完药后要多喝水，以避免药物停留在食管部位产生刺激性，也有利于药物尽快到达胃肠，及早吸收。喂药要按时、按量，服用时要仔细核对药名，以防误服。

·在一般情况下，最好在空腹或半空腹时给孩子吃药，需要饭后服用的药应在饭后半小时至1小时服用。在婴儿哭闹时不可喂药，也不能捏鼻子灌药，那样容易把药和水呛入气管，轻者呛咳、呕吐，重者可堵塞气管造成窒息，会有生命危险。

·不要将药与牛奶混服，以免婴儿以后讨厌牛奶。味重的药物也不要和食物放在一起喂给孩子，以免引起拒食，造成喂养上的困难。

·3～4岁的孩子已经懂事，这时已经不能再灌药，而要向孩子说明服药的必要性，耐心说服让其自行服药；也可在吃药前准备一些糖果等食物，作为对孩子按要求吃药的表扬和鼓励。千万不能用训斥、吓唬甚至打骂的方法逼着孩子吃药，这样会造成恶劣印象，给孩子造成恐惧心理，不但不利于疾病的康复，而且更增加了以后吃药的困难。

孕妇用药注意事项

妇女在怀孕后，体内各系统都会发生一些相应的变化，主要是生殖系统，其他还有消化系统、内分泌系统、神经系统、心血管系统、造血系统以及某些肝脏功能等。怀孕期间用药，药物不但会对孕妇产生影响，而且还可以通过胎盘直接进入胎儿体内或通过母体代谢间接影响胎儿。因此，孕妇在整个怀孕期间应尽量少用药或不用药，如果生病必须用药，则应该在医生指导下服药。

·孕妇在怀孕早期经常会出现恶心、呕吐等胃肠反应，此时不能使用对肠胃道有刺激性的药物，如红霉素、阿司匹林、布洛芬类及复方新诺明等，以免加重妊娠反应。此外，长期服用阿司匹林还会影响新生儿血小板功能，引起新生儿出血；磺胺类药如复方新诺明、增效联磺片等还可导致胎儿黄疸。

·在怀孕 6 个月后，孕妇可能会出现血压升高、下肢水肿等症状，此时不能使用易引起高血压和对肾功能有害的药物，如链霉素、庆大霉素、卡那霉素、万古霉素等，这些药还可造成胎儿听觉神经损害，引起先天性耳聋。孕妇如果患有血吸虫病，应避免使用锑剂治疗，因为锑剂常会引起一系列的不良反应，如恶心、呕吐、腹痛、腹泻、头晕、寒战等，此时腹腔内压升高，子宫充血，容易导致流产或早产。此外，锑剂对心脏和肝脏也会产生较严重的毒性，可引起严重的心律失常和中毒性肝炎。

·临产妇应避免使用各种抗凝血药，如肝素、蝮蛇抗凝酶、链激酶、尿激酶、华法林、双香豆素等，否则易引起产期出血过多；临产前应用吗啡，可抑制胎儿呼吸中枢，造成新生儿窒息。

·注意保胎，防止流产。在怀孕期间不能使用可收缩子宫平滑肌的药物，如麦角制剂、益母草制剂、垂体后叶素、催产素、奎宁等，以免引起流产。药性剧烈的泻药如硫酸镁、番泻叶、大黄、芒硝等，也会引起子宫和盆腔充血，以致子宫收缩，应当慎用。利尿药如氯噻酮、呋塞米、氨苯喋啶等也可能引起子宫收缩，也应慎用。有些中药如巴豆、牵牛、黑丑、白丑、大戟、斑蝥、乌头、商陆、皂角、天南星等毒性较强，三棱、莪术、水蛭、虻虫、麝香、常山等药性猛烈，有流产的危险，应完全禁服。具有活血化瘀、行气泄下作用的药物如大黄、枳实、附子、桃仁、茜草、红花等，大辛大热的药物如半夏、肉桂、附子、干姜等，具有滑利作用的药物如木通、通草、瞿麦、茅根等，以及元胡、牛膝、丹皮、薏仁、牛黄、赭石等中药，用量太大也可导致流产，怀孕期间均应慎用。

·注意防止胎儿畸形。孕妇用药后，药物可从血浆通过胎盘进入胎儿体内，影响胎儿生长发育，有些药物甚至可引起胎儿畸形，因此用药时要特别小心。尤其是怀孕头 3 个月，胎儿各种器官正处于形成阶段，对药物分解、解毒能力很差，排泄缓慢，而且胎儿敏感性强，最容易受药物的影响。为了防止药物诱发畸胎或影响胎儿发育，在怀孕头 3 个月内应尽量避免使用药物，尤其是对胎儿有致畸作用的药物应绝对禁用。

地西泮（安定）、氯丙嗪、奋乃静、苯巴比妥、氯氮（利眠宁）、甲丙氨酯（眠尔通）等镇静安眠药，都能引起胎儿畸形；甲氨蝶呤、白消安、苯丁酸氮芥、环磷酰胺等抗癌药，也可导致胎儿畸形；肾上腺皮质激素、己烯雌酚、睾酮、黄体酮等激素类药也能致畸，其中氢化可的松可引起腭裂及骨骼畸形，己烯雌酚可引起胎儿内脏畸形和脑积水，女孩成年后可发生阴道腺癌，还可使男胎女性化并造成后代永久性不育；口服避孕药可引起胎儿先天性心脏病；甲苯磺丁脲、氯磺丙脲等降糖药，可导致胎儿多发性畸形；此外，抗过敏药丙咪嗪、敏克静，抗癫痫药苯妥英钠和扑痫酮，抗凝血药双香豆素、苄丙酮双香豆素和华法林，抗疟疾药磷酸氯喹、乙胺嘧啶和奎宁，缩瞳药毛果芸香碱，拟肾上腺素类药麻黄素和萘甲唑啉，兴奋药咪嗪和苯丙胺等，都可导致胎儿畸形。

孕妇尿路感染如何用药

众所周知，孕妇发生尿路感染的机会比一般非妊娠妇女明显增多。同时，妊娠尿路感染又不同于非妊娠尿路感染，因为用药时除了要考虑母体之外，还要考虑药物对胎儿的影响。因此，孕妇在发生尿路感染而用药治疗时要高度警惕，以防药物对胎儿造成损害。但是，我们还应该认识到，妊娠尿路感染并非洪水猛兽，完全没必要过度担心，给自己增加心理负担，只要及早诊断和及时治疗，绝大多数都可以治愈，不会引起过多的损害。

从目前的医疗条件来看，治疗尿路感染主要使用的是抗生素。目前，可供孕妇安全选用的抗生素主要有青霉素类和头孢菌素类。临床上，红霉素是治疗非淋菌性尿道炎的一线药物，可作为孕妇的首选药物，对解脲支原体性尿道炎疗效更佳。其他各类抗菌药物对孕妇和胎儿都有不同程度的毒副作用，因此在用药时应特别慎重，除非万不得已不能使用。

常用抗生素对胎儿的不良影响

氨基糖苷类

如链霉素、庆大霉素等，可以引起胎儿听觉神经损害，导致永久性耳聋，还会对肾脏功能造成损害。

酰胺醇类

如氯霉素，会引起新生儿再生障碍性贫血，还可引起灰婴综合征，导致婴儿出生时全身灰紫，并因缺氧而死亡。

磺胺类

如复方磺胺甲恶唑等，孕期 6 个月以上的孕妇服用后，可引起新生儿核黄疸，严重时可出现发热、烦躁不安、肢体强直甚至惊厥等。

喹诺酮类

诺氟沙星（氟哌酸）、（氧氟沙星）、依诺沙星（氟啶酸）等，可引发新生儿骨骼发育障碍甚至软骨坏死，最好避免使用，必须要用时，服药时间不宜过长。

因此，孕妇在发生尿路感染时千万不能擅自乱服药，而应在医生指导下服用药物，同时应根据具体病情合理用药。

维生素对孕妇的影响

胎儿生长发育所需的各种营养物质必须通过孕妇的血液循环来获得，孕妇体内的营养是胎儿营养的唯一源泉。如果孕妇体内营养缺乏，就会导致胎儿代谢物质资源不足，从而影响胎儿的正常生长发育。因此，女性在怀孕期间一定要注意各种营养物质的摄入和补充，以免发生营养不良。

在孕妇所需的各种营养物质中，维生素是必不可少的。虽然它在体内所需的量并不多，但它对维持正常生命活动却发挥着不可替代的作用。孕妇体内的维生素缺乏或过量时，都会给孕妇和胎儿双方带来很多不良影响。

维生素 A 对视觉的形成、上皮组织细胞的生长和分化、骨骼的发育和胎儿细胞的发育都是必需的，而且孕妇对维生素 A 的需要量比未怀孕时增加 25%，所以应适当补充维生素 A。孕妇如果缺乏维生素 A，会影响胎儿视觉器官的发育，引起胎儿眼球不可逆转的软化，还会引起肺不张、膀胱黏膜上皮病变，甚至会抑制皮肤、肌肉、骨骼以及脑细胞的生长，导致胎儿多种异常，如性器官发育不良、畸形等。但要注意服用维生素 A 不可过量，孕妇如果在怀孕早期大量使用维生素 A，可能导致胎儿骨骼畸形、泌尿道畸形以及腭裂、脊柱裂、肢体缺陷等。如果孕妇通过食补仍然无法满足体内对维生素 A 的需要，这时就要在医生的指导下服用适量的维生素 A 类药物。

B 族维生素是人体细胞代谢重要的辅酶，它对多种组织的形成具有重要作用。B 族维生素对孕妇的影响最大，在怀孕早期，B 族维生素族可以防止胎儿畸形、先天性心脏病，还能抑制恶心和呕吐反应。缺乏 B 族维生素会引起血细胞形成障碍，造成孕妇和胎儿贫血，还会使孕妇出现舌炎、周围神经炎、腹泻、感觉迟钝、食欲下降等症，进而干扰营养物质的摄取，影响胎儿发育，导致新生儿智力低下。孕妇平时应多吃些含有 B 族维生素的食物，如瘦肉、鱼、紫菜、核桃、芝麻、玉米及绿色蔬菜等。

维生素 C 又叫抗坏血酸，是细胞之间的黏合物，是连接骨骼、结缔组织所必不可少的营养物质。它能促进骨骼正常发育和创伤愈合，还能激活白细胞的吞噬作用，增加对疾病的抵抗能力。怀孕期间胎儿必须从母体获得大量的维生素 C，以维持骨骼、牙齿的正常发育和造血系统的正常功能等。缺乏时可引起坏血病，皮肤、牙龈等部位出血，且会祸及胎儿。因此，孕妇要多吃各种新鲜蔬菜和水果，以补充所需的维生素 C。含维生素 C 丰富的食物有柿椒（红、青）、菜花、雪里蕻、白菜、西红柿、黄瓜、四季豆、荠菜、油菜、菠菜、苋菜、白萝卜、酸枣、山楂、橙、柠檬、草莓、鸭梨、苹果等。但需要注意的是，孕妇服用维生素 C 可能增加婴儿患哮喘的风险，摄入过多还易引起流产。

维生素 D 是控制钙化的激素，对骨骼和牙齿的形成极为重要。孕妇缺乏维生素 D 时，可出现骨质软化，发病部位先是骨盆和下肢，以后逐渐波及脊柱、胸骨和其他部位，严重时可出现骨盆畸形，从而影响自然分娩。维生素 D 缺乏可使胎儿骨骼钙化、骨脆易断，并会引起胎儿牙齿发育不良，严重者可致先天性佝偻病。为防止维生素 D 缺乏，孕妇要常到户外晒晒太阳，因为阳光中的紫外线能在人体内合成维生素 D。还可以多吃一些富含维生素 D 的食物，如鱼肝油、鸡蛋、鱼、奶、动物肝脏、小虾等。但过多的维生素 D 则会导致胎儿的大动脉和牙齿发育出现问题。

维生素 E 又名生育酚，能促进人体新陈代谢，维持生殖器官正常功能，增强机体耐力，还具有抗氧化作用，能保护生物膜不被氧化，并能维持骨骼、心肌、平滑肌和心血管系统的正常功能。孕妇如果适量补充维生素 E，还可大大减少婴儿患哮喘的概率。孕妇如果出现维生素 E 缺乏，会引起早产儿溶血性贫血。又由于孕妇体内的维生素 E 通过胎盘运送到胎儿的量很少，因此应增加每日的摄入量。维生素 E 广泛存在于绿色植物中，尤其是麦胚油、棉籽油、玉米油、菜籽油、花生油、芝麻油、莴苣叶、柑橘皮等，维生素 E 含量较多。只要孕妇能保证饮食的多样化，一般不会出现维生素 E 缺乏。同时，服用维生素 E 过多会干扰凝血机制，造成胎儿大脑发育异常，导致新生儿体重偏低，并可增加新生儿患其他并发症的风险。

哺乳期妇女服药对婴儿的影响

药物进入人体经过代谢后，大多数是从肾脏排出体外，但在妇女哺乳期，也有一部分可经乳汁排出。这样，哺乳期妇女服用的药物及其代谢产物就可以通过乳汁进入婴儿的体内，对婴儿产生影响，有的药物可使婴儿受到损害甚至引起中毒。

哺乳期妇女应慎用抗生素和磺胺类药物，抗生素包括青霉素、链霉素、氯霉素、红霉素等。青霉素和链霉素可引起婴儿过敏反应，还可导致耐药菌株的产生；口服氯霉素可抑制骨髓，影响造血功能，甚至引起灰婴综合征，应禁用。如果新生儿的红细胞内先天性缺乏葡萄糖—6—磷酸脱氢酶和谷胱甘肽还原酶，则哺乳期妇女不可服用抗生素、磺胺类、呋喃类、抗疟药、抗结核药以及阿司匹林、水溶性维生素K等药物，否则易造成新生儿体内红细胞的磷酸戊糖通路代谢障碍，导致血红蛋白变性，可引起溶血性贫血，严重时将危及生命。

哺乳期妇女应慎用镇静药和吗啡类成瘾性镇痛药，如使用安定可导致婴儿体重下降和高胆红素血症；使用溴化物可诱发婴儿皮疹和嗜睡；哺乳期妇女患癫痫服用苯妥英钠、苯巴比妥可导致婴儿高铁血红蛋白症，出现嗜睡、虚脱、全身瘀斑等症状。需要特别注意的是，吗啡类等成瘾性镇痛药很容易进入乳汁内，而且其浓度可比血浆浓度高好几倍，对6个月内的婴儿易引起呼吸中枢抑制而发生意外，应加以提防。

哺乳期妇女在使用抗甲状腺药如甲硫氧嘧啶、丙硫氧嘧啶、甲巯咪唑等治疗甲状腺疾病时，可导致乳汁中药物浓度增高，最高时可达血中药物浓度的12倍。这种乳汁进入婴儿体内后会抑制甲状腺激素的合成，还可促使甲状腺激素继发增高，从而引起婴儿甲状腺肿和甲状腺功能下降，严重影响幼儿甲状腺的正常发育。此外，抗甲状腺药还可引起皮疹、粒细胞减少和黄疸等，应避免使用。

哺乳期妇女如果大剂量使用阿司匹林或口服抗凝药，会损害婴儿的凝血机制，发生出血倾向；大剂量的溴化物、麦角碱类（麦角生物碱、二甲麦角新碱）、大黄类、番泻叶等泻药可使婴儿中毒，导致婴儿大便变稀、次数增加；异烟肼会抑制婴儿生长发育，其代谢还会引起肝中毒，应禁用；哺乳期妇女用较大剂量的阿托品，可使婴儿出现皮肤潮红、心跳加快、高热、兴奋不安；抗高血压药如利血平等可引起婴儿嗜睡、腹泻及鼻塞等症状。

此外，抗肿瘤药、口服降糖药、利尿药、避孕药、抗组胺类、水杨酸盐、锂盐（如碳酸锂）、丙咪嗪、维生素K等药物，在乳汁中的浓度虽然不高，但长期使用也会对婴儿引起不良反应；碘剂、汞剂、皮质激素、放射性药物（如放射性碘）以及安宁、氯丙嗪、甲硝唑等，在乳汁中的含量如果超过母体的血药浓度，也会对婴儿造成损害，因此哺乳期应当禁止使用。如果必须服用，应暂停哺乳。

哺乳期妇女用药注意事项

哺乳期妇女所用的各种药物几乎都可以通过乳汁进入婴儿体内。目前已知有300多种药物可以通过乳汁排出，因此哺乳期妇女在用药时要格外慎重，不仅要考虑药物对自身的危害，而且要尽量防止或减少药物对婴儿的影响。

合理安排用药时间

哺乳期妇女在正常用药时，乳汁中的药物浓度通常较低，乳汁中药物含量一般不超过乳妇用药总量的2%，此药量一般不会对婴儿造成伤害。即便如此，如果哺乳期妇女必须服药且所服药物是相对安全的，其用药时间也应该安排在哺乳后30～60分钟或下次哺乳前4小时以上。在这段时间内，大部分药物已经被母体清除，乳汁中的药物浓度相对较低，药物对婴儿的影响也能降到较低水平。除了合理安排用药时间外，哺乳期妇女还可以通过减少用药次数的方法进一步降低乳汁中的药物浓度，减少药物对婴儿的影响。这样，就能保证哺乳期妇女安全用药，而不必因用药而停止哺乳。

掌握禁用药物

有些药物经乳汁排出的量较多，对婴儿的危害明显，哺乳期妇女必须禁用。如果因治疗需要必须使用，则应在用药期间暂时停止哺乳。这类药物主要有：红霉素、氯霉素、链霉素、阿霉素、庆大霉素、卡那霉素、放线菌素D、氨苄西林、阿莫西林、氯唑西林、磺胺类、异烟肼、阿司匹林、水合氯醛、巴比妥类、苯妥英钠、扑米酮、卡马西平、利巴韦林、甲苯磺丁脲、硫脲嘧啶、利舍平、氯丙嗪、西咪替丁、雷尼替丁、法莫替丁、氧氟沙星、诺氟沙星、环丙沙星、氯氮卓、地西泮、硝西泮、普萘洛尔、阿替洛尔、卡替洛尔，以及各类抗肿瘤药和麻醉性镇痛药等。

掌握慎用药物

有些药物虽然危害不大，但在使用时也需慎重，尽量减少对婴儿的不良影响。这类药物有氨茶碱、氨基糖苷类抗生素、β—肾上腺素受体阻断药、糖皮质激素、吩噻嗪类抗精神病药、噻嗪类利尿药、口服降糖药、乙胺丁醇、溴丙胺太林、雌激素、黄体酮、硫脲类、甲状腺素、磺胺类、维生素 A、维生素 D、华法林等。

老年人用药的特点

老年人用药的特点由老年人的体质特点和老年疾病的发病特点决定。老年人体内各器官和组织的生理功能都有不同程度的退化，对药物的吸收、分布、代谢、排泄都有一定的影响。又因老年人的免疫功能和抗病能力有所减弱，患病的机会增加，出现慢性疾病较多，用药的品种及数量增多，引起药物不良反应和药物中毒的可能性也增多。因此，老年人用药具有突出的特点。

吸收和利用药物的能力下降

老年人由于胃肠功能减退，导致胃酸和消化酶分泌减少，胃肠蠕动减弱，肠道表面的细胞减少，胃排空时间延长，胃肠道血流量减少。这些变化都会影响对药物的溶解和吸收，但对大多数药物来说影响不太大。然而对于需要在酸性环境中水解而生效的药物，在老年人缺乏胃酸时，则其生物利用度将大大降低，如弱酸性药物水杨酸类、双香豆素类、呋喃妥因、萘啶酸及巴比妥类等。

影响药物分布

老年人血浆中的白蛋白随年龄增加而减少，65 ~ 70 岁者可比青年人减少 1/4。因缺少血浆白蛋白，使一些药物与白蛋白结合减少，影响老年人体内的药物分布，造成游离型药物增多，药物在血中的浓度和停留的时间增加，药效增强，易发生不良反应。此外，老年人体内脂肪增加，尤其是老年女性更加明显，可改变药物在脂肪中的分布情况。

药物代谢速度降低

肝脏是药物代谢解毒的主要器官。老年人随着年龄的增长，肝脏重量不断减轻，70岁以上老年人肝脏的重量比青壮年约低30%。此外，老年人的肝中血流量减少，肝药酶活性降低，功能性肝细胞减少，这些变化都会对药物的代谢产生一定影响。又由于老年人长期服药，已经使肝脏受到了一定的损害，肝脏对药物的代谢速度大大降低。因此，在给老年人使用经肝代谢的药物如氯霉素、利多卡因、普萘洛尔、洋地黄类、氯氮卓及其同类药时，可导致血中药物浓度增高或药物自体内消除延缓，从而产生更多的副作用，所以需适当调整剂量。

药物排泄减慢

肾脏是药物排泄的主要器官。老年人随着年龄的增长，肾脏功能逐渐衰退，肾血流量减少，肾小球的滤过率降低，肾小管的分泌功能减弱，导致肾脏对药物的排泄功能减慢，药物在血中的浓度升高，容易造成药物在体内蓄积而发生中毒反应。因此，给老年人用药时，要根据肾功能调整用药剂量或调整用药的间隔时间。一般来说，60岁以上老年人用药，以成人用量的3/4为宜。

药物之间易相互作用

由于老年人慢性病较多，常常同时使用多种药物。由于药物品种多，药物之间容易发生相互作用。多种药物并用时，配伍得当可产生协同作用，减少不良反应，增加疗效；如果配伍不当就会产生拮抗作用，导致药物不良反应的发生率增高，增加毒副作用。同时，随着用药物品种的增加，不良反应的发生率也相应增高。据统计，同时使用4~6种药物时，不良反应的发生率可高达15%。因此，老年人用药时，应根据药物的相互作用来决定药物及其用量，以减少不良反应。

老年人用药引起的不良反应主要体现在精神、神经系统方面

如硝西泮（硝基安定）可引起头痛，阿米替林、丙咪嗪可引起老年人不安、失眠、健忘、激动等神经系统症状。这些发生在神经系统的毒副反应，多数并不是因为用药过量引起的，而是与老年人的神经系统功能有关。因此，老年人在使用作用于神经系统的药物时要格外谨慎。

老年人用药注意事项

老年人机体各器官的功能都有不同程度的衰退，药物在体内的吸收、分布、代谢、排泄过程都将受到一定的影响，尤其是药物的代谢和排泄受到的影响更大。因此，老年人在用药过程中应特别注意，以防发生药物不良反应。

尽量避免用药

药物只是治疗疾病的一个方面，因此不能一得病就急着用药，特别是老年人，因为他们大多数不具备自己用药的能力，需要他人协助用药。经常用药不但会对身体造成一定的损害，而且会使药效逐渐下降。因此，老年人患病时，首先要考虑一下能否采取除用药以外的其他方法来解决问题，如便秘者多吃一些含纤维素丰富的食物即可通便。对一些老年慢性病患者，应尽量不用或少用药物治疗，多用其他疗法如针灸、按摩、理疗及锻炼与饮食相结合等方法。当然，如果病情严重非用药不可，则需及时用药，但也应尽量少用药。

选择药物要慎重

老年人最好在明确诊断的基础上使用药物，切忌不明病因就随意滥用药物，以免发生不良反应或延误治疗。

在疾病诊断清楚后，最好听从医生意见来选择药物，医生会根据病情的轻重缓急和患者的体重、性别、用药史、肝肾功能以及健康状况等开出处方，这些药物能有效缓解症状，且毒副作用小、不良反应少、安全性强。如患有失眠、焦虑的老年人，最好使用安定治疗，因为安定不会产生成瘾性，可以长期使用。凡是对老年人损害较大的药物，除非特别需要非用不可，都应尽量使用更安全的替代药物，以减少损害。

此外，老年人应尽量选用最熟悉的药物品种，最好不要使用新药，因为新药的疗效尚不确切，安全程度也很难估计。

根据老年人代谢降低、反应迟缓的生理特点，老年人用药应采取中西药结合的方法。对急性病，可先使用西药治标，迅速控制症状，然后采用中药调养，以利于治本；对慢性病则以中药治疗为主，因为中药比西药作用缓和，副作用也比西药少，老年人使用会更加安全一些。

尽量减少用药种类

老年人用药的种类宜少不宜多，因为同时服用多种药物，会由于药物之间的相互作用而增加或降低药效，引起不良反应。用药物的种类越多，发生药物不良反应的机会也越多，如阿司匹林与激素类药合用可诱发溃疡病大出血；呋塞米与氨基糖苷类抗生素及吲哚美辛、阿司匹林合用，可增加耳肾毒性，降低呋塞米的作用；螺内酯与钾盐和血管紧张素转移酶抑制剂合用，可引起高钾血症；氨苯喋啶与非甾体抗炎药合用，可致肾毒性等。再加上老年人记忆力减退，同时服用多种药物容易造成误服、漏服或重复用药，带来不必要的麻烦。所以，老年人应尽量避免联合用药，同时用药最好不超过3种，最多不要超过5种。

用药剂量宜小不宜大

老年人用药剂量应随年龄的增加而相应减小。一般来说，60～80岁者，用药剂量应为成人的3/4～4/5；80岁以上者用药剂量为成人的1/2。如果患者肝肾功能不好，则更要减少用药剂量或延长用药间隔时间，以防发生不良反应。

对作用较强的药物和初次使用的新药应从小于标准剂量开始，然后根据治疗效果和反应情况再逐渐增量或减量。

选择合适的药物剂型

许多老年人吞药有困难，尤其是大量用药时更加麻烦。因此，老年人不宜使用片剂或胶囊剂，可选用液体剂型，必要时可注射用药。老年人胃肠道功能不稳定，不宜服用缓慢释放的药物制剂，否则会因胃肠蠕动加速而导致释放不充分，反之则会因释放和吸收量增加而产生毒性。

合理把握用药时间

老年人的视力、听力和记忆力都有一定程度的下降，往往因为看错或记错药物名称、使用方法和剂量，听错医生和家人嘱咐而误服药物或忘记服药。因此，老年人的服药方案应尽可能简单，以利于其更好地领会和记忆，最好每种药物每日只服 1 次，用药时间应尽量安排在清晨空腹时，不宜间隙用药。

老年人肾功能减退，对药物及其代谢产物的滤过减少。所以，老年人用药时间越长，越容易发生药物蓄积中毒，有时还会产生成瘾性和耐药性，因此要避免长期用药。老年人用药时间应根据病情以及医嘱合理缩短。患急性病的老年人，在病情好转后应及时停药或减量；必须长期用药者，应在家属或他人的协助和监督下进行。

尽量减少注射给药

由于老年人的肌肉对药物的吸收能力较差，注射后疼痛较为明显，有时容易形成硬结，所以对患有慢性病的老年人，一般不主张用静脉点滴和肌内注射方法给药。但如果患的是急性病、急性感染伴有高热等，则需要静脉途径给药。

注意观察药物反应

老年人在用药过程中要注意观察有无不良反应，如服用阿司匹林可导致大汗不止或引起胃出血，利尿药氢氯噻嗪会引起血糖升高，诱发老年性糖尿病。因此，老年人在用药时一旦发现身体有异常反应，应立即停药，必要时应请医生诊治，更换作用相同或相似、毒副作用小的其他药物。

慎用滋补药

身体虚弱、容易患病的老年人可适当地服用一些补虚益气的药物，以增强体质，提高抗病能力。但要注意的是，滋补药也不可盲目滥用，而应根据自己身体的实际情况，在医疗保健人员的指导下适当选用，否则将有害无益。对于老年人来说，更重要的是要注意合理营养，加强身体锻炼，保持身心健康。

用药不可生搬硬套

有的老年人看到别人使用某种药物治好了某种疾病，便盲目仿效，却忽视了彼此之间的体质和病症差异。如同样是高血脂患者，如果是胆固醇高就该应用烟酸肌醇，如果是三酰甘油高则应用氯贝丁酯。

老年人患的多是慢性病，有的患者因为长期不愈，就会出现"乱投医"现象，乱用那些未经验证的秘方、单方、验方。由于这些处方药物的疗效无法科学判定，完全是凭运气治病，因此常会延误病情甚至引起中毒，得不偿失。

注意药物的更换

有的老年人用药时总更换药物，今天听说这种药好便用这种药，明天听说那种药好又改用那种药。用药种类不确定，多种药物混用，不但治不好病，反而容易引出毒副反应。

第三章
家庭常见病的药物治疗

感冒

常用中药

中医根据辨证施治的原则，将感冒分为风寒感冒、风热感冒、表里双感、风寒湿滞、气虚感冒等类型进行对症用药。

风寒感冒

主要症状为发热怕冷，头痛，咽喉发痒，周身不适，四肢酸痛，咳嗽，多稀白痰，鼻塞声重，时流清涕，无汗，舌苔薄白，脉浮紧或浮缓等。

选用药物：荆防败毒散、通宣理肺丸、麻黄止嗽丸、小儿四症丸和参苏理肺丸，并以生姜、葱白煎汤为药引。

注意事项：忌用桑菊感冒片、银翘解毒片、羚翘解毒片、羚羊感冒片、复方感冒片等。

风热感冒

主要症状为发热重，微恶风寒，头胀痛，咽喉肿痛，口微渴，少汗出或无汗，鼻塞涕黄，咳嗽痰黄，舌苔薄白或微黄，舌尖红赤，脉浮数等。

选用药物：桑菊感冒片、银翘解毒片（丸）、羚翘解毒片（丸）、Vc银翘片、羚羊感冒片、复方感冒灵片、银黄口服液、板蓝根冲剂、感冒退热冲剂、风热感冒冲剂、桑菊银翘散、银柴冲剂等。

注意事项：忌用羌活丸、参苏理肺丸、通宣理肺丸等。

表里双感（风寒和风热混合型）感冒

主要症状为高热，恶寒，头痛眩晕，四肢酸痛，口苦口干，咽喉肿痛，或咳呕喘满，大便干燥，小便发黄，舌苔薄黄，舌头红赤。

选用药物：防风通圣丸（散）、重感灵片、重感片等。

注意事项：单用银翘解毒片、强力银翘片、桑菊感冒片或牛黄解毒片等疗效欠佳。若属流行性感冒可服用复方大青叶冲剂、感冒冲剂等。

风寒湿滞感冒

主要症状为恶寒发热，热度不高，痰湿中阻，胃脘满闷，恶心呕吐，腹痛泻下，或头重头痛，无汗，或四肢倦怠，苔白，脉浮等。

选用药物：藿香正气丸或藿香正气水、午时茶等。

注意事项：不能选用保和丸、山楂丸、香砂养胃丸等。

气虚感冒

多发于身体虚弱、抵抗力差者，平时易出汗，不耐风寒。主要症状为疲倦乏力，食欲不振，轻度发热，头痛冒虚汗，鼻流清涕，常缠绵日久不愈，或反复多发。

选用药物：补中益气丸、参苏丸。

注意事项：治疗此型感冒不应过于疏散，用一般感冒药疗效不好，需扶正祛邪、益气解表。

常用西药

阿司匹林

阿司匹林又称乙酰水杨酸。

适应证：发热、感冒、头痛、神经痛、肌肉痛、关节炎、痛风等。

注意事项：少数患者服用此药后会出现恶心、呕吐、上腹部不适和过敏等不良反应。还可能引起胎儿异常，孕妇、肾功能不全者应慎用，哮喘、胃及十二指肠溃疡、肝病、心功能不全者应慎用或不用。

对乙酰氨基酚

对乙酰氨基酚又称扑热息痛、百服宁、泰诺、必理通。

适应证：由感冒引起的发热、头痛、四肢酸痛、全身不适等症状，关节痛、神经痛、癌性痛及手术后止痛等。

注意事项：少数患者服药后可能出现恶心、呕吐、腹痛、厌食、出汗等不良反应。服药后如果发生红斑或水肿等过敏反应，必须立即停止用药；不能与其他含有扑热息痛的药物同时服用；服药期间应避免饮酒及含酒精的饮料；长时间服用可引起肾损害，过量服用可引起肝损害，严重者可致昏迷甚至死亡；成人24小时内服用的剂量不能多于2克，3岁以下儿童及新生儿因肝、肾功能发育不全最好不用；孕妇和哺乳期妇女慎用。

用药禁忌：酒精中毒、患肝病或病毒性肝炎者禁用，肾功能不全者禁用。

氯苯那敏

氯苯那敏又称扑尔敏、苯吡胺、马来拉敏、氯屈米通。

适应证：感冒、过敏性鼻炎、皮肤黏膜变态反应性疾病、荨麻疹等。

注意事项：会引起嗜睡、胸闷、心悸、乏力等不良反应。早产儿、新生儿、孕妇及老年人慎用。

用药禁忌：车、船、飞机驾驶人员，高空作业者，精密仪器操纵者及对本类药物过敏者禁止服用。

布洛芬

布洛芬又称异丁苯丙酸、芬必得、大亚克芬（布洛芬缓释剂）、异丁洛芬、炎痛停。

适应证：各种原因引起的高热、头痛、牙痛、神经痛、肌肉痛、腰背痛、关节痛、痛经及风湿性关节炎等。

注意事项：少数患者服药后可能会出现消化不良、头晕、耳鸣、胃肠道溃疡、转氨酶升高、皮疹等不良反应，宜饭后服用。若患者在服药期间出现胃肠出血，肝、肾功能损害，视力障碍，血象异常以及变态反应等情况，应立即停药。有消化道溃疡及心功能不全病史者、有出血倾向者应慎用。

用药禁忌：对阿司匹林或其他非甾体抗炎药过敏者、哮喘患者、鼻息肉综合征患者、孕妇及哺乳期妇女禁用。

吲哚美辛

吲哚美辛又称消炎痛、桂美辛。

适应证：风湿性、类风湿性、痛风性关节炎及发热等。

注意事项：可能引起恶心、呕吐、腹痛、腹泻、溃疡等胃肠道反应，有时甚至会引起胃出血及穿孔，饭后服用能够减少胃肠道反应。还可引起头痛、眩晕等中枢神经系统症状。如果头痛持续不减，应立即停药。

用药禁忌：溃疡病、震颤麻痹、精神病、癫痫病、支气管哮喘患者，肾功能不全者、对阿司匹林过敏者以及孕妇、哺乳期妇女及儿童禁用。

贝诺酯

贝诺酯又称扑炎痛、百乐来、苯乐来、阿司匹林。

适应证：类风湿性关节炎、急慢性风湿性关节炎、风湿痛、感冒、发热、头痛、神经痛及术后疼痛等。

注意事项：有胃肠道反应，可能引起呕吐、灼心、便秘、嗜睡及头晕等，用量过大可导致耳鸣、耳聋。

用药禁忌：肝、肾功能损害者、对阿司匹林过敏者、不满3个月的婴儿禁用。

阿苯片

阿苯片本品每片含阿司匹林100毫克，苯巴比妥10毫克。

适应证：主要用于儿童的退热，并能预防高热所导致的惊厥。

注意事项：常会引起恶心、呕吐、上腹部不适或疼痛等不良反应，偶可引起支气管痉挛性变态反应，少数患者可出现皮疹、荨麻疹、皮肤瘙痒、剥脱性皮炎等皮肤变态反应。儿童必须在成人监护下使用，连续使用不得超过 3 天，某些儿童使用本药可能引起异常兴奋。肝肾功能减退、心功能不全、鼻出血以及有溶血性贫血史者慎用。体温过高者应用小剂量，以免出汗过多造成虚脱。不宜与其他中枢神经系统抑制药及抗凝药（如双香豆素、肝素）同用。

用药禁忌：对阿司匹林和苯巴比妥药物及其他解热镇痛药过敏者禁用。呼吸抑制、卟啉病、喘息、鼻息肉综合征患者禁用。血友病、血小板减少症、活动性出血性疾病患者禁用。

咳嗽、咯痰

常用中成药

根据咳嗽、咯痰的不同症状表现，中医上可将其分为 4 种类型进行辨证论治。

风寒咳嗽

主要症状为咳嗽声重，咽痒，喘息胸闷，怕冷发热，头痛，无汗，痰稀薄色白且量多，常伴有鼻塞、流清涕、骨节酸痛等，舌苔白，脉浮。

选用药物：通宣理肺口服液、苏子降气丸、半夏止咳糖浆、杏仁止咳糖浆、杏苏止咳冲剂、止咳青果丸、蛇胆陈皮胶囊或散剂，以及川贝止咳糖浆、风寒咳嗽丸、复方川贝精片、感冒解痛散、麻黄止咳丸、止咳宁嗽胶囊、止咳合剂等。

风热咳嗽

主要症状为咳嗽，喘息气粗，胸闷咽痛，口渴，鼻流黄涕，发热，出汗，怕风，头痛，痰黏稠色黄，咯痰不爽，舌苔薄黄，脉浮数。

选用药物：二母宁嗽丸、止咳定喘口服液、橘红片、川贝止咳露、川贝枇杷露、复方鲜竹沥口服液等，其他还有白绒止咳糖浆、除咳止嗽丸、二母清肺丸、三蛇胆川贝膏、复方枇杷膏、复方贝母散、复方罗汉果止咳冲剂、橘贝合剂、清金止嗽化痰丸、清气化痰丸、清热镇咳糖浆、风热咳嗽胶囊等；儿童宜选用急支糖浆、复方甘草合剂、银黄口服液、健儿清解液、小儿咳喘灵冲剂和儿童咳液等。

燥邪咳嗽

主要症状为干咳少痰，咯痰不爽，口干，微有发热等。

选用药物：川贝清肺糖浆、养阴清肺膏（糖浆）、罗汉果玉竹冲剂、川贝枇杷膏，其他药物还有止咳橘红丸、止咳梨浆、雪梨蜜膏、川贝末胶囊、镇咳宁口服液等；儿童宜选用儿童清肺口服液。

肺虚咳嗽

主要症状为咳嗽日久，痰少，咳吐不爽，口干，手足微热，气短乏力。

选用药物：百合固金丸、秋梨润肺膏、川贝二冬膏，其他药物还有川贝银耳糖浆、川贝梨糖浆、二冬膏、扶正养阴丸、复方梨膏、橘红梨膏、理气定喘丸、润肺膏等。

常用西药

苯丙哌林

苯丙哌林又称咳快好、二苯哌丙烷，为非麻醉性、中枢及外周双相止咳药，其镇咳作用比可待因强 2 ~ 4 倍，且毒性低。

适应证：刺激性干咳，如感冒或者急慢性支气管炎及各种原因引起的无痰咳嗽，以及由吸烟、刺激物、过敏等引起的咳嗽等。

注意事项：对口腔黏膜有麻醉作用，易产生麻木感，服用时需整片吞下，切勿嚼碎。偶有口干、胃部烧灼感、食欲不振、乏力、头晕和药疹等不良反应。孕妇应在医生的指导下服用。

用药禁忌：过敏者禁止使用。

喷托维林

喷托维林又称枸橼酸喷托维林、枸橼酸维静宁，为非成瘾性止咳药，具有中枢和外周性镇咳作用，其镇咳作用约为可待因的 1/3。

适应证：无痰或少痰的咳嗽、百日咳、急性支气管炎、慢性支气管炎及各种原因引起的咳嗽。

注意事项：偶有便秘、轻度头痛、头晕、口干、恶心、腹胀、皮肤过敏等不良反应。服药后可能会出现嗜睡现象，司机及操作机器者慎用。痰量多者宜与祛痰药并用。

用药禁忌：青光眼及心功能不全、伴有肺瘀血的患者禁用，孕妇和哺乳期妇女禁用。

美沙芬

右美沙芬又称美沙芬、右甲吗喃，为中枢性止咳药，可抑制咳嗽中枢，从而产生镇咳作用，其镇咳作用与可待因相等或稍强，但无止痛作用。一般治疗剂量不抑制呼吸，作用快且安全，长期服用不产生成瘾性和耐受性。

适应证：无痰、干咳，以及感冒、急性或慢性支气管炎、支气管哮喘、咽喉炎、肺结核以和其他上呼吸道感染时的咳嗽。

注意事项：偶有头晕、头痛、轻度嗜睡、口干、食欲不振、便秘等不良反应，用药过量会产生呼吸抑制。

用药禁忌：肝功能不良者慎用，痰多患者慎用或与祛痰药合用。妊娠3个月内妇女、有精神病史者、有呼吸衰竭危险的患者禁用。不能与单胺氧化酶抑制剂（常用于精神抑郁的药物）合用，以免发生高热或死亡。

溴己新

溴己新又称必嗽平、溴己铵、必消痰等，为黏痰调节剂，对黏痰具有较强的溶解作用，可使痰中的黏多糖纤维素或黏蛋白裂解，从而降低痰液的黏稠度。

适应证：急、慢性支气管炎、支气管扩张、哮喘等痰液黏稠而不易咯出的症状。

注意事项：偶有恶心、胃部不适，减少药量或停药后可消失。偶有血清氨基转移酶短暂升高，但能自行恢复。胃炎或胃溃疡患者慎用。

化痰片

化痰片又称羧甲基半胱氨酸、羧甲司坦，为黏痰调节剂，主要影响支气管腺体的分泌，使低黏度的唾液黏蛋白分泌增加，而高黏度的岩藻黏蛋白产生减少，从而使痰液的黏稠度降低，易于咳出。

适应证：慢性支气管炎、支气管哮喘等疾病引起的咳嗽、咯痰，尤其是痰液黏稠、咯痰困难和痰液阻塞气管等，也可用于防治手术后咯痰困难和肺炎并发症。用于小儿非化脓性中耳炎，有预防耳聋的作用。

注意事项：偶有轻度头晕、恶心、腹泻、胃部不适、胃肠道出血、皮疹等不良反应，有消化道溃疡病史者慎用。

痰之保克

痰之保克又称氨溴索、沐舒痰、兰勒索。本品为黏痰溶解剂，可使痰中的黏多糖纤维化裂解，稀化痰液，并能抑制支气管黏膜酸性糖蛋白的合成，从而降低痰液黏稠度，使之易于咳出。

适应证：伴有咯痰和过多黏液分泌物的各种急、慢性呼吸道疾病，尤其是严重的慢性支气管炎、气喘性支气管炎及支气管哮喘。

注意事项：有轻度胃肠道反应，片剂宜饭后服用，皮疹极少见，妊娠头 3 个月内妇女慎用。

支气管哮喘

常用中成药

中医通常将哮喘分为实喘和虚喘两类。在治疗方面，实喘重在治肺，以散邪宣肺为主；虚喘重在治肺肾，以滋补纳气为主。根据症状不同，实喘可分为寒喘、热喘和痰喘 3 类；而虚喘可分为肺气虚和肺肾阴虚两类。

寒喘

主要症状为气促喘息，咳嗽，咯痰少而清稀、色白呈黏沫状，口不渴，脉弦滑，常伴有怕冷发热、头痛、无汗、鼻塞、流涕等症状。

选用药物：通宣理肺口服液等。

热喘

主要症状为呼吸急促，呛咳阵作，喉有哮鸣音，咳嗽，痰黄稠难以排出，咽干，口苦口渴喜饮，身热汗多，舌质红，苔黄腻，脉滑数。

选用药物：止咳定喘口服液。

痰喘

主要症状为咳嗽痰多，色白黏稠，气逆作喘，胸部满闷，严重时出现恶心、呕吐等症状。

选用药物：橘红片、止咳化痰丸、咳嗽定喘丸、清气化痰丸等。

肺气虚

主要症状为咳嗽痰多，痰液清稀，面色苍白，气短作喘，动则出汗，精神不振，身倦无力等。

选用药物：人参保肺丸等。

肺肾阴虚

主要症状为气短作喘，咳嗽痰少，或干咳无痰，或痰中带血，口干咽燥，腰膝酸软，头晕耳鸣，潮热盗汗，舌红，苔少，脉细数。

选用药物：二母宁嗽丸、二母宁嗽颗粒剂、麦味地黄丸、都气丸等。

常用西药

糖皮质激素

糖皮质激素简称激素，是当前治疗支气管哮喘最有效的首选抗炎药，可分为吸入剂、口服剂和静脉用药。

适应证：吸入激素是控制哮喘长期稳定的最基本的治疗手段；在急性严重哮喘发作早期，口服糖皮质激素能够防止病情进一步加重；在哮喘持续状态时则需要用大剂量的糖皮质激素做短期全身给药；治疗慢性严重哮喘可长期吸入大剂量的糖皮质激素。

注意事项：糖皮质激素吸入剂可产生局部不良反应，主要是口咽不适、口咽炎、声音嘶哑、偶尔出现的上呼吸道刺激性咳嗽和口咽部的念珠菌感染，吸药后用清水漱口可预防或减轻口腔念珠菌感染。

选用药物：常用的吸入激素有二丙酸倍氯米松、布地缩松、氟尼缩松、氟替卡松和曲安奈德等，口服剂有泼尼松、泼尼松龙，静脉用药主要有琥珀酸氢化可的松。

白三烯调节剂

白三烯调节剂包括白三烯受体拮抗剂和合成抑制剂，不但能缓解哮喘症状，而且能减轻气管炎症。

适应证：白三烯受体拮抗剂特别适用于运动性哮喘及阿司匹林哮喘。

注意事项：会产生轻微的胃肠道症状，少数患者会出现皮疹、血管性水肿、转氨酶升高等不良反应，停药后可恢复正常。

选用药物：扎鲁司特、孟鲁司特。

色甘酸钠

色甘酸钠又称咽泰、咳乐钠，是一种新型非激素类抗变态反应药，能稳定肥大细胞膜和嗜碱细胞膜，从而抑制组胺、5-羟色胺、白三烯等过敏介质的释放，对其他炎症细胞释放介质也有一定的抑制作用。

适应证：主要用于预防过敏性哮喘发作。

注意事项：少数患者会出现咽喉不适、胸闷等不良反应，偶见皮疹，孕妇慎用。

β₂受体激动剂

适应证：短效吸入型 β₂ 受体激动剂是治疗哮喘急性发作症状和预防性治疗运动诱发哮喘的首选药物，长效吸入型 β₂ 激动剂可抑制抗原引起的速发和迟发反应及组胺引起的气管反应性增高。

注意事项：长期应用会引起 β₂ 受体功能下调和气管反应性增高，增加哮喘发作的次数，因此不主张长期、有规律的应用。如果需要长期应用，应该和吸入激素配合应用。

选用药物：短效（作用时间为 4 ~ 6 小时）的有沙丁胺醇（喘乐宁、舒喘灵）、特布他林（博利康尼、喘康速）、非诺特罗（酚丙喘定、酚丙喘宁），长效（作用时间 12 ~ 24 小时）的有沙美特罗（施立稳）、福莫特罗（安通克）、丙卡特罗（美喘清）、班布特罗（巴布特罗）。

茶碱（黄嘌呤）类

适应证：长效茶碱用于控制夜间哮喘，静脉给药主要用于重危症哮喘。

注意事项：茶碱的不良反应主要有胃肠道症状（恶心、呕吐）、心血管症状（心动过速、心律失常、血压下降），最好饭后服用以降低对胃肠道的刺激。偶尔会兴奋呼吸中枢，严重的会导致抽搐甚至死亡。用药时最好进行血药浓度监测，将浓度保持在 5 ~ 15 毫克 / 毫升。酒精中毒及合用西咪替丁、喹诺酮、大环内酯类药物等会降低茶碱的代谢，应减少用药量；吸烟能加快茶碱的代谢，应增加用药量。发热、妊娠、幼儿、老年人、肝肾功能不全、心律失常、严重心脏病患者及甲状腺功能亢进者慎用。

选用药物：氨茶碱、茶碱、羟丙茶碱、二羟丙茶碱、恩丙茶碱、胆茶碱等。

抗胆碱药物

此类药物以吸入剂型为佳，虽然起效较慢，但药效持续时间较长，不良反应少，长期使用不会出现耐药性。

适应证：主要用于单独使用 β_2 激动剂不能控制症状的哮喘患者，对老年性哮喘及并发有慢性阻塞性肺疾病的哮喘特别有效。与 β_2 激动剂联合使用具有更强、更持久的支气管舒张作用，尤其适用于夜间哮喘及多痰的患者。

注意事项：少数患者会出现口苦或口干感及咽部刺激，青光眼患者还会出现眼压升高症状。

选用药物：异丙托溴铵（溴化异丙阿托品）。

慢性支气管炎

常用中成药

慢性支气管炎属中医咳嗽的范畴，根据症状及脉象可将本病分为几个类型，然后进行辨证论治。

风寒袭肺型

主要症状为咳嗽声重，或有气急喘息及胸闷，咯痰稀薄色白，初起多兼有恶寒，头痛，咽痒，发热，鼻塞，流清涕，身痛，无汗，口不渴，苔薄白或白腻，脉浮滑或弦紧。

选用药物：通宣理肺口服液等。

风热犯肺型

主要症状为咳嗽声粗，喘促气粗，痰稠色黄，咽痛，鼻流黄涕，身热头痛，口渴喜冷饮，胸闷烦躁，汗出，舌质红，苔薄黄，脉浮数。

选用药物：羚羊清肺丸等。

痰热蕴肺型

主要症状为咳嗽气喘，胸脘满闷，痰黏色黄，咳出不爽，兼有发热出汗，流涕，咽痛，烦热口渴，口淡无味，溺黄，大便干结，舌质红，苔黄腻，脉滑数。

选用药物：痰喘丸等。

肺脾气虚型

主要症状为咳嗽气短，痰白而稀或泡沫，自汗，胸脘痞闷，大便溏薄，神疲乏力，声低懒言，每遇风寒则咳嗽或喘息发作加重，舌质淡，苔白薄，脉虚。

选用药物：三蛇胆陈皮末、黄荆油胶丸等。

肺肾阴虚型

主要症状为干咳少痰，或痰中带血，或咯血，或伴喘息；面色潮红，盗汗，五心烦热，咽干口燥，失眠，舌质红，苔少，脉细数。

选用药物：麦味地黄丸、二冬膏、琼玉膏等。

肺肾阳虚型

主要症状为咳喘久作，呼多吸少，动则尤甚，痰稀色白或如泡沫，畏寒肢冷，腰膝酸痛，疲倦乏力，舌质淡，苔白而滑，脉沉细无力。

选用药物：金匮肾气丸、参桂鹿茸片、参芪蜂王浆、蛤蚧精等。

常用西药

抗生素

慢性支气管炎并发感染时，可选用抗生素配合治疗。常用抗生素有青霉素、链霉素、红霉素、氯霉素、麦迪霉素、复方新诺明等，严重感染时，可选用氨苄西林、环丙沙星、氧氟沙星、阿米卡星（丁胺卡那霉素）、奈替米星（乙基西梭霉素）或头孢氨苄、头孢呋辛等头孢类抗生素联合静滴给药。反复感染患者，可采用预防性用药，可选用复方磺胺甲恶唑长期用药。

祛痰止咳药

常用咳嗽药水有氯化铵、棕色合剂、鲜淡竹沥、吐根糖浆，此外，止咳还可用喷托维林、咳美芬等。常用祛痰药物有沐舒痰（盐酸溴环己胺醇）、化痰片（羧甲基半胱氨酸）、碘化钾等，溴己新（必嗽平）、氯化铵、棕色合剂等也有一定的祛痰作用。当痰多而黏稠，不易咯出时，可用枇杷叶蒸汽吸入，或用超声雾化吸入，以稀释气管内分泌物。

解痉平喘药

喘息型支气管炎常选用解痉平喘药物，如氨茶碱、喘定、丙卡特罗（美喘清）等。慢性支气管炎有可逆性阻塞者及阵发性咳嗽伴有不同程度的支气管痉挛时，应采用支气管舒张剂来改善症状，常用药物有异丙托溴铵（溴化异丙阿托品）气雾剂、特布他林（博利康尼）、沙丁胺醇、丙卡特罗（美喘清）等。

肺结核

常用中药

肺结核可根据症状及脉象分为 3 种类型进行辨证论治。

阴虚肺热型

主要症状为午后潮热，手足心热，夜间盗汗，两颧发热，唇红咽干，形体消瘦，干咳无痰，或痰少不易咯出，或痰中带血丝，舌苔薄，边尖红，脉细数。

选用药物：贝母二冬膏、保肺散、贝母梨膏、百花膏、羊胆丸、罗汉果玉竹冲剂、复方抗结核片等。

肺肾阴虚型

主要症状为潮热盗汗，腰脊酸软，头晕耳鸣，心烦失眠，五心烦热，颧红体瘦，咳呛气急，痰少质黏，或咯血、血色红量多，或伴胸痛、舌红、少苔，或光剥，脉细数无力。

选用药物：玉露保肺丸、金贞麦味地黄丸、补金片、养阴清肺膏、养阳脉安片、麦味地黄丸等。

气阴两虚型

主要症状为午后潮热颧红，热势不高，恶风畏冷，自汗盗汗，食少，神疲气短，咳嗽无力，痰稀白量多，偶带淡红色，舌淡有齿印，苔薄白，脉细数无力。

选用药物：润肺止嗽丸、人参固本丸、天麻王浆、百部丸、人参滋补膏、万年春蜂王浆、雪哈银耳胶丸等。

常用西药

异烟肼

异烟肼又名异烟酰肼，对结核杆菌有高度的选择性和较强的抑制和杀灭作用，对细胞内外的结核杆菌同样有效，为治疗结核病的首选药物。

适应证：各种类型的结核病。

注意事项：大剂量使用可导致维生素 B 缺乏，出现周围神经炎、中枢神经中毒症状，如头痛、失眠、记忆力减退、神经兴奋、易怒、欣快感、幻觉、抽搐、四肢感觉异常等。少数患者会出现排尿困难、肝脏损伤、白细胞减少、嗜酸粒细胞增多和贫血等。

用药禁忌：肝肾损害、肝肾功能不全者、精神病和癫痫病患者忌用。孕妇慎用。

利福平

利福平又名甲哌力复霉素，为高效的广谱抗生素，作用与异烟肼类似，比链霉素强，能杀灭细胞内外的结核杆菌、麻风杆菌等。

适应证：主要应用于各种类型的结核病，尤其是重症结核病和耐药结核菌引起的结核病。也可用于麻风、军团菌肺炎及金黄色葡萄球菌引起的败血症和胆管感染，还可用于厌氧菌感染。外用可治疗沙眼及敏感菌引起的眼部感染。

注意事项：可致恶心、呕吐、食欲不振、腹泻、腹胀、胃痛等胃肠道不良反应，还可致白细胞减少、血小板减少、嗜酸性粒细胞增多、肝脏损害、黄疸、脱发、头痛、疲倦、眩晕、视力模糊、蛋白尿、血尿、肌病、心律失常、低血钙等不良反应。此外，利福平还可引起多种过敏反应，如药物热、皮疹、急性肾功能衰竭、胰腺炎、剥脱性皮炎和休克等，在某些情况下还可发生溶血性贫血。长期服用此药可降低口服避孕药的作用而导致避孕失败。婴儿、肝肾功能不良者和 3 个月以上孕妇慎用。用药期间应定期检查肝肾功能。食物可阻碍药物吸收，所以宜空腹服药。

用药禁忌：肝功能严重不全、胆管阻塞者和 3 个月以内的孕妇禁用。

乙胺丁醇

乙胺丁醇为人工合成抑菌性抗结核药，对结核杆菌有较强的抑制作用，结核杆菌对本药与其他药物之间无交叉耐药现象，是较好的第二线抗结核药物。

适应证：与利福平或异烟肼等其他抗结核药联用，可治疗各型活动性结核病。也可用于非典型结核分枝杆菌病的治疗。

注意事项：可引起恶心、呕吐、腹泻等胃肠道反应，大剂量使用时易发生球后视神经炎，表现为视力障碍、辨色力受损、视野缩小、出现暗点。用药前和用药期间应每日检查视野、视力、红绿鉴别力等，一旦出现视力障碍或下降，应立即停药。用药期间血尿酸浓度会增高，应定期监测血清尿酸。偶见肝功能损害、下肢麻木、畏寒、关节肿痛、粒细胞减少、皮疹、瘙痒以及幻觉、不安、失眠等精神症状。痛风、视神经炎、糖尿病眼底病变、肝肾功能减退者慎用。

用药禁忌：孕妇、哺乳期妇女、糖尿病患者、乙醇中毒者及13岁以下的儿童均禁用。

链霉素

链霉素为氨基糖苷抗生素，是抗结核治疗中的主要用药。在低浓度时可抑制结核杆菌，高浓度时有杀菌作用。此外，链霉素对革兰阴性菌的抗菌作用十分突出，但对革兰阳性菌的抗菌作用不及青霉素。

适应证：适用于各种结核病，尤其是浸润型肺结核、粟粒性肺结核和结核性脑膜炎等，还适用于革兰阴性菌所引起的泌尿道感染、肠道感染、败血症等。

注意事项：链霉素具有耳毒性，可引起眩晕、恶心、呕吐、平衡失调、耳鸣、耳部饱满感、听力减退甚至耳聋。还可有麻木、针刺感或面部烧灼感，少数患者可出现视力减退、皮疹、斑丘疹、瘙痒、药物热等过敏反应，偶有过敏性休克。链霉素对肾脏也会造成一定损害，可引起排尿次数减少或尿量减少、食欲减退、极度口渴、蛋白尿、管型尿和血尿等。孕妇、哺乳期妇女、新生儿、婴幼儿、肾功能减退、重症肌无力、帕金森病患者慎用。服药过程中如果出现耳鸣、耳有堵塞感、皮疹、药物热等不良反应，应及时停药。

用药禁忌：对链霉素过敏者忌用。

吡嗪酰胺

吡嗪酰胺又名异烟酰胺，对细胞内结核杆菌具有抑制和杀灭作用，但抑菌作用不及链霉素和异烟肼，为二线抗结核药。吡嗪酰胺毒性大，单用容易产生耐药性，常与利福平和异烟肼等其他抗结核药物联合应用，以产生协同效应，缩短疗程。

适应证：主要用于其他抗结核药物治疗失败而复治的患者，是三联或四联强化期短程化疗方案中的基本药物之一。

注意事项：肝脏损害最常见，可引起转氨酶升高，用药量过大可引起肝细胞坏死，还可引起高尿酸血症而致关节痛，因此在用药期间要定期检查肝功能和血尿酸。偶见发热及皮疹等过敏反应，甚至可能出现黄疸。个别患者对光敏感，皮肤见光部位呈鲜红棕色，长期服药者的皮肤呈古铜色，停药后可逐渐恢复。因此在服药期间应避免暴晒，一旦发生过敏反应，应立即停药。此外，还可引起食欲不振、恶心及呕吐等胃肠道反应。糖尿病、溃疡病患者慎用。

用药禁忌：肝功能不良者、痛风患者及 3 岁以下小儿禁用。

对氨基水杨酸钠

对氨基水杨酸钠又名对氨基柳酸钠、派斯钠，能够妨碍结核杆菌对氨基苯甲酸的利用，阻碍叶酸合成，从而影响蛋白质的合成，抑制结核杆菌生长。常配合异烟肼、链霉素等应用，以增强疗效并避免细菌产生耐药性。

适应证：主要用于各种类型的活动性结核病。

注意事项：可引起恶心、呕吐、食欲不振、腹泻、腹痛、胃烧灼感等胃肠道反应，与水杨酸类同服可加重胃肠道反应并可致溃疡出血，应在饭后服用或与碳酸氢钠同服，可减轻症状。偶见皮疹、瘙痒、剥脱性皮炎、药物热、结晶尿、蛋白尿、白细胞减少、肝损害、黄疸，应立即停药。避光下贮存和使用，变色后不可再用。能干扰利福平的吸收，两者同服时最好间隔 6 ~ 8 小时。肝肾功能减退者慎用。

高血压

常用中成药

高血压病在中医上属于眩晕的范畴，可分 3 种类型辨证论治。

肝阳上亢型

主要症状为头胀痛，眩晕，耳鸣，烦躁，失眠，口干口苦，面红目赤，舌红，苔黄，脉弦或弦数。

选用药物：田七花精、脑立清、安宫降压丸、牛黄降压丸、天麻定眩丸、天麻钩藤冲剂、降血压糖浆、天麻眩晕宁、罗布麻叶冲剂、醒脑降压丸等。

阴虚火旺型

主要症状为头痛，眩晕，腰膝酸软，心烦口干，耳鸣健忘，心悸失眠，舌红，苔薄白或少苔，脉弦细而数。

选用药物：二至丸、左归丸、六味地黄丸、延寿丹、健脑补肾片、滋肾宁神丸、阿胶首乌汁、补肾养血丸等。

阴阳两虚型

主要症状为重度眩晕头痛，劳累更甚，全身乏力，心悸气短，失眠多梦，腰膝酸软，夜尿频多，面色苍白，畏寒肢冷，或有双下肢水肿，舌质淡嫩，苔白，脉沉细或细弦。

选用药物：冬青补汁、参芪二仙片、龟鹿二胶丸、壮腰健肾丸、双龙补膏、复方羊红膻片等。

常用西药

利尿剂

利尿剂是治疗高血压的代表性药物，能促进血液中的水分排泄，增加尿量，以降低循环系统的水量，减少心脏的负荷，达到降低血压的目的。同时，它还能帮助肾脏促进盐分排泄，对盐摄取过量的患者十分有效。

适应证：单纯性高血压、心力衰竭。

选用药物：呋塞米、依他尼酸、双氢克尿噻、氯噻酮、螺内酯、氨苯喋啶等。

注意事项：可能会产生无力、性欲降低、低血钾、姿势性低血压、食欲不振等副作用。长期使用可能会引起血糖、电解质、尿酸升高等代谢异常问题，痛风患者应谨慎服用，糖尿病患者应提防血糖过高。

β 受体阻滞剂

β 受体阻滞剂的主要作用是抑制心脏的收缩、减慢心率，从而减少心脏需氧量以达到降低血压的目的。降压安全、有效，单独使用一般能使收缩压下降 2.0 ~ 2.5 千帕。

适应证：高血压并发冠状动脉心脏病、一般高血压。

选用药物：阿替洛尔（氨酰心安）、美托洛尔（倍他乐克、美多心安）、拉贝洛尔（柳胺苄心定）、比索洛尔（搏苏）。

注意事项：初次使用常有疲惫感或手脚麻冷的感觉，常见副作用有呼吸不畅、失眠、性欲降低等。长期使用可能会引起血糖、电解质、尿酸升高等代谢异常问题，痛风患者应谨慎服用，糖尿病患者应提防血糖过高。

用药禁忌：怀孕期间禁止服用，除非可能治疗效益大于危险性，服药期间应杜绝哺乳。心率很慢、存在心脏传导阻滞和患有哮喘的高血压患者禁止服用。

钙拮抗剂

钙拮抗剂可以抑制使血管收缩的钙离子发挥作用，它作用于周边血管平滑肌，使其扩张，进而使血管扩张，降低血压。在降压的同时，不会降低重要器官的血液供应，不会影响血脂、血糖的代谢，因此老年高血压和患有心、脑、肾损害的高血压患者适宜使用。

适应证：高血压并发冠状动脉心脏病、一般高血压及脑梗死。

选用药物：短效的有硝苯地平（心痛定）、恬尔心，中效的有尼群地平，长效的有氨氯地平（络活喜）、非洛地平（波依定）、尼卡地平。缓释和控释制剂具有长效的作用，如硝苯地平控释片、恬尔心缓释片、缓释异搏定（维拉帕米）。

注意事项：使用初期可能会出现潮红、头痛等症状，有心跳缓慢、下肢轻微水肿、便秘、疲倦等副作用，可以通过降低剂量或更换钙离子阻断剂的种类来加以改善。

血管紧张素转换酶抑制剂（ACEI）

血管紧张素转换酶抑制剂通过抑制体内血管紧张素转换酶的作用，来阻止血管紧张素的合成，从而达到控制血压的目的。这类降压药安全有效，不影响血脂和血糖的代谢，对肾脏也有保护作用。

适应证：高血压并发心力衰竭和糖尿病、冠心病。

选用药物：短效的有卡托普利（巯甲丙脯酸），中效的有依那普利（依那林），长效的有贝那普利（洛汀新）、培哚普利（雅施达）、福辛普利（蒙诺）、贝那普利（一平苏）、米达普利（达爽）等。

注意事项：可能会产生持续性咽痒干咳、食欲不振、疲倦等副作用，万一出现水肿应立即停药。另外，必须注意肾功能的变化，肾功能不强的患者会加速恶化，甚至引起肾衰竭。

用药禁忌：严重肾功能衰竭、双侧肾动脉狭窄患者以及孕妇禁止服用。

血管紧张素 II 受体拮抗剂（ARB）

这是一类最新的降压药，与血管紧张素转换酶抑制剂相比，它能更充分、更有选择性地阻断血管及组织中的血管紧张素 II 受体，进而控制血压。它不会引起咽痒干咳、血管神经性水肿等不良反应，副作用小，比以往的抗高血压药物更具安全性。

适应证：高血压、动脉硬化、心肌肥厚、心力衰竭、糖尿病、肾病等。

选用药物：氯沙坦、缬沙坦、伊贝沙坦和替米沙坦等。

注意事项：可能会产生呼吸道感染、头痛、眩晕、腹泻等副作用。服用大量利尿剂的患者在服用此药时容易产生姿势性低血压，因此必须调整原先用药的剂量或减少此药的用量。

用药禁忌：孕妇禁用。

α受体阻滞剂

α受体阻滞剂主要用于扩张血管，通过使血管肌肉松弛而达到降低血压的目的。它不影响血脂和血糖的代谢，而且能够缓解前列腺肥大引起的症状，对伴有前列腺肥大的老年人更为适用。

适应证：高血压、糖尿病、高血脂。

注意事项：和利尿药合并使用时可能会引起姿势性低血压，因此服用该药的患者起床时要格外小心，动作要慢。另外还可能产生眩晕、心动过快、肠胃不适等副作用。老年人和肝肾功能不良者应谨慎使用。

用药禁忌：孕妇及幼儿禁用。

常用药物：短效的有哌唑嗪，长效的有多沙唑嗪、特拉唑嗪等。

冠心病

常用中药

冠心病属于中医胸痹、胸痛、原心痛等范畴，可分为以下5个类型，据此辨证治疗。

胸阳不振型

表现为胸闷憋气，心前区绞痛，心悸气短，面色苍白，怕冷喜暖，乏力自汗，舌淡体胖有齿痕，舌苔薄白或白腻，脉沉迟无力。

选用药物：冠心苏合丸、心舒丹、速效救心丸、乌头赤石脂丸等。

气滞血瘀型

表现为阵发性心前区刺痛，痛引肩背，胸闷气短，心悸不宁，舌质紫暗或有瘀点，脉沉涩或弦涩。

选用药物：血府逐瘀片、冠心片、愈风宁心片、丹七片、复方丹参片等。

脾虚痰聚型

表现为体多肥胖，疲倦嗜睡，咳嗽痰稀，胸闷气憋作痛，心悸气短，大便溏薄，舌苔厚腻。

选用药物：香砂六君丸、人参归脾丸、二陈丸等。

肝肾阴虚型

表现为胸闷气憋，夜间胸痛，头昏耳鸣，口干目眩，夜卧不宁，腰酸腿软，舌红，脉细。

选用药物：二至丸、杞菊地黄丸等。

肝肾阴虚型

表现为胸闷心痛，有时夜间憋醒，头晕耳鸣，心悸气短，怕风肢冷，五心烦热，舌暗，苔少，脉细弱结代。

选用药物：通脉养心丸、养血安神丸等。

常用西药

阿司匹林

阿司匹林能抑制血小板的聚集，可防止凝血块的形成，减少血栓形成，缓解血管痉挛，降低心跳频率。

适应证：头痛、冠心病等。

注意事项：患有哮喘、溃疡病、腐蚀性胃炎、痛风及发生其他过敏性反应时应慎用；肝功能减退时服用该药会加重肝脏毒性反应和出血倾向，肝功能不全和肝硬化患者易出现肾脏不良反应；心功能不全或高血压患者在大量用药时，可能会引起心力衰竭或肺水肿；肾功能衰竭时服用会有加重肾脏毒性的危险。

用药禁忌：血友病或血小板减少症、有出血症状的溃疡病或其他活动性出血时禁用。

硝酸甘油

当冠心病、心绞痛突然发作时，立即把硝酸甘油药片含于舌下，可快速吸收，扩张冠状动脉血管，以增加冠状动脉血流量及心脏氧气供应量。

适应证：心绞痛急性发作、急性左心室衰竭。

注意事项：可能产生头痛、面潮红、心悸等副作用。硝酸甘油是一种亚硝酸盐，对光敏感，怕热，长时间暴露于空气中或受热后，有效成分会很快挥发散失，因此应储存在深棕色的玻璃瓶中，严密封盖，并放置于阴凉处。不宜长期存放，最好每 3 个月更新一瓶。

用药禁忌：硝酸甘油能使脑压和眼压升高，所以严重贫血、脑出血、青光眼、眼内压高者禁用；对硝酸酯、亚硝酸盐类、巴比妥剂有反应者禁用；冠状动脉闭塞、冠状动脉血栓症者禁用；避免烟酒；服用威而钢者禁用；含药时不能站立，以免出现头晕甚至昏倒，应坐靠在宽大的椅子或凳子上。

血管扩张剂

此类药物能扩张冠状动脉血管，使冠状动脉血流量轻度增加，从而改善心肌的血供和缺氧状况，缓解心绞痛。

适应证：冠心病、心力衰竭。

注意事项：可能会引起头痛等副作用，要预防胸闷、胸痛引起的心肌梗死的发作。

用药禁忌：硝酸酯类血管扩张剂，如 5- 单硝酸异山梨醇酯等。

高脂血症

常用中药

中医上可将高脂血症分为痰浊、湿热、阴虚、阳虚、瘀血等 5 种类型，然后进行辨证论治。

痰浊阻络型

主要症状为体形肥胖，胸脘痞闷，眩晕，四肢麻木，舌苔厚且白腻，脉濡滑有力。

选用药物：天麻丸、白金降脂丸、冠心苏合丸等。

湿热蕴郁型

主要症状为形肥面垢，脘痞，呕吐恶心，心烦多梦，大便不畅，小便黄赤，皮肤及眼睑有黄色斑块，舌红，苔黄腻，脉濡滑数有力。黄赤,皮肤及眼睑有黄色斑块,舌红,苔黄腻,脉濡滑数有力。

选用药物:龙胆泻肝片、当归龙荟丸、防风通圣丸等。

肝肾阴虚型

主要症状为头晕耳鸣,口燥咽干,腰膝酸软,五心烦热,舌红,苔少,脉细数。

选用药物:杞菊地黄丸、麦味地黄丸、二至丸等。

脾肾阳虚型

主要症状为面色苍白,疲倦乏力,四肢清冷,腰膝发凉,便溏溲清,纳呆腹胀,舌淡,苔润,脉沉细无力。

选用药物:桂附理中丸、脾肾双补丸、金匮肾气丸等。

瘀血阻络型

主要症状为胸闷气憋,心前区或胸背刺痛,舌质暗有瘀斑,脉沉涩。

选用药物:复方丹参片、冠心苏合丸、大黄等。

常用西药

胆酸结合剂

肠肝循环减少,粪便中胆固醇和胆汁酸的排出量增多,促进肝内胆固醇的消耗,由此降低胆固醇的浓度。

适应证:高胆固醇血症,但对高甘油三酯血症无效。

选用药物:考来烯胺。

注意事项:可能产生便秘、腹胀、消化不良、胀气等副作用。此药应在空腹时用大量的水送服,又因为它会影响其他药物的正常吸收,因此应在服用此药1小时前或4小时后使用其他药物。

用药禁忌:对胆酸结合剂过敏者禁止使用。

烟碱酸

烟碱酸又称为烟酸,是水溶性B族维生素的一种。它以降低低密度脂蛋白和甘油三酯为主,也能降低低密度脂蛋白和胆固醇。

同时，它还有扩张周围血管的作用，用药后可降低心肌梗死的发病率。

适应证：高脂血症、动脉粥样硬化症、血管性偏头痛、头痛、脑动脉血栓形成、肺栓塞、内耳眩晕症、中心性视网膜脉络膜炎等。

注意事项：其不良反应有皮肤潮红并有热感、瘙痒，有时可引起荨麻疹、胃肠不适、恶心、呕吐、心悸、视觉障碍等。还会对肝脏造成损害，引起轻度肝功能减退、消化性溃疡发作，使血糖和血尿酸升高。饭后服用可减少不良反应。

用药禁忌：溃疡病、糖尿病及高尿酸患者，肝脏损害、严重低血压、出血或动脉出血者禁用。

纤维酸衍生物（贝特类）

纤维酸衍生物能够增加经由粪便排出的胆固醇量。它还能提高周边脂蛋白脂酶的活性，加速低密度脂蛋白及甘油三酯的分解代谢，进而降低血浆内甘油三酯的浓度。服用此药还能减少患胰腺炎的危险，对减少动脉粥样硬化也有帮助。

适应证：主要用于治疗高脂血症，对高甘油三酯症最有效。

注意事项：可能产生恶心、腹胀、腹泻、胃肠不适、嗜睡、过敏等副作用。

用药禁忌：孕妇、严重输尿管结石患者、严重肝肾病患者不可使用。

选用药物：吉菲贝齐（诺衡）、苯扎贝特（必降脂及脂康平）、非诺贝特（力平脂）、氯贝丁酯（安妥明）、益多酯（特调脂）等。

他汀类药物

他汀类药物使用安全方便，副作用少，不会增加癌症发生率，是目前已知最有效的降脂药。

适应证：高胆固醇血症。

注意事项：可能产生肌炎、肝功能指数上升、失眠等副作用，偶有皮疹、下痢、腹痛、胃不适等症状。与纤维酸衍生物吉菲贝齐、烟碱酸、免疫抑制剂环孢素、红霉素同时服用时会增加危险性，易出现横纹肌溶解症。

用药禁忌：孕妇禁用。

胃酸过多症

常用中药

"烧心""心口痛"的病证在中医上称为"胃脘痛"，根据其症状表现的不同可分为脾胃虚寒证、肝气犯胃证、饮食停滞证和寒邪客胃症4种类型，然后进行辨证论治。

脾胃虚寒证

主要症状有胃凉隐痛，喜温喜按，空腹病重，进食后减轻，食欲不振，畏寒肢凉，泛吐清水，疲倦乏力，大便稀薄等，舌质淡，舌苔白，脉虚弱。

选用药物：香砂养胃丸、香砂平胃颗粒、温胃舒胶囊、柴芍六君丸、健脾片、暖胃舒乐、胃太平胶囊、香砂和胃丸、小建中冲剂、仲景胃灵丸等。

肝气犯胃证

主要症状有胃部胀痛，痛窜后背，气怒痛重，经常嗳气、大便不畅等，常因心情不悦而发作，舌苔薄白，脉弦沉。

选用药物：加味左金丸、木香顺气丸、养胃舒胶囊、胃得安片、沉香化气片、气滞胃痛冲剂、胃苏冲剂等。

饮食停滞证

主要症状有伤食胃痛，胃部胀满，嗳出腐酸气，或呕吐不消化食物，呕吐后症状减轻，大便不畅等，舌苔厚腻，脉弦滑。

选用药物：大山楂丸、加味保和丸、神曲茶等。

寒邪客胃证

主要症状有胃凉暴痛，恶寒喜暖，得热痛减，遇寒痛增，喜热饮食，舌苔薄白，脉弦紧。

选用药物：温胃舒胶囊、白蔻调中丸、开胸顺气丸、舒泰丸、调胃舒肝丸、舒肝和胃丸、沉香舒气片、香药胃安胶囊、安胃颗粒、乌贝颗粒、丁桂温胃散等。

常用西药

硫糖铝

硫糖铝又称胃溃宁、舒可捷等，它能与溃疡面上的渗出蛋白结合形成保护膜，覆盖溃疡面，阻止胃酸、胃蛋白酶和胆汁酸的渗透、侵蚀，从而有利于黏膜再生和溃疡愈合。

适应证：胃及十二指肠溃疡。

注意事项：最常见的不良反应是便秘，少见或偶见有口干、消化不良、恶心、腹泻、胃痛、腰痛、眩晕、嗜睡、皮疹、瘙痒等，可与适当抗胆碱药合用。不宜与多酶片及西咪替丁合用，否则两药疗效均降低。治疗收效后，应继续服药数月，以免复发。哺乳期妇女慎用，习惯性便秘者不宜使用。

氢氧化铝

本品有中和胃酸、局部止血、保护溃疡面等作用，作用缓慢而持久，但效力较弱。

适应证：胃炎、胃酸过多症、胃及十二指肠溃疡等。

注意事项：可妨碍磷的吸收，长期服用可引起便秘，严重时甚至引起肠梗阻，故不宜长期大剂量服用。有长期便秘史的患者慎用，为防止便秘可与三硅酸镁或氧化镁交替服用。肾功能不全者慎用。铝离子能与四环素类药物结合而影响后者的吸收，故不宜同用。

三硅酸镁

三硅酸镁又称三矽酸镁，能中和胃酸和保护溃疡面，作用缓慢而持久，可达 4 ~ 5 小时，不产生气体。在反应中生成胶状氧化硅覆盖在溃疡表面，对胃黏膜产生保护作用。

适应证：胃酸过多症、胃及十二指肠溃疡病。

注意事项：服药后可引起轻度腹泻，长期服用可能引发肾硅酸盐结石。肾功能不全者或长期大剂量服用者可出现眩晕、惊厥、心律失常或精神症状及异常疲乏无力。妊娠期头 3 个月慎用。

三硅酸镁

三硅酸镁又称三矽酸镁，能中和胃酸和保护溃疡面，作用缓慢而持久，可达 4 ~ 5 小时，不产生气体。在反应中生成胶状氧化硅覆盖在溃疡表面，对胃黏膜产生保护作用。

适应证：胃酸过多症、胃及十二指肠溃疡病。

注意事项：服药后可引起轻度腹泻，长期服用可能引发肾硅酸盐结石。肾功能不全者或长期大剂量服用者可出现眩晕、惊厥、心律失常或精神症状及异常疲乏无力。妊娠期头 3 个月慎用。

西咪替丁

西咪替丁也称甲氰咪胍，是一种 H2 受体拮抗剂，能明显地抑制胃酸分泌，缓解因胃酸过多刺激胃黏膜引起的胃部灼痛感觉。

适应证：十二指肠溃疡、胃溃疡、卓 - 艾综合征、上消化道出血、反流性食管炎、急性胃炎等。

注意事项：较常见的不良反应有腹泻、乏力、嗜睡、头晕、头痛、肌痛、皮疹、血清转氨酶轻度升高等，少数患者可出现不安、感觉迟钝、语言含糊不清、出汗、幻觉、妄想等症状，偶见精神紊乱，多见于老年人、幼儿、重病患者，一般停药后几日内能恢复。长期用药或用药剂量较大（每日剂量超过 1.6 克）时，可引起男性乳房发育、阳痿、精子计数减少、女性溢乳、性欲减退等，停药后即可消失。严重心脏及呼吸系统疾病、慢性炎症如系统性红斑狼疮、器质性脑病、肝肾功能不全者及小儿慎用。

用药禁忌：孕妇、哺乳期妇女、婴幼儿、药物过敏者禁用。

盐酸雷尼替丁

盐酸雷尼替丁也称呋硫硝胺、善得胃、胃安太定、思达等，也是一种 H2 受体拮抗剂，具有较强的抑制胃酸分泌作用，其抑酸强度比西咪替丁强 5 ~ 8 倍，可缓解胃酸分泌过多和胃灼热。

适应证：良性胃溃疡、十二指肠溃疡、吻合口溃疡、反流性食管炎、卓-艾氏综合征。

注意事项：一般轻微副反应包括腹泻、便秘、恶心、乏力、出汗、头痛、头晕、肌肉痛、一过性皮疹等，偶见焦虑、兴奋、健忘等精神症状，罕见不良反应有药物性肝炎、间质性肾炎、粒细胞减少及转氨酶升高等，停药后可恢复。长期使用可导致 B 族维生素缺乏。肝功能不全者及老年患者慎用，严重肾功能损害患者应减量应用，胃溃疡患者应排除癌症后方可使用。

用药禁忌：孕妇及哺乳期妇女、8 岁以下儿童和对本品过敏者禁用。

法莫替丁

法莫替丁又称信法丁、胃舒达，是一种新型 H2 受体拮抗剂，有很强的抑制胃酸分泌作用，其作用强度比西咪替丁大 30 ~ 100倍，比雷尼替丁大 3 ~ 20 倍，可缓解胃酸过多和胃灼热等症。

适应证：胃及十二指肠溃疡、吻合口溃疡、反流性食管炎、上消化道出血、卓－艾氏综合征等。

注意事项：最常见的不良反应有头痛、头晕、便秘和腹泻，偶见皮疹、荨麻疹、白细胞减少、转氨酶升高，罕见腹胀、食欲不振、心率加快、血压升高、颜面潮红、月经不调等。肝、肾功能不全及婴幼儿慎用，应在排除肿瘤和食管癌、胃底静脉曲张后再给药。

用药禁忌：对本品过敏者、严重肾功能不全者及孕妇、哺乳期妇女禁用。

奥美拉唑

奥美拉唑又称洛赛克、奥克、渥米哌唑等，对胃酸分泌有明显的抑制作用，起效迅速。

适应证：胃及十二指肠溃疡、反流性食管炎和卓－艾综合征等。

注意事项：不良反应主要为头痛、恶心、呕吐、胀气、腹泻、便秘、上腹痛等，偶见皮疹、转氨酶和胆红素升高、嗜睡、眩晕、失眠、疲乏、消化不良、视力障碍等。孕妇及哺乳期妇女、严重肝肾功能不全者慎用，必要时剂量减半。

用药禁忌：对本品过敏者、严重肾功能不全者及婴幼儿禁用。

枸橼酸铋钾

又称次枸橼酸铋钾，为胃黏膜保护剂。在胃酸条件下产生沉淀，形成弥散性的保护层覆盖于溃疡面上，阻止胃酸、酶及食物对溃疡黏膜的侵蚀，并能促进溃疡黏膜再生和溃疡愈合。同时还能降低胃蛋白酶的活性，增加黏蛋白分泌，促进黏膜释放前列腺素。

适应证：胃及十二指肠溃疡、慢性胃炎及缓慢胃酸过多引起的胃痛、胃烧灼感和反酸。

注意事项：服药期间口中可能带有氨味，舌苔及大便可呈灰黑色，停药后即自行消失。服药期间不得食用高蛋白食物（如牛奶等），也不能与抗酸药及其他含铋制剂同时服用。肝、肾功能不良者应减量或慎用。

用药禁忌：对本品过敏者、严重肾功能不全者及孕妇禁用。

慢性胃炎

常用中药

慢性胃炎在中医多属于胃脘痛、胃痞证、虚劳等范畴，治疗时根据症状及脉象不同，将其分为 4 个类型，然后进行辨证论治。

气滞型

主要症状为胃脘胀痛，牵连两胁，嗳气频繁，胸闷气短，每遇心情不好时症状加重，嗳气或矢气后则感到症状有所减轻，舌淡红，苔薄白，脉弦。

选用药物：舒肝丸、沉香化滞丸、四逆散、逍遥散、气滞胃痛冲剂等；胃酸较多时可服左金丸。

虚热型

主要症状为胃脘隐痛或灼痛，伴嘈杂心烦，饥不欲食，口燥咽干，舌红少津，脉细数。

选用药物：阴虚胃痛冲剂、阴虚胃痛片、猴菇菌片、胃痛宁等。

食滞型

主要症状为胃脘满痛，嗳腐食臭，泛酸倒饱，腹胀便秘，口舌生疮，舌苔黄厚，脉弦而滑。

选用药物：保和丸、加味保和丸、大山楂丸、木香顺气丸等。

气虚型

主要症状为胃脘隐痛、喜按，食欲不振，神疲乏力，气短懒言，自汗，头晕，面色无华，饭后胃脘胀闷不舒，大便不调，舌淡，苔白，脉弱无力。

选用药物：人参健脾丸、香砂养胃丸、香砂六君子丸、三九胃泰、参苓白术散等。若伴有胃痛遇冷加重、得温减轻者，可配合服用黄芪建中丸、附子理中丸等。

常用西药

抗酸药

用于反酸、胃酸分泌增高的患者，常用药物有氢氧化铝、复方氢氧化铝、雷尼替丁、西咪替丁、硫糖铝、丙谷胺、碳酸钙等。

补酸药

用于消化不良、胃酸分泌缺乏的患者，常用药物有1%稀盐酸、胃蛋白酶合剂等；并发缺铁性贫血的患者可口服硫酸亚铁或肌内注射维生素 B_{12}。

止痛药

用于腹痛的患者，常用药物有颠茄片、阿托品、普鲁苯辛、胃安等。

抗生素

用于有局灶性感染或幽门螺杆菌检查阳性者，常用药物有庆大霉素、链霉素、小檗碱、卡那霉素、新霉素、甲硝唑、呋喃唑酮等。

止吐药

用于呕吐及检查发现明显胆汁反流者，常用药物有甲氧氯普胺（灭吐灵）、多潘立酮等。

激素类药

用于与自身免疫有关的低酸性慢性胃炎，常用糖皮质激素治疗，如泼尼松、地塞米松等，疑有消化性溃疡者禁用。

消化性溃疡

常用中药

本病属中医胃痛、胃脘痛、心痛等范畴，治疗时根据症状及脉象不同，将其分为 4 个类型，然后进行辨证论治。

肝气犯胃型

主要症状为胃脘胀满疼痛，胁满太息，气怒时疼痛加剧，每因情绪波动而复发，经常嗳气，大便不畅，舌淡红，苔薄白或薄黄，脉弦或弦数。

选用药物：柴胡疏肝丸、调胃舒肝丸、舒肝丸、养胃舒胶囊、气滞胃痛冲剂、胃苏冲剂等。

肝胃郁热型

主要症状为胃脘灼痛，吞酸，口苦而干，喜冷饮，烦躁易怒，便干尿赤，舌红，苔黄，脉弦而数。

选用药物：左金丸、加味左金丸、龙肝泻肝丸、溃疡宁胶囊等。

脾胃虚寒型

主要症状为胃脘隐痛，喜温喜按，遇寒加重，空腹痛重，得食痛减，食后腹胀，厌食纳呆，倦怠乏力，神疲懒言，畏寒肢冷，大便溏薄，呕吐清涎，舌淡，苔白，脉沉细弱。

选用药物：附子理中丸、黄芪建中丸、虚寒胃痛冲剂或胶囊等。

瘀血阻络型

主要症状为胃脘刺痛，痛处不移，拒按，甚则呕血、黑便，舌紫暗或有瘀斑，脉弦涩或细。

选用药物：元胡止痛片、九气拈痛丸、心腹气痛丸等。

常用西药

抗酸药

可降低胃、十二指肠内的酸度，从而缓解疼痛。常用药物有氢氧化铝凝胶、碳酸氢钠、碳酸钙、碱式碳酸铋、三硅酸美、复方氢氧化铝、乐得胃、氧化镁合剂等。此类药物宜在饭前半小时或疼痛发作时服用。

抗胆碱药

可用阿托品、颠茄片、普鲁苯辛、胃疡平等。疼痛剧烈时肌注阿托品可迅速缓解，疼痛顽固者可加用氯丙嗪或异丙嗪。

H2 受体阻滞剂

如西咪替丁等，能抑制胃酸和胃蛋白酶的分泌，对缓解症状和促进溃疡愈合有良好效果。

质子泵抑制剂

如奥美拉唑等。

胃黏膜保护剂

如硫糖铝、枸橼酸铋钾、甘珀酸等，能保护胃黏膜免受胃酸和胃蛋白酶的损害，并能促进溃疡的愈合。

止吐药

如甲氧氯普胺（胃复安）等。

抗生素

常用庆大霉素、呋喃唑酮等，可抑制甚至杀灭幽门螺旋杆菌。

腹泻

常用中药

中医根据腹泻的症状不同，将其分为食滞胃肠型、脾肾亏损型、胃肠湿热型 3 个类型，然后进行辨证论治。

食滞胃肠型

主要症状为腹部胀痛、大便臭似败卵，腹泻后可稍减轻，不思饮食、嗳气、呕吐酸水等。

选用药物：加味保和丸、克泻胶囊、胃立康片、资生丸等。

脾肾亏损型

主要症状为大便稀薄，夹带有未消化的食物，稍吃油腻食物大便次数即增多，疲乏无力。

选用药物：人参健脾丸、补中益气丸、补脾益肠丸、固本益肠片。

胃肠湿热型

多数患者腹痛即欲泻，大便急迫、便色黄褐、味臭，肛门有烧灼感，同时伴有发热症状。

选用药物：葛根芩连片、香连片、温中止泻丸、芄连片。

常用西药

盐酸小檗碱

盐酸小檗碱又称小檗碱，对细菌只有微弱的抑制作用，但对痢疾杆菌、大肠杆菌、金色葡萄球菌等引起的肠道感染有较好的疗效。

适应证：主要用于治疗肠道感染、腹泻。

注意事项：偶有恶心、呕吐、皮疹、发热，停药后即可消失。儿童使用时要防止溶血性贫血，怀孕期头 3 个月慎用。不可与含鞣质的药物合用，以免降低药效。

用药禁忌：对本品过敏者、溶血性贫血患者禁用。

十六角蒙脱石

十六角蒙脱石又称思密达，对消化道内的多种病毒、病菌及其产生的毒素均有较强的选择性固定、抑制作用，对消化道黏膜有很强的覆盖能力，并能修复、提高黏膜屏障对攻击因子的防御功能。

适应证：主要用于急、慢性腹泻，对儿童急性腹泻效果尤佳，也用于反流性食管炎、胃炎、结肠炎、肠易激综合征等。

用药禁忌：本品可能影响其他药物的吸收，如需联合用药，应在服用本品前 1 小时服用其他药物。少数患者会出现轻微便秘，可减少剂量继续服用。治疗反流性食管炎宜饭后服用，治疗胃炎、结肠炎宜饭前服用，治疗腹泻宜于两餐之间服用。

鞣酸蛋白

本品口服后在胃内不分解，至小肠内经胰蛋白酶分解出鞣酸，使肠黏膜表层内的蛋白质凝固，形成一层保护膜而减轻刺激，减轻肠内容物的刺激作用而减少肠蠕动，起到收敛止泻作用。

适应证：急性胃肠炎、非细菌性腹泻、小儿消化不良。

用药禁忌：大量服用可引起便秘。能影响胰酶、胃蛋白酶、乳酶生等的药效，还可使含铁制剂、洋地黄类（如地高辛）等药沉淀，妨碍其吸收，故不宜同时服用。治疗菌痢时，应先控制感染。应遮光、密封保存，忌用铁质器盛装。

便秘

常用中药

中医治疗时，根据症状及脉象不同，将便秘分为 5 个类型，然后进行辨证论治。

热秘

主要症状为大便干结，小便短赤，面红心烦，或有身热，口干口臭，腹满胀痛，舌红，苔黄或黄燥，脉滑数。

选用药物：中成药新清宁片。

气秘

主要症状为排便困难，大便干或不干，伴嗳气频作，胸胁痞满，甚则胀痛，舌苔白，脉弦。

选用药物：中成药开胸顺气丸。

气虚

主要症状为大便秘而不结，虽有便意而临厕努挣乏力，挣则汗出气短，便后疲乏；伴见面色㿠白，神疲气怯，肢倦懒言，舌淡，苔白，脉弱。

选用药物：中成药补中益气丸。

血虚

主要症状为大便干结，面色无华，头晕目眩，心悸健忘，唇舌色淡，脉细涩。

选用药物：中成药润肠丸。

阴虚

主要症状为大便干结如羊粪状，伴形体消瘦，口干思饮，或有心悸，颧红，失眠，眩晕，腰膝酸软，舌红，苔少，脉细数。

选用药物：中成药增液口服液。

常用西药

此类药物有些不宜长期服用，建议在医生指导下选择使用。主要包括（如液状石蜡、酚酞、蓖麻油、比沙可啶）、渗透性泻剂（如硫酸镁、甘油栓、开塞露）。

液状石蜡

在肠道中不被消化，吸收极少，对肠壁和粪便起润滑作用，同时能妨碍结肠对水分的吸收，从而润滑肠腔、软化大便，使之易于排出。

适应证：痔疮等肛门疾患所致的大便干结，高血压、心衰患者的便秘及预防术后排便困难。

注意事项：长期使用可妨碍维生素 A，维生素 D，维生素 K 及钙，磷的吸收，导泻时可引起肛门瘙痒。老年患者服药不慎，偶可致类脂性肺炎。不可与表面活性剂同时使用，以免增加矿物油的吸收。不适用于慢性便秘。

酚酞

适应证：习惯性顽固便秘。

注意事项：与碳酸氢钠和氧化镁等碱性药合用能引起粪便变色，偶能引起皮炎、药疹、瘙痒、灼痛及肠炎、出血倾向等，长期应用可使血糖升高、血钾和血钙降低、肌肉痉挛等。幼儿及孕妇慎用。

用药禁忌：老年人、婴儿、哺乳期妇女禁用。阑尾炎、直肠出血、充血性心力衰竭、肾功能不全、高血压、粪块阻塞、肠梗阻患者也应禁用。

蓖麻油

适应证：习惯性便秘，尤其可作为外科手术前或诊断检查前清洁肠道之用。

注意事项：大剂量服药后可出现恶心、呕吐、腹泻，严重者可发生脱水、水及电解质紊乱等。长期服用可导致脂溶性维生素吸收障碍，不可与脂溶性驱肠虫药合用。

用药禁忌：孕妇禁用。

比沙可啶

比沙可啶又称便塞停，能直接刺激小肠和大肠黏膜内感觉神经末梢，引起直肠反射性蠕动增加，从而产生缓泻作用。

适应证：急、慢性便秘，习惯性便秘，手术前、腹部 X 线检查前、内窥镜检查前的肠道排空及手术后恢复正常的排便习惯。

注意事项：服药时不得咀嚼和压碎，服药前后 2 小时不得服牛奶或抗酸剂。少数患者有腹痛感，排便后可自行消失。孕妇慎用。直肠栓剂可能产生轻度的里急后重。

用药禁忌：疑有阑尾炎、胃肠炎、直肠出血及肠梗阻的急腹症患者禁用，肛门破裂或痔疮溃疡者禁用。

硫酸镁

硫酸镁又名泻盐、硫黄。

适应证：口服用于习惯性便秘，配合驱虫药用于导泻、胆囊炎、胆石症、高血压脑病、子痫等。

注意事项：可见腹痛、水泻等反应，大量、长时间口服可产生脱水、水及电解质紊乱等。不可与脂溶性驱肠虫药同用。心肾功能不全、呼吸系统疾病患者及年老体弱者慎用。

用药禁忌：心脏传导阻滞、心肌损害、严重肾功能不全、肠道出血、急腹症、孕妇及经期妇女禁用。

甘油栓

为固体润滑性导便药，作用较为温和，塞入肛门后缓慢溶化，能润滑并刺激肠壁，促进肠蠕动，软化大便，使大便易于排出。用药后数分钟即可引起排便。

适应证：适应于各种便秘，尤其是小儿及年老体弱者。

注意事项：无明显不良反应，偶有口干、恶心、呕吐、头痛、头晕、上腹部不适等表现，适当卧床休息即可减轻。受热或受潮后影响使用，因此应置阴凉、干燥处保存。

开塞露

本品可刺激直肠壁，反射性地引起排便，并有润滑作用。

适应证：轻度便秘。

注意事项：无明显不良反应。使用时将特制容器的尖端剪开，剪口尽量圆滑，以免损伤肛门和直肠黏膜；外涂少量油脂，缓缓插入肛门，然后将药液挤入直肠，引起排便。不宜长期使用，否则会因经常刺激肠壁而引起结肠痉挛性便秘。

口疮

常用中药

中医治疗时，根据症状及脉象将本病分为以下几个类型，然后进行辨证论治。

心脾积热型

主要症状为口疮起病较急，多分布于舌尖及舌腹部，有黄豆大小的黄白色溃烂点，周围鲜红微肿，灼痛明显，说话或进食时加重。可伴有发热、口渴、口臭、心烦、失眠、小便黄赤、大便秘结。舌质红，苔黄，脉数有力。

选用药物：牛黄解毒丸、牛黄清胃丸、导赤散、凉膈散等。

阴虚火旺型

主要症状为口疮反复发作，此起彼伏，绵延难愈，数量少，分散，且大小不等，边缘清楚，灼热疼痛，疮周红肿稍窄，微隆起。可伴口咽干燥，头晕耳鸣，失眠多梦，心悸健忘，腰膝酸软，手足心热。舌质红，苔少，脉细数。

选用药物：六味地黄丸、知柏地黄丸、大补阴丸、六味地黄汤、甘露饮等。

脾肾阳虚型

主要症状为口疮反复发作，日久难愈，数目少，色淡而不红，大而深，表面灰白，溃烂周围淡红疼痛，疼痛时轻时重，服凉药后加重，劳累后尤甚。可伴有面色苍白，头晕乏力，腹胀纳少，大便溏薄；或腰酸膝软，四肢不温，怕冷，口淡无味，食欲不振。舌质淡，苔白，脉沉弱或沉迟。

选用药物：附桂八味丸等。

除此之外，中医还用吹药、敷药、涂药、漱口药等治疗口疮。局部吹药主要有冰硼散、柳花散、锡类散、珠黄散、养阴生肌散、青吹口散、西瓜霜等；局部涂药主要有鸡蛋黄油、柿霜等，用于治疗阴虚火旺者；浓绿茶、漱口方用于清热解毒、消肿敛疮，治疗辨证属实证者。如果溃疡长期不愈，可取适量吴茱萸，焙干研末，用陈醋调成糊状，取涌泉穴，每晚睡前贴敷。

常用西药

局部用药

溃疡面积小，数目少者可用口腔溃疡膏、1%～2%紫药水、地塞米松甘油糊剂或粘贴片等贴敷于患处，也可在溃疡表面涂麻醉剂，一般在进食前涂布止痛。溃疡面积较大时可用10%硝酸银液或50%三氯醋酸液烧灼溃疡面，一般可迅速缓解疼痛并加速愈合。同时应用0.5%甲硝唑含漱剂或复方甲硝唑含漱剂（口泰）、0.1%依沙吖啶或0.05%氯己定含漱，一般于早、晚刷牙后含漱。对于病情严重而顽固的患者，应保持口腔卫生。

全身用药

可口服维生素 B_1，维生素 B_2，维生素 B_6 及维生素 C，有继发感染时可全身使用抗生素。

牙痛

常用中药

中医将牙痛分为风寒牙痛、风热牙痛、胃火牙痛、虚火牙痛、龋齿牙痛等型，进行辨证论治。

风寒牙痛

主要症状为牙龈疼痛，初起轻微，逐渐加重，遇热疼痛减轻，受风、遇冷疼痛加剧，时恶风寒，口不渴，舌质淡红，苔薄白。

选用药物：方药白芷汤、苏叶散加味，药选苏叶、荆芥、防风、桂枝、白芷、细辛、荜拨、生姜等。

风热牙痛

主要症状为牙齿疼痛，呈阵发性，遇风发作，患处遇冷疼痛减轻，受热则疼痛增加，牙龈红肿疼痛，全身或有发热、恶寒、口渴，舌质红，苔白干或微黄，脉浮数。

选用药物：方药薄荷连翘方加味，药选金银花、连翘、竹叶、薄荷、知母、升麻、露蜂房、桔梗、甘草等。

胃火牙痛

主要症状为牙齿疼痛剧烈，牙龈红肿较严重，或出脓渗血，甚至肿连腮颊，咀嚼困难，头痛身热，口渴引饮，口气臭秽，大便秘结，小便赤黄，舌苔黄厚，脉象洪数。

选用药物：方药清胃散、玉女煎、葛根白虎汤加减，药选黄连、升麻、生地、丹皮、石膏、知母、桔梗、大黄等。

虚火牙痛

主要症状为牙齿隐隐作痛或微痛，反复发作，午后疼痛加重，日久不愈，牙龈微红，微肿，日久龈肉萎缩，牙齿浮动，咀嚼无力。全身可兼见腰膝酸痛，五心烦热，头晕眼花，口咽干燥不欲饮，舌质红嫩，少苔或无苔，脉多细数。

选用药物：方药六味地黄丸合托里散，知柏八味丸或左归丸。药选熟地、山萸肉、山药、茯苓、丹皮、泽泻、黄芪、杞子、骨碎补、麦冬、牛膝、石膏、金银花等。

龋齿牙痛

主要症状为牙痛，齿根有龋洞，遇冷、热、酸、甜等刺激可使疼痛加重。

选用药物：方药定痛散加减，药选黄连、苦参、细辛、白芷、川椒、乌梅、连翘、桔梗、干姜、当归、生地、甘草等。

常用西药

引起牙痛的疾病有很多种，因此在用药前首先要弄清楚引起牙痛的原因和疾病的状况，然后再对症用药。

对于牙髓炎造成的疼痛，在疼痛轻微时可服用止痛药，能起到一定的缓解作用。如果疼痛剧烈，止痛药的作用将不明显，这时最好找牙医进行治疗，在就医之前可使用口服止痛药。

根尖周炎早期可使用抗生素和消炎止痛药，如樟脑酚等，有利于控制炎症。如果炎症范围扩大，出现面颊部红肿热痛、化脓，甚至出现发热、全身疼痛等症状时，需要对全身使用抗生素和消炎止痛药，如广谱抗生素和甲硝唑（灭滴灵）；疼痛者可以加用索米痛片等止痛药，疼痛剧烈者还可以在病牙周围注射局部麻醉剂，如普鲁卡因等。

冠周炎的治疗以局部处理为主，可用生理盐水和2%过氧化氢冲洗局部，再放置碘甘油，最后用氯己定漱口液漱口。如果出现面颊部红肿热痛，甚至全身发热、疼痛等症状时，也可以使用广谱抗生素和消炎止痛药甲硝唑（灭滴灵）等。

无论根尖周炎还是冠周炎，如果病情得不到控制，都容易导致口腔颌面部间隙感染，此时可考虑静脉注射抗生素，如青霉素等，应根据患者的情况合理选择。

急性结膜炎

常用中成药

本病属于中医眼科病"暴风客热""天行赤眼"范畴，可分以下几种类型，然后进行辨证论治。

风热内侵型

症见眼症骤起，沙涩刺痒，怕光流泪，眵多眼赤，舌红，苔薄黄，脉浮数。

选用药物：银翘解毒丸合黄连解毒丸，或防风通圣散合三黄片。

热毒炽盛型

症见眼睑肿大如桃，刺痒剧烈，怕光涩痛，泪热眵多，白睛暴赤，舌红，苔黄，脉数有力。

选用药物：龙胆泻肝丸。

热邪伤阴型

症见病后 10 余日眼干不适，白睛微赤，舌红少津，脉细数。

选用药物：养阴清肺丸、杞菊地黄丸。

外用中成药种类较多，常用的有三黄眼液、10％千里光眼液、10％穿心莲眼液、黄连西瓜霜眼液等。

常用西药

针对不同症状采用不同的治疗方法。

当眼睛分泌物较多时，可用适当的冲洗剂如生理盐水或 2％硼酸水冲洗结膜囊，也可对患眼滴眼药水或涂眼药膏。

治疗急性卡他性结膜炎可局部滴用 10％的磺胺醋酸钠、0.25％～0.5％的氯霉素、0.1％的新霉素、0.2％～0.5％的庆大霉素、0.5％的卡那霉素等。晚上睡前可涂抗生素眼膏，如环丙沙星、金霉素眼药膏，每次点药前应先将分泌物擦洗干净，以提高疗效。分泌物较多的患者，可用3%硼酸溶液或生理盐水冲洗结膜囊，重症者可冷敷，并发角膜炎时应按角膜炎进行治疗。

治疗急性病毒性结膜炎可局部滴用0.1%碘苷、0.2%阿糖胞苷、4%吗啉胍、0.1%阿昔洛韦及0.05%安西他滨溶液。此外，还要选用1～2种抗生素眼药水，以预防混合感染。炎症期不宜使用皮质类固醇类滴眼。

治疗过敏性结膜炎可点皮质类固醇眼药水，如可的松、地塞米松等。此外，还应适当配合使用抗生素眼药水，并口服氯苯那敏或赛庚啶等，以预防感染。

慢性结膜炎

常用中药

可在辨证的基础上选服滋阴降火丸、知柏地黄丸、银翘解毒丸等，外用药可选用珍珠明目液。

常用西药

对于细菌引起者，可给予适当抗生素眼药水及眼膏，同时加用适量的收敛性眼液。对于非细菌性者，应在查找并去除病因的基础上，局部给0.25%～0.5%硫酸锌眼药水，也可试点皮质类固醇类眼药水，但注意不可常用，且应观测眼压。

急性化脓性中耳炎

常用中药

· 中医认为急性化脓性中耳炎早期为肝胆火盛、邪热外侵所致，宜采用清泄肝胆、疏散风热的方法进行治疗。宜选用柴胡、龙胆草、栀子、蔓荆子、黄芩、泽泻、车前子（包煎）、木通、生甘草等药物。

·中医认为化脓期热毒灼伤血络成脓，宜采用清热解毒、活血排脓的方法进行治疗。宜选用穿山甲、天花粉、乳香、白芷、赤芍、皂刺、金银花、陈皮、蒲公英、黄芩、生甘草、防风等药物。

·在中医辨证指导下服用中成药，如内服龙胆泻肝丸或犀黄丸，以疏风清热、解毒消肿。

常用西药

全身治疗可用足量抗生素或磺胺类药。局部治疗可用3%过氧化氢溶液清洗脓液，用0.25%氯霉素或红霉素等滴耳。

慢性化脓性中耳炎

常用中药

中医认为慢性化脓性中耳炎为肾元亏损及脾虚湿困、上犯耳窍所致，宜采用补肾健脾，祛湿排脓的方法进行治疗。宜选用党参、黄芪、茯苓、泽泻、薏米、川芎、皂刺、白芷、炙甘草。脓多者加鱼腥草、冬瓜子；急性发作期可加菊花、蒲公英、车前子（包煎）；脓有臭味者加桃仁、穿山甲、红花。

常用西药

在流脓期间应多用药水治疗，可用3%过氧化氢，先用该药彻底清洗外耳道的脓液，脓液清洗干净后，再滴入抗生素药水，然后将头偏向健耳一侧5分钟，以使药液充分进入中耳。切忌在流脓期间喷入药粉，以免影响引流。

过敏性鼻炎

常用中药

中医将过敏性鼻炎称为"鼻鼽"，以突发性和反复发作性鼻塞、鼻痒、打喷嚏、流清涕为主要症状，常有过敏史。中医还认为，过敏性鼻炎患者体质多属肺、脾、肾虚损，根据其症状可分为3种类型，然后进行辨证论治。

肺气虚寒型

主要症状为鼻痒难忍，喷嚏连连，继之流大量清水样鼻涕，鼻塞不通，嗅觉减退，恶风怕冷，易感冒，遇风冷易发作，反复不愈。全身症状有倦怠懒言，气短音低，或有自汗，面色苍白，舌质淡红，苔薄白，脉虚弱。

选用药物：温肺止流丹、五屏风散、防风通圣散、通窍鼻炎片等。

脾肾阳虚型

主要症状为鼻痒、打喷嚏、流清涕，鼻塞，经久不愈，畏寒怕冷，或见便溏、身倦，或见腰膝冷痛，夜尿多，鼻黏膜苍白水肿，有清稀鼻涕，舌淡胖或有齿印，苔白，苍白水肿，脉沉细。

选用药物：金匮肾气丸等。

肺脾虚寒型

主要症状为鼻塞鼻胀较重，鼻涕清稀或黏白，淋漓而下，嗅觉迟钝，双下鼻甲黏膜肿胀较甚，苍白或灰暗，或呈息肉样变。患病日久，反复发作，平时常感头重头昏，神昏气短，怕冷，四肢困倦，胃纳欠佳，大便或溏，舌质淡或淡胖，舌边或有齿印，苔白，脉濡弱。

选用药物：温肺止流丹、五屏风散、防风通圣散、通窍鼻炎片等。

常用西药

症状较轻时，可外用滴鼻液，如1%麻黄素滴鼻液与0.5%可的松药水滴鼻。还可选用抗组胺类药如氯苯那敏口服，也可口服赛庚啶、阿司咪唑等药。症状较重时可选用类固醇激素如泼尼松口服。需要注意的是，此药久服可产生水、盐、糖、蛋白质代谢紊乱，所以应在医生的指导下服用。

湿疹

常用中药

中医治疗时，根据症状及脉象将湿疹分为 3 个类型，然后进行辨证论治。

湿热浸淫型

发病急，病程短，可泛发全身各部，初起皮损潮红，发热肿胀，继而出现密集小水疱，破后渗液流津，瘙痒不止，常伴身热、心烦口渴、胸闷纳呆、大便干结、小便短赤，舌质红，苔薄白或黄腻，脉滑数。

选用药物：龙胆泻肝丸、牛黄清心丸、防风通圣丸、二妙丸、皮肤康洗液等。

脾虚湿蕴型

发病较缓，皮损潮红，瘙痒不重，偶有少量渗液，可见红斑鳞屑，常伴倦怠乏力，纳差，腹胀便溏，面色萎黄，舌质淡胖，苔白或白腻，脉濡滑。

选用药物：润肤丸、秦艽丸、参苓白术散、松花散等。

血虚风燥型

病情反复发作，病程较长，皮损颜色暗淡或呈灰褐色素沉着，皮肤增厚，表面粗糙，呈苔藓样变，常有少量鳞屑，剧痒，多呈阵发性发作，常伴头昏乏力、食差腹胀、腰酸肢软或形体消瘦，舌淡，苔白，脉细滑。

选用药物：羌月乳膏等。

此外，还可根据需要选用黑豆馏油软膏、十味乳香丸、荨麻疹丸等药。

常用西药

湿疹的治疗主要在于寻找致病原因，除去过敏因素，同时对症治疗。

·施行局部治疗时，对于急性湿疹：无渗出时，可外用炉甘石洗剂或冰片、5%明矾炉甘石洗剂等。仅有潮红者可酌用硼酸滑石粉1日多次撒扑。瘙痒明显时，可酌加皮质类固醇激素霜外用。有渗出时，可用复方硫酸铜溶液、2%～4%硼酸溶液或生理盐水、0.5%醋酸铅或醋酸铝溶液等，也可用40%氧化锌油外涂，渗出减少后改用氧化锌糊膏包敷，局部无渗液时可用氟轻松软膏。对于亚急性湿疹，局部糜烂结痂并有小量渗液时，可选用糊剂，如氧化锌糊膏或5%糠馏油糊膏，无渗液时可用氟轻松软膏。对于慢性湿疹，可根据皮损肥厚、干燥程度应用不同浓度的焦油类（煤焦油、松馏油、糠馏油、黑豆馏油）软膏或糊剂。损害较薄或轻度糜烂渗出者，可用焦油糊剂；皮损处干燥肥厚者可用5%～10%煤焦油硫黄软膏或10%～20%煤焦油酊；也可在焦油制剂中加入一定浓度的水杨酸或硫黄。对于慢性肥厚性湿疹，可在焦油制剂中加入适当浓度的皮质激素，疗效更好。

·施行全身治疗时，可选用抗组胺药（赛庚啶、氯苯那敏、异丙嗪、苯海拉明、阿司咪唑等）、维生素类药（如维生素C，维生素B_1，维生素B_6）、皮质类固醇激素类（如口服泼尼松、地塞米松等）。

痤疮

常用中药

中医治疗时，根据症状及脉象将痤疮分为肺经风热、肠胃湿热、脾失健运3个类型，然后进行辨证论治。

肺经风热型

主要症状为颜面潮红，痤疮欣热、疼痛，或有脓疱、口干、小便黄、大便干燥，舌红，苔薄黄，脉细数。

选用药物：枇杷清肺饮加减，有脓疱者加蒲公英、地丁，口干者加生石膏、知母，便干者加生大黄。

肠胃湿热型

主要症状为皮疹红肿疼痛，伴便秘溲赤，纳呆腹胀，舌红，苔黄腻，脉滑数。

选用药物：茵陈蒿汤加减，或用防风通圣丸、三黄片等。

脾失健运型

主要症状为皮疹色红不鲜，反复发作，或结成囊肿，或伴便溏，纳呆，神疲乏力，苔白，脉濡滑。

选用药物：参苓白术散加减。

常用西药

内服药物治疗

·维生素类：可口服维生素 B_2，维生素 B_6，复合维生素 B 及泛酸钙，顽固性痤疮可服用维生素 A 和维生素 E。

·维 A 酸类：维 A 酸类药物可抑制滞留的角化过度，防止新的阻塞和炎症形成，减少皮脂分泌和痤疮的形成，常用的有维 A 酸片或维胺脂。

·内分泌制剂：皮损严重者可内服己烯雌酚或肌肉注射绒毛膜促性腺激素，月经前痤疮症状加重者可肌肉注射黄体酮，青壮年女性患者可服用口服避孕药。此外，还可口服抗雄激素如复方炔诺酮、螺内酯等。严重痤疮，如囊肿性痤疮及聚合性痤疮患者可使用皮质类固醇激素，常用的有泼尼松等，与女性激素或抗雄激素联合使用疗效更好。

·抗生素：以红霉素最为常用，疗效好且副作用小，此外还可应用多西环素和林可霉素等。

·锌制剂：常用的有甘草锌胶囊、硫酸锌片等，疗效不完全一致。

外用药物治疗

·维 A 酸类：可用0.05%～0.1%维 A 酸霜或0.05%维 A 酸酒精外搽，有皮肤刺激性，若出现明显潮红则应停用。

·抗生素类：常用的有 2% 红霉素软膏、1% 林可霉素软膏、1%～2% 红霉素酒精、1% 林可霉素醋、1.5% 红霉素洗剂或溶液、1% 氯霉素间苯二酚酒精、2% 氯霉素水杨酸硼酸酒精等。

·过氧苯甲酰：常用的是 2.5%～10% 过氧苯甲酰凝胶或霜剂，与维 A 酸或抗生素类联合外用可增强疗效，副作用也较小。

·锌制剂：由于口服锌制剂有一定的副作用，因此可用 1%～2% 硫酸锌溶液外搽，与红霉素制剂联合外用疗效更好。

·硫黄和间苯二酚制剂：常用的有复方硫黄洗剂、硫软膏、5% 硫黄霜、硫新霜和 2% 间苯二酚酊剂等。

失眠

常用中药

失眠在中医上称"不寐"，治疗时根据症状及脉象不同分为 5 个类型，然后进行辨证论治。

心血亏虚型

主要症状为失眠头晕，多梦健忘，心慌气短，神疲乏力，面色苍白，唇和舌色淡，苔黄，脉细弱。

选用药物：养血安神丸、脑乐静、安神宝颗粒、复方枣仁胶囊、夜宁糖浆、灵芝糖浆等。

阴虚火旺型

主要症状为入睡困难，失眠多梦，心慌心烦，同时兼有手足心发热，口渴咽干，盗汗，面颊及舌红，苔少，脉细数。

选用药物：枣仁安神颗粒、神衰康胶囊、琥珀安神丸、安神补心丸等。

肝郁化火型

主要症状为不易入睡，甚则彻夜不眠，入睡后则多梦易惊醒，急躁易怒，胸胁胀满，善太息，伴头晕头胀，目赤耳鸣，口干而苦，不思饮食，口渴喜饮，小便黄赤，大便秘结，舌质红，苔黄，脉弦而数。

选用药物：酸枣仁合剂、泻肝安神丸等。

痰热内扰型

主要症状为失眠，心烦，口苦，目眩，头重，胸闷，恶心，嗳气，痰多，舌质偏红，舌苔黄腻，脉滑数。

选用药物：礞石滚痰丸等。

心胆气虚型

主要症状为虚烦不寐，入睡后又易惊醒，触事易惊，终日惕惕，心神不安，胆怯恐惧，并伴心悸、气短、自汗，倦怠乏力，舌淡，苔白，脉弦细。

选用药物：安神定志丸、睡安胶囊、豆蔻无味散等。

常用西药

首选安定类药，如艾司唑仑或硝西泮，对解除短期失眠疗效很好。但长期服用可能引起药物耐受性和成瘾性，故应短期（2～4周）服用，2～3周后应逐渐减量，最后停用。不可养成用催眠药入睡的不良习惯。其次，还可选用谷维素或天麻素。

神经衰弱

常用中药

中医称神经衰弱为郁病或郁证，多由神志不舒或郁怒、气机郁滞、气血失调、精神刺激所致。治疗时可根据症状及脉象分为7个类型，然后进行辨证论治。

肝肾阴虚型

主要症状为头痛头昏，耳鸣目眩，失眠多梦，心烦易怒，记忆力减退，腰酸腿软，遗精尿频，精神萎靡，手足心热，月经不调，舌红，苔少，脉弦细。

选用药物：六味地黄丸或杞菊地黄丸加减。

心肾不交型

主要症状为头晕耳鸣，心悸多梦，失眠健忘，烦热盗汗，口干咽燥，腰酸腿软，遗精阳痿，月经不调，舌尖红，苔少，脉细数。

选用药物：天王补心丹、交泰丸或酸枣仁汤。

心脾两虚型

主要症状为失眠多梦，心悸心慌，头晕眼花，口淡无味，腹胀不适，不思饮食，大便溏薄，倦怠无力，手足麻木，面色无华，舌淡红，苔薄白，脉细弱。

选用药物：归脾汤加减。

阴虚阳亢（内热）型

主要症状为头痛眩晕，胁痛，耳鸣眼花，烦躁易怒，失眠健忘，夜寐不安，乱梦遗精，五心烦热，口燥咽干，大便干结，小便短黄，舌质红，苔少，脉细数。

选用药物：杞菊地黄丸和朱砂安神丸加减。

肝气郁结型

主要症状为情志不畅，郁思内伤，情绪不稳，善疑多虑，闷闷不乐，头昏目眩，食少，胸闷不舒，两胁胀痛或走窜作痛，女性伴有月经不调或乳房胀痛，舌质淡红，舌苔白腻或白滑，脉弦滑。

选用药物：逍遥散加减。

肾阴虚型

主要症状为精神萎靡，少寐易醒，注意力不集中，记忆力减退，阳痿早泄，神疲乏力，舌淡，苔白，脉沉细弱。

选用药物：六味地黄丸或左归饮加减。

肾阳虚型

主要症状为面色苍白，声音低弱，精神萎靡，少寐易醒，腰酸腿软，四肢不温，头晕目眩，自汗腰冷，阳痿早泄，小便频数，舌淡，苔少，脉细无力。

选用药物：桂附八味丸和右归丸加减。

常用西药

焦虑严重者可服用安定类抗焦虑药物，如安定、艾司唑仑、硝西泮、氟西泮等；失眠者可选用催眠剂，如司可巴比妥（速可眠）、甲喹酮等；伴有头痛者可选用罗通定。此外，还可适当选用谷维素、普萘洛尔（心得安）、氯美扎酮、维生素 B_1 等。

头痛

常用中药

中医将头痛分为外感和内伤两大类，据此辨证论治。外感头痛包括：风寒头痛、风热头痛、风湿头痛。内伤头痛包括：肝阳头痛、肾虚头痛、血虚头痛等。

风寒头痛

症状为头痛阵发性发作，多跳痛或隐痛，一侧或整个头痛，痛及项背，发热怕冷，遇寒则发作或加剧，寒冷季节发作频繁，常喜裹头，口不渴，舌苔薄白或有舌质暗，脉浮紧。

选用药物：川芎茶调散或风寒感冒冲剂、都梁丸等。

风热头痛

症状为头痛且胀，甚则头痛如裂，多呈阵发性，遇热或日晒则发作或加剧，炎热季节发作频繁，发热恶风，面红目赤，口渴喜饮，大便秘结，小便黄赤，舌质红，舌苔黄，脉浮数。

选用药物：芎芷石膏汤或桑菊感冒片、黄连上清丸等。

风湿头痛

症状为头痛如裹布，肢体困重，纳呆胸闷，小便不利，大便或溏，舌质淡红，苔白腻，脉濡。

选用药物：玉壶丸、加减神术散、羌活胜湿汤等。

肝阳头痛

症状为头晕胀痛，心烦易怒，夜眠不宁，或兼胁痛，面红口苦，失眠多梦，舌苔薄黄，或舌红少苔，脉细数或弦。

选用药物：天麻钩藤饮。

肾虚头痛

症状为头痛且空，常伴眩晕，腰膝酸软，神疲乏力，健忘，遗精带下，耳鸣少寐，偏肾阳虚则见畏寒肢冷，偏肾阴虚则见面色潮红，五心烦热，盗汗，舌红，苔少，脉沉细无力或细数。

选用药物：大补元煎。

血虚头痛

症状为头痛而晕，午后较甚，心悸不宁，失眠多梦，神疲乏力，面色少华，甚则萎黄，舌质淡，苔薄白，脉细弱。

选用药物：加味四物汤。

气虚头痛

症状为头痛绵绵，时发时止，遇劳加重，伴有头晕，神疲乏力，气短懒言，饮食无味，自汗，面色苍白，舌质淡红或淡胖，边有齿印，苔薄白，脉细弱或脉大无力。

选用药物：顺气和中汤。

痰浊头痛

症状为头痛昏蒙重坠，胸脘满闷，呕恶痰涎，倦怠无力，舌质淡红，苔白腻，脉滑或弦滑。

选用药物：半夏白术天麻汤。

瘀血头痛

症状为头痛剧烈，经久不愈，痛处固定不移，痛如锥刺，日轻夜重，或有头部外伤史，或长期头痛史，舌质紫或有瘀斑，苔薄白，脉弦细或细涩。

选用药物：通窍活血汤。

常用西药

治疗头痛的常用西药有布洛芬、阿司匹林、对乙酰氨基酚、贝诺酯、吲哚美辛等，详见感冒常用西药。

骨质疏松症

常用中药

骨质疏松症属于中医学"骨痹""骨痿"的范畴，治疗时可根据症状及脉象将本病分为 6 个类型，然后进行辨证论治。

肝肾阴虚型

主要症状为腰膝酸痛，疲乏少力，头晕目眩，耳鸣健忘，失眠多梦，患部痿软微热，关节僵硬。男性阳强易举、遗精，女性经少经闭，或崩漏，形体消瘦，潮热盗汗，五心烦热，咽干颧红，溲黄便干，舌红少律，苔少，脉细数。

选用药物：六味地黄丸、左归丸或滋阴大补丸加减。

肾阳虚衰型

主要症状为腰膝酸软而痛，畏寒肢冷，尤以下肢为甚，头晕目眩，精神萎靡，面色苍白或黝黑。或小便清长，夜尿频多；或大便久泄不止，消化不良，五更泄泻；或水肿，腰以下为甚，按之凹陷不起，甚则腹部胀满，全身肿胀，心悸咳喘；舌淡，苔白，脉沉弱。

选用药物：金匮肾气丸、右归丸加减。

肾精不足型

主要症状为患部酸楚隐痛，筋骨萎弱无力，早衰，发脱齿摇，健忘恍惚，舌红，脉细弱。

选用药物：河车大造丸加减。

气血两虚型

主要症状为腰背酸软而痛，四肢乏力，关节酸痛，伴心悸失眠，少气懒言，乏力自汗，面色萎黄，食少便溏，舌淡，脉细弱。

选用药物：人参归脾丸、十全大补汤或归脾汤加减。

气滞血瘀型

主要症状为腰背酸痛，甚至弯腰驼背，活动受限，或四肢关节僵硬变形，胸胁胀闷，走窜疼痛，伴性情急躁，或刺痛拒按，舌暗红，苔白腻，脉细涩。

选用药物：血府逐淤胶囊、桃红四物汤或身痛逐淤汤加减。

风邪偏盛型

主要症状为患部瘙痒，可见红斑，游走性关节疼痛，入夜稍安，肢节屈伸不利，手足不仁，苔薄白，脉浮。

选用药物：防风汤或如意通圣散加减。

常用西药

钙剂

无机钙氯化钙、碳酸钙、磷酸钙、有机钙葡萄糖酸钙、柠檬酸钙、乳酸钙、门冬氨酸钙、活性钙和钙尔奇 D 等。对于老年患者，可给予中等剂量维生素 D。

雌激素

常用药物有雌二醇、己烯雌酚、复方雌激素、尼尔雌醇、利维爱。

降钙素

常用药物有降钙素、益钙宁等。

双磷酸盐类

该类药物对胃肠有刺激作用，不能和其他药同时服用。常用药物有氯甲双磷酸二钠、羟乙基二磷酸钠等。

氟化物

治疗骨质疏松症已有 30 年历史，是促进新骨形成的药物之一，可显著增加骨密度，在一定条件下能使患者的骨密度恢复到正常水平。常用药物有氟化钙等。

维生素 D 制剂

常用药物有骨化三醇和阿法骨化醇。

维生素 K

主要通过增加骨钙素合成内分泌而起作用，为骨形成促进剂。

雄激素

能刺激骨形成，对老年男性骨质疏松患者有效，常用甲睾酮。

甲状旁腺素

小剂量使用可促进新骨的生成。

养生保健篇

第一章

正确使用身体，确保正常运行

呵护健康第一道防线——皮肤

皮肤的构造

皮肤是体内脏器与组织的保护器官，亦是内部脏器对周围环境的感应器官，是人体健康的第一道防线。

表皮

表皮从外向内可分为 5 层，依次是角质层、透明层、颗粒层、棘细胞层、基底层。

角质层

角质层位于皮肤的外表，是由数层完全角化、嗜酸性染色无核细胞组成的板层状结构保护层，起着屏障作用。角质层坚韧，对冷、热、酸、碱等一切刺激有一定的防护作用。如在做皮肤护理或面部按摩前，需用蒸汽浴面、洁面、去死皮、磨砂等软化和去除部分角质层，以利于药物和营养成分的渗透和吸收。

透明层

透明层如条状透明带，是角质层的前期。由 2 ~ 3 层扁平、无核细胞紧密相连而成，有防止水及电解质通过的作用，有较强的折光能力，细胞在这一层开始衰老萎缩。

颗粒层

颗粒层是由 2 ~ 4 层扁平菱形细胞组成，内含透明角质颗粒，有核、染色深。它是一道防水屏障，使水分不易渗入，同时也阻止表皮水分向角质层渗出，致使角质层细胞的水分显著减少，成为角质细胞死亡的原因之一。

棘细胞层

棘细胞层周围有棘突，是表皮的主要组成部分，一般由 4 ~ 8 层多角形细胞组成，对皮肤美容和抗衰老起着重要作用。基底层的新生细胞进入棘细胞层，然后上移到颗粒层约需 14 天，再通过角质层而脱落又需 14 天左右。

基底层

基底层位于表皮最下面，由一层排列整齐规则的圆柱细胞组成。它有较强的分裂和生长能力，能不断地产生新的表皮细胞；基底层细胞之间夹杂着黑色素细胞。黑色素细胞产生黑色素颗粒，黑色素颗粒的多少决定肤色的深浅。黑色素是防止阳光中的紫外线对人体损伤的重要防线。

真皮层

真皮层位于表皮之下，从外到内分为乳头层和网状层，比表皮厚 3 ~ 4 倍。由结缔组织组成，其中胶原纤维和弹力纤维纵横交织，使皮肤具有一定的弹性和张力，可伸可缩，坚韧而柔软，起着缓冲机械冲击、保护机体的作用，是皮肤对外防护的第二道屏障。

乳头层

位于真皮最上面，是较薄的一层。向表皮隆起，形成许多乳头与表皮突互相交错。乳头层中有毛细血管、毛细淋巴管网和感觉神经末梢，伤及此层时可出现点状出血。

网状层

位于真皮下部较厚的一层，主要由粗大的胶原纤维、较多的弹性纤维和网状纤维组成。由于弹力纤维的回缩性，可使皮肤在伸展后恢复正常，老年人由于弹力纤维变性而失去弹性，皮肤呈松弛状态，并出现皱纹。

真皮层在美容学上有重要意义，一般美容治疗未达真皮时，皮肤恢复不留瘢痕，如深达真皮层或真皮以下则形成瘢痕不可愈。

皮下组织

在真皮下部延续而无明显界线，由结缔组织和大量脂肪细胞组成，又称为皮下脂肪层，其中含有血管、汗腺、皮脂腺、毛囊、淋巴管和神经。有一定弹性，可缓和外来冲击，起到保护机体的作用，并供给身体以热量。它是皮肤各种组织和内脏器官的第三道屏障。

皮肤附属器

皮肤附属器包括毛发、皮脂腺、汗腺和甲（趾）。

毛发

全身除掌跖、唇红缘等部位外，均有毛发。毛发分两部分，露在皮肤以外的部分叫毛干，埋在皮肤内的叫毛根，毛根末端膨大部分叫毛乳头，是毛发的生长点。

头皮、口周、腋窝及外阴处生长的毛为长毛；眉弓、睑缘、耳道及鼻孔生长的毛为短毛。长毛和短毛属于硬毛；面部、躯干、四肢等部位生长的毛为细毛，俗称毫毛，属软毛。细毛无色素，软而细。

毛发受神经、内分泌、营养等因素的影响，与人体健美有关。毛发的颜色和生长也有直接的关系。

人体的毛发约500万根。头部毛发最密，每平方厘米为100 ~ 150根，共有10万 ~ 20万根；手背最稀疏。

毛发的寿命通常为2 ~ 4年，休止期为1 ~ 3个月。成年人每天可脱落50 ~ 100根，因此一昼夜内脱落几十根毛发是正常现象。如不剪发，每根头发可长达50 ~ 100厘米。若毛发发育不正常，可出现多毛症与无毛症。进入青春期，胡须、腋毛、阴毛开始生长，中年后由于毛囊退化毛发逐渐脱落。雄激素过高易引起多毛症，雌激素过高则导致毛发稀少。

皮脂腺

分布于全身许多部位的皮肤，尤以头皮、面部、胸背部最多，手掌、脚底处无此腺。皮脂腺位于毛囊与立毛肌之间，开口于毛囊漏斗部，分腺体及导管两部分，在毛囊上 1/3 处。

皮脂腺的发育与年龄有关，新生儿时期皮脂腺很发达，婴儿出生时被一层皮脂所包裹，出生后不久皮脂腺即萎缩，到青春期受雄激素的影响，分泌旺盛，故易长粉刺；老年期皮脂腺的功能又降低，分泌水平减弱，因此皮肤偏干。

皮脂腺的发育与分泌受激素的影响。雄激素使皮脂分泌亢进，雌激素可抑制其分泌。皮脂腺分泌的游离脂肪酸可抑菌，皮脂可滋润皮肤，防止水分蒸发；分泌过盛时，皮肤油腻、粗糙和毛孔粗大，易长粉刺和诱发脂溢性皮炎、脂溢性脱发等；分泌过少导致皮肤干燥、脱屑、缺乏光泽、易老化。

汗腺

分小汗腺和大汗腺两种。

小汗腺分布于全身，尤其在手掌、脚底、腋下、腹股沟及头皮处最多。它由腺体、导管和汗孔 3 部分组成，直接开口于皮肤表面，人体有 200 万 ~ 300 万个小汗腺。一般出汗不可见，当情绪紧张、温度上升时可见大量排汗。小汗腺的分泌和排泄起着调节体温的作用。排出的汗液 99% 以上为水，其他为氯化物和尿素等。

大汗腺分布于腋下、肚脐、乳晕、外生殖器和肛门周围。因它直接开口于毛囊处，分泌物分解为不饱和脂肪酸、尿素和硫化物，故带有明显的臭味，发生在腋窝处为腋臭。极少数大汗腺分泌的汗液还带有色物质，使汗液呈黄色、褐色、棕色或黑色，医学上称为色汗症。如有周期性黑眼圈或背部有大小不等的点状褐色斑，可能与上述原因有关。汗液有协助肾脏排泄体内废物的功能。

指甲

分甲板和甲根。甲的暴露部分为甲板，其前缘游离部分为甲缘，后端基部隐蔽在皮肤下是甲根，深藏在皮肤内，其下组织为甲母质，是指（趾）甲的生长部分。甲是表皮的高度角化物，含大量角素，颇为坚韧。

皮肤的功能

皮肤是身体的保护器

皮肤可以保护机体免受外界环境中各种有害物质的伤害，同时防止人体内的各种营养物质、电解质和水分的丢失。

防紫外线伤害

因为皮肤角质层能反射大部分日光，表皮细胞对紫外线有吸收能力，表皮基底层的黑色素细胞产生的黑色素颗粒对紫外线的吸收作用最强。

防低电的伤害

皮肤为电的不良导体，对低压电流有一定的阻抗能力。特别是角质层，由于它比较干燥，而且受外界环境相对湿度的影响，越靠外，细胞越干燥，因而它是电的主要屏障。

防机械的伤害

柔软的皮下脂肪对外来的撞击、挤压起一定缓冲作用。正常的皮肤角质层坚韧，表皮细胞排列紧密，真皮中的弹力纤维和纵横交错的胶原纤维坚韧而具有弹性，在一定程度内，皮肤能承受外界的各种机械性刺激，如摩擦、牵拉、挤压及冲撞，迅速恢复正常状态，而不发生不可逆的改变。

防化学物质侵入

皮肤对化学物质的防护主要在角质层。角质层结构紧密，形成一个完整的半通透膜，除了有汗管向外排出汗液外，不存在大的孔道。

防微生物侵入

角质层对微生物有良好的屏障作用，在正常情况下，细菌和病毒一般不能由皮肤进入人体；当皮肤破损，防御能力被破坏时，容易受到病菌的感染；还有，皮肤表面偏酸性，不利于微生物的生长；此外，皮肤表面皮脂中的某些游离脂肪酸对寄生菌的生长有抑制作用。

防止水分和电解质的丢失

表皮角质层的独特结构足以防止脱水；水分子要通过角质层，

就必须出入几层结构紧密的角质细胞和富含脂质的细胞间物质。

皮肤是身体的吸收器

皮肤通过毛孔和细胞间歇吸收某些活性物质，完整的皮肤可以吸收脂溶性物质，而对于水溶性物质的吸收能力很弱，所以植物油的吸收较动物脂肪少，矿物油和水不能被吸收，固体物质不容易被吸收，气体则可以完全浸入皮肤。当皮肤受损时，吸收的能力会成倍增加。皮肤吸收一般有 3 个途径。

第一，使角质层软化，渗透角质层细胞膜，进入角质层细胞，然后通过表皮其他各层。

第二，大分子及不易渗透的水溶性物质只有少量可以通过毛囊、皮脂腺和汗腺导管而被吸收。

第三，少量通过角质层细胞间隙而渗透进入。

如何护肤

美丽肌肤的标准：肌肤干净，有清洁感。肌肤娇嫩光滑，嫩的皮肤细胞表面含有大量水分。肌肤有湿润、冰冷的感觉。肌肤柔细。肌肤亮丽而丰润。身体的健康状况影响着肤色。

正确护肤注意以下几个方面：

体内环境要碱性不要酸性

日常饮食中注意摄入碱性食物，皮肤才会健康美丽。所谓酸碱性食物并不是指味道。食物进入消化系统后，经过氧化分解，有的产生碱性物质，有的产生酸性物质。米面、豆类、鱼类、肉类、蛋类、虾贝类等多种食物，它们在体内氧化分解后，会生成带阴离子的酸根，而使血液、淋巴呈酸性，所以把这类食物称为酸性食物。反之，大多数的水果、蔬菜（如山楂、草莓、酸枣、橘子、苹果等）虽然富含有机酸，但因为它们含有钙、钾、钠、镁等碱元素，所以被称作碱性食物。

如果酸性食物吃得过多，将会改变人体内正常的碱性环境，使体液变酸，血液循环变差，导致皮肤新陈代谢降低。在酸性环境下，皮肤会变得粗糙、失去光泽，产生色素沉着、毛孔变大，有些人反复长粉刺，也与酸性食物摄入过多有关。

保证睡眠

皮肤也需要适时的休息和呵护。皮肤的代谢在晚间最为旺盛，其血液供应也是在睡眠时最为充足。此时人体的肌肉、内脏器官尤其是消耗系统出于相对瓶颈的状态，而皮肤血管则完全开放，血液可充分到达皮肤，为其提供充足的养分和氧气。皮肤在血液的供应下，进行自身的修复和新生，起到预防和延缓皮肤衰老的作用。所以，皮肤的美丽实际上是在睡眠中孕育的。如果错过了睡眠时间，皮肤就会受损，变得干涩、粗糙、多皱等。

肤质不同选用的化妆品也应有所不同，否则可能起副作用，使皮肤老化或受损。同时，选用化妆品时也要注意一些细节问题，如保质期。

除此之外，护理皮肤还要坚持以下 3 条原则。

原则一：经常性

皮肤护理绝不能"三天打鱼，两天晒网"。有些女性护肤没有产生相应的效果，其主要原因是没有坚持，想起来就高兴地"美一次"，工作或是生活忙碌时，就忘在脑后。另外，人的肌肤需要不断清洗，并及时补充营养和水分。忙碌一天后，肌肤会沾染灰尘和病菌，皮肤内的水分也会损失许多，这时如果没有及时地进行清洗或是适当地补充营养和水分，就会使皮肤细胞受损，反映在皮肤表面就是：脱皮、粗糙、没有光泽。

原则二：系统性

皮肤护理是个系统工程，如果皮肤护理"东一榔头、西一棒槌"，最终不会有好的效果。皮肤护理的系统性包括：情绪、精神、饮食、营养结构和工作、生活环境，以及脸部的洁面乳与护肤霜、营养素的选择，等等。一些女性有时只注重脸部的局部护肤，却不注意饮食、情绪、精神的调整，到头来花了不少冤枉钱，可是效果却不好。

原则三：正规性

皮肤护理讲究正规性，当你决定做皮肤护理时，应按照美容师的要求，怎么做、做多长时间等，要按照一定的规则进行，以便各种方法都能达到最好的效果，使你的皮肤得到最有效的护理。

强壮骨骼，打造人体的支架

骨骼面面观

骨骼的构造

人体骨骼分为颅骨、躯干骨、上肢骨和下肢骨四部分，共有206块。

颅骨可以保护脑、眼和内耳，共29块。

躯干骨包括脊柱、肋骨和胸骨，共51块。脊柱位于背部正中，由颈椎、胸椎、腰椎、骶骨和尾骨组成。脊柱中央有一管道为椎管，内为脊髓。椎管向上经枕骨大孔与颅腔相通。两椎骨体之间有椎间盘。肋骨呈细长方形，共12对。后端与胸椎连接，上部经肋软骨与胸骨连接。胸部中央是胸骨。

上肢骨共64块。胸廓的后外侧为肩胛骨，与肱骨构成肩关节。肱骨下端与桡骨、尺骨构成肘关节。桡骨下端与腕骨组成腕关节。

下肢骨共62块。髋骨与骶骨共同组成骨盆。股骨下端与胫骨、髌骨相接组成膝关节。胫腓两骨下端与跗骨形成踝关节。

骨骼的代谢

骨骼在人体中无时无刻不在进行新陈代谢。如果新陈代谢不平衡，骨骼也就退化萎缩。人体所有的骨头包含了人体中约99%的钙、约85%的磷及约66%的镁，可见骨骼是人体矿物质的集中营。除了这些矿物质外，骨骼中还有两种细胞——成骨细胞和破骨细胞。这两种细胞不断地建筑和破坏骨骼，并相互作用，正常的骨骼新陈代谢才得以平衡。

骨骼的构造像海绵一样有空洞，破骨细胞不时泄出一些酸性的化学物质，将骨头的钙和磷溶解，降低骨骼的密度，使它变得脆弱、易碎，而成骨细胞则跟在后面修补，把被破坏的空洞填补起来，使骨骼得以更新。因此平均每五六年人体的骨骼就全部更换一次。在少年时期，成骨细胞比破骨细胞形成得快，导致骨骼的成长快于骨骼的萎缩，因此骨骼就增长了。到了青年时期，骨骼的形成和萎缩达到平衡，骨骼也就不再增长了。但是中年以后，骨骼的萎缩超过形成，骨骼就开始退化了。

建设骨骼，不做易碎的玻璃人

骨骼是支撑身体的基石，其强韧程度对于人体的整体健康具有非常重要的意义。所以保养骨骼十分重要。

饮食结构要合理

吃富含钙、镁、硅和维生素 D 的食物，如卷心菜、沙丁鱼、大马哈鱼、海藻、牡蛎和奶制品等。

尽量不要同时吃全谷物和富含钙的食物。全谷物含有一种可以与钙结合的物质，会影响钙的正常吸收。

尽量吃一些含硫较多的食物，如大蒜和洋葱。

限制或避免高蛋白的动物性食物。含蛋白较多的食物也会促使钙质从体内排出。含磷的食物也容易使钙排出。

减少咖啡因的摄入。

补充一些硅，有助于身体吸收钙质。

补充一些有利于骨骼生长的植物成分。紫花苜蓿、大麦、蒲公英根、荨麻、欧芹和蔷薇果都是比较适合的。可以以茶、酊剂或片剂的形式服用。

要调整生活方式

勤于运动。运动有益于骨骼健康，有助于增加或维持骨量和降低跌倒风险。

保持体重。体重对骨骼健康很重要。骨质流失与体重减少有很强的关联性。

防止跌倒。因为骨折大多数源自于跌倒，所以预防跌倒也有保护骨骼的功能。

慎对疾病和药物。有些疾病和药物会以不同的方式影响骨骼健康，因此应该将这些疾病和药物视为需进一步观察骨骼健康和骨骼疾病风险因素的潜在警示。

戒烟和限酒。抽烟和过度饮酒都会降低骨量并增加骨折风险。

骨密度检查。如果在 50 岁以后骨折，需要做骨密度检查。即使是由于意外而导致骨折，这也有可能是骨骼脆弱的征兆，所以应做骨密度检查。建议所有 65 岁以上的女性都去做骨密度检查。

关爱心脏健康

心脏，每个人的生命之泵

心脏位于胸腔的中间偏左侧，如果在胸骨中间画一条正中线，心脏的 2/3 在正中线左侧，1/3 在正中线右侧，前面有胸骨和肋骨保护，左右两侧被肺遮盖，后面是食管、大血管和脊椎骨，下面是横膈，上面与由心脏分出的大血管相连接。

心脏的大小与自己拳头的大小相仿，外形像个尖端向下的圆锥体，或者说像个长歪了的大鸭梨。近梨把处叫心底部，向左下突起的部分称心尖，心底部在胸腔中央，心尖部偏向左侧，通常在乳头附近的肋骨后面。如果把耳朵放在他人的左侧胸壁乳头附近，同样可以清楚地听到心跳的声音。

心脏由间隔分为左右两半，左侧为左心，右侧是右心，左右两侧互不相通。上下也由间隔分开，上面叫心房，下面叫心室，上下有孔相通。这样心脏就被分为四个腔，即右心房、右心室、左心房、左心室。

人的心脏跳动频率，在 0 ~ 1 岁约为 140 次 / 分钟；到 10 岁，约 80 次 / 分钟；到 16 岁，心跳减慢而且渐趋稳定，60 ~ 80 次 / 分钟。

儿童时期心脏几乎横置于横膈之上，处于水平位，随着年龄的增长和青春期内胸腔的长度、宽度增加，心脏下半部跟着往下移，使心脏转成直立位，这样就减少了心脏喷射血液时的阻力。

进入青春期后，心脏重量大大增加，约达出生时的 10 倍，以后还会继续加重一些。心脏的容量迅速变大，心肌变粗变长，心脏更加厚实，弹力增强。心室每次收缩时排血量增加，脉搏次数减少。

人们常说"一颗永远跳动的心"，或者说心脏是人体内的永动机。正常的心脏从来不会停止跳动，它不断地收缩和舒张，永远不会休止。因此，很多人认为心脏是永不休息的。但从另一角度说，心脏舒张时就是休息，心脏在两次跳动之间的间歇也是休息。因此有的专家认为，如果一个人活 70 年，心脏差不多要休息 40 年。因为心脏即使在跳动最剧烈时也要休息，所以，心脏并不是永不休息的，它在一动一静的平衡中工作，伴随人的一生。

疾病防治

预防心脏病要注意以下几个原则：

合理饮食

每个人应有合理的饮食安排。高脂血症、糖尿病和肥胖都和膳食营养有关，所以从心脏病的防治角度看，营养十分重要。原则上应做到"三低"即：低热量、低脂肪、低胆固醇。

控制体重

体重增加 10%，患冠心病的概率约增加 38%；体重增加 20%，患冠心病的概率约增加 86%；有糖尿病的高血压患者比没有糖尿病的高血压患者冠心病患病率增加 1 倍。

戒烟

烟草中的烟碱可使心跳加快、血压升高（过量吸烟又可使血压下降），心脏耗氧量增加、血管痉挛、血液流动异常以及血小板的黏附性增加。这些不良影响，使 30 ~ 49 岁的吸烟男性的冠心病发病率高出不吸烟者 3 倍，而且吸烟还是造成心绞痛发作和猝死的重要原因。

戒酒

乙醇对心脏具有毒害作用。乙醇摄入过量可降低心肌的收缩能力。对于患有心脏病的人来说，酗酒不仅会加重心脏的负担，甚至会导致心律失常，并影响脂肪代谢，促进动脉硬化的形成。

适量运动

积极参加适量的体育运动。经常性的适当运动，有利于促进身体正常的代谢，尤其对促进脂肪代谢、防止动脉粥样硬化的发生有重要作用。对心脏病患者来说，应根据心脏功能及体力情况，从事适当的体力活动，这样有助于增进血液循环，增强抵抗力，提高全身各脏器功能，防止血栓形成。

改善生活环境

污染严重及噪声强度较大的地方，可能诱发心脏病。因此应改善居住环境，减少噪声，防止各种污染。同时避免到人群拥挤的地方去。无论是病毒性心肌炎、扩张型心肌病，还是冠心病，都与病毒感染有关，即便是心力衰竭也常常由于上呼吸道感染而引起急性加重。因此要注意避免到人群拥挤的地方去，尤其是在感冒流行季节，以免受到感染。

坚持服药

需要提醒大家的是，心脏病不能等到发作时才去医院，平时就要坚持服药。

远离冠心病

冠心病，又称缺血性心脏病，是由于冠状动脉粥样硬化引起血管狭窄或阻塞，引起冠状动脉循环障碍，造成心肌缺血、缺氧或坏死的一种心脏病。

冠心病的患病率随年龄增长而增高，是中老年人最常见的一种心血管疾病。40 岁以前冠心病患病率很低，40 岁以后开始增加，每 10 岁约增加 1 倍。但这并不意味冠状动脉粥样硬化是中年以后才开始形成的。事实上，当患者出现冠心病的临床症状时，其冠状动脉硬化病变和管腔狭窄的程度已到了中晚期，治疗已较困难。

动脉粥样硬化病变最早可见于幼儿期，这时病变很轻且可以消退。也有报告 70 岁老年人尸检冠状动脉无病变者。所以，冠心病的发病，年龄变化不是必要条件，预防必须自幼年开始。

冠心病患者的注意事项如下：

少吃动物脂肪和胆固醇含量高的食物，如动物内脏、蛋黄等。多吃鱼和豆制品，多吃蔬菜、水果。

控制体重。

限量摄入盐，每日以 10 克以下为宜。

如患有高血压，应在医生指导下长期服用降压药，使血压保持在正常或较低水平。

不吸烟，少喝酒。

生活要有规律，避免过度紧张和情绪波动。保持大便通畅、睡眠充足。

可做轻微的运动，如打太极拳、做广播操、散步等。

大战高脂血症

血脂成分有胆固醇、甘油三酯、磷脂及游离脂肪酸和微量的类固醇激素等。血脂是人体代谢活动的物质载体之一。当机体脂质代谢异常改变，血清中低密度脂蛋白增高，高密度脂蛋白降低，以及血清中总胆固醇增高及脂蛋白比例失调时，称为高脂血症。

如果血脂过多，容易造成"血稠"，逐渐形成小"斑块"（就是我们常说的"动脉粥样硬化"）。这些"斑块"增多、增大，逐渐堵塞血管，使血流变慢，严重时血流被中断。这种情况如果发生在心脏，就引起冠心病；发生在脑，就会出现中风；如果堵塞眼底血管，将导致视力下降、失明；如果发生在肾脏，就会引起肾动脉硬化，肾功能衰竭；发生在下肢，会出现肢体坏死、溃烂等。此外，可引发高血压、诱发胆结石、胰腺炎，加重肝炎，导致男性性功能障碍、老年性痴呆等疾病。最新研究还表明，高血脂可能与癌症的发病有关。

家庭健康医疗实用大百科

高脂血症患者应注意：

调整饮食结构

限制摄入富含脂肪、胆固醇的食物；选用低脂食物（如植物油、酸奶）；多食富含维生素、纤维素的食物（水果、蔬菜）。

减少食物热量的摄取，保持标准体重。

减少脂肪的摄入，使其占总热量的 30% 左右。

减少饱和脂肪酸的摄入，使其约占脂肪量的 30%。

适当饮用低度酒。

调整生活方式

戒烟。吸烟已被公认为冠心病的危险因素。同时要强调的是吸烟可以导致血浆 HDL-C（高密度脂蛋白胆固醇）水平降低，戒烟以后就可以改变这一状况。另外，吸烟还被证实会降低 LDL 的自然抗氧化能力。

加强锻炼。这是高脂血症治疗中非常重要的一环。可以增加能量物质的消耗，促使血浆 LDL-C（低密度脂蛋白胆固醇）及甘油三酯水平降低，同时可提升 HDL-C 水平。有研究资料显示，一周步行 13 千米，大约可以提升 HDL-C 水平。

控制体重。体重超标的患者要使体重减到正常水平。减轻体重可采用的措施包括严格控制饮食中饱和脂肪及胆固醇含量，结合饮食与健身计划由专业人员监控进行。减轻体重除了能使 LDL-C 水平降低和提高 HDL-C 水平外，还能降低高血压及糖尿病发病概率，后两者也是引发冠心病的危险因素。

药物治疗

当通过合理调整饮食结构，改变不良的生活方式后，仍不能使血脂降至理想水平时，就必须开始药物治疗。20 世纪 90 年代初，国际医学界进行了大规模的调脂治疗研究，结果显示：长期服用调脂药物不仅能降低血脂，同时也会明显减少冠心病、心肌梗死、中风的发病率和死亡率。另外，还要注意不要应用可影响血脂代谢的药物，如利尿剂、孕激素等。

撑起血压的平衡支点

正常成人的收缩压小于 18.62 千帕、舒张压小于 11.97 千帕。收缩压超过或等于 21.28 千帕、舒张压等于或超过 12.64 千帕时，称为高血压。

高血压早期可能无症状或症状不明显，仅仅会在劳累、精神紧张、情绪波动后发生血压升高，并在休息后恢复正常。随着病程延长，血压明显持续升高，逐渐出现各种症状。严重高血压患者或长期患高血压未得到治疗，由于大脑、眼、心脏和肾脏的损害可以出现头痛、乏力、恶心、呕吐、气促、烦躁不安和视物模糊等症状。严重高血压患者由于大脑达到水肿，出现嗜睡甚至昏迷症状。引发高血压的原因有 2 种。原因不明引起的高血压为原发性高血压。原发性高血压的发生可能为多种因素作用的结果，如遗传因素、心脏和血管的多种改变都可引起高血压。有明确病因的高血压为继发性高血压。肾脏疾病、体内激素异常和服用某些药物都可引起继发性高血压。

预防高血压应做到如下几点。

低盐饮食

我们每天摄食的盐分主要是氯化钠。过多的钠盐可因钠离子浓度的增加，造成体内水分潴留，血容量增加。而另一方面，体内长期高钠也会导致血管平滑肌肿胀，血管腔变细，血液流动的阻力增加，两者均促使血压升高。

摄取低脂

过多的饱和性脂肪可促进动脉粥样硬化的发生，进而促发高血压。动物脂肪（如猪油、牛油）以及内脏和各种肥肉中均含有大量的饱和脂肪酸，高血压患者应该避免食用这些食物。烹调食物应采用含不饱和性脂肪酸较多的食用植物油如花生油、葵花子油等。但是食用植物油经长时间加热，特别是反复加热后，其不饱和脂肪酸会因反复受热，变成对人体有害的饱和脂肪酸。故高血压患者不宜多食煎炸食物。

多食水果和蔬菜

蔬菜和水果含有大量的维生素、矿物质和纤维素，对软化血管、修复皮肤以及软组织和骨骼的生长都有帮助，可多食。

戒烟

吸烟可使大量的尼古丁及烟碱进入体内，这两种物质都有明显的收缩血管作用，可使血压升高，长期接触必然会导致高血压。除了主动吸烟者外，在吸烟环境中被动吸烟者也同样会受到尼古丁和烟碱的危害，而且，其受害程度要大于主动吸烟者。

适量饮酒

中医认为，酒可以活血化瘀，所以少量饮酒有益于健康。现代医学的研究也发现，适量饮酒特别是饮用葡萄酒可降低中风的发生。但是，大量饮酒，特别是酗酒，不但伤胃、影响工作，更重要的是可增加中风的发病概率。因此饮酒要适度，不能过量。

经常参加体育锻炼

体育锻炼可以增强体质，提高机体对外部环境的免疫力。

释放情绪

高血压诱发因素之一就是情绪不稳定，克服紧张情绪、放松心情、保持心态平和可以降低血压，所以遇事应理智对待。

控制体重

近些年研究发现，高血压与血脂异常、糖耐量异常有密切关系，肥胖会导致夜间睡眠呼吸暂停，所以肥胖者应减轻体重，以减少心脏负荷。

控制与高血压密切相关的疾病

研究表明，高血压与糖尿病、冠心病、心脑血管疾病互为危险因素，并互相促进，为预防和控制高血压，应注意以上相关疾病的治疗。

经常测量血压

这是预防高血压病的重要措施。因为高血压的隐患始于青少年和有家族病史的人群，如父母均患有高血压者，其子女发病率约为

46%；如父母一方患有高血压者，其子女发病率约为28.3%，我们应该定期对自己的血压进行监测，早发现，早治疗。

合理服用降压药

控制血压时一定要注意在医生指导下用药，因为高血压往往并发其他病症，所选用的降压药不尽相同，保护器官的作用也不一样。用药原则是从小剂量开始逐渐增加剂量，直到血压得到有效控制。在血压控制达标后仍然需要继续用药，而且需要终生服药，否则血压升高会对机体重新形成危害。

肺需要精心呵护

肺是最重要的呼吸器官。正常人在休息状态的时候，每分钟进出肺泡的气体量大约是4升，每分钟流经肺泡微血管的血量可达5升。如果是在激烈运动之下，气体进出肺部的数量可增加30～40倍，而血流量可增至五六倍。

在人体的新陈代谢过程中，需要不断地从环境中摄取氧气，并排出二氧化碳。而人与环境的这种交换离不开肺，肺组织里有一套结构巧妙的换气站。在人们吸入空气时，空气经鼻、咽、喉、气管、支气管的清洁、湿润和加温作用，最后到达呼吸结构的末端肺泡。肺泡与毛细血管的血液之间有一道呼吸膜相隔。薄薄的呼吸膜，只允许氧气和二氧化碳自由通过，其他一律挡驾。氧经肺泡，通过呼吸膜，进入毛细血管，进而至动脉流遍全身。二氧化碳由静脉经毛细血管，通过呼吸膜，到肺泡，经肺排出体外。如此反复呼吸，人体就能源源不断地从外界获取氧气，排出二氧化碳。

疾病防治

肺炎，轻松生活的枷锁

肺炎是指肺实质的炎症，按病因可分为细菌性、霉菌性、病毒性和支原体性肺炎。临床常见的是细菌性肺炎，其中约90%～95%是由肺炎球菌引起。临床有突发的寒战、高热、咳嗽、血痰、胸痛等症状。肺炎的诱发因素有受寒、病毒感染、酒醉、全身麻醉、镇静剂过量等。这些因素削弱全身抵抗力，破坏呼吸道黏膜纤毛运动，减损细胞吞噬作用，最后病毒能轻易地被吸入而引发感染。此外，心力衰竭、有害气体的吸入、肺水肿、肺瘀血，以及脑外伤等都有利于细菌的感染和生长繁殖，导致肺炎。

那么，如何预防肺炎呢？

多食清淡营养食物

肺炎属急性热病，消耗人体正气，影响脏腑功能，易导致消化功能降低。所以，饮食应以高营养、清淡、易消化食物为宜，不要吃大鱼、大肉、过于油腻的食物，食物中也不应多加辣椒、胡椒、芥末、川椒等调味品。酒也属辛热之品，可刺激咽喉及气管，引起局部充血水肿，肺炎患者应禁用。

适当多饮水和进食水果

多数水果对肺部疾病有益，但不宜吃甘温的水果如桃、杏、李子、橘子等，以免助热生痰。即使是一些寒性水果，也并非多多益善。因为过量的寒性水果可损伤到脾胃的阳气，有碍运化功能，不利于病情的恢复。

保暖防寒

加强保暖，特别在冬、春季节及节气交替的时候更要注意。

改善环境卫生

避免有害气体、烟雾、粉尘的刺激。提倡禁烟，创造无烟环境。

及时就诊

一旦发生呼吸道感染，如感冒、咽炎、急性支气管炎，应及时治疗。

如肺炎治疗后仍有轻微干咳，可按如下方法止咳：俯卧，而手与两脚伸直，两手伸直高过头部，全身成一直线，慢慢地吸气至下腹部（丹田穴），同时头尽量抬起朝天花板看，两腿向上抬起，全身呈弓形，这时停止呼吸，身体尽量伸展，维持这一姿势直到气憋不住再松动，每天早、晚各做 3 ~ 5 次。

儿童应积极防感冒

感冒即上呼吸道感染。其症状为发热、恶寒、鼻塞、骨关节痛、胸闷，或兼有咳嗽、咽痛、咽干等。这类疾病多由病毒感染引起，往往延绵数日。感冒很容易复发，关键是如何提高儿童的免疫力。

合理膳食

应注意儿童食物品种的多样化，营养也要均衡，要既能保证儿童获得充足的营养增加抵抗力，又要注意烹调，以适合儿童脾胃娇嫩的特点。

多喝白开水

水对儿童的生长发育相当重要。儿童体内含水量相对成年人较多。年龄越小，体内水分所占比例越高，只有供给充足的水分，才能保证正常的新陈代谢。多年的研究和实践证明，白开水是儿童最需要的。因为白开水最易于透过各组织的细胞，能最有效地发挥水在人体内的作用，促进新陈代谢，增强免疫功能，提高免疫力。

穿衣要适当

衣服穿得过多、过少均可能成为感冒的诱因。家长要根据气候的变化适当地增减衣服，一定要纠正儿童的不良生活习惯。如果担心孩子受凉，可以给他准备一件夹克衫式的外套，冷的时候套上，热的时候脱下来。

接触新鲜空气，保证充足的睡眠

保证儿童每日有充足的接触新鲜空气的时间及充足的睡眠，减轻疲劳，防止免疫力下降，造成免疫力低下。

增加锻炼

家长应帮助儿童利用自然环境锻炼身体。特别是让儿童多晒晒太阳，不仅可以使全身温暖，加快血液循环，还有利于氧气和营养物质吸收，以及二氧化碳和废物的排出，从而增强免疫力。

室内要经常开窗通风

在不太冷的季节应让儿童养成白天开窗睡觉的习惯，这样能增强阳光、空气和微风对体温的调节功能，提高机体对冷刺激的适应性。但要注意开偏窗，不要形成对流。

室内要禁烟

家中吸烟的人，最好不要在室内吸烟，更不要在儿童卧室内吸烟，因为烟雾可刺激儿童的呼吸道，使其呼吸道黏膜损伤，从而降低防御病毒和细菌侵入的能力。

哮喘的保健

哮喘是一种慢性支气管疾病。气管因为发炎而肿胀，呼吸道变得狭窄，因而导致呼吸困难。中老年人是高发人群。预防哮喘需注意：

避免接触过敏原

哮喘患者应该认清哪些物质可能会刺激自己的呼吸道，尽量避免接触，例如对动物毛发过敏的患者就不应该在家里饲养宠物。

保持室内空气流通及清洁

空气中的尘螨和细菌是引致哮喘病发的主要过敏原，所以应该勤加打扫，减少空气中的尘埃。

戒烟限酒

香烟中的化学品及吸烟时喷出的烟雾对哮喘患者都会有直接的影响，因为它们会刺激呼吸道。患者亦要尽量避免被动吸烟。另外，酒也应少喝。

适量运动

有些人因为运动可能诱发哮喘，便停止所有运动，其实这是一种错误的做法，因为运动能够有效增强心肺功能，对控制病情大有帮助。

少吃辛辣油腻食物

哮喘患者的饮食应既清淡又富有营养，不能吃引起哮喘发作的食物和"发物"，少吃辛辣油腻的食物。多吃蔬菜水果，一些蔬菜，如白萝卜、丝瓜等，具有下气、化痰、清肺的作用，对哮喘患者十分有益。有些水果，如梨、香蕉、枇杷等，还有助于保持大便通畅，降低腹压。但用海产品补钙时，要注意防过敏。哮喘患者平日要多喝水，喝水不仅补充了水分，而且还可以稀释痰液，有利于黏稠痰液的排出。

支气管炎的调养与护理

支气管（通往肺部的主要呼吸道）发炎，就是所谓的支气管炎。通常都是普通感冒或流行性感冒等病毒性感染所引起的并发症，有时可能由细菌感染造成。

在出现支气管炎之前 2 ~ 3 天，患者可能会有流涕现象，而主要症状有：持续咳嗽。病初可为干咳，但若发生细菌性感染，稍后可能会产生黄绿色的脓痰，喘息或气促，有时发热。

支气管炎患者一定要注意平时的调养与护理。

适宜的膳食

支气管炎患者需要摄入高蛋白、高热量、高维生素的食物。要多方摄取、合理饮食，切忌挑食偏食。饮食要清淡，尽量少食辛辣刺激、油腻肥甘和一些易致过敏的食物，如鱼、虾、蟹等。

简易的耐寒按摩

以手摩擦头部面部及上下肢的裸露部位，每日 3 ~ 5 次，每次 5 分钟。按摩迎香穴：迎香穴位于鼻唇沟止于鼻翼处，以示指轻轻揉 1 ~ 3 分钟，每日 2 次。按摩风池穴：风池穴位于颈部颈肌两旁的凹窝中，以双手掌心按摩之，每次 30 ~ 60 下，每日 2 ~ 3 次。

清新的居住空间

居住环境幽雅安静、空气清新、阳光充足。室内要经常开窗换气，有些患者常年门窗紧闭，这是不益健康的。室内的温度要冷暖适宜，一般以 15 ~ 20℃为最佳。

急性发作期护理

急性发作期，患者应卧床休息，有发热者，应定时测量体温；痰多者，可进行体位引流；高龄体弱的患者要做好皮肤和口腔护理，防止产生褥疮和感染。

呵护排毒器官——肝脏

肝脏细胞能够控制和调解体内各种物质，使所有器官都能顺利地运行。而且，肝脏是人体解毒的总机关，具有化解细菌、酒精和其他毒素的功能。当细菌毒素侵入时，肝脏里的转氨酶便会把毒素分解，人体产生抗体，以后再有同样细菌侵入时，就无法伤害人体了。一些食物在消化后，就会腐败、发酵而产生毒素，无法被小肠吸收，毒素就会被送往肝脏。若肝脏变弱，无法完全解毒，毒素就会被送至心脏。然后，遍布全身，人就会百病丛生了。

肝脏在糖类代谢中占有重要地位。大量的食物经过消化，陆续吸收到体内，血糖含量会显著地增加。肝脏可以把一部分多余的葡萄糖转变成糖原，暂时储存起来，使餐后血糖含量维持在 11.1 毫摩尔 / 升以下。由于细胞进行生理活动要消耗血糖，血糖的含量会逐渐降低。这时，肝脏中的糖原又可以转变成葡萄糖，陆续释放到血液中，使血糖的含量维持在 3.3 ~ 6.1 毫摩尔 / 升的范围内。

肝脏在脂类代谢中也有重要作用。肝细胞分泌的胆汁可以促进脂类的消化和吸收。肝功能障碍时，胆汁分泌减少，脂肪消化不良，就出现厌油等症状，所以肝病患者要少吃脂肪类食物。

肝脏在蛋白质的合成和分解的过程中起着重要的作用。人体的一般组织细胞都能合成自己的蛋白质。肝脏除能合成自己的蛋白质以外，还能合成大部分的血浆蛋白（如白蛋白、纤维蛋白原等）。据估计，肝脏合成的蛋白质占全身合成蛋白质总量的 40% 以上。

疾病防治

肝炎

肝炎指肝脏出现炎症，1 ~ 2 个月内能治愈的肝炎是急性肝炎，持续 6 个月以上的肝炎为慢性肝炎。肝炎一般由病毒引起，特别是肝炎病毒，分为甲、乙、丙、丁、戊等 5 种。

人类普遍易感染各型肝炎，各种年龄均可发病。甲型肝炎感染后机体可产生较稳固的免疫力，在本病的高发地区，成年人血液中普遍存在甲型肝炎抗体，发病者以儿童居多。乙型肝炎在高发地区新感染者及急性发病者主要为儿童，成年患者则多为慢性迁延型及慢性活动型肝炎。丙型肝炎的发病以成年人多见，常与输血与血制品、药物依赖注射、血液透析等有关。丁型肝炎的易感者为 HBsAg 阳性的急、慢性肝炎及或先症状携带者。戊型肝炎各年龄普遍易感，感染后具有一定的免疫力。各型肝炎之间无交叉免疫，可重叠感染、先后感染。

一般来说，肝炎的愈后大多数是良性的，患了急性肝炎可以顺利恢复，不会演变成肝硬化和肝癌。不过确实有乙型肝炎患者长期不愈，渐渐发展成为肝硬化，最终发展为肝癌。据报道，慢性乙型肝炎表面抗原携带者患肝癌的概率比非携带者高 200 倍以上。95% 以上的原发性肝癌患者是由慢性乙型肝炎表面抗原携带者演变而来的。所以患了乙型肝炎应尽可能早治疗；尽可能避免使用损害肝脏的药物；避免有害的物理因子刺激，减少 X 线和放射性物质对肝脏的照射；应尽可能及早治疗各种感染疾病，避免各种创伤和手术。因为麻醉、手术创伤都对肝脏功能恢复不利，必要时应尽量选择在肝功能恢复后再做手术。增强体质，增强人体的免疫力，也是防止肝癌发生的重要方法。

脂肪肝，现代人的时髦病

脂肪肝是指由于各种原因引起的肝细胞内脂肪堆积过多的病变。正常人肝内脂肪占肝脏湿重的 3%～5%，其中 2/3 为磷脂，1/3 为甘油三酯、胆固醇及脂肪酸。由于各种原因使肝脏脂肪代谢功能发生障碍，导致脂类物质的动态失衡，过量的脂肪在肝细胞内蓄积，若蓄积的脂肪（主要是甘油三酯）含量超过肝脏湿重的 5%，或在组织学上有 50% 以上肝细胞脂肪化，即称为脂肪肝。

如何预防脂肪肝已经成为现代人的当务之急。最简易的方法就是合理饮食和适度运动，配合医生治疗。

合理饮食

平时我们应控制总热能的摄入，减少糖和甜食的摄入，适当地提高蛋白质量。

饮食中应控制脂肪和胆固醇的摄入，补充维生素、矿物质和食物纤维。脂肪肝患者应多食用蔬菜、水果和菌藻类食物，以保证膳食纤维的足量摄入。多种维生素能保护肝细胞，防止毒素对肝细胞的损害。

适度运动

整天坐办公室的人，若能坚持每天多走一段路、多爬一次楼，对预防和控制脂肪肝都是有益的。

遵医治疗

肝脏是人体的化工厂，任何药物进入体内都要经过肝脏解毒，所以，对出现症状的脂肪肝患者，在选用药物时更要慎重，谨防药物的毒副作用，特别对肝脏有损害的药物绝对不能用，避免进一步加重肝脏的损害。

对存在糖尿病、病毒性肝炎和营养不良等原发病的人来说，除了做好上述 3 条外，应有效地治疗原发病，从根本上去除引发脂肪肝的原因。

调养脾胃，巩固后天之本

胃是消化道中最庞大的部分，它具有贮纳、转运食物，消化食物以及杀灭病菌等生理功能。它位于腹腔的左上部，像一个有弹性的口袋，是食物暂时停留和消化的场所。胃有两个口，入口叫贲门，与食管相接；出口叫幽门，与十二指肠相连。自贲门到幽门之间的部分叫胃体。胃有两个弯曲的地方，比较短的一边，在胃的右上方，叫胃小弯；长的一边在胃的左下方，称胃大弯。胃壁的肌肉层很厚，具有强大的舒缩能力。胃壁的内里衬有一层膜叫胃黏膜，其中主要有胃酸、胃蛋白酶和黏液等，这些物质都是食物消化中不可缺少的。

物理消化

食物进入胃后，胃壁舒张，以便容纳食物，同时开始有节奏地蠕动。蠕动波从胃体开始，向幽门方向推进。这种蠕动将食物混合并磨碎，变成食糜，并将食糜自幽门部向十二指肠推送。一般来说，混合性食物在胃内停留 3 ~ 4 小时；糖类食物需 2 小时以上；蛋白质停留较长；脂肪更长，达 6 小时；水则只停留 5 ~ 10 分钟。

化学消化

食物在胃中的化学消化是由胃酸来完成的。食物能刺激胃酸分泌，胃酸是消化过程中不可缺少的物质。甜食可促使胃酸分泌增多，咸食则相反；较坚硬的食物引起分泌较多，软的或流质食物则分泌较少。

胃液中最重要的消化酶是胃蛋白酶，它与胃酸能初步消化食物中的蛋白质。

另外，胃可以容纳和暂时储存吃进去的食物，在胃内进行消化变成食糜后向小肠推送。

善待你的胃

俗话说："病从口入。"引发胃病的最初原因是饮食不规律，或生活习惯不规则，所以要想保护好你的胃，就必须从饮食入手。

合理选择食物

咖啡、酒、肉汁、辣椒、芥末、胡椒等，这些会刺激胃液分泌或使胃黏膜受损的食物，应适量食用。每个人对食物的反应都有特异性，所以摄取的食物应该依据个人的不同而加以适当的调整。

酸度较高的水果，如菠萝、橘子等，在饭后摄食，对溃疡患者不会有太大的刺激，并不一定要禁止食用。

此外，炒饭、烤肉等太硬的食物，年糕、粽子等糯米类不易消化的食品，各式甜点、糕饼、油炸的食物及冰品类食物，应谨慎选择。

定时定量进食

胃酸分泌具有一定的规律性，即一日三餐时是分泌的高峰，常吃零食，使胃工作紊乱，破坏了胃酸分泌的正常节律，久之可导致胃病，因此日常饮食应一日三餐，不可过多进食零食。每餐的进食量应适度，过饥或过饱，或饥饱不均饮食，会使胃运转失常而导致消化不良。

进食温度适宜

食物的温度以"不烫不凉"为度，即一般保持在 40 ~ 50℃为宜，过冷饮食，使胃黏膜血管收缩，胃黏膜血流量减少，影响胃的功能，同时过冷饮食还能刺激胃蠕动增强，甚至产生胃痉挛。过热饮食，能烫伤胃黏膜，使胃黏膜保护作用降低，还能使胃黏膜血管扩张，可导致胃黏膜出血。

细嚼慢咽

少食粗糙、过硬食物，对食物充分咀嚼，使食物尽可能碎烂，可减轻胃的工作负担，咀嚼次数愈多，随之分泌的唾液也愈多。唾液具有消化食物及杀灭细菌等作用，对胃黏膜有保护作用，因此进食宜细嚼慢咽，不可囫囵吞枣。

搭配合理

肉类油腻食物不易消化，过多食用会加重胃肠负担，影响食欲，过多食用细米面食物可导致无机盐、微量元素、维生素及食物纤维素大量损失，长期食用必将造成机体营养不良，导致机体各种功能下降。因此，应荤、素食搭配，粗、细粮搭配，既满足机体正常的营养需求，又不加重胃肠负担。当然还要戒烟限酒。

心情舒畅

人的情绪与胃酸分泌及胃的消化作用密切相关，情绪低落时即使是美味佳肴，也会味同嚼蜡。因此，进食时要保持精神放松、心情愉快。

精神集中

食物的消化、吸收，需充足的血液供应胃肠道。若一边进食，一边思考问题，或一边进食，一边看书、看电视，大量的血液要供应脑部工作，直接影响胃肠道的血液供应，长此以往，势必影响胃功能的正常发挥，诱发胃病。因此，进食时要专心致志，不可一心二用。

饮水择时

饭前、饭后大量饮水，可冲淡胃液、稀释胃酸，使胃的化学性消化作用及胃酸的杀菌作用大力降低。因此，应避免饭前、饭后大量饮水。

合理运动

进食后，胃有节律性的蠕动，使食物在胃内与胃液充分混合，研磨成食糜，并逐渐排空。饭后立即进行剧烈运动，直接影响胃肠的血液供应，导致消化不良，因此进食后应停半小时或1小时再行运动。

讲究卫生

注意饮食卫生，把住入口关。做到便后、饭前洗手。生吃瓜果要冲洗干净，避免食物污染上致病细菌。不食变质、霉变食物。

服药慎重

阿司匹林、吲哚美辛、保泰松、对乙酰氨基酚、泼尼松等药物，可直接损伤胃黏膜，破坏胃黏膜屏障，或刺激胃酸、胃蛋白酶的分泌，减弱胃黏膜的保护作用。长期服用中药（如过多服用苦寒或辛温燥热之剂及有毒药品）能引起胃黏膜损害。若病情需要长期服用刺激性药物时，应饭后服用，以减轻其对胃部的刺激作用，并同时服用胃黏膜保护剂。

疾病防治

溃疡病（消化性溃疡）

溃疡病是指在某种情况下，胃肠黏膜被胃酸和胃蛋白酶的消化作用侵蚀，而形成的慢性溃疡。本病发生在与胃酸接触的部位如胃和十二指肠，也可发生在食管下段、胃空肠吻合口附近及Meckel憩室。有95%～99%的溃疡发生在胃或十二指肠。

溃疡病多由于饮食不节，精神紧张，烟酒过度，先天禀赋不足及其他脏腑功能失调引起，可出现胃脘部节律性、周期性、慢性疼痛，嗳气返酸等症状。

胃黏膜脱垂

胃黏膜脱垂是指胃壁黏膜通过幽门脱垂至十二指肠球部，这种病主要与胃窦部炎症有关，多见于 30 ~ 66 岁的男性患者。

胃黏膜脱垂时症状可轻可重，绝大多数患者胃黏膜脱垂可以复位，这个特点称之为具备"可复性"。如果在短时间内胃黏膜脱垂可以复位，那么患者就没有什么症状，或者仅有轻度的腹胀、嗳气等；如果不能立即复位，则可能出现上腹隐痛、烧灼感。严重的胃黏膜脱垂甚至会发生嵌顿，即幽门部肌肉收缩，脱垂的黏膜上不去下不来，便会发生幽门梗阻。

胃脘痛

胃脘痛又称"胃痛"，是指上腹部发生疼痛的病症。

慢性胃炎

慢性胃炎为一种常见于成年人的消化道疾病。病因可能与高级神经活动功能障碍、营养不良、全身健康状况和局部刺激等因素有关。

十二指肠炎

十二指肠炎为非特异性感染，多发生在球部。病理可分为表浅型、间质型及萎缩型。与胃炎相似，以表浅型居多，炎症限于黏膜层。

消化不良

消化不良是指上腹部或胸部的疼痛或不适感，其他常见症状包括恶心、腹胀和频繁打嗝。

对于消化不良的调养主要是生活要有规律，按时入睡，做好自我心理调理，消除思想顾虑，注意控制情绪，保持心胸开阔；戒烟酒，避免食用有刺激性的辛辣食物及生冷食物；最好在饭前或饭后 1 小时做运动，这样有助于缓解消化不良的症状。同时最好到医院做检查，查出真正的病因。

当发生消化不良时，应暂停进食，实行"饥饿疗法"。禁食一餐或两餐酌情而定。禁食期间可根据口渴情况饮用淡盐开水，以及时补充身体所需的水分和盐分，也可饮用糖加盐水，因为糖可迅速被胃肠吸收，不至增加胃肠负担。如无须完全禁食时，则减量进食，或只吃易消化的粥类加点开胃小菜，这样使胃肠感觉轻松舒适，消化不良易于矫正。同时适当使用助消化药物，一般应在专科医生指导下服用。如系非处方药物，则可根据药品说明书使用。

由于消化不良疾病与许多更严重的疾病有相似之处，如有下述情况，应尽快请教医生：呕吐、体重减轻、食欲减退；排便很黑或者吐血；腹部的右上部分剧痛；消化不良伴随着呼吸困难、出汗、疼痛蔓延到颈项、手臂或颌。

腹泻

凡是食物在肠道内运行过速，未及消化就被排泄，因而粪便稀薄，便次增多者，都称作腹泻。腹泻有急性与慢性2种。急性腹泻一般与感染或食物中毒有关；慢性腹泻大多由肠的功能性或器质性病变所致。腹泻时需注意饮食调节：

短暂禁食

在急性腹泻期间，有时需要短暂禁食，以使肠道得以休息。脱水过多者，需要输液治疗。当腹泻减缓时，就应食用细软、少油的食物，如藕粉、细挂面、软面片、稀粥及菜汤或果汁。这些食物既有利于消化吸收，又可补充维生素C。应禁食易使肠蠕动及肠道胀气的食物，如蜂蜜、生葱、生蒜、黄豆等。

合理饮食

慢性腹泻患者的饮食，宜精心配制，灵活掌握。一般饮食原则应当是少油腻、少渣子、高蛋白、高热量、高维生素。烹调方法以蒸、炖、煮、烩为主，忌用炸、爆、煎制菜肴。优质蛋白质食物中鱼类、瘦肉、蛋类及各种豆制品少油腻、营养高，可适当选用。为了增加维生素C又不使腹泻加剧，可选用含纤维素少的水果，如香蕉、菠萝、苹果泥或煮熟的苹果。

及时补充淡盐水

慢性腹泻有脱水现象时，应及时补充淡盐开水，以弥补水分和盐分的损失。慢性腹泻如出现急性发作，应按急性腹泻的饮食原则处理。

注意饮食卫生

慢性腹泻者身体抵抗力较差，更应注意饮食卫生，不吃生冷食物及隔夜食物，不随便在外面饭店用餐等。

忌滥用止泻药

腹泻起初多有外邪、伤食，腹泻可使毒物排出体外。所以先要弄清腹泻的病因，如细菌性引起的，则应服抗生素药物；若是食物中毒引起的，应适当服用泻药，以加速毒素的排泄。

忌精神刺激

精神上的过激反应，会使大肠蠕动亢进，应尽量避免。对神经性腹泻，即因精神上不安或紧张引起的腹泻，尤应注意。

忌过度劳累，可适当锻炼

对腹泻患者，特别是慢性腹泻，体育锻炼的目的在于提高机体抗病能力，促进病体康复。可结合自身的具体情况，选择适宜的锻炼方式，促进胃肠的正常蠕动，恢复正常的功能。

养肾，巩固先天之本

肾脏为成对的扁豆状器官，位于腹膜后脊柱两旁浅窝中，长10 ～ 12厘米、宽5 ～ 6厘米、厚3 ～ 4厘米、重120 ～ 150克；左肾较右肾稍大，肾纵轴上端向内、下端向外，因此两肾上极相距较近、下极较远，肾纵轴与脊柱所成角度为30° 左右。

肾为成对的实质性器官，红褐色，可分为内、外侧两缘，前、后两面和上、下两端。肾的外侧缘隆凸，内侧缘中部凹陷，称肾门，是肾盂、血管、神经、淋巴管出入的门户。这些出入肾门的结构，被结缔组织包裹，合称肾蒂。由肾门凹向肾内，有一个较大的腔，称肾窦。肾窦由肾实质围成，窦内含有肾动脉、肾静脉、淋巴管、肾小盏、肾大盏、肾盂和脂肪组织等。

中医认为，肾为脏腑阴阳之本，是生命之源，故称为"先天之本"。肾在五行属水，与膀胱互为表里。

肾藏精，主生长发育和生殖。"精"有精华之意，是人体最重要的物质基础。肾所藏之精包括"先天之精"和"后天之精"。"先天之精"禀受于父母，与生俱来，有赖于"后天之精"的不断充实壮大；"后天之精"来源于水谷精微，由脾胃化生，转输五脏六腑，成为脏腑之精。脏腑之精充盛，除供应本身生理活动所需外，其剩余部分则贮藏于肾，以备不时之需。当五脏六腑需要时，肾再把所藏的精气重新供给五脏六腑。故肾精的盛衰，对各脏腑的功能都有影响。

日常生活中的保养

中医认为肾是先天之本、生命之源。肾病除了包括肾实质病变和排便（大小便）异常外，还包括人体许多系统的病变，如骨、齿、髓、脑、发、腰、耳、二阴（前阴、后阴）等病变。中医肾病多为虚证，而当其他脏器虚衰时，必然涉及肾脏真阴真阳的亏损。在临床上需辨明是肾阳虚还是肾阴虚，因为二者的治疗和方药大不一样。肾阳虚证，多因年高肾亏，或先天不足，或房劳过度，或素体阳虚，导致肾阳虚衰所致。主要表现为腰膝酸软而痛，畏寒肢冷，尤以下肢为甚；头晕目眩，精神萎靡，面色㿠白，舌淡苔白，脉沉细。在此基础上，还可出现男性阳痿、滑精早泄，女性不孕、白带清稀而多、尿频清长、夜尿频多、大便久泄不止、顽固不化、五更泄泻、全身水肿、腹部胀满等症。肾阴虚的原因主要是"以酒为浆，以妄为常，醉以入房，以欲竭其精，以耗散其真"（《素问·上古天真本》）。肾阴一亏，则产生阴虚内热，甚则阴虚火旺。临床表现为腰膝酸痛、形体消瘦、潮热盗汗、五心烦热、咽干颧红、舌红少津、眩晕耳鸣、失眠多梦，男性强阳易举、遗精早泄，女性经少、闭经或崩漏。

由此可见，如果没有正常的肾，我们的生活质量将大大下降，就谈不上幸福与快乐。所以平时我们一定要多关注我们的肾。

家庭健康医疗实用大百科

第一，在饮食上要注意，不要过多地进食高蛋白、高钠饮食。高蛋白饮食是加速肾功能损害的重要因素，老年人应格外注意。正常体重者可按下述标准大致估算蛋白质的摄入量，每天1个鸡蛋、1份鲜奶、100克肉食、100克豆腐、300～400克主食，加上蔬菜、水果。补肾还可以多吃动物肾脏、海参、虾、芡实、山药、干贝、鲈鱼、板栗、枸杞、何首乌。水也不要喝得太多，每日尿量保持在1500～2000毫升就可以了。提倡喝白开水，最好喝纯化水（又叫蒸馏水、去离子水）。饮食应清淡、易于消化，特别要注意适当控制食盐、蛋白质的摄入量。现代研究表明，过咸是许多疾病的危险因素，特别是心脑血管疾病。理想的食盐摄入量为每天6克。调查表明，我国绝大多数地区饮食过咸，北方最严重。北京人每天14～15克，东北人每天18～19克，广东人比较符合健康标准，每天6～7克。

第二，尽量不用或少用有损肾脏的药物，避免或减少与毒性强的各种毒物接触。

第三，戒烟忌酒。

第四，注意卫生。妇女月经期、妊娠期、产褥期等尤要注意个人卫生，预防尿路感染。养成良好的习惯，切忌强忍小便。

第五，定期检查身体。特别是尿液化验、肾功能化验，以及早发现和诊治各种肾脏疾病。

第六，提倡健康性生活。洁身自爱，预防性病危害肾脏。

第七，加强锻炼。体格瘦弱修长者，要加强锻炼，提高腰腹肌收缩力，预防肾下垂。

第八，要有充足的睡眠，保证精力充沛。

疾病防治

肾功能衰竭

肾功能衰竭是一种综合征，由多种病因引起，使肾小球滤过功能迅速下降至正常状态的50%以下，血尿素氮及血肌酐迅速增高并引起水、电解质紊乱和酸碱平衡失调及急性尿毒症症状。肾功能衰竭由许多原因引起，其中一些因素导致肾脏功能下降（急性肾衰竭），而另外一些原因又造成肾脏功能逐渐降低（慢性肾衰竭）。肾功能衰竭者应注意以下几点。

要避免劳累过度及强烈的精神刺激。

预防感染，去除感染灶以减少病情恶化的诱因。

有烟酒嗜好者应戒除。

有水肿、高血压、蛋白尿显著及稍事行动则症状加重者，均宜卧床休息。

尿毒症

尿毒症是各种晚期的肾脏病共有的临床综合征，是进行性慢性肾功能衰竭的终末阶段。

肾脏的功能是将血液中的有害成分像筛沙子一样筛出去，同时把红白细胞等细胞成分和脂肪、蛋白质、糖等有用成分留下来。在肾功能衰竭的情况下，血中的有害成分不能及时排出，从而对全身组织器官造成损害导致尿毒症，如果不采取透析、换肾等措施，就会导致死亡。

现代医学技术的发展，血液透析和腹膜透析的开展已经可以使尿毒症患者长期生存下去，并使其生活质量不断改善。但是，虽然良好的治疗能使患者的寿命接近正常人水平，成功的肾移植也可使患者像正常人一样生活，却会给患者及其家人造成经济上的沉重负担和巨大精神痛苦，所以应及早发现、及早接受正规治疗。

乳房的保健

乳房是人体的重要器官，参与人体与生命的循环。女性乳房显得更为重要，不仅体现着女性的形体美，还是孕育生命的源泉。

乳房主要由腺体、导管、脂肪组织和纤维组织等构成。其内部结构犹如一棵倒着生长的小树。

乳房内的脂肪组织呈囊状包于乳腺周围，形成一个半球形的整体，这层囊状的脂肪组织称为脂肪囊。脂肪囊的厚薄可因年龄、生育等原因而有很大的个体差异。脂肪组织的多少是决定乳房大小的重要因素之一。

除此以外，乳房还分布着丰富的血管、淋巴管及神经，对乳腺起到营养作用及维持新陈代谢作用，并具有重要的外科学意义。

疾病防治

避免使用激素药物和美容产品

丰乳膏和其他含雌激素的药物及常用的雌激素有苯甲酸雌二醇、己烯雌酚等，虽然可以促使乳房发育，但同时也可能使乳腺患癌的可能性增加。

正确佩戴文胸

女性不要佩戴过紧或是有隆胸效果的文胸，否则会影响乳房的新陈代谢和淋巴回流，易导致乳腺增生。

保持舒畅的心情

舒畅的心情可使卵巢保持正常排卵，孕激素分泌正常，乳腺就不会因受到雌激素的刺激而出现增生，已增生的乳腺也会在孕激素的作用下逐渐复原。

定期进行乳房检查

年龄在 16 ~ 50 岁的女性，都应定期进行乳腺普查，月经后第3 ~ 7 天为最佳检查时机，35 岁以上的女性应该 1 ~ 2 年做一次；50 岁以上的女性应 1 年一次；高发人群乳腺病家族史患者、卵巢癌患者、腺体癌患者、有重度增生的女性应半年检查一次，进行动态观察；20 ~ 35 岁的女性应 3 年进行一次红外线或乳腺外科检查。

减少人工流产次数

减少人工流产的次数可减少乳腺增生的概率。

正确用脑

脑是中枢神经系统的主要部分，位于颅腔内。分为大脑、小脑和脑干 3 部分。

大脑

大脑是神经系统最高级部分，由左、右两个大脑半球组成，两半球间有横行的神经纤维相联系。大脑表面有很多往下凹的沟（裂），沟（裂）之间有隆起的回，大大增加了大脑皮质的面积。

小脑

小脑在大脑的后下方，分为中间的蚓部和两侧膨大的小脑半球，小脑皮质被许多横行的沟分成许多小叶。小脑的内部由白质和灰色的神经核所组成。而小脑的主要功能是协调骨骼肌的运动，维持和调节肌肉，保持身体的平衡。

脑干

脑干包括间脑、中脑、脑桥和延髓，分布着很多由神经细胞集中而成的神经核或神经中枢，并有大量上、下行的神经纤维束通过，连接大脑、小脑和脊髓，在形态上和功能上把中枢神经各部分联系为一个整体。脑各部内的腔隙称脑室，充满脑脊液。

脑也要充电保养

据不完全统计，人的脑细胞有 140 亿～150 亿个，40 岁以后每天约有 10 万个脑细胞开始死亡，到六七十岁时减少 1/10 左右，为了早日防止智力下降，延缓大脑功能的老化，要时刻记住给脑充电，进行保养。因此，下面几种情况则要尽量避免。

睡眠不足

大脑消除疲劳的主要方式是睡眠。长期睡眠不足或质量太差只会加速脑细胞的衰退，聪明人也会变得糊涂起来。

长期饱食

进食过饱后，大脑中被称为"纤维细胞生长因子"的物质会明显增多。它能使毛细血管内皮细胞和脂肪增多，加速动脉粥样硬化，出现大脑早衰和智力减退等现象。

不吃早餐

不吃早餐会使人的血糖低于正常供给，久而久之使大脑受损。

据有关资料显示，一般吃高蛋白早餐的儿童在课堂上的最佳思维普遍相对延长。

甜食过量

甜食降低食欲，减少对高蛋白和多种维生素的摄入，导致机体营养不良，影响大脑发育。

长期吸烟

长期吸烟使脑组织呈现不同程度萎缩，易患老年性痴呆。因为长期吸烟可引起脑动脉硬化，导致大脑供血不足，神经细胞变性，继而发生脑萎缩。

少言寡语

大脑中有专司语言的小叶区，经常说话也会促进大脑的发育，并能起到锻炼大脑的功能。平常应该多说一些内容丰富、有较强哲理性或逻辑性的话。

不愿动脑

思考是锻炼大脑的最佳方法。多动脑筋，勤思考，人才能变得更聪明。

带病用脑

在身体不适或患病时，勉强坚持学习或工作不仅效率低下，而且还容易损害大脑。

另外，当人的神经系统正常功能遭到破坏时，体内外环境平衡失调，会引起各种脏器的功能低下，导致早衰，所以保持神经系统的健康，是防止早衰和大脑功能减退的方法。

值得注意的是，进入中老年以后，记忆力下降的现象完全是一种很自然的生理规律，这与大脑功能衰退有着密切的关系。只是现在，记忆减退已经不再是中老年人特有的现象，越来越多的年轻人开始抱怨记忆力减退给他们的工作和生活带来了困扰。造成如此结果的原因当然是繁重的工作和生活压力，神经长期处于紧绷状态，得不到放松，影响了大脑正常运转。如果压力大导致睡眠不足或睡眠质量太差，更会加速脑细胞的衰退；而且，白领阶层往往长时间处于不通风的空调环境，空气中含氧量不足，完全无法满足大脑每分钟消耗氧气 500～600 升的要求，致使大脑的工作效率不断降低；此外，对电脑等设备太过依赖同样会导致大脑的使用率越来越低，脑功能逐渐下降；长期吸烟及酗酒也会引起脑动脉硬化，导致大脑供血不足及发生脑萎缩，使记忆力提前下降。

疾病防治

帕金森氏病

帕金森氏病是一种主要影响运动的进行性发展的神经系统疾病。帕金森氏病是由于大脑内一个称为基底节的结构内的神经细胞被破坏引起的。

大脑内的各个部分通过互相发送信号协调我们所有的思想、运动、情绪和感觉。当我们想挪动身体时，基底节向丘脑发送一个信号，接着再将信号传到大脑皮质及大脑的其他部分。大脑中的神经细胞通过化学物质传递信息。一种称为多巴胺的化学物质是由大脑黑质细胞产生的，是正常运动所必需的神经递质。当黑质细胞死亡时，就不再能产生和发送多巴胺，这样，运动信号就不能传递。大脑中的另一种称为乙酰胆碱的化学物质也受多巴胺的控制。当多巴胺数量不足时，乙酰胆碱数量就会过多，它可引起很多帕金森氏病患者都出现的震颤和肌肉僵直。

帕金森氏病的症状为以下几种。

震颤

震颤俗称颤抖，以每秒 4～6 次的节律出现。震颤多见于四肢，先从肢体的一侧上肢开始，随着病情的发展，逐渐扩展到同侧的下肢及对侧的上下肢，最后发展到下颌、口唇、舌及头部，甚至躯干。震颤多数是在静止时出现，肢体活动时减轻或暂时终止，情绪激动时震颤加重，睡眠时完全停止。

肌肉强直

由于肌肉的张力增强，当肢体被动运动时，肌肉的张力始终保持一致，无论肢体伸或屈到什么角度，都感到一种均匀的阻力，犹如在伸屈一根铅管时的感觉，所以称之为"铅管样强直"。如果患者在肌肉强直的同时还伴有震颤，伸屈肢体就会表现出在均匀的阻力上有断续的停顿，犹如齿轮在慢速转动一样，医学上称之为"齿轮样强直"。肌肉强直不仅表现在肢体上，全身各处的肌肉均可发生强直，严重时患者会出现腰部前弯成直角样状态。

运动障碍

震颤的早期，患者的上肢不能做精细的工作，主要表现为书写困难。患者写字歪斜不整，字写得越来越小，称之为"写字过小症"。患者的日常生活难以自理，坐下时难于起立，卧床后不能自行翻身，穿衣、洗脸、刷牙等动作都难以完成。行走时，第一步起步困难，但一旦迈步后，即以极小步伐向前冲跑，步伐频率越来越快，不能自主停步或转弯，像有急事慌张赶路一般，称之为"慌张步伐"。由于面部肌肉动作障碍，形成"面具脸"，面部无表情、不眨眼、双目向前凝视，当口、舌、腭及咽部肌肉运动障碍时，即表现出大量流口水，不能做吞咽动作。

其他症状

患者还可出现顽固性的便秘、出汗、皮脂溢出增多、智力减退、言语不清、痴呆、忧郁等。

帕金森氏病是现代老年人的常见病和多发病，诊断比较容易，对早期患者也有疗效较为确切的治疗药物。但帕金森氏病患者晚期的护理十分麻烦，且患者自身十分痛苦。

所以，老年人一旦发现有这种症状就要及早去治疗，以免延误治疗。

中风

中风，又称脑卒中，是急性脑血管病或脑血管意外的俗称。中风是由脑部血液循环系统的破裂或闭塞而引起的局部血液循环障碍，导致脑部神经功能障碍的病症。气候变化、情绪激动、过度疲劳、用力过猛、饮食不洁及体位变化等均可诱发中风。

本病多发生于中年以后，尤以老年人为多，但近 20 年的资料表明，中风的发病年龄有所变化，30 ~ 40 岁发病的人也不少，甚至还有更年轻者，但仍以 50 ~ 70 岁年龄组的发病率最高，占发病人数的 60% 以上。

随着医疗技术的发展，对于治疗中风已有新的有效方法，但前提是必须在出现中风症状数小时内实施抢救。因此，了解中风发生时的症状，以及如何立即抢救就成了患者生死存亡的关键。

而中风症状主要有：突然感到自己很虚弱，有支撑不住的感觉，同时还会出现麻木、语无伦次、不辨方向和听不懂对方的讲话等。

那么怎样预防中风呢？

合理饮食和适当运动是根本。在此基础上还应注意以下几点。

适当放松

老年人可以经常钓鱼、练书法、下棋、练习绘画。

早发现，并有效地控制

这是预防中风的一个中心环节。老年人应定期进行血压、心电图、血脂、血糖的检查，如果发现异常，就应治疗。

及时到医院进行全面检查

例如出现发作性或持续性头痛、头晕、心慌、失眠、短暂的发作性眩晕等。这些轻微症状切勿掉以轻心，很可能是脑动脉硬化、中风的早期表现，应提高警惕。

注意镁的摄入

医学研究证实，缺镁可以导致老年人发生脑血栓。为了预防缺镁，应注意镁的摄入，宜多吃些富含镁的食物，如腰果、杏仁、豆类、海味等。另外，每天多吃些含钾较多的食物，可以预防中风。香蕉中含有丰富的钾，每天坚持吃 1 根香蕉即可。

内分泌系统健康不容忽视

内分泌系统是人体内神经系统以外的另一个重要的功能调节系统。人体内分泌系统包括垂体、甲状腺、甲状旁腺、胸腺、肾上腺、松果体等内分泌腺，还包括一些分散在其他器官组织中的内分泌细胞团块，如消化道黏膜中分散存在的内分泌细胞。内分泌系统与神经系统密切配合，共同调节机体的新陈代谢、生长发育和对环境的适应。他们是在大脑统一指挥下的两个协同动作的重要的功能调节系统，但其作用方式却各有不同。神经系统靠神经传导，其特点是快速、灵敏；内分泌系统靠激素通过体液调节方式起作用，其特点是作用广泛、持久。因此，有人曾把神经系统比做人体的"有线通信网络"，而把内分泌系统比做人体的"无线通信系统"。

垂体

垂体是一个豌豆状的腺体，位于大脑底部一个骨性结构内（蝶鞍）。蝶鞍保护垂体，但仅为垂体留下很小的扩展空间。如果垂体增大，它常向上扩展、压迫传递视觉信号的那部分大脑，可能引起头痛或视觉损害。

垂体调控其他大部分内分泌腺体的功能。由两个紧密相邻的部分组成：前叶（前部）和后叶（后部）。垂体前叶约占垂体总量的80％，分泌出激素最终调控甲状腺、肾上腺、生殖器（卵巢和睾丸）的功能，调控乳汁的分泌和整个机体的生长。垂体也分泌激素使皮肤变黑及抑制痛觉。垂体后叶产生的激素则能调节水平衡。

甲状腺

甲状腺是人体最大的一个内分泌腺，位于颈前下方的软组织内。甲状腺的形状呈"H"形，由左右两个侧叶和连接两个侧叶的较为狭窄的峡部组成。甲状腺重量变化很大，新生儿约1.5克，10岁儿童10～20克，一般成年人为20～40克。老年人甲状腺将显著萎缩，重量为10～15克。

甲状腺的结构和功能单位是滤泡，甲状腺滤泡大小不一，其形态一般呈球形、卵圆形或管状，其主要功能是分泌甲状腺激素。

甲状腺激素对机体的代谢、生长发育、组织分化及多种系统、器官的功能都有重要影响，甲状腺功能紊乱将会导致多种疾病的发生。因此甲状腺也是人体极为重要的一个内分泌腺。

甲状旁腺

甲状旁腺是扁的卵圆形小体，约黄豆大小。甲状旁腺一般有上、下两对，均贴在甲状腺侧叶的后面。

甲状旁腺分泌甲状旁腺激素，影响体内钙与磷的代谢。甲状旁腺功能失调会引起血中钙与磷的比例失常。

有时甲状旁腺单个或全部埋在甲状腺组织内，使甲状腺切除手术发生困难。如将这些腺全部切除，患者出现钙代谢失常，发生手足抽搐，严重者将会死亡。

肾上腺

肾上腺是人体重要的内分泌腺之一，位于肾的上方，左右各一，右侧为三角形，左侧为半圆形，一对肾上腺共重 10 ~ 15 克。

肾上腺的外层为皮质，中心部为髓质。皮质可产生肾上腺皮质激素，对调节水、盐代谢及糖与蛋白质的代谢有重要作用。肾上腺髓质能产生肾上腺素和去甲腺素，有加快心跳、收缩血管、升高血压的作用。

性腺

性腺是人体内分泌腺之一。男性为睾丸，女性为卵巢。睾丸和卵巢均兼有产生生殖细胞的生殖腺功能和合成、释放性激素的内分泌腺功能。实际上起内分泌作用的主要是睾丸间质细胞和卵巢中的卵泡细胞、内膜细胞及黄体细胞。睾丸分泌以睾酮为主的雄激素，卵巢分泌以雌二醇为主的雌激素和以黄体酮为主的孕激素，以及少量睾酮。其主要功能是刺激附性器官的发育和第二性征的出现，维持正常性欲和生殖能力。垂体分泌的促性腺激素，到达两性腺后发挥着"完全不同"的作用。在睾丸中，可促使曲精细管增生和精子成熟，并促进睾丸间质细胞的发育和雄激素的分泌；在卵巢中，却可促使卵泡生长发育及成熟排卵，并刺激卵泡细胞分泌雌激素，促进黄体生成并刺激孕激素的分泌。此外，甲状腺、肾上腺皮质与性腺之间也存在着复杂的关系。

胸腺

在胸骨上端，左右两肺之间，有一个火柴盒大小的黄灰色组织，这就是胸腺。它呈扁平椭圆形，分左、右两叶，由淋巴组织构成。青春期前发育良好，青春期后逐渐退化，为脂肪组织所代替。

胸腺是造血器官，能产生淋巴细胞，并运送到淋巴结和脾脏等处。这种淋巴细胞对机体的细胞免疫具有重要作用。

生长激素和甲状腺激素能刺激胸腺生长，而性激素则促使胸腺退化。

胸腺素是胸腺产生的一种蛋白质和多肽激素，能刺激 T 淋巴细胞的成熟，平衡和调节免疫功能，是一种与机体的细胞免疫有密切关系的激素。人到成年后，胸腺逐渐萎缩，胸腺素分泌急剧减少或缺失，此时为提高免疫功能减弱的机体，补充胸腺素是必需的。

激素的作用

由内分泌腺所分泌的具有生物活性的化学物质，称为激素。激素是由以垂体开始的多种内分泌腺体分泌的物质，大多通过血液运送到其他组织并发挥各种功能，但也有一部分激素不通过血液而在局部发挥作用。

人体到底制造多少种激素无从知晓，甲状腺自身就能分泌 25 种以上的激素，但是那些广为人知的激素可分为 3 大类：性激素、消化相关的激素和应付压力相关的激素。

激素与位于细胞表面或内部的受体结合。激素与受体结和后可加速、减慢或以其他方式改变细胞功能，最终得以调控整个器官的功能。激素调控生长发育、生殖、性征，影响机体利用和储存能量，还调控体液容量、血糖及盐类物质的水平。某些激素仅影响一个或两个器官，而有些激素可影响整个机体。因此，保持体内激素平衡和适量是非常必要的，具体来说，就是要保证饮食健康、睡眠充足、运动适量和拥有良好的心境。

疾病防治

痛经

痛经可分为原发性痛经，即从月经初潮就发生痛经；还有继发性痛经，即月经初潮时无痛经，而在以后出现的痛经。原发性痛经多是由于子宫发育不良、子宫颈口狭窄、子宫过度屈曲，即大片肥厚子宫内膜或子宫内膜管型在排出时引起子宫剧烈收缩所致。继发性痛经多由于盆腔炎症、子宫内膜异位、肿瘤等生殖器官病变引起。

痛经的全身症状有：乳房胀痛、肛门坠胀、胸闷烦躁、悲伤易怒、心惊失眠、头痛头晕、恶心呕吐、胃痛腹泻、倦怠乏力、面色苍白、四肢冰凉、冷汗淋漓、虚脱昏厥等。其发病之高、范围之广、周期之短、痛苦之大，严重影响了许多女性的工作和学习。

防治痛经应注意以下几个问题。

不要随便用药

一定要讲究配药，在通调气血的前提下，根据患者的实际情况合理搭配。否则，过量服用止血药或收敛药，必然会造成行经不畅，冲任失调，不仅不利于治疗，反使痛经加剧。

性生活不宜过频，或经期家务繁重、劳累过度

二者均可导致精血亏少，冲任二脉气血运行不畅，胞宫失养而导致痛经。性生活不洁，不注意经期卫生，都可致盆腔感染炎症，这也是导致痛经的因素。

注意饮食

内分泌失调者应少吃过甜或咸的食物；少食含咖啡因的食物；禁酒；忌食刺激性食物；忌食生冷寒凉食物；忌食酸涩食物。

服用维生素

许多患者在每天摄取适量的维生素及矿物质之后，很少发生痛经。所以建议服用维生素及矿物质，最好是含钙并且剂量低的，一天可服用数次。

警惕女性更年期综合征

更年期是性腺功能逐渐衰退至完全消失，亦即从性成熟期逐渐

进入老年期的一个过渡期，也是人生必经的一个生理阶段。就女性来说，包括：绝经前期、绝经期、绝经后期。更年期综合征大多由两方面原因引起：一方面是卵巢功能衰退，卵泡渐渐衰萎，逐渐停止分泌雌激素，体内雌激素水平下降所产生的影响；另一方面机体的老化所产生的影响。通常两者常交织在一起。

如何预防女性更年期综合征。如果注意饮食均衡，增加摄取钙质，适当补充激素，排除情绪障碍，就可以活得更健康，增进生活品质。每天摄取 5 大类食物并多摄取高纤维食物及少吃含油、盐、糖量高的食物；增加钙质的摄取，除了摄取富含钙质的食物如绿色蔬菜、小鱼干等外，平均每天喝相当两杯奶类的乳制品，并摄取适量的维生素 D，有助于钙质的吸收利用；此外，雌激素也能够抑制噬骨细胞对于骨质的破坏作用及有效防止骨质流失，因此补充激素是更年期女性防止骨质疏松症的重要方法之一。不过，必须经过医生的诊断，因为更年期症状所引起的情绪障碍，经过一段时间的激素疗法和其他药物调养，大多能达到理想的治疗效果，而积极走入社会，培养自己的兴趣及参与各项的活动，才是避免情绪障碍的最佳方法。更年期女性随着年龄的增加，泌尿系统方面发生尿频、尿失禁及尿道炎等问题，平日应多喝水、少憋尿及有规律的运动以促进健康和间接强化骨盆肌肉。

40 岁以后，每年做一次身体检查将是非常必要的，检查内容除了一般性全身各系统器官检查外，还应做妇科检查和肿瘤标志物检查。

脱发

脱发一般可以分为：暂时性脱发和永久性脱发。因各种病变造成毛囊结构破坏而形成瘢痕，新发无法再长出，即是永久性脱发。如果毛囊结构并没有破坏，只是由于局部神经功能发生障碍，毛乳头血管收缩，血液供应减少而引起的脱发，为暂时性脱发。

永久性脱发即常见的男性秃顶。永久性脱发的脱发过程是逐渐产生的。开始时，额头的头发边缘明显后缩，头顶部头发稀少；然后逐步发展，最后会发展到只剩下头后部、头两侧一圈稀疏的头发。遗传因素、血液循环中男性激素的缺乏或失调、过于肥胖等因素都可导致脱发。另外，多种皮肤病或皮肤受伤留下的瘢痕，天生头发发育不良，以及化学物品或物理原因对毛囊造成的严重伤害均可引起永久性脱发。

暂时性脱发往往是高热等疾病引起的。不过，照 X 光、摄入金属（如铊、锡和砷）或摄入毒品、营养不良、某些带炎症的皮肤病、慢性消耗性疾病，以及内分泌失调等也可造成暂时性脱发。

男性内分泌问题

男性内分泌问题主要有以下几个方面：雌激素增加，男性体内雌激素水平的增加，大大限制或制约了雄激素的作用，使得男性对嗅觉、视觉和感官上的性刺激反应迟钝，造成对性冲动的排斥，无法产生性欲。雄激素减少，成年男性的睾丸容量如果小于 10 毫升，或者睾丸的质地明显变软，可能是健康的警报。 这可能导致生育能力的丧失，在性生活中力不从心，还会有体力差、经常疲乏、容易出汗、记忆力不好、脾气性格变得古怪、性欲低下、性功能障碍等情况出现。 泌乳素增加，男性如果出现高水平泌乳素的分泌，医学上叫"高泌乳素血症"，指血清里的泌乳素含量高于正常水平。表现为乳房肿胀、增大、泌乳，还使男性的阴茎在性生活中表现不佳（阳痿）或者坚而不挺。还可能造成对性腺的抑制作用——睾丸内精子产量减少、精子功能异常，因而引起不育。

如何防止男性内分泌失调：

改善饮食

烟酒、粗制棉籽油及有些食品在制作过程中加入的添加剂、着色剂、防腐剂等都可能引起睾丸细胞变性。

不要频繁接触重金属

某些重金属，例如铝对男性生殖系统有极强的毒性作用。所以要避免食用含铝较高的食物如干豆类、明矾制作的油条，也尽量不用铝制的烹饪器皿或容器。

不要长时间待在环境污染区

不要近距离接触某些化学物品，包括杀虫剂、除草剂，含有雌激素类食物。

及时到医院就诊

如果患有内分泌失调，别怕去看医生，应在医生的指导下，适当服用雄激素补充类药物。而对于高泌乳素血症，可以在明确诊断的基础上，采取针对性的治疗来降低泌乳素水平，或者利用药物来抑制泌乳素的分泌。

呵护生殖系统

生殖器的结构

男性生殖器

男性生殖器分内生殖器和外生殖器两部分。内生殖器包括睾丸、附睾、输精管、射精管、尿道及附属腺体（精囊腺、前列腺和尿道球腺）。外生殖器包括阴茎和阴囊。

男性内生殖器

睾丸位于阴囊内，呈扁卵圆形，精子就是在这里产生，也有分泌男性激素的功能。

附睾贴附在睾丸的上端和后缘，可分为头、体、尾3部分，它具有贮存和输送精子的作用。

输精管是附睾管的直接延续，它会折返向上进入盆腔，与精囊腺的排泄管会合成射精管，穿过前列腺开口于尿道前列腺部。睾丸所产生的精子就是这样通过输精管进入尿道随精液排出。

精囊腺紧贴于膀胱底的后方及输精管的外侧，呈长囊状，表面凹凸不平，其排泄管与输精管会合成射精管。精囊腺分泌黄色黏稠液体，为精液的一部分。

前列腺是由腺体和肌肉组织组成的一个形似栗子的器官，紧靠在膀胱的下方。前列腺分泌乳白色的液体，通过它本身的排泄管排入尿道，参与精液的组成。而精液实际是由精子、前列腺液和精囊腺液组成的。

男性尿道是排尿和排精的共同通道，它起自膀胱的尿道内口，终于阴茎头的尿道外口，全长 17 ～ 20 厘米。整个尿道分成 3 个部分：尿道前列腺部、尿道膜部和尿道海绵体部。尿道前列腺部是自尿道内口穿过前列腺的一段，当前列腺肥大时会压迫这个部位，导致排尿困难。如果男性的生殖器各部分有炎症，如前列腺炎、输精管炎、附睾炎等，就会导致射精痛。

男性外生殖器

阴茎由两条阴茎海绵体和一条尿道海绵体组成，内有极其丰富的血管，当性兴奋时，海绵体会高度充血，使阴茎变粗变硬。

阴囊是会阴部下垂的皮肤囊袋，中间有阴囊中隔，将阴囊分为左右两半，其中容纳着睾丸和附睾。

女性生殖器

女性生殖器分内生殖器和外生殖器两部分。内生殖器包括卵巢、输卵管、子宫和阴道。外生殖器包括阴阜、大阴唇、小阴唇、阴蒂、前庭大腺、阴道前庭和处女膜。

女性内生殖器

卵巢是产生卵子和分泌雌激素的器官，左右各 1 个。卵巢的大小随年龄而变化，青春期前，卵巢表面光滑，青春期开始排卵后，表面呈现出凹凸不平的瘢痕，至绝经期后，卵巢亦逐渐萎缩变硬。

输卵管是一对弯而长的喇叭形管道，卵子从卵巢排出后进入输卵管内，停留在输卵管壶腹部与峡部的连接处等待受精。卵子受精后，受精卵会借助输卵管的蠕动和纤毛的推动，向子宫腔的方向移动。

子宫是受精卵发育成长为胎儿的场所。子宫呈倒置的梨形，上端圆凸的部分称为子宫底，子宫底以下的大部为子宫体。子宫呈圆柱状的部分称为子宫颈，它的下部突入到阴道内。子宫的内腔称为子宫腔，子宫腔的内壁上覆盖了一层子宫内膜，子宫内膜在激素的作用下会周期性地增厚。当卵子不能受精时，子宫内膜会剥落出血，从阴道排出，形成月经。

阴道为前后扁的肌性管道，伸展性很大，是月经排出和胎儿娩出的通路。

女性外生殖器

阴阜位于腹壁最下方、耻骨联合前上方的部分。这里皮下脂肪丰富，所以稍微隆起，到青春期时开始长阴毛。大阴唇位于女性阴道口两侧，是一对纵长隆起的皮肤皱襞，下面有很厚的皮下脂肪，并有丰富的血管、淋巴管及神经末梢，对性刺激敏感。

小阴唇位于大阴唇内侧，是一对较薄的皮肤皱襞，表面光滑、湿润，有丰富的神经末梢，对性刺激很敏感。

阴蒂是个能勃起的小柱状器官，位于两侧小阴唇联合处的下面，是一种海绵状组织。其上有丰富的感觉神经末梢，触觉十分敏感，有刺激即发硬，稍勃起。

前庭大腺分布在两侧小阴唇中。开口在小阴唇的内侧面，与阴道入口相邻。它分泌一种黏性物质。

未婚女性的阴道口还有一层中间有孔的环状薄膜组织，位于小阴唇内侧正中，这就是处女膜。

疾病防治

睾丸炎

睾丸炎是由各种致病细菌和病毒通过血液、淋巴管与输精管或附睾途径感染引起，其中以腮腺炎引起的睾丸炎最为常见。在急性期，患者表现为阴囊皮肤红肿胀痛，行走时有明显坠胀感觉。若在急性期治疗不当，可转为慢性睾丸炎。急性期要卧床休息，抬高阴囊部并进行热敷，使用抗生素治疗，并应禁过性生活，否则会加重病情。睾丸炎治愈后不影响雄激素的分泌，不致影响性生活。

尿道炎

尿道炎多系逆行感染，即病菌直接侵入尿道所致。患者在急性期表现为尿道黏膜充血、水肿，或有糜烂溃疡形成，尿道口红肿，有黏液性或脓性分泌物，尿道压痛、变硬；重者可影响到附睾、精索。患病时要适当休息，禁止饮酒，避免性生活。主要是采用口服或肌内注射抗生素治疗。

前列腺炎

前列腺炎多由尿道炎直接蔓延所致，或是其他组织器官急性炎症经血液及淋巴感染引起，是中青年男性的一种常见病。急性前列腺炎起病急，多表现为全身无力、腰部酸痛、会阴及肛门有不适下坠感，伴有尿痛、尿频、尿急甚至有血尿，有的人性欲减退，出现早泄或阳痿等。患病后应注意休息，多饮水，节制性生活，坚持使用抗生素治疗。中老年男性，前列腺增生等病症的发病率逐步上升，多数老年男性的生活都受此影响。目前前列腺疾病的治疗手段日益先进，80%以上已无须手术治疗。另外，尽管由于身体器官自然衰老及其他疾病的影响，老年人的性功能逐渐退化，但老年人的性需求是正常的，一般可以用言语、抚摩、感情沟通等方式满足，这需要得到社会和家人的理解。同时，老年人也需要进行自我心理调适，以平常心对待身体状况的正常变化。

附睾炎

附睾炎是由于尿道狭窄、前列腺增生、尿道炎及感染结核和淋病，通过逆行蔓延引起的。附睾具有促进精子成熟、贮存精子和吸收衰亡精子的重要作用，故双侧附睾有病变时可造成不育。在急性期表现的症状为阴囊肿胀、疼痛，可牵扯下腹部及大腿根部，行走不便。急性期治疗不彻底可转为慢性附睾炎，所以在急性期治疗一定要彻底。治疗时可抬高阴囊、局部冷敷，选用有效的抗生素及其他对症治疗方法。

外阴炎

外阴炎有特异性和非特异性感染2种。特异性如霉菌、滴虫感染为主；非特异性如葡萄球菌、大肠杆菌、链球菌感染等。非特异性感染比较多见。此外，还可以继发于其他局部或全身疾病，如宫颈炎、阴道炎、宫颈癌等，由于分泌物增多的刺激，或经血、恶露过多过久的刺激，均可引发不同程度的炎症。其他如卫生巾的浸渍，患有尿瘘、粪瘘者的粪便刺激，糖尿病患者糖尿的刺激等，都可以导致外阴炎。

阴道炎

阴道炎是由不同病因引起的多种阴道黏膜炎性疾病的总称。在正常生理状态，阴道的组织解剖学及生物化学特点足以防御外界微生物的侵袭。如果遭到破坏，则病菌即可趁机而入，导致阴道炎。

常见的阴道炎有以下几种。

非特异性阴道炎

外阴、阴道有下坠和灼热感，阴道上皮大量脱落，阴道黏膜充血，触痛明显。严重时出现全身乏力、小腹不适、白带增多、呈脓性或浆液性，白带外流刺激尿道口，可出现尿频、尿痛。

霉菌性阴道炎

霉菌性阴道炎也叫阴道念珠菌感染。突出症状是白带增多及外阴、阴道奇痒。严重时坐卧不宁、痛苦异常，还可有尿频、尿痛、性交痛。白带呈白色稠厚豆渣样，阴道黏膜高度水肿，有白色片块状薄膜黏附，易剥离，其下为受损黏膜的糜烂基底或形成浅溃疡，严重者可遗留瘀斑；另一类患者的白带为大量水样或脓性而无白色片状物，阴道黏膜呈中度发红、水肿，无严重的瘙痒及灼热感，仅有外阴潮湿感觉。霉菌性阴道炎的发病率仅次于滴虫性阴道炎，主要由白色念珠菌感染所致。一般认为白色念珠菌主要由肛门部传染而致，与手足癣无关。当然，霉菌性阴道炎也可经性交传播。念珠菌可存在于人的口腔、肠道与阴道黏膜而不引起症状，这3个部位的念珠菌可互相传染。当局部条件适合时或卫生习惯不好、长期使用抗生素时，易引起阴道酸碱度改变，使念珠菌得以繁殖而引起感染。

滴虫性阴道炎

患者白带增多且呈黄白色，偶带黄绿色脓性，常带泡沫，有腥臭，病变严重时会混有血液；其次为腰酸、尿频、尿痛、外阴瘙痒、下腹隐痛。阴道黏膜红肿，有散在的出血点或草莓状突起，偶尔会引起性交疼痛。滴虫性阴道炎主要由阴道内寄生虫——毛滴虫生长繁殖引起，感染方式有间接传播（如浴池、浴巾、游泳池、坐便、衣物等传播）、直接传播（即性伴侣患有尿道滴虫，通过性交传播）。

老年性阴道炎

患者白带增多且呈黄水样，感染严重时分泌物可转变为脓性并有臭味，偶有点滴出血症状。有阴道灼热下坠感、小腹不适，常出现尿频、尿痛。阴道黏膜发红、轻度水肿、触痛，有散在的点状或大小不等的片状出血斑，有时伴有表浅溃疡。

阴道炎有很多时候是由不良的生活习惯造成的。比如，习惯久坐的女性会阴部透气性差，血液循环受阻，因而比较容易发生感染；有些女性习惯长期使用护垫，这样同样容易使会阴部透气性差而致感染；清洗阴部时，有些女性将手指或毛巾伸入阴道，这样容易将细菌带入阴道，引起或加重感染；更有许多女性盲目使用阴道清洗液，各种阴道清洗液中含有薄荷成分，使用后虽然可以令人产生清凉感，但是频繁使用阴道清洗液，可能会破坏阴道内环境，反而使阴道炎加重。因此，建议女性不要盲目使用阴道清洗液，除非在有特殊需要时，由医生指导选用。

女性应在平时多注意局部及外阴清洁卫生，与家人的浴具要分开使用，避免交叉感染。经期禁止游泳及盆浴，以免病菌上行感染，等等，这样就能大大减少阴道炎的发生。

阴道炎并非难治之病，只要及时去正规医院诊治，养成良好的卫生习惯，就一定能够摆脱阴道炎的困扰。

宫颈炎

宫颈炎是育龄女性的常见病，有急性和慢性 2 种，临床上以慢性宫颈炎多见。一般是在分娩、流产或手术损伤宫颈后发生。病原体主要为葡萄球菌、链球菌、大肠杆菌和厌氧菌，其次是淋病双球菌、结核杆菌，原虫中有滴虫和阿米巴，特殊情况下为化学物质和放射线所引起。一般表现为白带增多，由于病原体、炎症范围及程度不同，白带可呈乳白色黏液状，也可呈淡黄色脓性，有时呈血性或性交后出血。炎症扩散至盆腔时可出现腰部酸痛及下腹部坠痛。妇科检查时可见宫颈有不同程度的糜烂、肥大、腺体囊肿或息肉。临床上根据宫颈糜烂面积大小分为：轻度，糜烂面积不超过整个宫颈面积的 1/3；中度，糜烂面积占整个宫颈面积的 1/3 ~ 2/3；重度，糜烂面积占整个宫颈面积的 2/3 以上。根据糜烂的深浅度，可分为单纯型、颗粒型和乳突型 3 类。宫颈糜烂与早期宫颈癌从外观上难以鉴别，须做宫颈刮片检查，必要时做活检以确定诊断。

预防宫颈炎具体应注意以下几个方面。

不过早开始性生活

这是有效预防宫颈炎的关键。青春期宫颈的鳞状上皮尚未发育成熟，性生活容易使鳞状细胞脱落而引发宫颈炎。

避免过早、过多、过频的分娩和流产

分娩和流产都会造成宫颈的损伤，从而为细菌的侵入提供了机会。

避免不洁性生活

不洁性生活易带入各种病原体，而诱发宫颈炎甚至宫颈癌。在分娩、流产、宫颈物理治疗术后应预防感染，短期内应避免性生活。

其他

成年女性应积极治疗急性宫颈炎；每年做一次妇科检查；避免用器械损伤宫颈；产后宫颈裂伤应及时缝合。

输卵管炎

由于病原体的感染，造成输卵管的炎症变化，称为输卵管炎，是女性盆腔生殖器炎症中最常见的一种疾病。它常与卵巢炎并存，有时与盆腔腹膜炎、盆腔结缔组织炎同时存在并互相影响。根据临床的发病经过，输卵管炎可分为急性、慢性和肉芽肿性 3 大类。急

性输卵管炎主要表现为高热，甚至寒战，下腹两侧剧烈疼痛或一侧较另侧疼痛严重，白带增多，有时伴有尿频、尿痛。慢性输卵管炎主要表现为下腹不同程度的疼痛，腰骶疼痛、下坠，月经紊乱，痛经，白带增多，不孕等。肉芽肿性输卵管炎与慢性输卵管炎临床表现相似，但多伴有全身消耗症状。

预防输卵管炎也同样要注意以下几个方面：注意卫生，预防感染；尽量避免不当的妇科操作——女性在分娩、流产、妇科侵入性检查或治疗时防治感染措施不严格，如刮宫术、输卵管通液术、上环等各类宫腔操作都容易损伤生殖器，引发感染；积极治疗生殖系统炎症——如阴道炎、宫颈炎、子宫内膜炎、化脓性阑尾炎、腹膜炎、腹腔手术等。

盆腔炎

女性盆腔范围包括生殖器（子宫、输卵管、卵巢）、盆腔腹膜和子宫周围的结缔组织，在此处发生的炎症统称为盆腔炎。盆腔炎可分为急性盆腔炎和慢性盆腔炎。

急性盆腔炎和慢性盆腔炎的治疗是不同的。

对于急性盆腔炎的治疗主要是多休息，如果有条件还可以住院治疗，还应该注意多吃高蛋白营养性食物，另外还要注意电解质的平衡，注意补充水分，最主要的还是应该服用一些消炎的抗生素，需要注意的是要坚持用药，若用了几天后症状消失就不再用药了，这样容易复发，甚至导致慢性盆腔炎的发生，因此治疗一定要彻底。

慢性盆腔炎的疗程比较长，因此治疗起来要比急性盆腔炎更复杂，通常采用中药综合疗法进行治疗，中药综合疗法包括中药口服、中药静脉滴注、中药灌肠、针灸治疗，另外还可以配合中药的热敷和离子导入。

至于盆腔炎的预防，基本上可以参考以上几种炎症，并针对具体情况采取相应措施。

远离性病

梅毒

梅毒是由梅毒螺旋体引起的一种性传播疾病，可侵犯全身脏器和器官而产生多种症状，但也可呈无症状的携带潜伏的梅毒。梅毒主要通过性接触传染，极少数可通过污染的生活用具传染，未经治疗的携带梅毒孕妇可通过胎盘传染给胎儿。梅毒的潜伏期为 2 ~ 4 周，一期梅毒主要症状为硬下疳，在生殖器部位发生溃疡，腹股沟淋巴结肿大；二期梅毒出现皮肤黏膜损害，可以出现全身皮疹等症状；三期梅毒除有皮肤黏膜损害外，还可有心血管、骨骼、关节、眼、神经系统等多方面的损害。

淋病

淋病是由淋球菌引起的泌尿生殖系统的化脓性感染，在一定条件下，淋球菌也可以感染眼、咽部、直肠、盆腔，个别出现全身性感染。潜伏期一般为 2 ~ 10 天，平均 3 ~ 5 天。男性常见的症状是尿道炎，有尿频、尿痛、尿道口红肿发痒、脓性分泌物流出等症状。女性常见的是宫颈炎，表现为阴道分泌物（白带）增多、发黄，但也有很多感染者没有任何自觉症状。诊断淋病需从尿道或宫颈取分泌物化验，女性必须做淋球菌培养。

非淋菌性尿道炎

非淋菌性尿道炎（NGU）广义上是指通过性接触传染的，除淋菌性尿道炎以外的尿道炎；狭义上是指由沙眼衣原体或支原体所引起的泌尿生殖道炎症。一般也将阴道毛滴虫、白色念珠菌和单纯疱疹病毒所致的尿道炎包括在内。由于 NGU 病原菌种类多，可单独或混合感染（包括其他性病），潜伏期长，临床表现差异较大，可继发并发症，治疗效果比淋病差，所以流行甚广，发病率逐年升高，在西方国家和国内部分地区已超过淋病，居性病首位。

尖锐湿疣

尖锐湿疣是由人类乳头瘤病毒引起，在肛门周围产生粟粒大小的疣瘩状病变。潜伏期平均为 3 个月。初发为柔软的淡红色小丘疹，为肉质赘生物，可逐渐增大，表面颗粒状增殖而粗糙不平，或互相融合呈菜花状。主要通过性接触传染，也可通过污染的生活用具传染。女性怀孕期间尖锐湿疣生长较快，如果没有治愈，可能会在分娩时传染给新生儿。

生殖器疱疹

生殖器疱疹主要是由单纯疱疹病毒引起的一种性传播疾病。潜伏期为 2 ~ 20 天，平均 6 天。初发在生殖器部位出现多个丘疹、小水疱或脓疱，继而破溃糜烂、疼痛，可伴有全身症状如发热、头痛等。在损害消退后，部分患者可以隔一定时间后复发。可多次复发。生殖器疱疹主要通过性接触传染，少数亦可通过污染的生活用具传染，产妇可在分娩过程中传染新生儿。诊断生殖器疱疹主要靠临床检查，有条件时可做病毒培养等实验室检查。

艾滋病

艾滋病在医学上被称为获得性免疫缺陷综合征，缩写为 AIDS，是由人类免疫缺陷病毒（HIV）感染引起的以人体细胞免疫功能缺陷为主的一种混合免疫缺陷病。其发病原因是病毒进入人体后，在人体免疫细胞内不断繁殖，并将免疫细胞杀死，使机体的免疫系统崩溃，以致无法抑制其他微生物的进攻，从而很容易患上多种疾病和肿瘤，最终因感染或肿瘤而导致死亡。

艾滋病病毒感染者虽然外表和正常人一样，但他们的血液、精液、阴道分泌物、皮肤黏膜破损或炎症溃疡的渗出液里都含有大量艾滋病病毒，具有很强的传染性；乳汁也含病毒，有传染性。唾液、泪水、汗液和尿液中也能发现病毒，但含病毒很少，传染性不大。

艾滋病传染途径

艾滋病患者及艾滋病病毒携带者是艾滋病唯一的传染源。已经证实的艾滋病传染途径主要有 3 条，其主要是通过性传播和血传播，一般的接触并不能传染艾滋病，如共同进餐、握手等。即性接触传播、血液传播、母婴传播。

艾滋病的临床表现

肺型

其表现为缺氧、呼吸困难、胸痛和 X 线检查呈弥漫性肺部浸润。肺部感染约占艾滋病症状的 50%，其中卡氏肺囊虫引起的肺炎约占 80%。

中枢神经系统型

约 30% 艾滋病病例出现此型，由病原体感染中枢神经系统或肿瘤、血管并发症及中枢系统的脑损害，出现头痛、意识障碍、痴呆、抽搐以及周围神经功能障碍，导致严重后果。

胃肠型

胃肠型表现为水样便泻，每天 10 ~ 20 次，失水；养分消耗与丢失，体重减轻，衰弱。病原体主要为隐孢子虫。

发热原因不明型

患者因病原体感染，出现高热、不适、乏力及全身淋巴结肿大。

艾滋病是一种严重危害人类生命的性传播疾病，目前尚无特效的治疗方法，除了在杜绝不洁的性行为、慎重输血输液、讲究卫生等方面预防外，尤其不要与人共用牙刷、剃须刀及其他可能被血液污染的物品。还要多吃些抵抗艾滋病毒的食物，比如黄豆、黄瓜、苦瓜、海带、大蒜，及早杀死进入体内的艾滋病病毒，从而预防艾滋病。

第二章

自我保健

自我保健要崇尚自然

理解天人合一的养生观

宇宙间存在着有规律的周期性变化，人生活于自然环境中，必然与之息息相关。因此，人们的作息安排只有与自然界的变化规律相适应时，才能有益于健康。中医学认为，人类依天地而生，一年之中，四季的阴阳消长（自然气候变化）对人体的影响十分明显，人们应该根据季节变化和个人的具体情况制定出符合生理需要的作息制度，并养成习惯，使机体的各种器官的生理功能保持在稳定平衡的良好状态中。这就是天人合一的养生观。

天气影响人体健康

不同的天气对健康有不同的影响。比如，当阴雨天气来临，气压和气温下降，湿度上升时，患风湿性关节炎的关节和有创伤的部位会发生与天气相应的变化；久晴之后遇上暴风雨，空气中的负离子大量增加，可使人头脑清晰、情绪安定。

气压与健康

当气压下降、天气阴沉时，人容易沮丧、抑郁，婴幼儿还可能躁动、哭闹。当气压下降、气温上升、湿度变小时，最容易诱发脑溢血和脑血栓。当气压陡降、风力较大时，患偏头痛的人会增多。

气温与健康

人体感觉最舒适的环境温度为 20 ~ 28℃，而对人体健康最有利的理想的环境温度应该是 18℃左右。虽然人体对冷热有一定的适应调节功能，但是温度过高或过低，都会对人体健康产生不良影响。冬季环境温度在 4 ~ 10℃时，人容易患感冒、咳嗽、生冻疮；4℃以下时最易诱发心脏病，且死亡率较高；春季气温上升，有助于病毒、细菌等微生物的生长繁殖，传染病容易流行；夏天当环境温度上升到 30 ~ 35℃时，皮肤血液循环旺盛，人会感到精神疲惫、思维迟钝、烦躁不安；35℃以上时，人体的温度全靠出汗来调节。由于出汗消耗体内大量水分和盐分，血液浓度上升，心脏负担增加，容易发生肌肉痉挛、脱水、中暑等。

日照与健康

适量的阳光照射，有助于人体组织合成维生素 D 并且促进钙类物质的吸收。儿童在生长过程中，如光照不足易导致软骨病。太阳光作用于眼睛可影响人的垂体，调节抗利尿素，控制人的排尿量。阳光对人的精神状况也有很大影响：阴雨笼罩的日子容易产生烦愁，阳光普照时心情往往比较舒畅。在炎热的夏季，如果阳光照射时间过长，有可能得日射病，发病急骤、头痛头晕、耳鸣眼花、心烦意乱，并可诱发白内障等疾病。

风与健康

风通过作用于皮肤，对人体体温起着调节作用，决定着人体的对流散热，并影响人体出汗的散热率。当气温高于人体皮肤温度时，风总是产生散热效果，当气温低于人体皮肤温度时，风对人体起到加热和散热两个相对的作用。

湿度与健康

当气温在 26℃以上，空气湿度大于 70%时，人容易发怒。当气温升到 30℃，湿度大于 50%时，中暑人数会急剧增加。夏天湿度大，汗水聚集在人体皮肤表面，蒸发散热困难，易造成体温升高、脉搏跳动加快，使人感到闷热难受，食欲下降，容易出现眩晕、皮疹、风湿性关节炎等疾病。冬季空气干燥，鼻黏膜、嘴、手、脚皮肤弹性下降，常常会出现许多微小裂口。此时，呼吸道疾病、肺心病发生率最高。

气候变化与疾病

气候对健康的影响已经引起了人们的重视。研究发现，77%的心肌梗死患者，54%的冠心病患者，对气候变化的敏感性很高。在高气压控制下的气候条件里，特别在冬季寒潮天气里，急性心肌梗死发病最多。这主要是寒冷刺激，使人体血管收缩、周围血管阻力增加、血压升高、心肌需要的指数（心率与血压的乘积）相应增高，加之患者本身的冠状动脉狭窄，导致心肌缺血、缺氧现象加重，所以到了冬初，心肌梗死发病者特别多。

患有慢性支气管炎、支气管哮喘、肺气肿等慢性肺部疾病者，在秋末冬初气候突变时，旧病容易复发或加重。这是因为寒冷会降低人体呼吸道的抵抗力，影响免疫功能。由于全身受凉、呼吸道温度降低、毛细血管收缩、血液流量减少，加之寒冷使黏膜上皮的纤毛活动减慢，气管排出细菌、异物的功能减弱，因而易引起感染或使原有的疾病复发及加重。

关节炎病人对气候的变化更加敏感。人体各个关节虽然对气候的变化有一定的适应能力，但是这种适应能力由于年龄和健康状况的不同而有明显的差异。若病人关节的功能已遭到破坏，每当风雨到来之前，就常常会出现疼痛。研究发现，关节疼痛的诱发并不是个别气象因素的作用，而是气象因素综合影响的结果，其中影响最显著的是气压和温度的变化。如果气压低、温差大，则多数病人的症状会明显加重。

胃及十二指肠溃疡病也具有季节性复发的特征。溃疡并发症常因天气骤变而诱发。病变部位虽在胃及十二指肠，但致病原因往往与神经系统的功能有关。当大脑皮质和自主神经的调节功能因骤冷、雨淋、气压变化而失调时，就可引起胃酸及胃蛋白酶分泌增加、胃壁紧张性收缩及蠕动增强、局部血管痉挛、胃黏膜营养障碍，从而使溃疡加重。

气候变化与癌症也有一定的关联。美国有科学家指出："子宫颈癌及肺癌的发生与较高的气温有关，而消化系统的恶性肿瘤往往是在较冷气候下频频发生。"英国研究人员在对大不列颠、瑞典和挪威妇女乳腺癌的发病率进行研究后发现，恶性肿瘤在较冷的气候条件下发生更为频繁。

不良的气候条件很容易使人着凉感冒。感冒虽然一年四季都会发生，而发病较多的是冬春两季，在这期间又以寒潮袭来时发病最多。寒潮袭来时，气温大幅度下降，机体容易着凉感冒，特别是老年人及体弱多病者，由于身体的抵抗力差，更容易发病。另外，如果冬季气温偏高，空气中的多种细菌、病毒就容易大量繁殖，从而增加传染病的感染机会。

养生要顺四时

人生活在自然界中。自然界四时节令变化的运行，阴阳活动的规律，对人体的影响非常大。善于养生的人能掌握春夏养阳、秋冬养阴的原则，以顺应整个自然界的变化。

所以中医强调人必须遵循天时变化，调养精神，谨慎饮食起居，以适应四时的变化，达到保养精神和元气、避免病邪侵害、健康长寿的目的。

顺应四时阴阳的养生应当明白春生、夏长、秋收、冬藏的道理，最重要的是养护精气。

春天天地间生气发动，万物生机勃勃，欣欣向荣，人们宜晚一些睡觉，早一些起床，在户外散步，或打太极拳、跑步，这样就可以放松形体，阳气外达体表，顺应自然界的生发之气。春季也是外出旅行的好时光，踏青可使人赏心悦目、心情舒畅、情绪愉快。

夏季气候炎热，万物生长繁荣，绿树鲜花，一派秀美景象。人们宜晚睡早起，应当使身体的气机充分向外宣泄，以适应夏季万物郁郁葱葱的生长趋势。

秋季是万物成熟收获的季节，气候干燥渐凉，风声劲急，万物开始变黄，出现萧条现象。秋风萧瑟，落叶残花给人一种肃杀的景象，常使人产生悲伤的情绪。在这个季节，人们可到郊外风景区活动，进行自我调剂，做一些有兴趣的活动，安稳自己的情绪，坚定自己的生活态度。"重阳"登高就是最负盛名的活动之一。

冬季气候寒冷，朔风吹，水结冰，万物潜伏闭藏，人宜提早睡觉，晚些起床（以日出为标准），使气机潜藏于体内而不受损伤。冬季以室内运动为主，户外活动宜进行长跑等运动量大一些的运动。外出要注意保暖，特别是手、足等部位要防止冻伤。冬天也要常食羊肉、鸡肉等温热性质的食物，并适当进食补品。

四季自我保健

根据春季气候，进行自身调养

根据春季气候特征进行保健

春为四时之首，万象更新之始。在春天到来之际，自然界呈现一派生机盎然、欣欣向荣的景象。所以春令养生，必须顺应春天阳气升发、万物萌生的特点，要注意养护阳气，着眼一个"生"字。

春季风气当令，是由冬寒向夏热过渡的季节，正处于阴退阳长、寒去热来的转折期。此时阳气渐生，而阴寒未尽，气候变化多，温差大，忽冷忽热，乍暖还寒。在这个季节里，肝病、冠心病、高血压病人的病情容易发生变化，应当注意。另外，由于从冬入春，人们的抗病能力、气候适应能力较弱，流行性传染病又较多，如流行性感冒、麻疹、猩红热、腮腺炎、流行性脑脊髓膜炎等，稍不注意就有可能被感染，特别是年老体弱者和少年儿童。因而要特别注意遵循以下春季保健的基本要求。

春宜养阳，顾护阳气

注意保护体内阳气，使之不断充沛，逐渐旺盛起来。应避免耗伤阳气和阻碍阳气的情况发生。春季6节气生发之气是夏长之气的基础。如果春季6节气阳气生发不足，或者阳气受到损害，就难以给夏长提供良好的基础，会发生"寒变"。这就是所谓的"春夏养阳"。

慎避风寒，防止春瘟

许多疾病的发生，常与风邪相关联。春季6节气风气当令，正是百病宜发的季节，正所谓"百草回芽，百病易发"。由于春季6节气多风，增加了空气与皮肤的热量交换，使体内的热量过多散失，易伤阳气，加上春季人体腠理疏松，一些病邪容易侵袭人体。所以春季6节气养生的关键是要避风。

另外，春季6节气天气变化无常，乍暖还寒，致使人体难以适应，造成人的抗病能力下降，一些致病物质会乘虚而入，诱发疾病。所以在春季6节气中一定要注意保暖，尤其是体弱多病之人。我国古老的生活谚语"春捂秋冻"是符合春季养生原则的。

调节情志，保护肝脏

春季6节气是肝脏功能活动的旺盛时节，所以春季6节气养生，就要重视对肝脏的保养，使肝脏功能正常，减少疾病发生。

由于春季6节气气温乍暖还寒，变化较大，人体极易受风寒之邪。肝脏之阳气易受伤，以致不能生心火，到夏季6节气火就不足，容易发生寒性病变，另外肝脏本身也容易产生疾病，或肝炎等旧疾复发。

随着春季6节气的到来，温暖的气候将会使人的活动量不断增加，新陈代谢日渐旺盛，人体血液循环加快，而人体所需要的营养物质也随之增多，以适应人体各种生理活动的需要。血液循环的加快主要在于血量的调节，营养供给的增加则重在消化、吸收。这些生理功能的变化在中医看来，均与肝脏有密切的关系。

依据春季气候变化来调整饮食起居

春季遵循下面几条养生秘诀，会让你受益无穷。

宜春捂

"春天孩儿面，一日变三变。"春季气候多变，有时早晨旭日东升，春风送暖，中午阳光暴晒，气温骤升，傍晚寒雨突降，冷气逼人。这时如果突然骤减衣服，极易"寒邪入内"，寒则伤肺，容易引发感冒、急性支气管炎、肺炎等疾病。所以古今养生都十分强调"春捂"，民谚"吃了端午粽，再把棉衣送"，说的也是这个道理。"春捂"得法，就会减少生病的机会。

宜春游

春天到处绿树成荫，欣欣向荣，空气新鲜，空气中负离子含量较多，最适宜人体进行空气浴、日光浴，以吐故纳新，调和呼吸，协调阴阳，冲和气血，安宁神志，心情舒畅，达到养生保健之目的。人应顺应这一自然规律，到绿色世界中去，必将助阳气、强筋骨，改善新陈代谢，促进血液循环，增强心肺功能。

防"春困"

春天，有些人昏昏欲睡，感到困乏没劲，提不起精神，这就是民间常说的"春困"。"春困"不是病，是人体生理功能暂时不能适应外界环境变化而发生的一种生理现象。冬春交接，皮肤、血管受到寒冷刺激，血流量减少，而大脑和内脏的血流量却增加。进入春天后，随气温升高，皮肤毛孔舒展，血液供应量增多，而供应大脑的氧气相应减少，易昏沉欲睡。

克服办法是：做到早睡早起，睡足 8 小时，开窗通气，保持室内空气新鲜；坚持锻炼、散步、慢跑、做操，促进血液循环及脑部供血；积极参加文娱活动或春游，不要劳累过度，注意劳逸结合等。

调饮食

中医认为，脾胃是后天之本，人体气血化生之源；脾胃元气健壮，人可健身益寿。因为春天是肝旺之时，酸性食物不宜多吃，多食会使肝火偏亢，损伤脾胃，这也是慢性胃炎和消化性溃疡在春季多发的原因之一。春天阳气生发，辛甘食品有助于春阳，温食有利于护阳。因此，春季饮食宜甘、辛，少酸、油腻、黏滞食品。宜多食一些富含优质蛋白质、糖类、维生素、微量元素的食物，如瘦肉、鱼、蛋、大枣、蜂蜜、胡萝卜、菜花、小白菜、水果等，有利于养阳敛阴，养肝护脾。适当吃点补品，补益元气，有益脾胃，助阳气之效。

春季多发病的预防保健

精神病

研究表明，每年的 3 ~ 5 月，精神病复发率极高，约占全年的70%以上。春天空气干燥、风沙大，有的大风频率过低，极易产生次声波，直接影响人体的神经中枢系统，使人头痛、恶心、烦躁，甚至置人于死地；此外，猛烈的大风致使空气中的"维生素"——负氧离子大大减少，使人体化学过程发生变化，在血液中分泌大量的血清素，让人感到紧张、压抑、疲劳，导致精神失常。其症状为失眠、记忆力减退；突然变得少言寡语；对周围的人过分多疑；动作和行为失常。为防止春天精神病旧病复发，对有以上精神病患者症状者，应及时到医院诊治，根据季节和气象变化科学护理，注意睡眠和休息，并要创造一个舒适的环境。

花粉过敏症

春暖花开的季节，有些人总是感到鼻子奇痒难忍，接连不断地打喷嚏、流清涕，眼睛也经常流泪、发痒。有的人还会出现头痛、胸闷、哮喘等症状，这种季节性疾病多是过敏体质者接触花粉后引起的变态反应，称为花粉过敏。有花粉过敏症的人外出应注意，并可服用抗过敏药预防。避免暴露于过敏原，同时少摄入高蛋白、高热饮食和精加工食品。

冠心病

研究表明，每年的 3 ~ 4 月是心肌梗死的发病高峰期。因此，冠心病病人在度过严冬之后，切莫忽视春天的考验。此外，风湿性心脏病病人常因寒冷、潮湿、过度劳累以及上呼吸道感染之后，出现旧病复发和加重。患者应特别注意保健，加强体育锻炼，防止上呼吸道感染，注意防寒保暖。

关节炎与肾炎

关节炎病人对气象变化甚为敏感，尤其是早春时节，气温时高时低，时风时雨，容易加重病情。所以，关节炎病人应密切注意天气变化，关节要保暖，脚部不要受凉。一旦受寒，及时用热水洗脚。肾炎患者要特别注意防感冒，感冒不仅有发热、流涕、鼻塞、咳嗽等上呼吸道症状，而且极易导致肾病复发。

春季皮炎

不少青年女性一到春天，容易产生一种叫"桃花癣"的皮肤病，主要表现为脱屑、瘙痒、干痛等症状，还有些女性出现褐斑、丘疹等，也有的表现为雀斑增多或褐斑加重。这主要是对春天阳光中紫外线过敏所致。所以，建议女士们春天应尽量少晒太阳，多吃新鲜蔬菜水果，易致过敏的虾类、淡菜等以不吃为宜。

顺应夏季气候，做好养生保健

顺应夏季气候特征的保健

夏季气候炎热，湿度很大，是万物生长的最高峰，做好夏季的养生保健必须顺应气候特点，遵循夏季养生的基本要求。

根据中医理论，夏季属火，而夏季的一个特殊阶段称之为"长夏"，又单属土。夏季养生需注意以下几个方面。

养护阳气

夏季虽然气温较高，但仍要顾护人体的阳气。亦即常说的"春夏养阳"。阳气是人的动力，随季节和日月的交替变化而产生一定的波动。夏季阳气旺盛且常浮跃于外，反易被外邪折伤，如大汗则亡阳。换言之，在炎热的夏季，一般不宜进行大量运动，运动之后应及时补充水分和营养物质。

晚卧早起

立夏之后，北半球阳光照射充足，日照时间延长，加之气温升高，人的睡眠会减少。有睡眠障碍的人则更易加重，辗转难眠，或夜卧不安。中医讲夏季宜"晚卧早起"，顺应节气。夜晚不能早睡，中午适当的午休仍不失为一个很好的调整。夏季早起进行适度的晨练是最佳的安排。

加湿解热

盛夏时节，气温高且湿度大，给人以闷热难耐的感觉，这就是中医所说的长夏。长夏在五行中属土，与中医五脏之脾脏相应，而脾最恶湿喜燥，所以长夏多易患脾胃病，出现食欲不振、腹泻等症状。脾胃虚弱的人，应及时调理好饮食，营养充足又不增加脾胃负担，可以少食多餐。夏季动辄出汗，使人口渴，但要注意不可在饭前大量饮水，更不能吃大量冷饮，反之，极易损伤脾胃，导致慢性脾胃疾病。

慎选水果

夏季瓜果丰富，可以多吃一些，但应注意水果的性味，了解自身体质，以免造成损伤。如脾胃虚寒的人，不宜大量吃西瓜、梨、猕猴桃、柚子等凉性水果；内火大、痰湿盛者，少吃桂圆、荔枝等；过敏体质者，慎吃杧果、菠萝等；李子多吃生痰、助湿，甚至令人发虚热、头昏；尿路结石的人不能多吃草莓；胃酸多、易腹泻的人少吃香蕉；苹果、桃、葡萄、哈密瓜、桑葚、西瓜等水果含糖量高，故糖尿病人慎食。

夏季饮食起居的调养

良好的生活饮食习惯，能帮助我们平安度过酷暑，这也是养生保健的一个重要内容。

起居调养

夏令气候炎热，人体气血趋向体表，新陈代谢旺盛。为适应这种变化，夏季作息宜晚睡早起，以顺应自然界阳盛阴衰的变化，保护人体阳气。夏天中午气温最高，午餐后应安排午睡，以避免炎热，调节精神。

夏天气候炎热，出汗较多，为祛暑防病，保持皮肤清爽，每天需洗1次温水澡。炎热使腠理开泄，易受风寒湿邪的侵袭，注意不要贪凉，以防受凉发病；衣服要勤换洗，久穿湿衣或穿刚晒过的衣服都会刺激皮肤，引起汗斑及其他疾病。

夏日饮食

夏季应注意补水，多摄入消暑降温的食物。

多吃盐。夏季高温下人出汗多，而汗中 98% ~ 99% 是水分，其余是氯化钠，氯化钠是维持人体内渗透压平衡的主要成分，缺乏时可发生生理异常，有口渴、体软、皮肤干、唇舌燥、少尿发热等症状，严重时可引起虚脱甚至休克。因此，在剧烈的劳动或大量出汗后，要及时补充盐分，平时也应适量吃咸点，以保证体内盐的平衡。

多吃苦。从调整人体阴阳平衡角度出发，夏季应多吃苦味食品，苦味食物有除燥热和利尿等作用，还能刺激脾胃的运化能力，苦味入心经，可降心火，苦味之阴可调和夏季之阳热。另外，苦味食品一般含有较多的氨基酸、维生素、生物碱、苷类、苦味质、微量元素等，具有抗菌消炎、解热去暑、帮助消化、增进食欲、提神醒脑、消除疲劳等作用。

多喝水。水是组成人体的重要物质，也是能量与营养代谢必需的载体，缺乏水分会极大地影响身体健康。夏季一方面人体新陈代谢旺盛，另一方面气温高、出汗多，会消耗更多的水分，所以夏季应经常性地补充水分，不要等到口渴了才喝水。同时，不应过多喝甜味饮料，因它不但起不到解渴的作用，糖类食品还会转化为葡萄糖，进而转化为脂肪，容易使人发胖。

多喝凉茶。夏季要注意消暑，可多喝些菊花茶、金银花茶、桑叶茶、瓜皮茶等凉茶。喝热绿茶也能促进汗腺分泌起到消暑良效。凉茶最好能根据个人体质及身体健康状况选择饮用，也可在市场上选购多种新鲜草药搭配煎煮，还可放入冰箱冰镇再喝，口感会更好。

多吃鲜。夏季人体消化液和消化酶分泌减少，食欲下降，而机体新陈代谢旺盛，所以要注意多吃一些味美不腻、富含营养的新鲜蔬菜、瓜果、豆制品等，可减轻胃肠负担，保证足量营养。高温下食物会更快地受到细菌的污染，更容易腐烂变味，所以要注意洗净瓜果，尽量不吃剩菜，熟食也要煮或蒸透后再吃，冰箱内的食物不能放置过久，否则变质也会引起食物中毒。

多补钾。人在夏季精神困倦、四肢疲乏及食欲衰退等，与出汗多缺钾有直接关系，故夏季应适当补钾，以维持身体正常的生理活动。含钾较多的食物有：大豆、土豆、红豆、紫菜、海带、青苋菜、榨菜、玉米等。

多喝汤。夏季食欲不好，消耗又大，多喝些汤对调节胃口、补充体液、增强食欲极为有利，而且还有一定的食疗作用，如猪骨头汤可防治骨质疏松症，大枣银耳汤能滋阴补血，绿豆汤能降温消暑等。汤有荤汤、素汤之分，也可分为清汤、奶汤，或分为卤鲜、酸辣、甜味汤等，适合多种人的口味。

精神养生

夏属火，火与心相应。中医认为心藏神，在炎热的盛夏，要重视心神的调摄。在夏天应该做到神清气和，心情愉快，心胸宽广，精神饱满，切忌发怒，要保持乐观外向的性格，以利于气机的宣泄。要有广泛的兴趣和爱好，多参加一些有意义的文体活动及夏令营活动，也可外出旅游避暑。

运动护养

夏季经常参加运动锻炼有利于增强心、肺功能，促进胃肠道消化吸收，提高机体抗病能力。运动时间最好安排在清晨或傍晚天气凉爽的时候，应避免长时间在阳光直射下锻炼。锻炼项目以散步、慢跑、体操、气功、太极拳为好，也可根据兴趣和爱好，选择其他的运动项目。

保健防病

夏季要预防中暑。注意劳逸结合，避免长时间在烈日下暴晒，注意室内降温及通风。出现头晕、胸闷、恶心、心慌、四肢无力、出大汗、口渴等中暑先兆症状，应及时到通风阴凉处休息，同时喝一些盐开水或祛暑饮料。平时注意饮食卫生，保证充足的睡眠。

积极预防常见的夏季病

中暑

盛夏季节，气温很高，特别是在强烈日光照射下的高温环境中，进行重体力劳动，或者在酷暑炎热的时候集会时，体内产生大量热量，人体即使大量出汗，仍来不及散热，就会使体温升高，呼吸、脉搏加快，发生头昏、眼花、胸闷、心悸、恶心乏力而中暑。预防中暑的关键是及时补充水分和盐分，尽量避免高温作业和骄阳下的露天作业。一旦发生中暑，应立即将患者平卧于阴凉通风处施行急救。

夏季感冒

大部分人的夏季感冒都是因为身体突然着凉，使血液受到冷却而反射性引起鼻子和喉咙的一时性缺血，使抵抗力减弱，感冒病毒乘虚而入的。而且夏季感冒有一个特点，那就是除了一般的感冒症状以外，还有口渴心烦等内热现象。

人们在夏季应加强身体锻炼，注意饮食调节，保证足够的睡眠时间，不要过于贪凉，特别是不要长时间使用空调，这些都是预防夏季感冒的关键。此外，应注意多喝白开水，因为夏季人们对水的需求量很大，再加上感冒时容易发热，而发热是人体与病菌抗争的过程，会消耗大量的体液。睡眠对预防夏季感冒也颇有帮助。实践证明，当人睡眠减少、劳累过度、寒冷刺激时，体内"胞壁酸"大大减少，抵抗力会随之下降，细菌、病毒等病原微生物便乘虚而入，诱发疾病，感冒即是这类疾病之一。如果患者能增加睡眠时间，体内的"胞壁酸"就会不断增多，人体的抗病力也会随之加强。所以，夏季感冒应多喝水、多睡觉。

传染病

腹泻和肠道传染病是夏季最主要的流行病。夏季气温高、雨水多，高温高湿的天气会促进细菌的繁殖和生长，食物容易腐烂。因此，人们在夏季预防肠道传染病时要做到：保持良好的个人卫生习惯，勤洗手；尽可能吃熟食热食，少吃凉拌菜或冷食，不要吃变质食物；喝开水或凉开水，不要喝生水；有病及时就医，以免殃及家人和朋友。

重视秋季养生保健

根据秋季气候特征进行保健

秋季从立秋开始，经过处暑、白露、秋分、寒露、霜降，结束秋季，到达冬季。秋天阳光和煦，气温渐降，此时万物成熟，进入由热到冷的过渡阶段。

秋季气候干燥，昼夜温差很大，人体的养生保健要遵循一些基本要求。

秋宜养阴，慎防津气耗散

秋季6节气是阳消阴长的时节，夏季6节气的炎热刚过，人体阳气逐渐内敛，阴精之气不断转盛。所以人与秋气相和，保持体内阴精，一方面是适应自然界阴气渐生而旺的规律，人们应顺应自然界敛藏之势，收藏阴气，使精气内聚，以滋养五脏、抗病延年；另一方面也是为冬季6节气的潜藏阴精做好准备，并进一步为来年阳气的生发打下基础，从而维护人体的阴阳平衡。所以在秋季6节气中不要损伤阴精之气，这就是人们常说的"秋冬养阴"，秋季的节气养生还应防止劳伤太过，以免阴气外泄，因为过度剧烈运动能使人出汗过多，致使津气耗散。

防燥护阴，养肺为先

秋季6节气暑热已过，燥气当令。中医认为，燥为秋季6节气的主气，称为"秋燥"，其气清肃。因此，燥邪伤人，容易耗人津液，所谓"燥胜则干"。津液既耗，必现一派"燥象"，常见口干、唇干、鼻干、咽干、舌干少津、大便干结、皮肤干甚至皲裂等症。

秋季6节气在人体应肺。肺主气，司呼吸，以鼻窍与大气相连，以皮肤汗孔与外界相通。由于肺脏娇嫩，"喜润恶燥"，容易受到外来邪气的侵袭，尤其是秋令时节之燥邪。"燥易伤肺"，容易发生咳嗽或干咳无痰、口舌干燥等症。肺津伤则见口干、舌燥、咽痛、目涩、鼻衄、干咳少痰、皮肤粗糙、大便干结等症状。所以秋令时节应注意滋养肺脏，防止秋燥伤肺，使肺气理清，呼吸平和，这就是秋季6节气的"养收之道"。

调畅情志

秋季6节气，落叶遍地，万物凋零，秋风肃杀，加上绵绵的秋雨，容易造成人的情绪不稳定，心情烦躁不安，让人陡生悲凉之意。不良情绪的刺激可以影响人体的健康，所以要保持心情清静、安宁，保持乐观向上的积极情绪，"调气安神"，使人体上下气机贯通。这样可以改善肺的生理功能，以抵御秋燥肃杀之气对机体的侵犯。因此调畅情志对于秋季6节气养生十分重要。

秋季的饮食起居

了解秋季养生的基本要求之后，我们还应在饮食起居中加以注意。

秋季的饮食起居之道

秋高气爽，气温渐降，万物色变，人们生活起居也要随时令做相应的调整，做到规律作息，早睡早起，早睡能避风寒，早起使人神清气爽。这样收敛神气使肺部不受秋燥的损害，从而保持肺的清肃功能。

燥是秋天的特点，故秋天饮食宜清润，多吃新鲜蔬菜和水果，因蔬菜和水果性寒凉，有生津止渴，清热燥之功，可改善秋日燥火对人体造成的不利影响。少吃辛辣、煎炸及油腻食物可防秋燥，如大蒜、辣椒、葱、姜、茴香、炸鸡腿、炸里脊及炸肉片等。

金秋季节，天高气爽，是开展运动的大好时期。在锻炼时，一方面要根据个人具体情况，选择不同锻炼项目，另一方面要针对季节特点进行自我锻炼。运动量不宜太大，不宜太剧烈；气功选择应以静功为主。因天气将逐渐变冷，要注意进行耐寒锻炼，以增强机体的御寒能力。

秋季应进补

人们经过炎热的夏天，身体消耗大，体内的营养物质相对缺乏，故有体重减轻、倦怠乏力、食欲降低等体虚症状，此时调养一下身体是很有必要的。根据中医"虚则补之"的原则，秋季进补对恢复体力、提高抗病能力有积极作用。

秋季进补宜先调理脾胃。经历了漫长的酷热的夏季，人们由于频饮冷饮，常吃冰冻食品，多有脾胃功能减弱的现象，特别是体虚者，此时骤用补药或补品势必难以消化吸收。所以，秋季进补之前，脾胃应有一个调整适应的阶段。可先补食一些既富有营养，又易消化的食物，以调理脾胃功能，如鱼、各种动物瘦肉、禽蛋，以及山药、红枣、莲藕等。

此外，奶制品、豆类及新鲜蔬菜、水果均宜多吃，药食兼优的菱角、板栗也是调理脾胃的佳品，它们均含有碳水化合物、蛋白质及多种维生素，具有补中益气、开胃止渴、固肾养精等功效。

秋季常见病的防治

秋季昼夜温差大，是一些疾病的多发期，我们应该预防以下常见病。

胃病

10月份是慢性胃炎和胃、十二指肠溃疡病复发的高峰期，因此人们要参加适当的体育活动，日常膳食应以温软淡素易消化为宜。

哮喘病

有哮喘病史的人对气温、湿度等气象要素的变化极为敏感，而且适应能力弱。另外，草枯叶落的深秋过敏物质大量增加，也是该病易发的重要原因，因此要弄清引起哮喘发作的过敏原，尽量避免与之接触。

心脑血管疾病

秋天是心脑血管病的多发季节，寒冷会引起冠状动脉痉挛，直接影响心脏本身血液的供应，诱发心绞痛或心肌梗死。因此，心脑血管病人秋天应坚持服用治疗冠心病或高血压的药物，定期检查心电图和血压，积极预防感冒等可能诱发心脑血管病加重的疾病。

腹泻

秋天患腹泻的人数往往会多于夏季。秋季天气凉爽，人的食欲增加，易暴饮暴食，致使胃肠负担加重，功能紊乱。昼夜温差较大，易引起腹部着凉，或诱发结肠过敏，使肠蠕动增强而导致腹泻。因此应注意饮食健康，并根据天气变化及时增减衣服。

不可忽视冬季养生保健

了解寒冷冬日的个人保健

冬季气候寒冷，万物凋零，人体的新陈代谢也进入相对缓慢的状态。冬季养生要遵循养藏之道。

冬宜藏精，应时而养

冬季养生应根据"万物藏，肾气水旺"的特点，避寒就暖，敛阴护阳，调和阴阳相平衡，养藏而固肾气，增强体质，防病益寿。

养阳防寒，起居调摄

冬三月，天地闭藏，起居调摄应顺乎于自然。冬季应注意保持室内温度。室内温度太低，易耗伤人体阳气；室内温度过高，又易劫伤阴精。冬季阳气闭藏于内，阴气在外，若调摄失当，过贪辛热暴暖，就会内扰阳气，迫其外泄，或积热于内，形成阴虚火旺之候。到了春天，就会发为温病，或诱发宿疾。

冬季在保暖的同时，应重视保持室内空气新鲜。经常开窗交换空气，防止因通风不良，引起头晕、胸闷等低氧现象，导致呼吸道疾病传播，如感冒、哮喘、慢性支气管炎等病的发生。室内也可放一盆水，或者养些水仙花和观赏鱼，以调节空气湿度。

房事调摄，益肾蓄精

冬三月"养藏之道"的重要内容就是保养肾精，做到房事有节制，以保持体内精气充足，维持五脏六腑的正常生理功能。

运动调摄，护阳养形

在冬季严寒的恶劣环境下，人体功能易发生紊乱，尤其是年老体弱者，当不能适应外界环境时，就会诱发一些疾病。如在冷空气刺激下，人体免疫功能降低，防御疾病能力减弱，一旦遭受到细菌、病毒的侵袭，可引起感冒、慢性支气管炎和肺炎等疾病。由于寒冷刺激，冠心病、脑栓塞、脑出血等疾病可能发作或加重，甚至发生意外。此外，哮喘、胃及十二指肠溃疡、皮肤瘙痒症等，冬季多有复发，亦应引起足够的注意。因此，要选择适当的锻炼项目进行锻炼。锻炼场所应以室内为主，风和日丽的天气，可进行适度的户外锻炼。这样既可舒服筋骨、流通血脉，又是增热保暖防寒的积极措施。

冬季起居和进补之道

冬季气候寒冷，日常起居要顺应气候变化并及时做出调整，才有利于自身的养生保健。

冬季饮食起居的调整

冬三月，天地闭藏，起居方面要顺乎自然，宜早睡迟起。早睡以养人体阳气，迟起以维护阴气。衣服要随气候的变化增减，内衣以棉质为好，外衣要宽松，鞋袜不要太紧；注意保持手脚、耳郭的温暖。

冬季饮食应当遵循"秋冬养阴""无扰乎阳"的原则。食物既不宜生冷，也不宜燥热，最宜滋阴潜阳、热能较高的膳食，龟、鳖、藕、木耳、核桃、生姜等都是有益食品。要注意摄取含维生素较高的黄绿色蔬菜类。宜晨起喝热粥、晚餐宜节食、食后按摩腹部、缓行百步。

严冬腊月，寒风凛冽，雨雪纷飞，江河冰封，草木枯瘦，如此万物凋零之象，常会使人触景生情，情绪低落，尤其是老弱多病之人，情志的变化更为明显。因此，精神调摄十分重要。冬季 6 节气精神调摄，重在安定心志，不要使情志过激，以免骚扰潜伏的阳气。

冬季进补之道

冬季日常膳食要注意滋阴补肾，多吃些瘦肉、禽蛋、鱼类、豆类等含优质蛋白质的食品，多食用牛、羊、狗肉等温热食品，食用含多种维生素的食物，如新鲜蔬菜、水果等，以防皮肤粗糙、皲裂。还要注意多喝水，以滋润脏腑，增进食欲，驱寒保暖。偏于阳血不足的老人，食补以羊肉、鸡肉等为主。偏于阴血不足的老人，食补应以鹅肉、鸭肉为主。除此之外，鳖、龟、藕、木耳等也是阴虚老人冬季的有益食品。

冬季宜药补。冬季药补，必须以适合自己的体质和病情为宜。最好能在中医的指导下进行。否则，不但对身体无益，还会造成不良后果。冬季常用的补药有人参和阿胶。冬天服用人参可食其蒸液，每日服用 2 克人参，切成薄片，放在小瓷碗内，加 2～3 匙清水，隔水蒸，水开后文火继续蒸 20～30 分钟即可。服两汁可连人参渣一起，细嚼咽服，每周连服 4～5 天，停药 2～3 天。服用阿胶的方法很多，一般可用阿胶 250 克，敲碎放入陶瓷瓶中，加黄酒 350 克，浸泡 1～2 天，然后放入冰糖或白砂糖 250 克，加清水250 克，放在锅内隔水蒸炖，常用筷子搅和，待全部溶化后，冷却备用，每天 1～2 次，每次 1 汤匙，开水送服。

积极预防冬季常见病

冬天，由于新陈代谢变缓，人体抗病能力也大大降低。冬季常见病很多，以下仅选择了最常见的几种加以说明。

感冒

秋冬季为感冒高发期。导致感冒高发的原因主要是人体受凉。当冷空气南下时，日平均气温和最低气温大幅度下降，前后两天日平均气温甚至可以相差 10 度以上。这种突然降温，使人们的体温调节功能难以适应，再加上人们没有思想准备，不注意保暖，就易受凉。冬季的冷高压天气里阳光充足，光照强，导致中午热，早晚冷，同日温差大，早晚容易受凉。寒冷降低了身体的抵抗力，从而引起感冒。要避免受寒，可根据天气预报随时掌握天气变化情况，特别是在冷空气开始南下的几天要注意保暖，因为这时降温最强烈。可是这点常常被忽视，人们常在降温的第 1～2 天不以为然，等感到寒冷时才增添衣服。其实，这时气温开始回升，天气也回暖，而且往往已经受了凉。

关节痛

秋冬过渡季节，气象要素变化剧烈，冷空气不时南下，晚秋、初冬较强的冷空气能引发关节病痛的发作。一般来说，当日温度变化在 3℃以上，气压变化大于 1000 帕以上，相对湿度变化大于 10% 以上时，关节痛病人就会多起来。而且疼痛发作也可能出现在天气变化的前一天，这就是"旧伤疼痛明日雨"的由来。因此，有关节炎和其他伤痛的患者，平时要加强锻炼，以改善和调节关节功能，减少关节病痛。也可依据天气预报，在天气变化前采取保暖、驱湿措施。

心肌梗死

心肌梗死的发病高峰期与冷空气活动密切相关。入秋后，第1次出现持续期较长的日最低气温低于0℃的过程中，都有一次明显的心肌梗死的发病高峰。此时的天气特征为持续低温、阴雨和大风。由于大风和潮湿都能增加寒冷程度，因此，影响心肌梗死发病的气象条件大多为寒冷。

做好现代高发病的自我保健

高血压的自我保健

高血压患者的自我调养

高血压患者要采用健康的生活方式，注重个人的日常保健。

高血压患者应心胸开朗，保持乐观、稳定、平和的情绪。

合理膳食，定时定量，少吃多餐，肥胖者要限制进食量，适当增加活动量以减轻体重。食物多样，以谷类为主，少食动物脂肪和胆固醇高的食物，多食新鲜蔬菜、水果和杂粮。

控制体重，使体重指数保持在20～24，用体重指数（BMI）＝体重（千克）/身高2（米）来计算。

生活要有规律，合理安排休息与活动，保持充足睡眠，适当参加体育锻炼。选择一两种适合自己的有氧运动，如散步、慢跑、倒退行、骑车、游泳、太极拳、跳绳、爬山、踢毽等；进行松弛与应急处理训练，如通过气功、太极拳、瑜伽功、听音乐、练书法以及绘画等活动，避免紧张刺激。

还要注意保暖，避免受寒。

养成良好的排便习惯，保持大便通畅，排便时下蹲和起立时勿过猛过快，最好用坐式马桶。

遵医嘱服用降压药物，注意观察降压的各种副作用。

当血压降低后不可马上停药，应减到维持量（最小有效量），并坚持长期服用。

定期测量血压，学会家庭内定期自测血压或到社区卫生保健服务点测量血压。

高血压患者的饮食调养

对高血压病应该以预防为主，防治结合，药物治疗与食疗相结合。

少吃食盐

高血压患者首先要讲究饮食清淡。食盐中的钠可以引起血压升高，降低药物疗效。食盐摄入量应该限制在每天 5 克左右。其他含钠较多的物质如酱油、味精等都要限制应用。

限制脂肪

脂类物质主要包括胆固醇、甘油三酯和脂肪酸。人体内的脂肪主要来源于食物。血脂过高会引起或加重高血压、动脉粥样硬化、冠心病等。人体必需的脂肪酸主要是植物油中含的不饱和脂肪酸。所以饮食中应该控制胆固醇、饱和脂肪酸的含量。

合理摄入蛋白质

研究表明，某些鱼类蛋白有一定降压作用，其余动物蛋白有一定升压作用，而且素食者的血压较低。所以应多吃果蔬，适量摄入鱼类，尽量避免其他肉类。

多食有益食物

纤维素的主要成分虽然是糖，但不能被人体消化吸收，反而可以吸附肠道内的有害物质，刺激肠道蠕动，具有通便作用，所以应多吃蔬菜。

钾离子、镁离子有利于降压，提倡多吃水果。

香菇可降低血内胆固醇，防止动脉硬化和血管变性，是防止心血管疾病的理想食物。

牛奶含有羟基、甲基戊二酸，能抑制人体内胆固醇合成酶的活性，从而抑制胆固醇的合成。此外，牛奶中含有较多的钙，也可降低人体对胆固醇的吸收。

生姜含有一种类似水杨酸的有机化合物，该物质的稀溶液是血液的稀释剂和防凝剂，对降血脂、降血压、防止血栓形成有很好的作用。

海带含有大量的不饱和脂肪酸，能清除附着在血管壁上的胆固醇，海带中的食物纤维，能调顺肠胃，促进胆固醇的排泄，控制胆固醇的吸收；海带中钙的含量极为丰富，能降低人体对胆固醇的吸收，降低血压。

糖尿病的自我保健

糖尿病患者的健康锻炼

和正常人一样，糖尿病患者运动时也应遵循一定程序，按部就班地进行，才能取得良好效果，而不至于对身体有所损害。

在开始正式锻炼之前，应先做准备活动，如运动一下四肢，抻抻腿、拉拉胯，活动活动各个关节和肌群，增加全身的柔韧性，使心率有所增加，为较大运动量做准备。

开始锻炼后，要让心率保持在"有效心率范围"（运动时心率不超过170与年龄差）内，并坚持一段时间，一般而言不能少于每周3次，每次半小时，否则不能达到满意的效果，如能每周5次甚至天天锻炼，效果则更加理想。仅在周末进行突击锻炼对糖尿病患者来说是有害无利的。

运动过后，应进行放松整理活动，使心率和血压慢慢下降，有些糖尿病患者有神经病变，血管调节功能有障碍，如果突然停止运动，可引起血压急剧下降而造成头晕，眼前发黑，甚至发生晕厥，这些患者应更加注意。

在最后的整理活动时，还可以做做局部运动，如俯卧撑、仰卧起坐等，以对前面运动中活动不够的部位进行一下补充锻炼。

另外老年糖尿病患者也必须参加体育锻炼，持之以恒、切合实际的体育锻炼，可使患者血糖、血脂下降，体重减轻，体质增强，而且精神愉悦，充分享受幸福的晚年生活。对于有些问题老年人在体育锻炼中必须予以注意。

体育锻炼前要对身体状况做一次细致、全面的检查，充分了解自己的糖尿病及并发症到了什么程度，以便选择最适当的运动方式、运动时间和运动强度。

避免过分剧烈的运动，避免可能引起血压急剧升高或者造成心、脑血管意外的运动方式，比如，强烈对抗性运动、登梯爬高、用力过猛的运动和倒立性运动等。

运动要适量，不要玩儿起来就忘乎所以，要注意适可而止，以免运动过量，反而影响健康。

老年糖尿病患者在运动中要善于保护自己的皮肤及骨骼，避免穿过硬、过紧的鞋子，以防皮肤损伤或发生骨折。

糖尿病患者的饮食调养

糖尿病患者的饮食调养是糖尿病治疗过程中很重要的一个方面，合理安排饮食，避免摄入过多的糖分能有效地控制糖尿病的发生。

糖尿病患者的饮食原则

对于每一位糖尿病患者，无论 I 型还是 II 型，饮食控制永远都是治疗的基础。对于接受胰岛素治疗的糖尿病患者更是要求强调饮食、运动及胰岛素治疗三者的和谐与平衡。那么，怎样的饮食才算是健康饮食呢？糖尿病患者固然不能像正常人那样无所顾忌地饮食，但也绝对不只是少吃或不吃。

糖尿病患者饮食要点是：保持健康的体重，维持营养平衡，控制血糖。

有些患者以为吃粮食血糖就会升高，不吃粮食就能控制糖尿病，这种认识是不正确的。粮食是必需的，糖尿病患者的饮食应该是有足够热量的均衡饮食，根据患者的标准体重和劳动强度，制定其每日所需的总热量。总热量中的 50% ～ 55% 应来自碳水化合物，主要由粮食来提供；15% ～ 20% 的热量应由蛋白质提供；其余

25%～30%的热量应由脂肪提供,脂肪包括烹调油。如果不吃或很少吃粮食,其热量供应靠蛋白质和脂肪,长此以往,病人的动脉硬化、脑血栓、脑梗死、心肌梗死及下肢血管狭窄或闭塞的发生机会就会大大增加。

目前市场上出现的"无糖"食物,一般是指这些食品中没有加进白糖,而是采用甜味剂制成的。吃甜味剂与麦粉制作的各种食品时,麦粉或米粉等这些粮食应该计算在规定的主食量中,注意"无糖"食物也是不能随意吃的,多吃后血糖会增高。

食用肉类等食品过多,也会使患者血脂升高,增加冠心病的发生机会,肉类食品提供的热量较高,患者容易发胖。因此,肉类食品的摄取量应计算在蛋白质和脂肪的分配量中。

糖尿病患者宜少食多餐。每天多吃几顿饭,每顿少吃一点,可以减少餐后高血糖,有助于血糖的平稳控制。

此外,糖尿病患者的饮食宜低盐、低脂,多吃新鲜蔬菜。根据食品所含热量,有相应的食品交换份,每份380千焦。例如,25克大米是1份,200克的苹果也是1份。假如某患者每日需热量7500千焦,就是20份。粮食占10份,吃1份苹果就少吃25克大米。

糖尿病患者如何吃水果

很多糖尿病患者出于忌口的原因,始终与水果保持距离。其实糖尿病人可以吃水果,关键是根据病情科学合理地选用。

水果中的糖类包括果糖和葡萄糖及蔗糖。这些糖都属于单糖,食后血糖很快上升。其中果糖在代谢过程中不需要胰岛素的参与,所以糖尿病患者可以在营养师的指导下,根据病情选用部分水果。

不是所有的糖尿病患者都能吃甜的水果,只有病情稳定,血糖基本控制的患者才可以吃。一般说来,空腹血糖7.8毫摩尔/升(140毫克/分升)以下,餐后2小时血糖在10毫摩尔/升(180毫克/分升)以下,以及糖化血红蛋白7.5%以下,病情稳定,不常出现高血糖或低血糖的患者,可以在营养师的指导下选用含糖量低、味道酸甜的水果。对于一些血糖高、病情不稳定的患者只能选用含糖量在 5% 以下的蔬菜、水果，像草莓、番茄、黄瓜等。

推荐选用每 100 克水果中含糖量少于 10 克的水果，包括西瓜、橙子、柚子、柠檬、桃子、李子、杏、枇杷、菠萝、草莓、樱桃等。此类水果每 100 克可提供 84 ~ 168 千焦的能量。

每 100 克水果中含糖量为 11 ~ 20 克的水果要慎重选用，包括香蕉、石榴、甜瓜、橘子、苹果、梨、荔枝、杧果等。此类水果每 100 克可提供 210 ~ 380 千焦能量。

每 100 克水果中含糖量高于 20 克的水果不宜选用，包括红枣、干果，特别是干枣、蜜枣、柿饼、葡萄干、杏干、桂圆等干果，以及果脯应禁止食用。含糖量特别高的新鲜水果，如柿子、哈密瓜、葡萄、冬枣、黄桃等也不宜食用。此类水果每 100 克提供的能量超过 420 千焦。

一般情况下，血糖控制稳定的患者，每天可以吃 150 克左右含糖量低的新鲜水果。如果每天吃新鲜水果的量达到 200 ~ 250 克，就要从全天的主食中减掉 25 克（半两），以免全天总能量超标。

吃水果的时间最好选在两餐之间，饥饿时或者体力活动之后，作为能量和营养素补充。通常可选在上午 9 点半左右，下午 3 点半左右，或者晚饭后 1 小时或睡前 1 小时。不提倡餐前或饭后立即吃水果，避免一次性摄入过多的碳水化合物，致使餐后血糖过高，加重胰腺的负担。

每个人的具体情况不同，每种水果对血糖的作用也不一样。家中有血糖仪的患者如果在吃水果之前，以及吃水果后 2 小时测一下血糖或尿糖，对了解自己能否吃此种水果，吃得是否过量，是很有帮助的。

肥胖症患者的自我保健

防治肥胖症需注意特定时期

防治肥胖症是贯穿一生的事情，在特定的时间段做好防治工作往往可以对战胜肥胖起到事半功倍的效果。

胎儿到 5 岁

这个时期是人生中生长最旺盛的时期，如果此时孕妇或幼儿营养过剩，就会为以后的肥胖留下隐患。特别是胎儿第 30 周开始到出生 1 年内是脂肪细胞最活跃的增殖期，且增多的脂肪细胞数将保留终生而不会减少。在以后的岁月里，一旦体内热量积存过多，这些脂肪细胞就会很快增大导致肥胖。

青春期

女孩 12 ~ 19 岁，男孩 13 ~ 20 岁就会进入青春期，身体会发生惊人的变化，内脏器官基本成熟。这一时期在正常发育情况下，平均每年可以增重约 5 千克，但这个时期也最容易发生肥胖。据报道：10 ~ 13 岁儿童体重超重者到 31 岁，88% 的女性和 86% 的男性会继续超重。青春期肥胖者，成年后超过 50% 的人会因肥胖导致的各种疾病死亡。

50 ~ 65 岁的中老年

在这个时期，人们体力活动较少，如果仍继续保持青年期旺盛的食欲，势必导致多余热量转化为脂肪沉积体内。一些特定职业者如运动员、飞行员、体力劳动者一旦到中老年离开工作岗位后，运动量减少而食量不减，则很快就会肥胖。

健康恢复期

病后恢复期或输血后休息期，或原来运动量较大而后来突然运动量减少的人，都很容易出现肥胖。

新婚期

在新婚后的半年中，新郎新娘的体重会增加 3 000 ~ 5 000 克。这是因为新婚使新郎新娘户外活动和体育运动减少。此外，新婚后摄入的食品也往往很丰盛，这些也都为肥胖创造了条件。

节食的反复期

不少人节食后体重不见下降，出于失望便又恢复原来的食量；或在采用减肥食品取得一定效果后，没有继续坚持，停止服用，这也会出现体重反弹。

职务晋升期

高升时免不了要摆上几桌庆祝一番，同时升职后新的工作也会带来新的压力，导致或多或少的精神紧张，容易引起发胖。

哺乳期

产后哺乳期堪称是妇女"发福"的危险期，特点是臀部和大腿发胖。原因一方面是为照顾新生儿而懒于做其他活动；另一方面是摄入营养过剩。据统计，36%肥胖的妇女是从产后开始发胖的。

戒烟期

约85%的戒烟成功者，体重会上升5～7千克，女性尤其明显。戒烟时期应该克制吃零食的冲动，最好把一日三餐改为一日多餐，每次少吃一些，有规律的多餐可以抑制饥饿感。

肥胖症患者的日常饮食

不少体重严重超标的肥胖者都想到过减肥，但许多人却因为没能找到合理的减肥方式，反而误入减肥误区。因此肥胖者的日常饮食非常重要。

不少人尽管采取了各种减肥方法，经过一段时间后，却发现自己越减越胖。他们在减肥过程中，往往是被这样几种观点牵着鼻子走，结果走进了减肥的误区。

只有与脂肪"绝缘"，才能获得苗条的体型

其实，脂肪在减肥过程中，不总是充当反面角色。食用的脂肪不仅不会很快在体内转化为脂肪细胞储存起来，而且摄入的脂肪的分解还能在一定程度上抑制脂肪细胞在体内合成。

含有单一非结合性脂肪的玉米油和橄榄油，具有降低低密度脂蛋白的作用，是减肥健美的理想食用油，另外，脂肪类食品耐消化、抗饿，食入后可减少对淀粉类食物以及零食的摄取，对减肥起积极作用。有些减肥者为了控制正餐而用零食充饥，致使体重有增无减。所以说，摄取适量的脂肪不仅不影响体型，而且对健美有益处。

肥胖是营养的积聚，所以不能吃有营养的食品

其实，有些人身体之所以肥胖，并不是单一的营养积累，在很

大程度上是因为饮食中缺乏能使脂肪转变为能量的营养素。只有当人们的身体中能量得以释放时脂肪才能随之减少。而体内脂肪在转化成各种能量的过程中，则需要多种营养参与。这些营养包括维生素 B_2，维生素 B_6 及烟酸。富含这些营养素的食物往往是减肥者不愿问津的奶类、各种豆制品、花生、蛋及动物肝脏和肉。如缺乏这类营养食品，体内的脂肪就不易转化为能量，从而使体内脂肪积蓄以致肥胖。

饮水会使身体发胖，要减肥就不能喝水

其实，只有饮水不足才会引起人体不断积储水分作为补偿，并使体内更容易积聚脂肪，导致肥胖。饮水不足还可能会引起人体新陈代谢功能的紊乱，致使能量吸收多，释放少。所以对减肥者来说，饮水不足不仅达不到减肥目的，而且还会对健康造成更为严重的损害。

吃辛辣食物可以减肥

有统计发现泰国、印度等地很少出胖人，于是推断与他们平日嗜辣有关。因为吃辣容易流汗，而且吃一点点已令人有饱的感觉，所以有减肥效用。

但是，吃辛辣食物减肥，若长久下去会影响胃部功能，有胃痛甚至胃出血的危险。而且吃太多刺激性食物亦会令皮肤变得粗糙，易出暗疮，得不偿失。

每次坚持 30 分钟慢跑可减肥

慢跑虽可达到有氧锻炼之目的，但减肥收效却甚微。实践证明，只有运动持续时间超过 40 分钟，人体内的脂肪才能被动员起来与糖原一起供能。随着运动时间的延长，脂肪供给的能量可达总消耗量的 85%。可见，短于大约 40 分钟的运动无论强度大小，脂肪消耗均不明显。

运动减肥有全面或局部的选择

人们在一些广告宣传中常听到或看到"减腰""减臀""减腹"等词句。那么，局部运动是否能减少局部脂肪呢？第一，局部运动总消耗能量少，易疲劳，且不能持久。第二，脂肪供能是由神经和内分泌调节控制。这种调节是全身性的，并非练哪个部位就可以减哪个部位的多余脂肪。而是哪里供血条件好，有利于脂肪消耗，哪里就能减肥。比如，减肥者运动一段时间后，腰围不见小多少，可脸颊部消瘦了，原因即在此。运动消耗量大于摄入的热量，就会导致全身脂肪的减少，而不会只减腹部，其他部位不变。

空腹运动有损健康

人们总担心空腹运动会因体内贮存的糖原大量消耗而发生低血糖反应，如头晕、乏力、心慌等，对健康不利。其实，如果没有发生低血糖等潜在因素，饭前 1 ~ 2 小时（即空腹）进行适度运动，如步行、跳舞、慢跑、骑自行车等，有助于减肥。这是由于此时体内无新的脂肪酸进入脂肪细胞，较易消耗多余的脂肪（特别是产后的脂肪），减肥效果优于饭后运动。另外，由于运动量适宜，热能消耗较少，体内贮存的能量足够使用，不会影响健康。

不吃早餐

有人误以为不吃早餐能减少热量的摄入，从而达到减肥的目的，殊不知，不吃早餐对人体伤害极大，无益健康，还会影响一天的工作。

固定食谱

这样做固然减少了许多东西的摄入，但久而久之会使身体缺少全面的营养成分，有害无益。

多做 20 分钟的锻炼，把多吃的甜食或其他美味消耗掉

如果为了消耗掉多吃的甜食，偶尔延长有氧锻炼时间不至于有什么不好，但如果成了习惯，结果只能有害无利。假如经常以延长锻炼时间作为过量饮食的借口，那么身体会陷入过度训练的疲劳中。

肥胖者也有享受美食的权利，可是在享受美食时要注意下面几个方面的内容。

主食不一定必须吃

一般肥胖者，都认为自己肥胖是因为摄食过量的食物，而且

消化功能太好的关系。当然肥胖者的胃肠功能较好是不容置疑的事实，但是肥胖者却不都是营养过剩而导致肥胖，反而可能是营养失调，才会日益肥胖。

人类的主食，如稻米、小麦等谷类，原本是富含均衡营养的食物，但是因为在加工过程中，去除了最高营养的胚芽部分，而成为营养成分失调的高淀粉质食品。所以虽然大量摄取主食后，会有饱腹的快感，但是不久之后，又会觉得肚子空空，而想要再度进食。如此重复地大量摄取高淀粉质含量的主食类，虽然热量超过正常的需要，可是所摄取的营养素，却仍然属于失调状态，就会造成不正常的肥胖。

不必拒绝肉类

很多减肥者害怕胆固醇过高导致血管病变，所以都不敢摄取动物性脂肪。

事实上，如果均衡饮食，虽然有时胆固醇含量会超过正常的摄取量，但是由于胆固醇是制造肾上腺可的松的重要原料，而肾上腺可的松是激烈运动时人体所必需的一种内分泌物质，假使缺乏这种激素，整个人便会觉得疲惫懒散而不太想动，这样一来，反而导致肥胖或其他疾病的发生，所以不必拒绝动物性脂肪。

此外，动物性脂肪停留在胃中的时间较长，比较能够耐饿，所以可使减肥者避免因为有饥饿感觉，而摄取过量的食物。

严禁摄取甜食、酒及糖分高的水果

喜欢吃甜食的人，虽然用正餐时所吃的饭很少，却很容易发胖。其主要是由于营养不均衡，热量早已超过正常所需的分量造成的。爱吃甜食，会使人体缺乏细胞再生所必需的营养素，皮肤会因此而粗糙，或产生皱纹。

酒是一种消化及吸收十分迅速的优质热量来源，不过酒精会使身体中的水分潴留，因此使体重增加，所以减肥时应严禁喝酒。

一般而言，水果常常被当作美容食品使用，这是因为水果中所含的维生素及矿物质，对人体健康和美容，有很好的促进作用，但是水果含有大量的果糖，也会导致发胖及皮肤粗糙的不良后果，减肥时，充其量只能吃一些柠檬、番茄、葡萄柚等含糖量较低的水果。

不限制白开水、不加糖的茶及咖啡

减肥时，可自由饮用白开水、茶、不加糖的柠檬汁及黑咖啡，只要饮食的营养均衡，而且身体能够发挥正常的功能，那么多余的水分，会借着流汗及排泄自然地排出体外。不过，若是在喝水之前，吃下含大量盐分、糖分、酒精的食物或饮料，身体因为需要水分来稀释多余的盐分等物质，会把多余的水分留在体内，形成水肿。

淀粉质可酌量摄取

减少淀粉质的摄取量，是减肥的一种必要手段，但是也不必矫枉过正，完全排斥含有淀粉质的食物。有些正在节食的人，吃水饺时，只吃肉馅，或是对着平日爱吃的煎饼、绿豆稀饭垂涎欲滴，却不敢下箸。其实只要所摄取的分量不超过日均所规定的标准，都可以自由地搭配食用。假使长期缺乏淀粉质，身体会因为缺少B族维生素，而引起轻微的脚气病，所以节食者应适量地摄取含胚芽的淀粉质食物。

食物均衡更重要

很多减肥者对于食物热量控制严格，而且常常认为肉类属于酸性食物，所以不宜食用，豆腐属于碱性食品，应该大量摄取。事实上，除非饮食均衡，否则只是严格限制热量，并不能达到减肥目的。至于食物酸碱性的问题，也不必太过于拘泥，虽然碱性的物质较理想，可是当人体从事较剧烈的运动时，却需要酸性食物提供补充新组织的必要营养成分，所以减肥时应均衡地摄取酸碱性的食物。

适当地放调料

若是食物不可口，尽管对身体有益处，可是对于减肥者而言，吃饭变成一件苦差事，那么减肥的效果及乐趣，便会降低很多，所以如何调理出美味可口，而又合乎减肥条件的饮食，是关系减肥成败的大事。不过，目前一般饮食中，盐分、糖分及调料的分量，似乎放得太多，而无法品尝出食物的原味。因此，应该尽量减少调料，这样，一方面可以减少摄取盐分、糖分，避免导致喝水过多，形成身体水肿，另一方面，也可以享受到食物原味。

心脑血管疾病患者的自我保健

心脑血管疾病患者的饮食保健

控制脂肪和胆固醇的摄入量

脂肪和胆固醇与高脂血症和动脉粥样硬化的形成有直接的关系。人如果长期进食高胆固醇饮食，可破坏体内胆固醇的动态平衡，造成血清胆固醇升高。如果同时进食富含饱和脂肪酸的动物脂肪，可使血清胆固醇含量增加更多，动脉粥样硬化形成的速度也就会大大加快。脂肪的摄入量每人每日应少于 50 克，而且尽量使不饱和脂肪酸与饱和脂肪酸的比例，即植物油与动物脂肪的比例控制在 2 ∶ 1。胆固醇的摄入量可酌情控制在每日 300 ~ 500 毫克。

控制总热量的摄入

热量摄入过多是肥胖的重要原因，而肥胖又是高血压病和冠心病的诱发因素。因此控制体重，对高血压病和冠心病的防治是十分必要的。

食用适量的蛋白质

心血管病患者适量补充蛋白质，可以提高机体抵御疾病的能力。膳食的蛋白质中含硫氨基酸的成分越多，高血压和脑卒中的发病率就越低。动物性蛋白质中硫氨基酸的含量较多，可适量选食，但不可过多，动物性蛋白质最好的来源是鱼，其次是牛奶、瘦肉。

供给充足的维生素和食物纤维

各种维生素的供给，只要按平衡膳食的原则进食，一般可以满足。但由于有的患者忌吃蛋、奶和动物肝脏，所以易造成维生素 A 摄入不足。食物纤维的摄入量每日应达到 15 克以上，以利于胆固醇的代谢。为了补足维生素和食物纤维，应多食粗粮和蔬菜。如果每日能进食 500 克新鲜蔬菜，即可满足机体需要，平时能多吃些水果，则效果更好。

补充适量的无机盐和微量元素

无机盐钾、钙、镁和微量元素锌、铜、铬、碘等均对心血管有好处。绿叶蔬菜、谷类、海产品及核桃等含有这些物质，可以多吃一些。钠的摄入量应控制，以食盐计算，食用量以每人每日 3 ~ 5 克为宜。

特殊食物

经常食用香菇、木耳、大蒜、洋葱及海藻类食物，有降血脂和抗凝血的作用，对防治冠心病和高血压很有好处。

心脑血管疾病患者的生活方式

加强运动

每天坚持运动 1 小时，活动时以有效心率范围为准，或以身体微汗，不感到疲劳，运动后自感身体轻松为准，每周坚持活动不少于 5 天，持之以恒。

戒烟限酒

长期吸烟酗酒可干扰血脂代谢，使血脂升高。

避免精神紧张

情绪激动、失眠、过度劳累、生活无规律、焦虑、抑郁，这些因素可使脂代谢紊乱。中老年人不要长期打麻将、下棋，保持心平气和，尽量少生气。

尽量少服用干扰脂代谢的药物

β 受体阻滞剂、普萘洛尔、利尿剂、氢氯噻嗪、呋塞米、类固醇激素等，均可使血脂升高。

积极治疗影响血脂代谢的有关疾病

糖尿病、甲状腺功能减退、肾病综合征、酒精中毒、胰腺炎、红斑狼疮等，均可干扰脂代谢。

定期体检

45 岁以上中年人、肥胖者、有高脂血症家族史者、经常参加吃喝应酬者、高度精神紧张工作者，都属高危对象，应定期检查血脂、血压等指标。

癌症患者的自我保健

警惕癌变的信号

其实许多疾病发病前都有预兆，癌症也如此，警惕癌前病变能帮助你更早地发现癌症，从而为自己赢得宝贵的治疗时间。

吞咽食物时有哽噎感、疼痛、胸骨后闷胀不适、食管内有异物感或上腹部疼痛，是食管癌的首发信号。

上腹部疼痛。平时一向很好，逐渐发现胃部（相当于上腹部）不适或有疼痛，服止痛、止酸药物不能缓解，持续消化不好，此时应警惕胃癌的发生。

刺激性咳嗽，且久咳不愈或血痰。肺癌多生长在支气管壁，由于癌细胞的生长，破坏了正常组织结构，强烈刺激支气管，引起咳嗽。经抗生素、止咳药不能很好缓解，且逐渐加重，偶有血痰和胸痛发生。此种咳嗽常被认为是肺癌的早期信号。

乳房肿块。正常女性乳房质地柔软。如果触摸到肿块，且年龄是 40 岁以上的女性，应考虑有乳腺癌的可能。

阴道异常出血。正常妇女的月经每月 1 次，平时不会出现阴道出血。如在性交后出血，可能是患宫颈癌的信号。性交后出血一般量不多，如果能引起注意，有可能发现早期宫颈癌。

鼻涕带血。鼻涕带血主要表现为鼻涕中带有少量的血丝，特别是晨起鼻涕带血，往往是鼻咽癌的重要信号。鼻咽癌除鼻涕带血外，还常有鼻塞，这是由于鼻咽癌肿块压迫所致。如果肿块压迫耳咽管，还会出现耳鸣，所以，鼻涕带血、鼻塞、耳鸣、头痛特别是一侧性偏头痛，均是鼻咽癌发生的危险信号。

腹痛、下坠、便血。凡是 30 岁以上的人出现腹部不适、隐痛、腹胀，大便习惯发生改变，有下坠感且大便带血，继而出现贫血、乏力、腹部摸到肿块，应考虑大肠癌的可能。其中沿结肠部位呈局限性、间歇性隐痛是大肠癌的第一个报警信号。下坠感明显，伴有大便带血，则常是直肠癌的信号。

右肋下痛。右肋下痛常被称为肝区痛，此部位痛常见于肝炎、胆囊炎、肝硬化、肝癌等。肝癌起病隐匿，发展迅速，有些患者右肋下痛持续几个月后才被确诊为肝癌。所以右肋下疼应视为肝癌的信号。

头痛、呕吐。头痛等多发生在早晨或晚上，常以前额、后枕部及两侧明显。呕吐与进食无关，往往随头痛的加剧而出现。头痛、呕吐是脑瘤的常见临床症状，应视为颅内肿瘤的危险信号。

长期不明原因的发热。造血系统的癌症，如恶性淋巴瘤、白血病等，常有发热现象。恶性淋巴瘤临床表现为无痛性进行性淋巴结肿大，在淋巴结肿大的同时，病人可出现发热、消瘦、贫血等症状。因此，长期原因不明的发热应疑是造血系统恶性肿瘤的信号。

癌症的预防

积极预防癌症才能降低癌症的发病率。了解预防癌症的方法并且在生活中实践，然后定期自检，对疾病的发生都能起到预防作用。

医学研究已经证实有些癌症是完全可以预防的。我们应该做好自我保健，从小事做起，防患于未然。

睡好觉

人体细胞分裂的高潮是在夜间入睡以后，如果睡眠不好，细胞在分裂过程中就可能发生突变而成为癌细胞，故保证睡眠质量是防癌的首要因素。

常欢笑

"笑一笑，十年少。"实验发现，癌症病人笑过之后，体内天然杀伤癌细胞的活性物质大大提高。

不偏食

偏食会造成人体营养不良，缺乏一些微量元素和维生素，人体免疫力和细胞稳定性会降低，易诱发癌症。故饮食应多样化，种类越多越好。

慢慢嚼

口腔内唾液是人体杀死饮食中致癌物质的第一道防线。有人收集了人的唾液，然后把各种致癌物质经过唾液处理后再作用于细菌。结果发现，细菌突变的现象减少了，即使是致癌作用最强的黄曲霉素、苯并芘和亚硝酸也无一例外。唾液只要与食物接触 30 秒钟后就能充分发挥作用。

多饮茶

茶能抑制亚硝胺致癌，还可阻断致癌物亚硝胺在体内的运动。

生吃菜

新鲜蔬菜中含有酚和醌这两种特殊成分，醌能冲淡致癌物，并能以液体形式把致癌物从体内排出，而酚能阻止癌细胞的代谢与发展，两者结合更能抗癌于体外。

少饮酒

酗酒或长期饮用烈性酒易发生口腔癌、胃癌和肝癌。

不吸烟

呼吸新鲜空气，不要吸烟，也不到的吸烟者的烟雾环境中去。

癌症的自我检查

自我检查对尽早发现肿瘤非常重要，检查可定期在每月的某天于沐浴后进行。地方只需光线充足，较为清静，不受外界骚扰便可，如设有一面大镜子则更理想。检查很简单，无须特别仪器，只需以手触摸和眼观察所检查的部位是否正常。倘若细心行事，便可能发现一些不易察觉的症状。

皮肤检查

进行皮肤检查，需仔细观察身体上下（从头到脚）、前后每一部位，包括胸部、腹部、背部、臀部和四肢，以及乳房下方皱褶之处、下颌、毛发、指甲床等，留意这些部位是否正常，有没有出现任何变化。例如，痣、粉刺或瘢痕的面积、颜色与表面有没有改变，皮肤上的溃疡是否经久不愈，是否感到刺痛、麻木、反应迟钝。把所发现的一一记录下来，然后在每次检查后比较症状不寻常之处有没有出现其他改变。

头部检查

头部检查包括以下几个部位。

1.脸部。观察脸庞是否左右对称、是否水肿，脸上的痣有没有增加或改变。

2.眼部。观察眼球是否发黄、发红，眼睑是否苍白无力，眼角有没有不正常的症状。

3.鼻子。用食指将鼻尖轻往上推，观察鼻孔内部是否有变化，再用手指轻摸鼻子外部，看看是否有肿胀或不正常的症状。

4.耳朵。分别用左右手的拇指、食指和中指，轻捏整个耳朵凹陷的部分，留意是否有硬块或疼痛感觉。

口腔检查

观察嘴唇的颜色、张合幅度和形状是否正常，触摸嘴唇和嘴角，看看是否有硬块。

把口张开，观察两颊内部黏膜及牙龈部分（特别是假牙附近）有没有出现红肿、破损、斑点或裂痕，以及变硬或变厚的症状，还需留意有没有白色的斑痕。若咽喉部分感到异常，留意声音是否沙哑，进食时是否感到疼痛或难以吞咽。留意舌头伸缩运转是否灵活，有没有偏位、震颤、不对称的症状，活动是否自如；舌头的颜色、表面、舌尖及舌边是否有变化；再将舌尖向上卷缩，看舌腹的静脉是否曲张、发肿或长出任何白色的东西。

颈部检查

颈部检查主要是系统地触摸所有头颈部的淋巴结，前面的包括耳前、颌下、扁桃体、深颈链、锁骨等处，而后面则包括耳后、枕骨、浅颈部、后颈链等处，以示指及中指轻压每一淋巴组织，留意其上皮肤的移动状况，并察觉淋巴结的大小、形状和轮廓，如发现有异常之处，便需加倍留意是否有单侧的鼻塞、流鼻血或耳塞等情况。头向后仰，以拇指轻压颈部，留意甲状腺的大小、坚实度、移动性，以及皮肤的颜色是否有改变。

乳房检查

女性的乳房检查应在每次月经过后1周内进行，停经者则应自行选定一天每月定期进行。如家族中有曾患乳癌者，检查时更应仔细留心。男性也可能患上乳癌，只是其比例远较女性为低。

站在或坐在镜前，双肩自然垂下，细看两侧乳房是否大小、高低不一，形状有异；乳房皮肤是否皱缩或是凹陷；乳头表皮是否有变。轻压乳头时有没有分泌物流出。然后，高举双臂，再做同样的检查。

上身向前弯曲30° ~ 40°，看乳头是否缩陷或乳房轮廓有没有变化。

身体仰卧，把浴巾或小枕头垫于左肩下，左臂枕于颈下，右手五指并拢，由外至内顺序按压整个左乳房，留意是否有硬块或厚感。还要特别注意左乳外侧上方及腋下的淋巴结是否有异样。

然后，再以同样方法检查右乳。

腹部检查

先观察腹部的外形、皮纹、颜色、血管及毛发有没有异样，肚脐有没有变色或流出分泌物。

身体平躺，两膝曲竖，放松腹部，双手五指并拢，轻轻压摸整个腹部，检查是否有硬块或感到疼痛。

阴部检查

男性轻按睾丸及阴茎，检查是否有硬块或其他异样，并观察龟头部分是否异常。检查睾丸时，可以示指及中指按一边，另以大拇指按着另一边，然后轻轻转动睾丸，轻按每一细微之处，仔细留意是否有某部分凸起，或睾丸是否变大。

女性可利用小镜子自检外阴，注意异常变化。

观察分泌物

如有咳痰，应注意其颜色、浓度、气味，以及察看是否有血丝。

排尿的尿径、流速、尿量、颜色是否有变。

大便的粗细度、干稀度是否正常，是否显示食物完全消化，并需特别注意粪便的颜色，例如，是否色黑而亮、带有咖啡色或红色的血丝或血块等。

癌症患者的饮食调养

合理调配饮食可以改善病人全身营养状况，使其更好地接受手术治疗或化学、放射治疗，延长病人的生命，甚至康复。

饮食以病人喜好为宜

俗话说，"食无定味，适口者珍"。中医认为，胃以喜为补。所以饮食不应过分限制。这也忌口，那也不能吃，会使病人无所适从，食性索然，从而使营养摄取受到影响，于病人康复有害无益。但饮食的一些基本禁忌原则还是要遵循的，如水肿少盐，糖尿病少糖等。

定时定量、少食多餐

癌症病人普遍食欲不佳，所以饮食应注意增加食品花样，保证色香味俱全，清淡可口，这样有利于提高食欲。定时定量，少食多餐，食物易于消化，有利于胃肠道功能恢复。部分病人味觉异常，食欲很差，可进食少量的腐乳、辣酱之类食品以增强食欲，也可适当服些健脾和胃之类的中药和助消化药。

宜高蛋白低脂肪饮食

癌症病人注意增加鸡、鱼、蛋、奶、瘦肉、豆制品等优质蛋白的摄入。蛋白质种类的多样化，能充分发挥蛋白质的互补作用，提高营养价值。为了满足病体的需要，蛋白质供给量应为正常量的1.5倍为宜。肥肉等油腻食物可适量摄取。

尽量减少糖类食品的摄入

研究表明，癌细胞的能量主要来源于糖，癌细胞对糖的摄取能力是正常细胞的 10 ~ 20 倍。大量食用糖类食品，无疑会加速癌细胞的生长，促进病情发展，所以应减少糖类摄入。但不是禁用，因为糖也是人体必需的营养物质。

采用科学的烹饪方法

病人饮食的烹饪方法以蒸、煮、烩、炒、汤为主。调味应低盐清淡，不食霉变食物。热症忌姜、葱、蒜、辣椒等热性刺激性食物，寒症忌寒凉冰冷食物。对于症性不明者，安全可靠的办法是大寒大热的食品不食，或以食之舒适为宜。

多食新鲜蔬菜和水果

许多新鲜的水果和蔬菜不仅含有丰富的维生素、纤维素、微量元素，而且有一定的抗癌作用，如胡萝卜、白菜、青椒、菠菜、香菜、花菜、韭菜、芦笋、蘑菇、香菇、银耳、木耳、柑橘、草莓、番茄、海参、紫菜、芹菜、薏苡仁、山楂、苹果、大枣、甘薯、无花果、猕猴桃、菠萝、蜂蜜等。

食物不宜过分精细

精米精面系精加工食品，所含维生素损失严重且纤维含量低，于健康不利。玉米、小米、豆类可补其不足。粗细混食，平衡益人。

保障纤维素的摄入

纤维素虽无直接营养价值，但却是维持人体健康不可缺少的。丰富的纤维素，能够保持大便通畅，可增加癌细胞毒素及代谢产物的排泄。所以，病人应增加富含纤维素食物的摄入，每天应有一次大便。便秘者可进食花生、核桃、芝麻、蜂蜜之类食品。

增加微量元素的摄入

可零食一些干果类，如核桃、蚕豆、瓜子、花生等，因为其中含有多种微量元素，于抗癌有益。

癌症患者的心理调整

癌症患者往往担心自己的病能否治愈，治疗后能否工作，能否上学等问题。有的人错误地认为癌症是不治之症，因此，虽然妥善治疗，仍非常紧张、恐惧，情绪消极，引起睡眠不好，食欲减退，对一切都不感兴趣。实际上，近几十年国内外医学研究和医疗实践表明，许多癌症病人，尤其是早期和中期病人，是可能治愈的。现在治癌，常常采用综合治疗和中西医结合治疗，疗效比过去有很大提高。即使是晚期癌症，经过合理的治疗，也可以减轻痛苦，延长寿命。因此要树立起战胜癌症的信心，使精神状态由消极化成积极，配合医护人员，调动身体的抗病能力（免疫力），与癌症做斗争。治愈后的癌症病人，是可以继续工作和学习的。

暴怒、悲伤、焦虑等可以引起免疫力的降低，这对于治病是不利的。有一些病人能正确对待疾病，配合医师进行治疗，情绪稳定，与疾病斗争的意志较强，往往比那些被癌症吓得不知所措的病人治疗效果要好得多。如果精神上被摧垮，振作不起来，再好的治疗也难充分显出疗效。情绪可以促使病情加重，也可以促使病情好转。

这里建议病人制订治病或养病的计划，计划要根据病情、体力如何来定，也可随着病情改变修订计划。计划的内容包括作息时间，治疗时间，散步和锻炼身体的时间。有的人可看书、作画、听音乐；有的人可下棋、交谈、写文章；有的可做点工作、做点家务劳动，或学习点什么。这样做能使你每天的生活很充实，日子过得有意义。建议部分患者计划或思考未来生活目标，包括一两件大事。有的人要修房，有的人要种树，有的人要写书或写文章，有的人要安排家里的大事，有的人要学开车等。这些思考会使人热爱生活，与周围人保持正常关系，对防病抗病有积极作用。

做好各年龄段的自我保健

儿童的保健

儿童各年龄期生长发育特点及保健重点

儿童生长发育既是一个连续的过程，又具有一定的阶段性。据此，可将其划分为不同的年龄期。不同的年龄期各具有一定的特点，了解各年龄期的特点有助于正确采取全面的保健措施。

胎儿期

妊娠前8周为胚胎期，第9周到分娩为胎儿期。自孕期28周至出生后1周为围产期。遗传因素、孕期感染、中毒、孕妇营养、心理状态均为影响胎儿发育的因素。孕妇的保健，充分营养供应，预防感染，保持良好的精神状态，定期检查均有助于胎儿的发育。胎儿期的保健措施包括孕妇咨询、孕妇营养、孕妇感染性疾病的防治（如弓形虫、巨细胞病毒、风疹、疱疹病毒以及梅毒等）、高危妊娠的监测及早期处理、胎儿生长的监测及一些遗传性疾病的筛查等。

围产期小儿死亡率约占新生儿死亡率的70%，因此尤其应重视围产期保健，防止胎内感染和早产，必要时进行羊水脱落细胞染色体以及其他生化检查，对某些遗传性疾病和先天性畸形做出产前诊断，并采取相应措施，可减低围产期小儿死亡率。

新生儿期

新生儿期指从胎儿娩出、脐带结扎后至满 28 天。新生儿期是胎儿出生后生理功能进行调节并适应宫外环境的时期，其问题多由于适应不良所引起，如环境过冷，其他如先天性缺陷、早产、畸形等。新生儿期免疫功能不足，皮肤黏膜及其他屏障功能差，易于感染。生长发育快而消化功能差，故开始喂养起即应十分重视逐渐适应其消化功能等。

保健措施：重点是合理喂养，最好选用母乳喂养，保护隔离，预防感染。产妇与新生儿应即刻接触并于数小时内开始哺乳，不仅可以促进母乳分泌，而且对建立母婴感情有重要作用。

婴儿期

其指自出生 28 天至 1 岁，此期以乳类为主食，生长发育迅速，如身长增长 50%，体重增加 200%，头围增加 30%，开始出乳牙，能坐，会爬并开始学走，其生理功能仍在发育中。如此快的生长发育就需要足够的营养供应。婴儿消化功能不足，免疫功能差，易患急性感染性疾病及消化功能紊乱，营养不良等。

保健措施：提供母乳喂养、合理人工喂养，及时添加辅食，有计划地进行各种预防接种，注意预防呼吸道感染，促进正常生长发育。

幼儿期

幼儿期指 1 ~ 3 岁。该期生长发育速度减慢，大脑皮质功能进一步完善，语言表达能力逐渐丰富，模仿性增强，智力发育快，要求增多，能独立行走、活动，见识范围迅速扩大，接触事物增多，但仍缺乏自我识别能力。患感染性疾病及传染病概率多。

保健措施：进行合理喂养并养成良好的饮食及卫生习惯，进行语言训练及早期教育，注意安全护理及预防传染病。

学龄前

其指 3 ~ 6 岁。学龄前期儿童的体格发育速度减慢，智力发育进一步加快，求知欲强，好问，好奇心强，自我控制能力仍差。

保健措施：应重视潜在智力的开发，但应循序渐进，避免强求，以适应其发育速度。应注意供应充分营养及安全护理。

学龄期

其指 6 ~ 12 岁。学龄期儿童除生殖系统以外大部分器官不断发育成熟，脏器功能特别是大脑发育更加完善，记忆力强，智力发育迅速，基本接近成人，机体抵抗力增强，感染性疾病减少，但变态反应性疾病如肾炎、过敏性紫癜等增多，疾病的表现基本上与成人相似。

保健措施：更应重视思想教育，加强体格锻炼，并宜参加适当劳动。

饮食保健

儿童能量需要

1. 基础代谢比成人高，按每日每千克体重计算，1 岁以内约需 220 千焦，12 岁需 176 千焦，7 岁以后与成人相近，需 100 ~ 120 千焦。

2. 活动所需。新生儿只能啼哭、吮奶，这项需要较少，婴儿为 60 ~ 80 千焦，需要量随年龄增长而增加，12 岁时约为 120 千焦。

3. 生长所需。这一部分热能消耗为小儿所特有。所需热量与生长速度成正比，若饮食所供给的热量不足，生长发育即会停顿或迟缓。婴儿此项热量占总热量之 25% ~ 30%。初生数月的婴儿达 160 ~ 200 千焦，1 岁时为 60 千焦。

4. 食物特殊动力作用。婴儿饮食中虽然蛋白质所占比例较成人高，但小儿食物特殊运力作用低，平均为总热量的 6%，与成人相仿。

5. 排泄的消耗。每天摄入的食物不能完全吸收，一部分食物未经消化吸收即排泄于体外，此项热量损失不超过 10%，但腹泻时，此项热量丢失大增。

营养素的需要

人体必需的营养素包括水、蛋白质、脂肪、碳水化合物、维生素、矿物质及微量元素等。

水：水是人类赖以生存的重要条件，儿童处于生长发育时期，新陈代谢旺盛，热量需要多，但肾脏浓缩功能差，因此所需水分相对较多。摄入蛋白质和无机盐多者，水的需要量增加，牛乳中含蛋白质及盐类较多，故婴儿需水量也较多。婴幼儿每日摄入量少于60毫升，即可发生脱水症状。

蛋白质：由于儿童生长发育需要，蛋白质按体重计算需要量比成人高。婴儿饮食中蛋白质含量约占总热量的15%，母乳喂养每日每千克体重需蛋白质2克，牛乳喂养为3.5克，混合喂养为3克。

脂肪：脂肪是供给能量的重要物质，主要来源于乳类、肉类、植物油。婴幼儿饮食中脂肪供给占总热量的35%，每日每千克体重需4～6克，6岁以上为2～3克。

碳水化合物类：其为供给热量的主要来源，其供热量约占总热量的50%，婴儿每日每千克体重需10～12克，儿童需8～12克。食物中糖类过多，发酵过盛，刺激肠蠕动可引起腹泻。

维生素：其为维持正常生长及生理功能所必需的营养素，与酶关系密切，是构成许多辅酶的成分。维生素种类很多，水溶性包括维生素 B_1、维生素 B_2、维生素 B_6、维生素 C 等，在烹饪过程中易损失，体内不能贮存。脂溶性包括维生素 A、维生素 D、维生素 E、维生素 K，吸收后可在体内贮存，过量则易蓄积中毒。造成维生素缺乏的原因除膳食摄入不足外，还可因消化吸收障碍、分解破坏增强、生理需要量增加以及肠道细菌合成障碍引起。其中，维生素 A、维生素 B_1、维生素 B_2、维生素 C、维生素 D、维生素 B_{12}、叶酸等容易发生膳食中含量不足。

微量元素：离子化元素如钙、磷是正常凝血和神经肌肉功能所必需。由于它们是骨骼的重要组成部分，故又称常量元素。必需微量元素具有明显营养作用及生理功能，例如铜、铁、锌、锰、硒、碘、铬等。缺乏后产生特征性生化紊乱、病理改变及疾病。儿童易因微量元素代谢不平衡引起疾病。例如肠病性肢端皮炎是遗传性缺锌病，钢发综合征是遗传性缺铜症，缺碘引起克汀病，缺硒引起克山病，缺铁引起贫血。

饮食安排

儿童胃肠消化功能尚未发育完全，而其营养素需要量相对又高于成人，故如与成年人进食完全相同的食物，可使热能营养素摄入不足。此外，儿童易兴奋，注意力不集中而无心用餐，可使进食量不足；但有时由于活动量时大时小，其进食量也会随之经常有波动，对此则不必为之过虑。儿童模仿能力增加，易受父母饮食习惯影响，偏食、择食。

目前儿童膳食结构普遍存在过分求质求精，出现一些不合理状况，如脂肪多、糖类少，动物蛋白多、植物蛋白少，水果多、蔬菜少等。由此不能获得平衡膳食，一般钙、维生素 A、B 族维生素摄入偏低。一方面应保证儿童有充分户外活动时间，以促进食欲、能摄入必要的营养素，同时在膳食组成及烹调加工方法上要注意调整、改进。

在各类食品中，蔬菜一般最易为儿童所不喜欢，但蔬菜却含有丰富的矿物质、维生素和膳食纤维，不是水果所能替代的。每天应保证 200 ~ 250 克蔬菜供应，其中 1/2 为绿色蔬菜。要注意蔬菜的烹调加工，使之色、香、味俱全而促进食欲，此外不能有太粗硬的纤维，要易于咀嚼。

每日膳食应轮流选用一定量的乳、肉、蛋、豆类等优质蛋白质食物，总量 300 ~ 500 克。纯糖食物不宜多吃，这往往是导致儿童食欲下降的重要原因，并且也易引起龋齿；要避免油炸、油腻、刺激性强的食物。

食物要多样化，鼓励、引导进食各种不同食物，培养儿童不挑食、不偏食的良好饮食习惯。注意饮食定时，除三餐外可以加一次点心。此外还要培养儿童清洁卫生习惯，因为寄生虫病也是造成营养不良的原因之一。

运动保健

儿童运动应遵循的原则

儿童运动应坚持从小开始，一贯坚持，持之以恒的原则。

安排活动的内容必须根据儿童年龄的特点及个体差异，不能强求一律。如体弱儿的运动量不宜过大，过度疲劳反而会使食欲减退、睡眠不安、情绪不愉快等。在活动时如发现孩子有大汗淋漓、面色苍白或绯红等情况，应及时控制活动量，避免带来负面影响。

儿童的运动锻炼应掌握循序渐进的原则，从简到繁，时间由短到长。如婴儿的户外活动从 5 分钟逐渐延长到半小时。活动后孩子若有不适应，不要随便放弃，应查找原因。一般情况下，可缩短活动时间或减少锻炼难度并坚持进行，以使孩子逐渐适应，收到锻炼的效果。

运动后要安静或轻微活动 20 ~ 30 分钟再进餐。由于运动时消耗增多，应供给足够的营养，满足各种营养素及热能的需要。出汗多的孩子可少量喝一点水，否则会因口干舌燥而不愿吃饭，但绝不能喝碱性饮料及过量饮水，否则会中和胃酸或冲淡胃液。锻炼时要及时擦汗，冬季可在内衣里垫块小毛巾，锻炼结束后取出，以免因受凉而发生感冒。

选择适宜的运动项目

儿童运动以身体练习为基本手段，可供选择的运动项目很多，包括跑、跳、投、压等练习；捉迷藏；跳舞、溜滑梯、打秋千等游戏；郊游、拍球、跳绳、骑儿童车、游泳、体操等运动。所有这些运动都以增强体质，娱乐身心为目的。

在选择锻炼项目时，要以儿童的生理特点为基础。要根据孩子的素质需求进行选择，身体哪方面素质欠缺就多锻炼哪方面。不同的运动项目可以产生不同的锻炼效果。如提高速度可选择跑、骑儿童车等项目；增强耐力可选择长时间跑的游戏、游泳、郊游、跳绳等练习；增加力量可选择跳、投等练习；提高灵敏协调能力，可选择跳舞、打秋千、拍球等游戏；提高柔韧性可选择体操、按压等练习。

要使身体得到全面锻炼，应采用多种多样的项目进行锻炼。开始时，可以先从一两个项目入手（要持之以恒），待有了相当基础时，再由少到多、由简入繁、由易到难地逐步增加锻炼项目，在锻炼中还要注意掌握循序渐进以及因人而异的原则。

运动量安排要合理。选择运动项目时，必须科学掌握运动量，如果运动量太小，对身体锻炼的效果就不大；而运动量过大，又没有节奏，则身体健康也会受到不良影响。

儿童运动功能的发育与家庭生活状态有很大关系。有些有老人的家庭，总担心让孩子随便玩有危险，因此管束太多，保护过度，从而使孩子无法自由、尽情地玩。这样做限制了孩子自身能力的发挥，不利于孩子智力和体能的发展。

防治儿童常见疾病

小儿肥胖症

小儿肥胖症是指能量摄入大于消耗，导致体内脂肪过度堆积造成的疾病。一般认为体重超过身高标准体重平均值20%即可称肥胖。肥胖特别容易发生于1岁以内，5~6岁及青少年。肥胖分单纯性肥胖及继发性肥胖，后者是由内分泌、遗传或脑疾病引起。小儿肥胖症大多属于单纯性肥胖。小儿肥胖症与成人肥胖症、冠心病、高血压、糖尿病等有一定关联，所以应该及早加以预防。

应该避免过量饮食。要转变认为"孩子长得越胖越健康"的观念，从婴幼儿期就应注意避免摄食过量。儿童不宜吃过多的淀粉类食品、油炸食品和甜食，多吃蔬菜水果。儿童应均衡饮食，不宜一顿饭吃得过多。

儿童要经常从事体力活动。婴儿时期就可以开始做保健操。儿童看电视的时间不要过多，鼓励多活动。

小儿营养不良

营养不良是一种慢性营养缺乏症，大多因能量和（或）蛋白质不足引起。在发展中国家、贫困地区发病率较高，但在经济发达的城市也不少见。其往往是由喂养不当或疾病导致。

营养不良一般可分为急性和慢性。急性者常伴有水、电解质紊乱。慢性者常伴有多种营养素缺乏。本病可引起严重并发症，如营养性贫血、各种维生素缺乏、感染、自发性低血糖等。而且如果患儿生长发育广泛受损，智力及生理发育迟缓，这可能是永久性的。婴儿营养不良时间越早，其远期影响越大。尤其是知觉和抽象思维能力缺陷。故营养不良重在预防，一旦发病要积极治疗。

为预防小儿营养不良，婴儿期应采用母乳喂养，尤其是早产儿及出生低体重儿。孩子断奶一般在1岁左右，但在炎热夏天或寒冷冬天，或是患病初愈都不宜断奶。对母乳不足及无母乳者，应采取合理的喂养或人工喂养。随着年龄的增长，应补充各种食物，以补充不足的营养素，如各种维生素及矿物质，尤其是应补充优质蛋白质。

从小安排良好的生活制度。保证小儿充足睡眠，纠正不良饮食和卫生习惯，适当安排户外活动、锻炼身体以增进食欲，提高消化能力。

锌缺乏症

我国人民的膳食结构是以谷类食物主，在谷类食物中锌的生物利用率很低，仅为20%～40%，如果儿童多吃精制食品，其中锌的含量丢失过多，更易导致锌缺乏症。

坚持平衡膳食是预防缺锌的主要措施，一般说来母乳，尤其初乳中含锌最丰富，故提倡母乳喂养对预防缺锌具有重要的意义。动物性食物不仅含锌丰富，而且利用率较高，坚果类含锌也不低。

百日咳

百日咳是由百日咳杆菌引起的一种呼吸道传染病。病初很像感冒，打喷嚏、咳嗽、有点低热。3～4天后咳嗽越来越重，且一声接一声，使病人不能吸气，面红耳赤、口唇发紫，憋得满头是汗。咳嗽一定次数后，随着长长的吸气发出像鸡鸣的声音，这种咳嗽叫

"痉咳"。每次痉咳后往往伴有呕吐，吐出大量稠黏痰，夜间尤为严重。咳得厉害时眼睛、鼻子出血，眼皮也肿起来。百日咳的病程不一定是 100 天，短的几天，长的两个月，一般 4 ~ 6 周。如果不发生肺炎或脑炎，不至于有生命危险。

如果孩子患了百日咳，在家护理时，居室要注意开窗通风，保持空气新鲜和阳光充足。室内不要有人吸烟。对患儿应态度和蔼，可以与其一起做游戏，讲故事转移注意力，减少痉咳次数。如不发热，可以到室外散步。饮食宜消化，少食多餐，吐了还要再吃。许多中药及验方有一定疗效，如鸡苦胆汁加白糖：1 ~ 7 岁孩子每次半个到 2 个苦胆，每天 2 次，连服 2 周以上（如无鸡苦胆可用猪胆代替，一个猪胆相当 5 ~ 6 个鸡胆）。此外，针灸也有一定疗效。百日咳预防办法与其他呼吸道传染病差不多，百日咳需要接受疫苗。按时、足量、全程接种百日破联合疫苗，可以起到预防作用。

急性扁桃体炎

急性扁桃体炎是小儿常见病，是急性咽炎的一部分。儿童的扁桃体很娇嫩，抵御病菌的能力较差，因此容易发生扁桃体炎。患病时有发热、咽痛，扁桃体充血肿胀，表面有白色或黄色分泌物，因咽痛可影响进食。由乙型链球菌引起的急性扁桃体炎还可引起一些并发症，如风湿病、急性肾炎等。急性扁桃炎本身并不严重，及时使用抗生素治疗 1 周左右即可恢复健康。但对所引起的并发症的治疗就比较复杂，并会给患儿的健康、学习生活等造成长期不良影响，所以患急性扁桃体炎时要积极防治。

急性扁桃体炎一般并不可怕，只要做个白细胞计数，估计是细菌感染时，及时使用抗生素（常用青霉素）治疗即可痊愈。

小儿肺炎

小儿肺炎主要是指婴幼儿常得的支气管肺炎。引起小儿肺炎的病原估计 1/3 为病毒；1/3 为细菌；另 1/3 为细菌与病毒以外的病原引起。小儿肺炎常常发生在上呼吸道感染如伤风感冒或者咽炎后，也可能在患麻疹、百日咳等病之后合并肺炎。小儿肺炎多为急起发病，主要症状为发热、咳嗽、睡眠不安，或见轻度腹泻、胃口不开、恶心呕吐。以后突然出现气紧、鼻扇，严重的口周青紫、心率增快，或见嗜睡神迷，或见烦躁不安，肺部可以听到中、小水泡音。

要降低小儿肺炎的发病率，关键在于预防。平时要注意孩子合理的营养和锻炼，提供合理的饮食，防止营养不良和饮食失调，供给充足的维生素和必需的蛋白质，以保证孩子的正常营养和发育，增强孩子的抵抗力，防止病原菌的侵入。在流感及呼吸道感染流行时，应对居住环境进行消毒，可用乳酸或质量浓度 2 克 / 升漂白粉溶液喷雾，有杀灭空气中存在的病毒的作用，也可用食醋熏蒸，用量每立方米空间用 200 克醋，加水一倍，晚上睡前关闭门窗后加热熏蒸 1 小时，每日 1 次，连续 3 ~ 5 天。天气骤变或进出空调室时，应注意孩子衣服的增减，避免受凉诱发肺炎。

小儿秋季腹泻

秋季腹泻是一种轮状病毒感染性肠炎。多发生在 6 个月至 2 岁的婴幼儿，腹泻之前常常有 1 ~ 2 天发热，咳嗽和流涕，接着出现像高压自来水样喷射而出的腹泻，一天拉 10 多次，严重的拉 30 ~ 40 次。拉出的大便很像蛋花汤，稀水中漂浮着片片白色或黄色粪质。孩子口渴，见水就饮，但喝下去后很快又拉了出来。

秋季腹泻是一种自限性疾病，一般无特效药治疗，就是说，即使不治疗，多数病孩在 1 周左右也会自然止泻。问题在于当严重腹泻时，若医治护理不周，孩子出现脱水，其后果就比较严重。脱水程度可分为 3 度：轻度脱水表现为精神稍差，皮肤稍干燥，眼窝、囟门凹陷，口唇稍干，排尿量稍少，哭有泪；中度脱水时患儿精神萎靡不振或烦躁不安，皮肤干燥，眼窝、囟门凹陷，口干舌燥，尿量明显减少，哭少泪；重度脱水则患儿精神极差，昏睡甚至昏迷，皮肤干燥，捏起皮肤皱褶不易展平，眼窝、囟门明显凹陷，眼闭不合，两眼凝视，哭无泪，口唇极干燥，手足发冷，血压下降。轻度脱水可用口服补液来纠正，中度脱水必须在医院里由医生护士监护下补液，重度脱水必须立即抢救。

口服补液不仅可以补充液体，而且还有减少大便次和量的作用。一般用法是从医院取回口服补液盐后，按医生嘱咐在一定的时间内喝完，只要小孩不呕吐，即可纠正轻、中度脱水。若在离医院远的偏远地区备有几包口服补液盐，遇脱水病人（即使是重度脱水），先予几杯口服，或一边送医院一边口服。

青少年的保健

了解青春期身体发育的特点

青春发育期是指儿童向成人过渡的发育阶段，是以性发育、性成熟为特征的身心全面发育的一个重要时期。其一般是指 10 ～ 19 岁这一年龄段。

在青春发育期，躯体、形态功能、生理生化、内分泌等，均会发生巨大的变化。特别是生殖系统在这以前几乎没有什么发育，而在青春期里，性器官迅速发育，第二性征形成，女孩开始出现月经，男孩可以出现遗精。具体来说，主要有以下几方面的内容。

全身发育迅速

随着青春期的到来，全身发育迅速，逐渐成熟起来。由于骨骼和肌肉发育较快，身高和体重迅速增加。青春期男孩身高平均每年可增长 7 ～ 9 厘米；女孩身高增长 5 ～ 7 厘米。身高、体重、肩宽等各项发育指标的均值随年龄上升而逐渐增高。男孩各项指标的发育水平均超过同年龄女孩，以后男女差距继续增加，以致男孩从18 岁起身高、体重、肩宽的绝对值超过女孩达到更高的水平。其他形态指标，如胸围、上臂围、小腿围等，男孩也都高于女孩。最后形成男性身体高大，体格粗壮，肌肉发达，肩宽盆窄；女性则身材矮小，肩窄盆宽，皮下脂肪丰满，呈现出男女显著不同的体态特点。

生殖器官的发育明显

性腺发育与性激素分泌的逐渐增加，使生殖器各部有了明显的变化，这是第一性征。男性阴茎增长、增粗，阴茎头突出，睾丸、阴囊下垂，睾丸开始产生精子。女性外生殖器从幼稚型变为成人型，阴阜隆起，大阴唇变肥厚，小阴唇变大且有色素沉着；阴道的长度和宽度增加，阴道黏膜变厚，出现皱襞，子宫增大，尤其子宫体明显增大，占子宫全长的2/3；输卵管变粗，弯曲度减少，卵巢增大，皮质内有着不同发育阶段的卵泡，使表面稍有不平。

第二性征出现

由于性腺活动增强，性激素分泌增多，青少年逐渐出现第二性征。男性表现为阴部和腋下生毛，长出胡须，喉结突出，变音.声音浑厚低沉。女性声调变高，乳房发育丰满而隆起呈半球状，出现腋毛和阴毛，臀部、骨盆变圆变宽，胸、肩部的皮下脂肪增多，显示了女性特有的体态。

女孩月经来潮，男孩出现遗精

月经初潮是女子青春期开始的一个重要标志，一般发生在10～18岁。初潮年龄可早可晚，和生活水平、营养状况等有相应关系。总的趋势是伴随生长发育上的长期加速，月经初潮年龄不断提前。开始时，由于卵巢功能尚不稳定，初潮后月经周期也无一定规律，初潮后1～3年内无排卵均属正常。男子在青春期里开始发生遗精。遗精是一种正常的生理现象。首次遗精的年龄大致在14～16岁，一般比女性月经初潮晚2年。初次遗精多在夏季，精液中可能没有成熟的精子。

男女功能上的特点

青春期内，心率和呼吸频率随年龄增加而下降；肺活量则随年龄增加而增加，这是因为伴随身体发育的同时，心肺功能相应增强。血压无论是收缩压，还是舒张压、脉压均随年龄增加而增加。

青春期的心理误区

步入青春期后的青少年，身心健康趋于定型。青春期是他们走向成年的过渡阶段，亦是性意识萌发和发展的时期。但是他们的心理发展和生理发育往往不同步，具有半成熟、半幼稚的特点。因而，在心理素质发展的关键阶段，容易产生心理失误，甚至心理滑坡，应该引起重视。

好奇、好胜、片面的虚荣心理

随着生理上的发育和社会接触面的扩大，青少年自尊心亦与日俱增。然而，这种自尊容易被追求虚荣所扭曲。例如，用片面的虚荣去满足自己某种好奇、好胜及自我表现的心理欲望。比如，青少年吸烟、喝酒，是为了使自己像个大人，容易交到朋友，更显得轻松、潇洒，还有好胜和所谓的"心理叛逆性（亦称逆反心理）"。有的女孩子过分追求穿戴打扮，这种不良心理若任其发展，就有可能走入歧途。

对精神文化生活的不满心理

有此心理者以农村和边远地区的青少年为多。他们认为自己的现实生活与书本、影视中的生活方式差距甚大，文化生活内容贫乏，或是被日益沉重的学习负担压得喘不过气来，无暇享受文化生活的乐趣等。枯燥而单调的生活满足不了他们对精神文化的需求，产生不满或厌倦心理。为了充实自己的精神生活，他们就会盲目去社会上寻求精神刺激和所谓的欢乐。

不成熟的恋爱心理

由于机体的发育，心理活动的发展以及客观环境等影响，青少年逐渐产生了对异性的爱慕，求偶心理开始萌发。但他们受知识结构、认识水平和生活阅历所限，对爱情的认识尚是肤浅而朦胧的，因而显得幼稚和不成熟。

性神秘和性冲动心理

进入青春期之后的青少年，由于性功能的迅速发育和趋于成熟，产生了对性知识的兴趣，但由于青春期性教育开展的相对滞后或其他原因，他们中相当一部分人存在一定的性神秘性愚昧心理。在这种心理和上述不成熟的恋爱心理驱使下，往往对性道德、性文明缺乏足够的认识，以致控制不住外界不良因素的诱惑。

贬低自己的自卑心理

自卑是青少年性格发展过程中的一种缺陷，他们贬低自己的能力和品质，同时伴有一些特殊的情绪体验，诸如羞怯、内疚、自责等。自卑心理往往会影响人际关系，从而又反过来加深自卑感。大量事实说明，考试分数经常偏低，留级，经常挨批评，甚至长相、身材不符合社会审美标准等，都可能成为产生自卑心理的原因。自卑心理极易造成青少年自暴自弃，不求上进。

是非曲直的模糊心理

青少年大多涉世不深，阅历较浅，容易产生是非观念上的模糊心理。加上有的家长或教师采取封闭式的教育方式，致使青少年产生种种逆反心理，甚至误入歧途。

青春期情绪的调整

根据中学生青春期生理变化和心理意识的变化，教师、家长在这一时期可采取以下几点措施，对中学生的情绪进行调整，培养他们积极向上的情绪和心理。

1. 对中学生进行适当的心理健康和心理卫生教育，使他们正确地认识第二性特征的出现是青春期生理发展的必然趋势，是客观存在的，不必大惊小怪。减少其心理上的神秘感，树立良好的道德行为。成人要关心、照顾他们的生活和学习，让他们保证足够的睡眠。因为睡眠不足会导致记忆力衰退，注意力降低，精神疲惫，情绪低落。

2. 积极组织中学生参加各种丰富多彩的活动。充分发挥他们的特长，转移一下注意力，调动学生的思维方式和生活方式，把他们的苦闷、焦虑、烦恼转移到其他活动中去。这样，既陶冶了他们的情操，又培养了积极向上的乐观情绪，有利于中学生身心和谐发展。

3. 对犯错误的中学生，教师、家长要巧妙疏导、循循善诱，对其缺点错误不要直接批评。寻找他们闪光的地方，消除他们的怀疑和对立情绪，减轻他们的逆反心理，避免情绪上的大起大落。还可以采用心理咨询的方式，辅助治疗，来培养他们的健康情绪。

4. 不断提高他们的认识水平，发展他们的自我控制能力、自我适应能力，用他们自己的理智来战胜焦虑不安的情绪，预防某些心理障碍和心理疾病的发生。在日常生活学习中，可以用名人、榜样加以暗示，用语言诱导进行有意识的调节控制，使其放慢节奏，减少冲动，达到稳定情绪的目的。

青春期逆反心理的调适

青少年的逆反心理越来越引起社会的关注，它的形成是多种因素共同作用的结果。以下是对逆反心理的调适方法。

与孩子保持平等的关系

有些家长受传统观念的影响较深，常常以长辈自居，习惯于对孩子发号施令，要求孩子对自己唯命是从，稍有些异议，便采取高压政策。但是孩子在一天天长大，已经开始有了自己的想法，不会简单地服从和遵守家长的命令，当他认为自己对的时候会坚持己见。因此，家长必须改变原有的做法，把自己放在和孩子平等的地位上，像对待朋友一样与孩子沟通。

遇到事情时，应当多听听孩子的意见和想法，和他一起探讨解决问题的办法，如果孩子说的确实有道理，家长应该积极地采纳并做一番表扬，即使观点不正确，家长也不能训斥、贬低或嘲笑，而应当耐心地启发，给他摆事实讲道理，让他明白为什么应当这样做而不能那样做，以使孩子在心里服气。

冷静处理孩子的逆反

孩子一般不太懂得控制自己，当他对大人的管教不服气时，可能会有过激的言语和行动，这时家长千万不要跟着孩子一起急，要想办法控制住孩子的情绪，可以先把事情暂时放一放，让孩子出去玩一会儿，或者待在房间里做自己喜欢做的事，等到孩子心平气和之后再来和他说道理。此时家长的批评，他愿意听而且也听得进去，而孩子正在火头上的时候即使家长说的全是真理，他也不买账，还会故意反驳；另外，当孩子顶嘴时，家长即使是再不满也要保持冷静，要控制住自己的情绪，不能火冒三丈，甚至对孩子拳脚相加，因为这样做不但无助于问题的解决，反而会使得双方的情绪

家庭健康医疗实用大百科

更加对立，父子矛盾或母子矛盾也跟着激化和升级，最终孩子会记恨父母，个性强的孩子还可能会离家出走。

给孩子选择的权利

家长在教育孩子时应当把握重要的问题，要给孩子选择的权利。让孩子在不违反原则、不超越界限的基础上自己决定自己的事情。

家长绝对不要对孩子管得过宽过死，这样孩子会觉得家长对自己不信任、不尊重，自主权被剥夺了，老是在受家长的控制，为了摆脱束缚争取自由，孩子就有可能与家长对着干，不管是对的还是错的，合理的还是不合理的，只要是父母提出的要求，他都一概予以反对。

为了使孩子的逆反状况有所改变，家长应当从改变自己做起，对于孩子的所作所为，先不要急于干涉，而是要先反问一下自己，"这对于孩子要紧不要紧？"如果是对于健康成长和发育并无大碍的事情，尽管由他去好了，比如，孩子习惯于晚睡晚起，只要他上学不迟到就可以；孩子偏爱打篮球而不愿早起跑步，只要他能够经常锻炼身体就可以。

其次，在希望孩子做某件事的时候，也要尽量给孩子多些选择，比如，天气转凉想让他加件外套，可以让他在夹克衫和运动服之间选一样；孩子偏食不爱吃绿叶菜，可以让他在菠菜和小白菜之间选一样。

批评孩子要把握好分寸

不讲方式、不分场合地批评，犯了一个错误就把他过去的种种不是全都翻出来，随意地贬低和挖苦，教训时连同他的人格一起做出批判，这些是许多家长的通病，也最容易引起孩子的逆反。

当着外人的面批评，孩子会觉得家长一点面子都不给自己留，搞得自己在大庭广众之下丢尽了人，心中的怨气和愤恨自然溢于言表。

不就事论事地批评，孩子会觉得家长对自己不公平，明明只是一件事做错了，可在家长眼里自己好像就从来没有做对过一样，把自己看得如此一钱不值，心里的委屈自然也要发泄发泄。

贬低、挖苦和批判人格，都会使孩子的自尊心受到伤害，为了保护自己他会不甘心认错，从而与家长对抗。所以，要想减少孩子的对立情绪，家长不能滥用批判。

批评孩子前先要弄清事情的原委，要分清场合，注意方法，不要把孩子说的一无是处，更不要贬低孩子的人格；同时要考虑到孩子的情绪，不要在孩子心情烦躁的时候对他说三道四。

最后有一点很重要，好孩子都是夸出来的，对孩子要多些表扬少些责怪，要经常想想他的长处，关注他的点滴进步，孩子平时受到的表扬和鼓励多了，犯错误时也会更容易接受家长的批评。

不得忽视青春期的性健康

青春期的性健康很大程度上取决于性教育。青春期的性教育不仅是生理卫生、德育、伦理教育，还包括性道德、性审美、性心理卫生等更丰富的内容。因此，应把青春期性教育视为一项长期、必要的工作开展下去，学校、家庭、社会共同协调，破除"性神秘"。

青少年性教育

近年来在青少年中，由早恋引发的各种问题已相当严重，涉及争风吃醋甚至怀孕堕胎，有些学生因早恋旷课，严重者还会产生某种心理变态或疾病，更有甚者导致轻生或走上性犯罪道路。

针对上述情况，学校和家长应该结合生活中发生的典型事例，向青少年讲述未婚同居、早孕人流的后果，它不仅严重影响心理健康，还可能导致盆腔炎、子宫内膜异位症、婚后不孕症、宫外孕、前置胎盘、产后出血等并发症，让他们从思想上提高警惕，以顺利度过青春期。

另外还要注意的是，目前性病在我国呈流行趋势，病原体多种多样，传染性强，并能引起各种并发症与后遗症，对人们的身心健康和家庭、社会构成了严重的威胁，不仅对病人的全身脏器造成损害，还可以通过胎盘传给胎儿，造成流产、死产、畸形儿，而导致人口素质的降低。

青少年不仅要知道淋病、梅毒、尖锐湿疣，还要了解艾滋病的知识，明白性病传播途径主要是通过不洁的性生活、静脉注射毒品、输血、体液接触传播。在今后的人生道路上要洁身自好，不要图一时快乐，给自己造成终身后悔。在与性病患者交往时，学会保护自己，但也不能歧视患者。

提倡男女交往，但要把握尺度

从心理、生理、社会、个人发展等各方面来看，青少年正常的异性交往是必要的，而且对其健康成长是有益处的。

智力上的取长补短

男女生之间的智力是没有高低之分的，但类型却有不同。例如，女生具体形象思维能力较强，男生则较擅长于抽象逻辑思维；女生在作文的描述和词汇的运用上略占上风，但在立意和构思方面却略显不足；男生在数学推理和解题的灵活性上稍占优势，但基本功有的就不够扎实；女生在语言能力方面优于男生，男生在空间能力上比女生强；在运动技能方面，男生的力量、速度、协调性优于女生，而女生在手指的灵敏度、精细动作方面又胜过男生。因此男女生在一起相互学习可以取长补短，提高自己的智力活动水平和学习效率。

潜能的激励和发展

我们都曾有这样的体验：在组织学生活动时，有异性参加的活动，较之只有同性参加的活动来看，学生的活动积极性会更高，玩得更起劲。这就是心理学上的"异性效应"。当有异性参加活动时，异性间心理接近的需要就得到了满足，于是彼此间就获得了不同的愉悦感，激发其内在的积极性和创造力。

性格的培育和发展

在生活实践当中，交往范围广泛，既有同性知己，又有异性朋友的人，比那些少有朋友，或只有同性朋友的人的个性发展更完善，情绪波动小，情感体验丰富，自制力较强，心理健康水平较高，容易形成积极乐观、开朗豁达的性格。这主要是因为性别不同，个性的差异较大，因此不同的个性可以相互补充。

情感的交流利于心理平衡

男女生的情感特点是有差异的，女生的情感比较细腻温和，富有同情心，有使人宁静的力量，这样，男生的苦恼和挫折感可以在平和的心绪和同情的目光中找到安慰；而男生情感外露，粗犷、热烈而有力，可以消除女生的愁苦和疑惑。双方情感的交流，可以使双方感受到温暖，达到某种程度上的心理平衡。

增进性心理健康

男女生的交往，可满足青少年的心理需求，达到性心理平衡。如果缺乏异性交往，则可出现性适应不良的现象，容易陷入性心理误区。而健康的异性交往，则有助于消除一些性变态心理的产生。

中年人的自我保健

人人都有更年期，女性的更年期比男性的更年期更明显一点。了解一些更年期的知识对于预防身体疾病，平安度过更年期有很重要的作用。

认识更年期综合征

更年期综合征是指妇女在绝经期或其后，因卵巢功能逐渐衰退或丧失，以致雌激素水平下降所引起的以自主神经功能紊乱代谢障碍为主的一系列综合征。更年期综合征多发生于45～55岁，一般在绝经过渡期月经紊乱时，这些症状已经开始出现，可持续至绝经后2～3年，仅少数人到绝经后5～10年症状才能减轻或消失。

更年期是每个妇女必然要经历的阶段，但每人所表现的症状轻重不等，时间久暂不一，轻的可以安然无恙，重的可以影响工作和生活，甚至会发展成为更年期疾病。其短的几个月，长的可延续几年。更年期综合征虽然表现为许多症状，但它的本质却是一样的，即妇女在一生中必然要经历的一个内分泌变化的过程。

女性更年期综合征的表现

月经紊乱

月经紊乱是更年期妇女最普遍、最突出的表现。月经经常延

　　　　　　家庭健康医疗实用大百科

迟，甚至几个月才来潮一次，经量也逐渐减少。当雌激素越来越少，已不能引起子宫内膜变化时，月经就停止了，称为绝经。

阵热潮红

阵热潮红是更年期主要特征之一，部分妇女在更年期内由于雌激素的水平下降，血中钙水平也有所下降，会有一阵阵地发热、脸红、出汗，伴有头晕、心慌，持续时间为一两分钟或 12 ~ 15 分钟不等。

神经、精神障碍

有的妇女血压上下波动较明显，可能伴有情绪不稳定，易激动，性格变化，记忆力减退等。

心血管及脂代谢障碍

可能会导致出现冠心病、糖尿病。

运动系统退化

会导致出现腰、背四肢疼痛，部分妇女出现肩周炎、颈椎病。

妇女在更年期虽然常出现上述症状，但它们既不是器质性疾病，也不是不可克服的或一旦出现就永久存在的病理状态。更年期是一个内分泌改变的转折期，不同人对此自然有不同的反应。有人认识到更年期的一些变化，特别是绝经，是必然的过程，应泰然处之，将它作为生活的一部分来接受，不感到任何负担或忧虑，亦不产生任何症状，很安稳地进入老年期。

女性应积极做好更年期保健

更年期虽然是女性的自然生理过程，但更年期症状却因人而异，有的妇女症状较严重，有的病症较轻。更年期妇女如果能注意保健，许多不适症状就可能改善。

饮食调整能缓解更年期症状

女性进入更年期以后，首先要注意按时按量用餐；其次应注意均衡营养，不要偏食，要粗细食搭配以保证蛋白质、维生素和无机盐的摄入量，并适当摄入一些乳类、蛋类、大豆制品、新鲜蔬菜、水果及鱼类、海菜等。

由于更年期妇女内分泌发生变化，使摄食中枢系统失调，又因为活动量减少，体内消耗热能也随之减少，易造成热量过多而诱发肥胖，因而更年期妇女特别容易发福，所以，一定要减少高脂肪食物和糖类的摄取，少吃肉类，适当控制脂肪摄入量，特别是少吃肥肉等富含饱和脂肪酸和胆固醇的食物，改吃各种鱼类和植物油。

针对更年期体内雌性激素水平下降，容易发生骨质疏松的现象，更年期妇女要经常食用含钙高的食品，最宜多吃豆类制品。

为减少恶性肿瘤的发病，更年期妇女要多吃蔬菜、水果，多饮水，摄取足够的含 B 族维生素的食物，如玉米、菠菜、大蒜和苹果、菠萝等，以起到降脂作用；少喝咖啡、酒和浓茶，少吃甜食，每天盐的食用量最好不多于 10 克。

更年期妇女常见病可分为肾阳虚、肾阴虚、肝气郁结 3 种，主要症状有怕冷、腰酸、头晕、耳鸣、血压高、乳房胀痛、烦躁易怒等，所以饮食应以补肾为本，特别是补肾阴，同时，更年期妇女容易发生心烦、潮热等自主神经系统不稳定症状，饮食中应注意健脾、养心，多吃枸杞子、莲子粥、大枣、金针菇、黑木耳等食品，忌吃辛辣刺激的食品。

积极预防更年期引起的其他病症

预防更年期精神病：妇女到了绝经期前后，由于女性激素水平的下降，常会发生一些神经精神症状，其中以抑郁症和妄想最为突出。

有的女性遭受过重大的心理打击，心理承受能力不足或因遗传原因会患更年期抑郁症。其早期可表现类似神经衰弱的症状，如失眠、焦虑等，逐渐加重后失去自知力。其中焦虑是突出的症状之一。如有的更年期妇女担心自己患了严重的"冠心病"，要求家人准备好急救措施。有的人有"恐癌症"，乳房摸到小肿块，要求医生开刀治"乳腺癌"等。患了更年期抑郁症的妇女必须及早到医院对症调治，以免延误病情。

预防更年期皮肤老化：进入更年期后，女性因雌性激素的减少出现脸部潮红及瘙痒等症状，皮肤失去光泽和弹性，显得松弛、粗糙，脸上及手上出现各种深深浅浅的色素斑。针对这种情况，避免日积月累的日光照射是延缓老化最具体有效的方法。

在日常生活中，均衡地摄取各种营养素及含天然植物性荷尔蒙的豆类蛋白、减少食用动物性脂肪、多吃蔬菜水果及补充适量维生素、适度运动以维持理想的体重、充足的睡眠和规律的生活、减少情绪不安及压力、避免烟酒等刺激物，都可以使皮肤的新陈代谢维持较好的状态。

预防更年期心理疾病：更年期妇女生理上不可避免地出现某些衰退迹象。与此同时，她们在家庭生活和社会生活中的作用和地位也悄悄地发生了变化。所以，平时不仅要注意身体的健康状况，也应注意精神调养，及时发泄不良情绪，对朋友或亲人诉说郁闷，争取关心和体谅，对信任的医生讲清自己身体和心理上的不适以求得帮助。把想不通的事闷在心里是最不明智的做法。

让男性平安度过更年期

男性更年期症状虽然没有女性更年期那么明显，但是它也困扰着许多人。

男性也有更年期

男性也有更年期心理异常？医学专家的回答是肯定的，只不过男性更年期心理异常较女性出现得晚，发生率也较低，而且由于男性更年期性功能的变化没有女性那么明显，因此男性更年期的心理异常问题一直没有被人们重视。其实，和女性一样，男性更年期也会因种种原因产生心理异常。

男子更年期症状具体表现在心境和情绪变化方面，如出现抑郁、忧愁、易疲劳、易被激怒、烦躁不安、神经过敏、多愁善感、孤独和失眠等。与女性一样，这些症状进一步发展，可成为抑郁型精神病。即使不出现更年期精神病，更年期综合征的某些症状也会给他们的日常工作、生活及交往带来许多麻烦，使许多更年期男子经常与配偶、子女及同事发生冲突，甚至与配偶离婚。

更年期男子的身体各方面的功能和状况虽不如前，却不像人们所想象的那样差。就拿引起一系列连续反应的性功能衰退来说，尽管更年期男子的性功能衰退了，性欲降低了，但并没有完全消失。调查表明，即使到了老年期，仍有 65% 的人表示有性欲。

性的功能如此，身体的其他功能也同样。因此，应当纠正对更年期男子身体功能的某些不正确的看法，同时做好预防。

1. 更年期男子及其配偶、子女都要懂得并理解男子更年期的身体功能特征。

2. 保持情绪的稳定，消除不必要的紧张，搞好与儿女、配偶及其他成员的关系，这是保证更年期男子心理正常的必要条件。

3. 多参加一些活动量不大的体育活动，如散步、慢跑、打门球、下象棋、打太极拳等；合理安排饮食和作息时间，做到张弛有度，这是顺利度过更年期的必要保证。

4. 社会要理解更年期男子的实际情况，特别是后辈，不仅要尊重长辈，还要对他们出现的心理异常表示谅解。只要做到这些，男子更年期综合征是完全可以预防的。

男性更年期的自我保健

男性进入更年期阶段，要保证全面的营养。应常吃鱼、肉以补充氨基酸；山药、芝麻、豆豉等对前列腺有益；富含维生素 C 的食物对骨骼、牙齿有利；胡萝卜、茼蒿等富含胡萝卜素，可以抗癌。

一些营养专家还指出，男性进入更年期时，每天可多吃 5 种食物：薏仁、黄豆、山药、牛蒡及蜂王浆等。其中薏仁和山药可加上地瓜等煮成粥，作为每日早餐。每天早上喝一杯蜂王浆，加上花粉、蜂蜜调味。

每天坚持适当的体育锻炼。运动有助于健康，但要遵守科学性，循序渐进，量力而行。

起居有时，劳逸有度。生活要有规律，衣物增减要适应四时的变化。

适宜的性生活。适度、愉快的性生活，有益长寿、健康。

适应社会、适应环境。社会与环境不因人们生理、心理的变化而改变，要学会适应社会现状、周围环境，遇事冷静，有益健康。

如果你出现了更年期症状，不要着急，最好进行全面的健康检查，以期早期发现；一旦确诊为男性更年期综合征，可以对症下药。中药在改善更年期症状方面效果显著且不良反应少。六味地黄丸、补中益气汤、芍药甘草汤等都可以在医生指导下使用。

老年人的自我保健

老年人的身体器官虽不及青壮年时健壮，但只要掌握必要的知识，进行合理的自我保健，完全有可能益寿延年。

老年人的身体特点

脂肪蓄积，血脂上升：老年人新陈代谢减慢，加上活动量较少，需要的热量也较低，此时如果摄取过量餐点，体内会因积存过多的热量而肥胖。老年人体内总血脂也随年龄增加而增加，其中主要是总胆固醇量增加，甘油三酯也明显增加。

骨质密度降低

40 岁以后人体骨密度逐渐降低，老年以后骨胶质减少，钙含量降低，导致质疏松，容易发生骨折。据统计，我国 60 岁以上老人骨质疏松症的患病率为 24.6%。

蛋白质合成速度减慢

老年人体内蛋白质合成与分解速度明显低于年轻人，容易出现血液中蛋白含量降低，发生水肿和营养性贫血；在受到创伤或感染时，痊愈及恢复得缓慢。

生理功能逐渐衰退

老年人代谢减慢，各器官随年龄和体内自由基伤害的增加而衰退，免疫功能下降，对外界和体内环境改变的适应能力减低，体力下降。

老年人的健身之道

老年人选择健身方法必须根据每个人的实际情况，如年龄、性别、体质、健康状况和本人的兴趣爱好来进行。这些健身方法的基本特点应是：简便易学、运动量不宜过大、不过分剧烈、不过分弯腰低头、有保健作用、对老年人机体无害。

散步和爬楼梯

俗话说："人老腿先衰。"为了延缓衰老，老年人应尽量多步行，以锻炼腿部和腰背肌肉，改善肌肉和骨的血液循环，减少骨质疏松的发生；同时步行还能锻炼呼吸、循环系统功能。

身体状况较好的老年人可以进行爬楼梯锻炼，但要注意一些问题。

1. 劳逸结合。每登 1 ～ 2 层后在楼梯平台上稍做休息，待心跳、呼吸平稳后再继续向上爬。

2. 登楼时要量力而行，切忌过快或过劳。

3. 注意安全。脚到眼到，脚踏实地，不可分心，以免发生意外。

打太极拳

太极拳是非常受老年人欢迎的一种运动。它动作平缓，简便易掌握。其动中有静，静中有动，刚柔相济，虚实结合。常打太极拳能够强筋骨、利关节、益气、养神、通经脉、行气血，对很多系统的慢性疾病都有辅助治疗的作用。常练可以祛病强身。

玩健身球

健身球有山核桃的、象牙的，也有玉石的或不锈钢的。老年人漫步街头，或乘凉聊天时，单手甚至双手练健身球，潇洒自如，悠闲安适，堪称一景。小小健身球，作用可不小。据报道，手指的功能和大脑密切相关。经常频繁活动手指的钢琴家、书法家、画家以及常编织毛衣或绣花的妇女，很少有人发生脑萎缩或老年性痴呆。玩健身球不但可以健脑，而且有助于开发双侧大脑功能。大多数人惯用右手，左脑明显比右脑发达。如果特意用左手玩健身球，有益于右脑功能的开发，使老年人动作更加协调。此外，玩健身球还能锻炼掌指和手臂的肌肉，改善手指的末梢血循环，按摩手部穴位，增强很多内脏的功能。

老年人的保健按摩

干洗脸

两手掌心相搓，搓热后像洗脸那样反复摩擦脸部，先顺时针，后逆时针，直至脸部发热。

抓头

两手五指分开放在头两侧，像梳头那样从前向后，从外向内梳抓头皮。

擦颈项

两手掌心搓热后，放在颈后部来回揉擦，直至颈项部皮肤发热。

捏拿肩

一手放在对侧肩部，拇指在前，其余四指在后，反复揉捏、提拿肩部肌肉。两侧交替进行。

揉捏臂

一手放在对侧臂上，上下反复揉捏，先内侧后外侧，两侧交替进行。

按揉腹部

两手重叠放在腹部，反复按揉，范围由小到大，先顺时针，后逆时针。

捶打腰

两手分别放在同侧腰部，由上而下反复搓揉。然后，变掌为拳，反复捶打腰部。

捏小腿

一侧小腿放在对侧大腿上，两手拇指向内，四肢向外，上下反复揉捏，两侧交替进行。

揉捏足

一侧小腿放在对侧大腿上，一手托住足跟，另一手反复揉捏足底，两侧交替进行。

第三章
轻松排毒

警惕环境毒素

弥漫在空气中的毒素

20世纪50年代以来，由于社会化大生产和人类生活节奏的加快，汽车被大量投入生产。汽车在给人们的生活带来方便的同时也带来了严重的环境污染，给人类的健康造成了巨大的危害。5亿辆汽车，每年会排出4亿吨一氧化碳、8000万吨碳氢化合物和5000万吨一氧化氮。汽车废气已成为世界城市污染的罪魁祸首。

汽车在发动和行驶过程中排出的污染物主要有一氧化碳、碳氢化合物、氮氧化合物及颗粒物质，汽车废气的组成和排放量与发动机的种类及燃料有关。一般来说，柴油发动机废气中一氧化碳和碳氢化合物的浓度都远低于汽油发动机，氮氧化合物的浓度几乎相等，然而柴油发动机排出大量的黑烟产生的臭气令人反感。

目前还没有足够的资料说明汽车废气中各种有害成分对人类及其他哺乳动物产生危害的综合作用，而只是多借助个别成分的毒性作用来评价其危害。一氧化碳主要通过与血红蛋白结合使血红蛋白丧失携氧功能，严重时可致人死亡。人们吸入氮氧化合物后其刺激呼吸道黏膜，引起肺炎。碳氢化合物除具有致癌作用外，还可刺激皮肤、黏膜，尤其是与氮氧化合物形成光化学烟雾，刺激性更强，重者可危及生命。此外汽车废气中含有铅，可导致慢性铅中毒。

被环境污染的地下水

水与人类的生产生活息息相关，水污染也是环境污染中对人类危害最大的一种。

水污染给人类生活带来烦恼

我们每时每刻都离不开水。人体在新陈代谢的过程中，水中的各种元素通过消化道进入人体的各个部分。当水中缺乏某些或某种人体生命过程所必需的元素时，就会影响人体健康。例如，有些地区水中缺碘，长期饮用这种水，就会导致"大脖子病"，就是医学上所称的"地方性甲状腺肿"。当水中含有有害物质时，对人体的危害更大。有害物质可以通过受污染的食物（粮食、蔬菜、鱼肉等）进入人体，还可以通过饮水进入人体。据调查，饮用受污染水的人，肝癌和胃癌等癌症的患病率，要比饮用清洁水的高出61.5%左右。

水中生活着各种各样的水生动物和植物。当人类向水中排放污染物时，一些有益的水生生物会中毒死亡，而一些耐污的水生生物会加速繁殖，大量消耗溶解在水中的氧气，使有益的水生生物因低氧被迫迁徙他处，或者死亡。特别是有些有毒元素，既难溶于水又易在生物体内累积，对人类造成极大的伤害。如汞在水中的含量是很低的，但在水生生物体内的含量却很高，在鱼体内的含量又高得出奇。假定水体中汞的浓度为1，水生生物中的底栖生物（指生活在水体底泥中的小生物）体内汞的浓度为700，而鱼体内汞的浓度高达860。

当含有汞、镉等元素的污水排入河流和湖泊时，水生植物就把汞、镉等元素吸收和富集起来，鱼吃水生植物后，又在其体内进一步富集，人吃了中毒的鱼后，汞、镉等元素在人体内富集，则使人患病甚至死亡。从水生植物→水生小动物→小鱼→大鱼→人体，形成了一条食物链。人体成了汞、镉等元素最后的"落脚点"。

由此可见，当水体被污染后，一方面导致生物与水、生物与生物之间的平衡受到破坏，另一方面一些有毒物质不断转移和富集，最后将危及人类自身的生命健康。

水中的健康杀手

水污染对人的健康造成很大隐患，如果水中含有下面几种物质，就可以称为人类健康的杀手。

砷元素及其化合物广泛存在于环境中。有毒性的主要是砷的化合物，其中三氧化二砷（即砒霜），是剧毒物。一般情况下，土壤、水、空气、植物和人体都含有微量的砷。若因自然或人为因素，人体摄入砷的化合物超过自身的排泄量，如饮用水中含砷量过高，长期饮用会引起慢性中毒。若煤炭中含砷量过高，因烧煤造成的污染会使人慢性中毒。

砷及化合物进入人体后，蓄积于肝、肾、肺、骨骼等部位，特别在毛发、指甲中贮存，砷在体内的毒性作用主要是与细胞中的酶结合，使许多酶的生物作用失掉活性造成代谢障碍。急性砷中毒多见于从消化道摄入，主要表现为剧烈腹痛、腹泻、恶心、呕吐，抢救不及时即造成死亡。

铬是人体必需的微量元素，但过量的铬能危害人体健康。引起铬中毒的主要指六价铬。由于铬的侵入途径不同，临床表现也不一样。饮用水被含铬工业废水污染，可造成腹部不适及腹泻等中毒症状；铬为皮肤变态反应原，可引起过敏性皮炎或湿疹，湿疹的特征多呈小块、钱币状，以亚急性为主，呈红斑，脱屑，病程长，久而不愈；铬由呼吸道进入可对呼吸道产生刺激和腐蚀作用，引起鼻炎、咽炎、支气管炎，严重时使鼻中隔糜烂、穿孔。铬还是致癌因子。

金属中毒常由汞蒸气的形成引起，汞蒸气具有高度的扩散性和较大的脂溶性，通过呼吸道进入肺泡，经血液循环运至全身。血液中的金属汞进入脑组织后，被氧化成汞离子，逐渐在脑组织中积累，达一定量就会对脑组织造成损害。另外一部分汞离子转移到肾脏。因此，慢性汞中毒临床表现主要是神经系统症状，如头痛、头晕、肢体麻木和疼痛、机体震颤、运动失调等。

在酚类化合物中以苯酚毒性最大。炼焦、生产煤气、炼油等工业生产过程所排废水中苯酚含量较高。酚类化合物侵犯神经中枢，刺激骨髓，进而导致全身中毒症状。如头昏、头痛、皮疹、皮肤瘙痒、精神不安、贫血及各种神经系统症状和食欲不振、吞咽困难、流涎、呕吐、腹泻等慢性消化道症状。不过这种慢性中毒经适当治疗一般不会留下后遗症。

室内环境中的毒素

室内某些材料、装置所造成的空气污染、电磁辐射等也不容忽视，相对密闭的空间则会使这些污染的危害更加严重。

居室里的健康杀手

居室里的污染源有很多，概括来说，有下面几种。

燃料的燃烧

居民生活用燃料有煤、液化石油气、煤制气及植物的枝干、茎、叶等。调查资料表明，燃煤的厨房空气中含苯并芘为每立方米0.5微克，二氧化氮为每立方米0.3毫克，二氧化硫为每立方米6.9毫克，一氧化碳为每立方米4.2毫克，颗粒粉尘为每立方米0.8毫克；使用液体气1小时的厨房，一氧化碳可达每立方米3.5毫克，10小时测定为每立方米8毫克；管道煤气的污染物是一氧化碳、氮氧化物。

人体呼出和燃料燃烧时放出的二氧化碳

室内的二氧化碳大大高于室外，大气中的二氧化碳是0.03%左右，室内可达0.1%，如果超过0.2%时，人则会感到发困、精神不振。

室内的装饰材料

其包括塑料地板、化纤地毯、化纤窗帘、壁纸、塑料用品、家具等。

氡及其子体。氡是一种惰性放射性气体，易扩散，在体温条件下极易进入人体组织。氡是由铀、镭等衰变所产生的。铀、镭都是固体，广泛存在于地壳中，衰变成氡后变成气态，氡可继续衰变直至变成铅。每次衰变都有 α、β 及 γ 辐射。室内氡的来源主要是土壤和建筑材料中含有的镭。氡及其子体对人体的危害主要是引起肺癌，潜伏期为 15～40 年。现代流行病学资料表明，氡是仅次于吸烟的第 2 个导致肺癌的原因，由氡引起的肺癌占肺癌总发病率的 10%。影响室内氡含量的因素除污染源的释放量以外，室内的密闭程度、空气交换率、大气压、室内外温差等都是重要的影响因素。研究发现，在建筑材料表面使用涂料可起一定的防护作用。

甲醛。甲醛是一种挥发性有机化合物，无色，有强烈的刺激性气味。它是室内的主要污染物之一，主要来自建筑材料、装饰品及生活用品等化工产品，如黏合剂、隔热材料、化妆品、消毒剂、防腐剂、油墨、纸张等。甲醛对健康的影响主要是刺激眼睛和呼吸道黏膜，使人产生变态反应，免疫功能异常，引起肝、肺和中枢神经受损，也可损伤细胞内遗传物质。甲醛在室内的浓度变化主要与污染源的释放量和释放规律有关，也与使用期限、室内温度和湿度及通风程度相关。加强室内通风可降低甲醛浓度。

其他挥发性有机物。挥发性有机物是一类重要的室内污染物，已明确鉴定出 300 多种，虽然它们各自的浓度不高，但其联合作用不可忽视。挥发性有机物除醛类外，常见的还有苯、甲苯、二甲苯、三氯乙烯、三氯甲烷等，主要来自各种溶剂、黏合剂等化工产品。此外，苯类等环烃化合物还可来自燃料和烟叶的燃烧。挥发性有机物具臭味、刺激性，能引起免疫水平失调，影响中枢神经系统功能，使人出现头晕、头痛、嗜睡、无力等症状，亦可影响消化系统，表现为食欲不振、恶心、呕吐，严重者可损伤肝脏和造血系统。

越来越严重的电磁污染

水污染和大气污染都是以可见的物质形式存在，噪声污染和电磁污染则以能量的形式存在，噪声可以被人们的耳朵感知，只有电磁污染无色无味，看不见、摸不着听不到，其实它穿透力强，充斥整个空间，不同强度的电磁辐射对人们会产生不同程度的影响。

在我们周围，手机、对讲机、微波炉、电磁炉、计算机、电视机、电热毯及户外的高压电线、电焊机、各种高频作业设备和一些医疗设备工作时都会产生一定量的电磁辐射。随着广播电视、输电线路和通讯业的不断发展，辐射源越来越多，电磁污染日益严重，长期处于电磁辐射环境下，对人体会产生伤害：对心血管系统的损害表现为心悸、心动过缓、窦性心律不齐、免疫功能下降；对视觉系统的损害表现为视力下降，引发白内障；孕妇易产生自然流产和胎儿畸形；血液淋巴液和细胞原生质易发生改变，影响人体的循环系统、免疫、生殖和代谢功能等。

电磁辐射能量通常是以辐射源为中心，以传播距离为半径的球面分布，辐射强度与距离平方值成反比。人们应该采取措施对电磁辐射进行防范，包括远离辐射源，减少与辐射源接触的时间，穿防护服等。

办公室的健康杀手——臭氧

办公室内臭氧的主要来源为复印机、激光打印机、紫外灯及一些消毒设备等。目前，办公场所使用的复印机大多采用静电复印法。它在工作的过程中会激发空气中的氧分子发生分解，形成较活跃的臭氧。正常情况下，室内臭氧的浓度比室外低，为室外浓度的20%～30%。我国《室内空气质量标准》中规定的臭氧允许浓度为每立方米160微克（1小时均值）。

臭氧是具有特殊气味的不稳定气体，具有强氧化作用。有研究表明，臭氧可在5分钟内杀死99%以上的细菌繁殖体；同时臭氧也可起到除臭的作用，许多室内空气净化器以臭氧的强氧化性为原理，将空气中的有机物氧化，以达到净化空气的目的。

臭氧对眼睛有刺激作用，还可引起上呼吸道炎症，影响肺功能，严重者可导致肺气肿、哮喘等疾病。对于有呼吸系统、神经系统疾病的孕妇，臭氧的危害则更大，可诱发或加重原有的病情。

臭氧危害如此之大，我们应该采取哪些具体措施来预防臭氧的危害呢？

经常开窗通风可以保证办公室内的空气新鲜。有条件的办公楼可在每天早、中、晚各通风 3 次，每次 20 分钟以上。

办公室的合理布局。最好将复印机、激光打印机等设备与办公人员隔离；或将办公用的复印机、激光打印机放在离人群远一点的地方；最好在复印机和打印机室内安装排气扇或换气扇，以便稀释或排出工作环境中的臭氧。应该注意的是，臭氧的比重是正常空气的 1.65 倍，故常常聚集在室内的下层空气中不易流动，因此，换气装置的安装高度不宜过高。

经常接触复印机、打印机以及在该环境工作的人应该加强营养，增强机体的抵抗能力，多食用牛奶、豆制品、菠菜、玉米等富含维生素 E 的食物。同时要多参加户外运动。

无处不在的噪声污染

随着交通、建筑、现代化设施的逐渐增多，环境噪声已成为困扰人们生活的污染源。

危害健康的噪声污染

认识噪声污染源是远离噪声污染的前提，噪声的来源主要有下面几种。

交通运输噪声

随着城乡车辆、公路和铁路交通干线的增多，机动车、火车和飞机的噪声已成为了交通噪声的元凶。特别是在一些临街、临近高架桥办公楼工作的人员，其所受的损害则更为严重。

建筑施工噪声

随着城市建设的迅速发展，道路建设、基础设施建设、城市建筑开发、旧城区的改造工程等成了建筑施工噪声的源头。建筑施工现场的噪声一般在 90 分贝以上。通常，电锯、电刨的噪声为 105 分贝，捣固机的噪声为 115 分贝，风镐可达 130 分贝。

生活噪声

有研究显示，人们生活活动所产生的噪声也不小，如街头锣鼓秧歌的噪声在 90 ～ 105 分贝，学校播放广播体操所产生的噪声为80 ～ 90 分贝。

电器噪声

一般来说，各种电器的噪声强度分别为：电冰箱 34 ～ 50 分贝；洗衣机 60 ～ 70 分贝；空调机 50 ～ 65 分贝；电风扇 60 ～ 70 分贝；吸尘器 60 ～ 80 分贝；电视机 60 ～ 80 分贝。

通常，办公室噪声的强度比工业、交通、建筑噪声等要低很多，它一般也不会引起明显的临床症状，多使人处于亚健康状态。每天暴露在强度为 75 分贝的噪声中 8 小时，或每天暴露在强度为 70 分贝的噪声中 24 小时，均不会使人们出现明显的听力障碍。办公室噪声主要影响人的心理，这多反映在影响人的休息和工作上，表现为使人感到烦躁、萎靡不振、注意力不集中，影响人的工作效率等。

反复、长时间、超负荷的噪声刺激可引起中枢神经系统损害，表现为条件反射异常、脑血管功能紊乱、脑电位发生变化以及头痛、头晕、耳鸣等神经衰弱综合征。累及心血管系统表现为心跳加速、心律不齐、血压升高、心排血量少而使心肌缺血、低氧，严重者可导致心肌梗死。累及内分泌生殖系统可引起性周期紊乱、受精迟缓，并可引起染色体突变而致畸胎的发生。另外，长时间生活于噪声环境中可使听力下降，甚至耳聋。

远离噪声污染

噪声污染虽然无处不在，可是我们可以采取一定的方法来缓解噪声污染对我们的伤害。

进行吸声处理

我们可在墙面、顶棚等界面上安装吸声材料来降低室内的噪声；如果居室临街的话可以安装双层隔音玻璃窗、多用布艺装饰和软性装饰来吸收噪声，其中窗帘的隔音作用最为重要。

电器及设备的选择和摆放问题

应尽量选择质量好、噪声低的电器，不要把电器放在一起，尽量避免各种电器同时使用。可以在电冰箱等大件电器底部的部位安装橡胶垫片，以减轻电器振动所产生的声音。应严格控制电器的音量和开关时间。

应补充营养并进行自我调适

适当补充氨基酸和维生素有助于消除有害物质，减轻精神紧张和疲劳。此外，多吃各种粗粮、花生、大豆及其制品、水果、各种新鲜绿叶菜、肉、蛋、乳等食物，有利于提高机体的免疫力，减轻噪声对人体的损害。

毒从口入

蔬果上的农药残留污染

蔬果类食物中的残留农药主要来源于以下几个方面：施用农药直接污染农作物；农作物从污染的环境中吸收农药；农药通过食物链污染食品等。常见的残留农药包括有机磷、氨基甲酸酯类、有机氯、杀菌剂等。有机磷是目前使用量最大的杀虫剂，常用的有美曲磷酯、敌敌畏、乐果等。有机磷属于神经毒剂，主要抑制生物体内胆碱酯酶活性，部分品种有迟发性神经毒作用。慢性中毒主要是指神经系统、血液系统和视觉损伤。

我国农业部已经颁布了部分农药在不同蔬菜上使用的安全间隔期，对于尚未做出具体规定的农药品种和蔬菜品种，目前一般的执行方法为：夏季气温高，农药毒性消失较快，故施用农药后安全间隔期为 5 ~ 7 天；春、秋季则最少需要 7 ~ 10 天；冬季则应控制在 15 天以上。绝不允许喷施农药后的蔬菜随即采收，因为在这种情况下，被蔬菜吸收的农药即使经过清洗、煮、炒也不能被清除。

为保证食用蔬菜的安全，在市场上选购农药污染少的蔬菜是预防农药中毒的有效方法之一。蔬菜中因不易染虫害而较少施用农药的品种有圆白菜、苋菜、芹菜、菜花、辣椒、萝卜等。食用部分生长在泥土中的蔬菜，如莲藕、马铃薯、芋头、大头菜等一般不施农药。野外生长或人工培育的食用菌和各种芽菜，在生长和培育过程中无须杀虫，是蔬菜中安全系数较高的种类。野菜营养丰富，一般没有污染，市场上常见的野菜有蕨菜、荠菜、马兰头、马齿苋、扫帚苗、龙须菜等，它们生长在野外，不需要人工施肥，更不需要洒药除虫。野菜的蛋白质含量比一般蔬菜高出约20％。目前使用农药较多的是韭菜、空心菜等叶类蔬菜。

另外，不同的蔬菜有不同的去毒方法。

冲洗法

如圆白菜、大白菜等，要先剥除外层菜叶2～3片，再一片片剥下来。用大量清水冲洗一次，然后用海绵刷或软毛刷刷除菜叶上的虫卵或污秽，再用清水冲洗第2遍。

清洁剂刷洗法

使用天然安全的清洁剂，如茶籽粉（茶籽粉是用天然茶籽磨成粉。可用茶籽粉泡成的水来清洗蔬菜水果，甚至是油腻的餐具。其有很强的去污、除油腻效果，而且天然无副作用）、海水提炼的清洁剂、牙膏或天然橘精清洁剂等。采用软毛刷蘸清洁剂，仔细刷洗蔬果表面，再用大量清水冲洗干净。此法适用于连皮吃的蔬果，如苦瓜、青椒、小黄瓜、阳桃、番石榴、樱桃、茄子、莲藕等。

削皮法

胡萝卜、马铃薯、菠萝、芋头、猕猴桃等均要削皮才能吃，但削皮之前，一定要先用大量清水冲洗干净，用软毛刷刷除表面污秽，洗后还要用纸巾将表面的水分拭干，这样削皮时才不会让污秽或脏水污染到可食部分。

切除法

小白菜、青椒等，喷洒农药时，农药往往会顺着叶柄汇集在柄基处，所以要先将柄基处切除，再一片片清洗菜叶。像青椒的果蒂处明显凹陷，喷洒的农药便往往蓄积于此，形成一个农药"小池塘"，所以清洗前应先将果蒂凹陷处切除，再仔细清洗其他部分。

高温烹煮法

农药属于有机化合物，高温会造成其分解，所以烹煮愈久，农药也分解愈多。而且烹煮时要掀开锅盖，才能让残留的农药分解、蒸发，随着水蒸气往上飞散掉。农药也可能会溶到汤里，所以，菜汤应该倒掉不要喝；但若是采购有机蔬菜，确定无农药污染时，所剩的菜汤便可以放心喝，何况菜汤富含营养，倒掉实在可惜，所以鼓励大家尽量吃有机蔬菜。

储藏法

有些果菜不易腐烂，可先买回存放数天，但不要放入冰箱，植物体原本含有的天然酵素，会将残留的农药逐步分解掉。适用储藏法的果菜包括瓠瓜、南瓜、洋葱、芋头、胡萝卜、白萝卜、番茄、马铃薯、圆白菜、山药、甘薯、菠萝等。

杀菁法

有些蔬菜适合以杀菁法处理，如芦笋、竹笋、玉米等。将这些蔬菜洗净后，放入90℃以上的热水中，加热1分钟左右，再迅速用冷水冲洗，可让残留的农药随着热气蒸发掉，农药也会遇热分解，溶入热水。

小心重金属和抗生素污染

近年来，中毒事件的频频发生使人们不得不关注重金属和抗生素的污染。

严重的重金属污染

重金属对人体造成的伤害中我们最熟悉的是铅中毒。铅对我们来说并不陌生。近年来，食品中的铅污染也成为人们关注的问题。食品铅污染主要是指工业"三废"污染环境，环境中的铅再转移到食品中去。农业上使用含铅杀虫剂、日常使用含铅的金属或陶瓷食具、包装材料以及加工机械等亦可造成铅对食品的直接污染。各类色彩鲜艳的玩具中含有铅类化合物，小儿长期接触这些玩具，将铅食入体内，亦可导致铅中毒。

食物中的铅主要在肠道中被人体吸收,吸收入血的铅大部分与红细胞结合,然后逐渐沉积于骨骼中。铅也可在肝、肾、脑等组织中分布并产生毒性作用。铅的生物半衰期较长,可长期在体内蓄积。铅对生物体内许多器官组织都有不同程度的损害,对造血系统、神经系统和消化系统的损害尤为明显。食品铅污染所致的中毒是慢性损害,主要表现为贫血、面色苍白、头昏、头痛、乏力、食欲不振、失眠、烦躁、肌肉关节疼痛、肌无力、口有金属味,还可能发生手足麻痹、腹部绞痛(又叫铅绞痛)等,严重者可致铅中毒性脑病。儿童对铅中毒较成人更为敏感,过量的铅摄入可影响其生长发育,导致智力低下。

对人体危害较大的金属毒物除重金属铅外,还有汞、镉、砷(砷虽是非金属,但有类似有害金属的毒性,习惯上列入此类)。砷中毒被称为人类第 4 大公害病。砷的化合物因用做除草剂、杀菌剂、杀虫剂,故中毒事件屡见不鲜。

汞在人体内蓄积到一定的量即可损害人体健康,被污染的水产品如鱼、虾、贝类中的二甲基汞有很高的毒性,含汞农药和用被汞污染的水灌溉农田都会污染农作物,被汞污染的粮食,无论用碾磨或淘洗、烘、炒、蒸、煮等方法,都无法除去其中污染的汞。

各类食品中重金属的含量均有严格规定:例如,粮食及其制品每千克汞含量不得超过 0.02 毫克,镉不能超过 0.2 毫克,砷不能超过 0.7 毫克。食油中每千克含汞不得超过 0.1 毫克。牛奶、蔬菜每千克含汞不得超过 0.01 毫克。蔬菜、蛋类每千克含镉不得超过 0.1 毫克,砷不得超过 0.5 毫克。豆制品、调味品、酒、冷饮每千克含铅不得超过 1 毫克,砷不能超过 0.5 毫克。

禽、畜的抗生素污染

抗生素是细菌、真菌、放线菌等微生物代谢产生的一类物质,可抑制其他微生物的生长直至将其杀灭。现有的抗生素已达数百种,但具有治疗传染病功能、有实用价值的却不到 1/20。它们之间的物理、化学性质及药理性能,抗菌谱及作用机制均存在差异。

鸡、鸭、鹅、牛、猪等牲畜家禽的饲养者，因为害怕发生瘟疫，造成血本无归，几乎天天在饲料中加入杀菌剂及抗生素类药物，以预防牲畜家禽因细菌感染而生病。鸡饲料中常被添加硝化杀菌剂，这可能是一种致癌物质；猪的饲料中也常加入磺胺剂抗生素、各种抗菌性物质。这些抗生素药物与抗菌剂残留在这些动物身体中，对人体会有什么伤害呢？

首先，残留在禽畜体内的抗生素与杀菌剂，容易引发人体的过敏，使人出现荨麻疹、气喘等过敏症状。长期使用抗生素，更会使鸡、鸭、牛、猪、鱼等肠道中的有毒细菌不断进化，最后变成具有抗药性的超级细菌，并随着这些动物的粪便到处传播。人体万一感染到这种超级细菌，即使用最具特效的抗生素、杀菌剂来治疗，也可能宣告无效，届时只有束手无策、听天由命了。这就是最可怕的后果！所以，一定要少吃这些有抗生素残留的家禽、家畜，尤其他们内脏里残留的有毒药物与重金属特别多，千万不能吃。

另外，还有激素的问题。饲养者为了使饲养的家禽、家畜长得快，也会在饲料中添加激素药剂，若长期吃有激素残留的动物肉，便很可能引发与激素相关的癌症，如前列腺癌、乳腺癌、子宫内膜癌等。

是药三分毒

药绝对不是补品，应该对症选用，有的药物能治疗身体上的病痛，可是用药不当或者过量，反而成了危害身体的毒药。

正确服用各种药物

所有的药物都会给肝脏带来一定的压力，许多药物还会使人上瘾，这意味着，要维持同样的功效需要增加剂量，停药时会出现脱瘾症状。如果肝脏过度工作，或处于压力之下，它也许就不能完全解除药物的毒性，分解物则在脂肪组织中聚集。有时，分解物本身就具有毒性，甚至对肝脏产生毒害，使肝脏不能有效地发挥它的功能。

非处方药

人们常常意识不到在滥用非处方药，因为它们可以不用开处方就很容易买到，一般毒性也比其他药物小。服用这些药通常是为了缓解如头痛、打喷嚏和流鼻涕之类的急性症状。不幸的是，服用止痛药是为了减轻头痛，但有时会导致定期的头痛，最后很容易造成需每天或每周服用几次止痛药。总的来说，应试图寻找自然的治疗方法，改善健康状况，尽可能避免化学药物，因为这些会增加排毒系统的工作。

处方药

停止服药，或改变药的剂量之前，一定要先询问给你开处方药的医生的意见。如果有其他医疗情况，应该和医生说明你的现用药，以防出现药物反应。排毒正在进行时，也需要向医生咨询，因为你的用药量可能需要调整。例如，或许你的血压，或血液中的胆固醇已降低，则足可以减少用药，甚至停止用药。

生活中常见的用药误区

生活中，人们有一些用药误区，若不能及时认识，对健康非常不利。

滥用解热止痛药

引起发热或疼痛的原因很复杂，其很可能是重病的初期。所以，在病因尚未查明前，用解热止痛药只能暂时缓解症状，并不能从根本上治疗疾病。另外，也会因此掩盖了疾病的主要矛盾，造成治愈的假象，有碍医生做出正确的诊断，从而耽误治疗。如长期服用吲哚美辛、保泰松等止痛药，则有害无益。因为保泰松能引起水肿，也可引起再生障碍性贫血。消炎药可引起眩晕、精神障碍或腹泻、胃肠出血、胃溃疡等。

大量用泻药

便秘大多是因为肠蠕动减弱所致的功能性便秘，如单靠泻药导泻，易发生结肠痉挛，使排便更加困难。长期服用泻药还可能造成体内钙和维生素缺乏。因此，还是少用泻药好。实在需要时，用开塞露比较安全。

服用安眠药

如果经常有睡眠不良的状况，偶尔服一些安眠药是可以的，但如长期服用就需要增加用量才能奏效。一旦养成习惯，再想不用就困难了，而且久服停药会出现头晕、恶心、肌肉跳动或失眠加重等现象。安眠药不可常服一种，以免形成对药物的依赖性，最好是交替或轮换使用，以保持药物的疗效，且用量一定要小。

有些患者求快，擅自多种药品并用

很多患者认为药多疗效佳，从而忽视药物间的相互作用。其实，药物之间存在着配伍禁忌，服药不当，会产生耐药性、变态反应，加重某些脏器负担，反而不利于病体康复。

乱吃补药

很多人认为"有病必虚、体虚必补"，从而一味追求滋补。在经济条件比较好的家庭中，一些儿童会出现性早熟现象，如女孩乳房过早发育、男孩胡须丛生，这很可能就是因为服用了成人滋补品。

滥用抗生素、抗感染药物

现在的家庭几乎都有家用小药箱，买一些常用药以备用。这种意识当然是好的，但是由于大部分人并没有相关的专业知识，所以乱买药、乱吃药的情况近年来十分严重，尤其是滥用副作用较大的抗生素，如青霉素类、头孢菌素类及氨基糖苷之类的药。抗生素可以说是西药中最大的品种，人们一有病首先就想到它，把抗生素看成是"万能药"。实际上，抗生素的副作用是不容忽视的，绝不可滥用。

用药的其他注意事项

药膳未经医生指示，不要随意大量进食，因其有药效存在，可能遇上相忌食物而导致中毒。

外敷软膏使用过后，软膏瓶口表面会有残留杂菌的危险，下一次涂抹药剂时，伤口就会受到感染，所以使用外敷软膏时，瓶口勿直接接触伤口。

市面上有各式各样的维生素制剂，制剂说明中虽强调可以消除疲劳、补充体力，但不宜过度依赖而忽略饮食均衡。维生素分水溶性和脂溶性两种：水溶性如B族维生素、维生素C等，摄取过量副作用不大，会随尿液排出；脂溶性有维生素A、维生素D、维生素E、维生素K，若服用过量，长期累积在体内，反而会损害健康。

草药的来源比较难掌握，尤其有品种确认、病虫害、农药、重金属等不确定因素，最好向草药专家请教清楚，若能学习自行在家利用盆栽种植药草，是最安全的。

眼药一般多为液体，使用期限很短，因为眼药容器开瓶后和空气接触，容易氧化，而且在高温下水分易蒸发流失，造成浓度升高，所以最好将其存放在冰箱内，过期的眼药水则千万别再用。同时，眼药容器的前端如果触及眼睑、睫毛，眼药水就可能遭受杂菌的污染，再使用便易遭感染。另外，随便到药房买眼药水，点错药水的概率也非常高，严重者还会出现眼压升高、过敏、气喘，甚至心律不齐等副作用。眼药水分很多种，包括人工泪液、类固醇、抗生素、抗过敏、白内障及其他复方等，因此点错眼药水如同吃错药，会严重毒害"心灵之窗"，所以最好找合格的眼科医生诊治，遵医嘱用药。

一些广告上的药属于成药，种类繁多，琳琅满目，吹嘘药效神速，一般人常容易受广告诱惑而购买。但有部分药品未经有关卫生主管单位审批，很可能是在脏乱的地下工厂中使用伪劣药材制造，奉劝大家购买前要三思，不要让可疑药物毒害自己的身体，破财又伤身。

许多人至今仍认为吃药是"有病治病、无病补身"，事实上，药绝对不是补品，必须对症选用。药可以"治病"，也可能"致病"，用得其所是为良药，反之，也可能成为毒药。为了维护身体健康，对于药物的服用应小心谨慎，千万不可大意并误认为吃药永远是对的。

认识身体的解毒系统

存在于体内的毒素

从外界环境进入体内的毒素以各种形式存在，而身体又会以不同的排毒方式将它们排出体外。

体内毒素

生活中我们无时无刻不在吸收着本该避免的各种各样的"毒"，使得我们体内慢慢积存了过多不应有的毒素。

各种各样的毒素在身体的综合作用下，以下面的方式存在。

宿便

人体的肠道很长且多褶皱，许多残余的废物滞留在肠道褶皱内，无法排出体外，就形成了宿便。中医认为宿便中所含的毒素是万病之源，而西医也认为人体内脂肪、糖、蛋白质等物质新陈代谢产生的废物和肠道内食物残渣腐败后的产物是体内毒素的主要来源。由此可以看出，宿便的危害巨大。如果粪便产生后，不能在12 ~ 24个小时的时间里离开人体，就会在肠道内腐烂变质，成为细菌的滋生蓄积地。宿便在人体内停留的时间一长，其中的毒素可能会重新被肠道吸收，再次危害人体。所以，宿便在体内停留时间越长，对人体危害也就越大。

自由基

自由基是对人体造成最大危害的内生毒素。这种物质是人体内氧化反应的产物，它们源源不断地产生，又不停地参与到人体的各种生理和病理过程中去。在人体的衰老过程和许多酶反应以及药理作用中，它们都起着重要的作用，还会损害人体内的蛋白质、脂肪、DNA、RNA等，并导致许多细胞的癌变或者死亡。

尿酸

尿酸是构成细胞核核酸成分的叫作"普林"的物质代谢后的最

终产物，主要由肾脏排出。如果尿酸产生过多，或者排出不畅，就会沉积在人体软组织或者关节中，容易引起关节处红肿、酸痛、发热，关节变形等。

脂肪——血液黏稠

如果经常摄入含有过高营养和过高脂肪的食物，运动量很大，却又时常忘记给体内补充水分，这样很容易导致血液黏稠。

随着血液的黏度增高，血液会变稠，流动速度也会随之减慢，造成大量脂质沉积在血管内壁，使各器官供氧不足，导致人头晕、困倦、记忆力减退，日积月累，当开始步入中年甚至老年时，这些平时沉积的脂质与衰老脱落的细胞、细胞碎屑聚集在一起，容易形成血栓阻住血管，使依赖该血管供血的组织缺血与坏死，从而引起脑栓塞、栓塞性脉管炎、心肌梗死等病。

胆固醇

人体内的胆固醇绝大部分由肝脏制造，其余部分从食物中摄取。胆固醇是人体发育过程中不可缺少的物质，所以并不能说对人体完全有害。只有当体内的胆固醇量过高时，才会对人体造成危害。人体内过多的胆固醇沉积在血管壁上，会使血管逐渐变窄，从而导致高血压和心管闭塞，严重时会发展成冠状动脉、心脏病和动脉粥样硬化等症。

水毒和瘀血

水毒是人体体液分布不均匀时所处的状态，也就是体内发生水代谢异常的状态。瘀血是人体内的老、旧、残、污血液，是气、血、水不流畅的病态和末梢循环不利的产物。水毒会引起病理的渗出液及异常分泌等，也会使人体出现发汗排尿的异常和水肿。瘀血会引起对细胞、肌肉的养分、氧气供应不足，引发腰酸背痛，同时使身体表面温度降低，有寒冷感。

乳酸

人体在长时间运动或者奔波中容易产生乳酸，乳酸和焦化葡萄糖酸在体内不断积累，会导致血液呈酸性。乳酸积累后，人体会处于一种疲劳状态，腰酸背疼，浑身乏力，动作迟钝笨拙。

要消除这种疲劳，可以在运动后做一些简单的慢跑、伸展和按摩，也可以喝一些醋和果酸之类的酸性饮品，抑制乳酸的产生。对于经常需要在外奔波的人来说，每天喝 30 ~ 40 毫升的醋，或者多喝一些以糯米、新鲜水果为原料酿造的酸性保健饮料，可以起到调节体内环境的作用。

身体排毒器官

为什么我们每时每刻都被毒素侵袭，但仍然能健康地生活？这是因为身体内部有一个很好的排毒系统。

认识自身的排毒系统

人体有一套动态、完善的排毒系统，只要给予他们充分的援助，你就能打一场漂亮的"排毒战"！

大脑虽不是直接的排毒器官，但精神因素明显影响着排毒器官的功能，尤其压力和紧张会制约排毒系统运作，降低排毒的效率。应当保证充足的睡眠，放松心情，给大脑减压，以间接增强排毒功能。

淋巴系统是除动脉、静脉以外人体的第 3 套循环系统，充当着体内毒素回收站的角色。全身各处流动的淋巴液将体内的毒素回收到淋巴结，毒素从淋巴结被过滤到血液，送往皮肤、肺、肝脏、肾脏等被排出体外。每天可洗 10 ~ 15 分钟温热水浴，以促进淋巴回流，天冷时可以每天用热水泡脚代替。

皮肤受"内毒"影响最明显，但也是排毒见效最明显的地方，是人体最大的排毒器官，能够通过出汗等方式排掉其他器官很难排出的毒素。每周至少进行 1 次使身体多汗的有氧运动，可以使身体排毒。

对于女人，尤其是爱哭的女人，眼睛的排毒作用发挥得淋漓尽致。医学证实，流出的泪水中确实含有大量对健康不利的有毒物质。很少流泪的人不妨每月借助感人连续剧或切洋葱让你的泪腺运动一次。哭完后别忘了补充水分。

肺是最易积存毒素的器官之一，因为人每天的呼吸，将约1000升空气送入肺中，空气中飘浮的许多细菌、病毒、粉尘等有害物质也随之进入到肺；当然，肺也能通过呼气排出部分入侵者和体内代谢的废气。空气清新的地方或雨后空气清新时练习深呼吸，或主动咳嗽几声都能帮助肺排毒。

肝脏是人体最大的解毒器官，它依靠奇特的解毒酶，对食物进行加工处理，将食物转换成对人体有用的物质，然后吸收，但食物中的某些毒素却可能留存下来。这种情况下练习瑜伽很有益处。瑜伽是顶级的排毒运动，通过把压力施加到肝脏等器官上，改善器官的紧张状态，加快其血液循环，促进排毒。

肾脏是人体内最重要的排毒器官，不仅过滤血液中的毒素和蛋白质分解后产生的废料，通过尿液排出体外，还担负着保持人体水分和钾钠平衡的作用，控制着和许多与排毒过程相关的体液循环。尿液中毒素很多，若不及时排出，会被重新吸收入血，危害全身健康。

胃的主要功能虽然是杀死食物中的病原体并消化食物，但偶尔也兼职排毒，通过呕吐迫使体内的毒素排出。不要空腹吃对胃刺激大的过酸、过辣的食物。尽量规律用餐，保证胃的健康。

食物残渣停留在大肠内，部分水分被肠黏膜吸收，其余在细菌的发酵和腐败作用下形成粪便，此过程会产生吲哚等有毒物质，再加上随食物或空气进入人体的有毒物质，粪便中也含有大量毒素。和尿液一样，粪便若不及时排出体外，毒素也会被身体重吸收，危害全身健康。

怎样让身体更好地排毒

虽然，我们自身有排毒系统，但它不是万能的，如果不好好保护，它就不能很好地履行职责。

助肾排毒

充分饮水，不仅可稀释毒素在体液中的浓度，还能促进肾脏新陈代谢，将更多毒素排出体外。特别建议每天清晨空腹喝1杯温水。

黄瓜和樱桃等蔬果也有助于肾脏排毒。

黄瓜：清洁尿道，有助于肾脏排出泌尿系统的毒素。它含有的葫芦素、黄瓜酸等还能帮助肺、胃、肝排毒。

樱桃：很有价值的天然药食，有助于肾脏排毒，同时，它还有温和通便的作用。

助肝排毒

肝脏是重要的解毒器官，各种毒素经过肝脏的一系列化学反应后，都能变成无毒或低毒物质。

日常饮食中可以多食用胡萝卜、大蒜、葡萄、无花果等来帮助肝脏排毒。

胡萝卜为有效的排汞食物，其中的大量果胶可以与汞结合，降低血液中汞离子的浓度。

大蒜可降低体内铅的浓度。

葡萄可帮助肝清除体内垃圾，还能增加造血功能。

无花果含有机酸和多种酶，可保肝解毒，对二氧化硫、三氧化硫等有毒物质有一定抵御作用。

润肠排毒

肠道可以迅速排出毒素，但是如果饮食不当，就容易造成毒素停留在肠道，被重新吸收。魔芋、黑木耳、海带、猪血、苹果、草莓、蜂蜜、糙米等众多食物都有利于肠道排毒。

魔芋，中医上称"蛇六谷"，又名"鬼芋"，能清除肠壁上的废物，是有名的"肠胃清道夫""血液净化剂"。

黑木耳中的植物胶质有较强的吸附力，可清洁血液，清除体内有害物质。

海带中的褐藻酸能减慢肠道吸收放射性元素锶的速度，具有预防白血病的功能，对进入人体的镉也有促排的作用。

猪血中的血浆蛋白被消化液中的酶分解后，产生一种解毒和润肠的物质，与进入人体的粉尘和金属颗粒结合，直接排出体外，有除尘、清肠、通便的作用。

苹果中的半乳糖醛酸有助于排毒，果胶能避免食物在肠道内腐化。

草莓含有多种有机酸、果胶和矿物质，能清洁肠胃，强固肝脏。

蜂蜜含多种人体所需的氨基酸和维生素，能排毒养颜。

简单实用的按摩排毒

通过各种手法刺激人体的皮肤、肌肉、关节、神经、血管以及淋巴等处，可以有效促进局部血液循环，改善新陈代谢，促进机体自然抗病能力和排毒能力。

腹部按摩排肠毒

对于肠道来说，最简单有效的肠道通畅方法是腹部按摩。

腹部按摩可以舒畅气血、增强消化排泄功能、通畅大便以排毒；可以减少血液的停滞；可以促进新陈代谢，加速血液及淋巴液排出废物；还可以改善小肠的紧张状态；随着肠道紧张程度的明显改善，皮肤的状况也会得到改善，心脏的紧张状态也有所缓解。

具体方法是两手掌叠加，置于上腹部，先顺时针旋转按摩15次，再逆时针旋转按摩15次；移至下腹部再依前法按摩。完成后，再由上腹部向下推至耻骨联合处，连续20次。

我们要注意，按摩前需排空尿液；按摩时放松，用力不可过大，过程中若产生便意，立即排便。注意过饱或过饥时都不可做此按摩。按摩结束后多饮水以促进毒素排出。

肋下按摩排肝毒

多做有利于肝脏排毒的按摩能有效地增强肝脏的排毒功能。

具体方法是先把两手搓热，再以双手三指向内，正对乳中肋骨下方缓缓插入2～3厘米。此点为肝经，多做按摩可以帮助养护肝脏。按摩时要注意，无须特别用力，用一般力即可。

还有一种方法，两手交叉抱住前胸，左手在外，身体慢慢往左扭转上升，深吸气直到不能吸为止，然后缓缓吐气。身体往右扭转再做 1 遍。

按摩双耳排肾毒

肾脏疾病的穴位有很多在耳部，按摩双耳可以达到助肾的目的。

双手拉耳。左手经过头顶牵拉右耳朵向上数十次，然后改用右手从头顶过，牵拉左耳朵数十次。这一锻炼不仅可以促进肾脏排毒，还可促进颌下腺、舌下腺的分泌，使耳朵部分充血，减轻喉咙疼痛，治慢性咽炎。

双手扫耳。以双手把耳朵由后向前扫，这时会听到"嚓嚓"的声音，这种刺激能达到使肾脏活跃的目的。每次 20 下，只要长期坚持，必能补肾健耳。

双手掩。两手掌掩两耳郭，手指托后脑壳，双手手指同时敲击脑后，左右各弹击 24 次。可听到"隆隆"之声，叫"击天鼓"。此刺激可活跃肾脏，有健脑、明目、强肾之功效。

搓弹双耳。用双手分别握双耳的耳垂，轻轻搓摩耳垂，至发红发热止，然后，揪住耳垂往下拉，再放手让耳垂弹回原形。每天 2～3 次，每次 20 下。此法可加速耳朵的血液循环，活跃肾脏。如果能够坚持每天如此，定可有所收获。

出汗、通便、排尿的排毒方式

我们把代谢物通过出汗、通便、排尿等方式排出体外，同时也把一些毒素排出体外。保证这些方式的顺利进行有利于更好地排出体内的毒素。

快速排毒——流汗

流汗是一种快速排出身体毒素的形式，新陈代谢所产生的废物毒素能通过流汗而排出。尤其当人体的肾脏功能衰弱时，排尿不顺，体内毒素就要更多地靠流汗来排出。流汗能排出体内的毒素及废物，防止酸中毒，避免病情恶化。

如感冒、发热、头痛、水肿、风湿等，都可通过流汗来促进血液循环，加速新陈代谢，激发自愈力，减轻症状，使身体早日恢复健康。

进行任何一种发汗排毒疗法时，都应先喝一杯 300 毫升的温开水，并准备好一杯淡盐水（粗盐 3 克稀释于 300 毫升温开水中），排汗后就要饮用，以防流汗过多导致虚脱（若有高血压或肾病、水肿患者，不可以喝淡盐水，只能喝温开水）。

洗浴时，一定要注意水的温度，以免不慎烫伤。

发汗后绝对不能立即到通风处或寒凉处，应用干毛巾将汗擦干，待无汗后再出门，以免受寒感冒。

采用任何一种发汗排毒法，都不能使身体出汗过多，因为排汗过多，代表体液过度流失，身体顿时失衡，会发生虚脱现象，严重时会使人晕倒。所以一定要适当控制流汗量，而汗并非流得愈多愈好。

通便排毒

研究表明，倘若 1 天不排大便，留在人体中的毒素相当于 3 包香烟的尼古丁含量。解决排便不畅的问题，对体内毒素的排出至关重要，要做到通便排毒，首先要关注一下：水和纤维素的摄取是否充足。

便秘者的当务之急是检查饮食状况。对付便秘最重要的饮食项目是纤维及水分。大量摄取这两者，是软化大便并促其通过结肠所必要的。

成人每天至少需 6 杯水，8 杯更好。虽然各种液体都有效，但最好的选择还是水。

成人每天应摄取 20 ~ 35 克的食物纤维，便秘患者则至少汲取 30 克。注意应逐渐增加纤维摄取量，以免引起过度排气。

以下两种通便方式大家不妨试用一下。

放松心情

当你受到惊吓或紧张时，你会嘴巴干涩、心跳加速、肠子也会停止蠕动。这是一种"战或逃"的应激机理。如果你感到便秘的压力，不妨试着放松自己，多听些节奏轻快的音乐。

养生保健篇

试试蜂蜜

有"百草药"之称的蜂蜜具有良好的养颜、润燥、通便等功效，最适宜用做老年人的通便剂。食用方法是：取蜂蜜30 ~ 45克，冲入温开水，搅匀服用。每日早晨饮服1次。若兼有高血压，可在蜂蜜中加入既可滋阴润肠、又能养肝治晕的黑芝麻（蒸熟捣烂）30 ~ 45克，开水搅匀服用，对高血压兼便秘患者较为适宜。

关注利尿排毒

排尿是排出体内废物与毒素的主要途径，与心、肺、肾、膀胱等脏腑的关系极为密切。排尿是否通畅，直接影响到一个人的健康。正常人的每日尿量约1500毫升，如果少于这个量，日积月累就会造成代谢失调，甚至引发肾脏病。如果每天喝水量不是很多，而一日的排尿量却多于2000毫升，也是一种异常现象，同样不可大意。人体的尿液代谢是由肾脏来执行，而依靠脑垂体、肾上腺皮质来进行调节，如果患了心脏病、肝硬化、肾炎及营养不良等疾病，都可能使这一调节系统失控引起局部或全身性水肿。

水肿是皮下组织间体液积聚过多的表现。如果体液滞留过多，会造成细胞外液的电解质失衡，人体代谢过程中所产生的废物及毒素就会蓄积在体内，伤害组织细胞，导致各种水中毒现象，如头痛、恶心、瞌睡、视力模糊、疲乏、冷漠、对周围环境无兴趣等，严重者会引起呼吸不顺、心跳骤减等症状。如果这时能补充一些利尿食物，就能改善泌尿系统功能，把滞留在体内组织间的过多液体排出体外，从而预防水中毒，使身体组织细胞不受毒素危害。具体可参见前文"助肾排毒"部分。

断食排毒效果神奇

断食的主要作用是排毒。断食时腹中饥饿，身体排泄功能就会增强，有利于把多年积存在肠道中的毒素排出体外。

广受欢迎的一日断食法

一日断食法就是每隔一段时间后，断绝进食一天。实行一日断食法应逐渐缩短间隔时间，刚开始时可以一个月实行一次，两三个月后可以每周实行一次。断食可采用"严格断食法"和"改良断食法"。

所谓"改良断食法"，就是在断食期间，可以摄取少量的饮食。比如米汤断食、清汤断食、蜂蜜断食等。

米汤断食法

米汤不仅味道可口，具有一定的营养，可以避免严格断食引起的全身乏力和精神不安，而且对胃黏膜有一定的保护作用。因此，米汤断食法非常适宜胃肠功能虚弱的人实行。

具体做法：先用糙米熬粥，然后将米粒去掉，即成米汤。或者直接使用糙米粉末，熬熟后，不去米粒，即为米汤。

可以根据自己的爱好选择做法。每餐可用糙米25克，熬取米汤1碗。喜欢稍稠点的话，可以用糙米30克。喝的时候可加入少量食盐或糖。每日三餐。

清汤断食法

清汤味道鲜美，具有较丰富的营养。在断食过程中，很少发生强烈的饥饿感，有的甚至可以照常坚持工作，好像没有断食一样。

具体做法：首先将10克海带和10克干香菇，放入550毫升水中煎煮，待汁液充分煎出后，再把海带和香菇捞出，仅留清汤汁，再加入酱油20克，赤砂糖或蜂蜜30克，在冷却之前全部喝完。一日三餐。断食期间，每日应喝纯水或茶水1～2升，其他食物一概不吃。

蜂蜜断食法

此断食法简便易行，尤其是蜂蜜甘甜可口，备受欢迎。

具体做法：每次用30～40克蜂蜜，以350毫升水溶化冲淡后饮用。一日三餐。

月初两日断食法

如果有人认为实行1日断食法，每周1次的话，间隔时间太短，刚刚结束一次，马上又到了下一次，难以长期坚持。那么，可以把间隔时间适当延长，选择月初两日断食法。也就是把每月的头两天，作为断食日。如果能坚持实行这样的断食法1年左右，同样会收到明显的效果。

与1日断食法不同，在实施月初两日断食法的时候，有必要在断食的前一天，将饮食量减少为平常的50%，而且，在断食后的第1天，饮食量也应当为平常的50%，第2天上升为平常量的70%，第3天才可恢复平常的饮食量。如果不是这样，而是从平常的饱食突然变为断食，然后又急速恢复平常的饮食量，就会损害胃肠功能。

实行月初两日断食法时，如果选用"严格断食法"，恐怕许多人难以忍受，所以，最好选用"改良断食法"。

检测你的排毒指数

排毒是一个自然发生的过程，它在你的身体中持续地进行着。然而，排毒通常是一个不断循环往复的过程，因为旧的毒素排出后不久，新的毒素就会出现——除非你正在进行排毒。排毒的基本思路是减少你接触毒素的量，这样你的身体就能有效地处理那些在你身体中早已经存在的毒素。

你需要排毒吗

如果你正考虑在自己身上实施排毒计划，这就说明你已经注意到了潜伏在你身上的一些不是很明显的症状，而且你怀疑这些症状是由于毒素过量引起的。一般症状如下所述。

· 面部潮红。

· 心悸。

· 心动过速。

· 头昏眼花。

· 虚弱、晕厥。

· 痉挛。

- 四肢麻木。
- 失眠、睡眠紊乱、睡眠质量差。
- 易瞌睡。
- 生理疲倦、有筋疲力尽感、嗜睡和疲劳。
- 头痛。
- 消化不良、胃灼热和胃溃疡。
- 食欲不振。
- 贪食症。
- 厌食症。
- 恶心呕吐。
- 胃肠胀气。
- 体液潴留引起的脚踝肿大。
- 腹中积气。
- 腹泻。
- 便秘。
- 痔疮。
- 尿频。
- 复发性感染。
- 过敏症状（湿疹、麻疹、哮喘）。
- 黏液过多（包括鼻子、耳朵、喉咙和粪便）。
- 鼻窦充血。
- 口臭（难闻的气味）。
- 炎症，包括痛风、关节痛、牛皮癣。
- 痤疮、斑疹、丘疹、疖子。
- 多汗。
- 经前综合征。
- 咳嗽。
- 气喘。
- 喉咙肿痛。

- 颈部僵直。
- 身体局部循环不畅。
- 血脂水平升高。
- 背痛。
- 皮肤干燥瘙痒。
- 脂肪团（橘皮样皮肤）。
- 反复发作的眼部瘙痒和炎症。
- 醒来后眼皮水肿，出现黑眼圈。
- 体重波动，超重或者过度肥胖。
- 性欲不强。
- 受孕困难。

在经常出现在你身上的症状前面打钩：打的钩越多，就说明排毒的必要性越大。无论如何请记住，如果有些 症状反复出现，你应该立刻把这个情况告诉医生，因为它们可能预示着更严重的病情，你需要对此进行进一步的检查和治疗。

应当避免"有毒"的习惯

有句老话说道："你吃什么，你就是什么。"意思是说你吃的食物的种类将决定你身体的健康状况，现在人们逐渐把它当作一条真理来看。坚持健康、有机、纯天然饮食的人，维生素、矿物质、抗氧化剂和有保护作用的植物化学物的摄入量都很充足，他们比那些吃含有过量脂肪、盐分、蔗糖、添加剂的加工食品和外卖的人长期存在健康问题的可能性要小很多。植物化学物存在于植物中，可以对人体产生有益的影响。

在下面的饮食选项中，你打的钩越多，你从排毒计划中获益就越多。

- 要吃非有机食品。
- 经常喝未过滤的自来水。
- 经常喝茶、咖啡或者其他含咖啡因的饮料。
- 经常使用人造甜味剂。

·经常吃油炸食品。

·经常吃方便食品或者快餐。

·经常吃加工食品（例如精米、白面包）。而不吃纯天然食品（例如糙米、全麦面包）。

·喜食咸味食物，饭菜咸味很重。

·经常吃盐腌的食物（例如盐水花生、橄榄、盐水罐装食物）。

·经常吃烟熏食物（例如烟熏鲱鱼、烟熏鲑鱼、熏肉、干酪）。

·经常吃蔗糖和糖果（蜜饯、巧克力等）

·经常吃烧烤的、烤焦了的或者加工过的肉。

·使用铝制的餐具（应该换掉所有的铝制餐具，因为铝会发生熔解，然后进入食物中并在体内囤积产生毒副作用）。

应该改正的坏习惯

很多不良生活方式和个人习惯同样可以表明你有排毒的必要。它们包括以下一些。

·每天都喝两杯以上酒精饮料。

·吸烟。

·吸食毒品。

·长时间工作，并且在工作的时候从不抽空放松，也不会去找点乐子让自己开心一下。

·消极怠工。

·在口腔里使用了水银汞合金填充物。

·经常使用止痛药。

·近期使用过抗生素。

请在和你相似的情形前面打钩，打的钩越多，你从排毒中的获益就越多。

你周围的环境有毒吗

接触环境毒素同样会给你的健康带来伤害。下列情形哪些和你的处境比较类似，在前面画钩。

·生活在工业区附近，接触工业废气。

- 生活在交通要道附近，接触汽车尾气。
- 生活在农村，接触农用化学物，如化肥和杀虫剂。
- 生活在高压电线附近。
- 生活在重要的机场或航线附近。
- 在经常接触有毒物质的工业企业中工作（例如：油漆、化学溶剂、重金属工业）。
- 在汽车尾气和工业废气排放很多的城镇里工作。
- 接触 X 射线、微波、紫外线等电磁污染。
- 在家中接触从管道中泄漏的有害气体。

毒素和压力

一些心理上的症状也和过量的毒素有关。如果出现以下症状，则表明你有排毒和缓解压力的需要。

- 心神不宁。
- 精神紧张。
- 丧失幽默感。
- 注意力不集中。
- 反应迟钝。
- 记忆力差。
- 健忘。
- 消极归因。
- 精神疲劳。
- 情绪波动。
- 沮丧。
- 容易发火。
- 勃然大怒。
- 无法摆脱的焦虑感和恐慌。

当你的身体发出信号通知你去排毒的时候，你就应该照做。有许多人要么在启动排毒计划的时候只是一味跟风追求新潮技术，要么在结束自己一段痛苦的排毒经历时却没有给自己带来任何积极的

家庭健康医疗实用大百科

效果。你的身体会让你知道何时才是排毒的恰当时机。

一周排毒计划

周一

早晨

起床后，不要忙着做别的事情，先喝 1 杯调入少许蜂蜜的温开水。

洗漱过后，定时排便（养成定时排便的习惯，最初可能会不稳定，习惯后会很自然）。

早餐内容：1 大杯鲜榨果汁（可于前一天晚上做好放入冰箱冷藏），2 片全麦面包，外加 1 个蒸蛋（可使用微波炉烹制，耗时约为 3 分钟）。

出门别忘记带上准备好的水果，1 个苹果。

到了公司记得要先喝 1 大杯水再开始工作。

工作的过程中，每 1 小时喝 1 杯水，保证在午餐之前喝足 4 杯水。

中午

吃盒饭或是去餐厅吃炒菜都不利于排毒，这几天不如自己单独吃饭。

午餐内容：1 份水果沙拉，1 小碗海带汤，1 份拌豆腐丝，半碗米饭。

午餐过后可以去写字楼附近的花园散步，然后上楼开始工作。

大约半小时后，开始喝下午的第 1 杯水。

下午 3 点钟左右吃带来的水果。

直到下班前喝 3 杯以上的水。

离开公司准备回家前喝 1 杯水。

晚上

回到家先喝 1 杯水，不要开电视，打开音响播放轻音乐，准备晚饭。

晚餐内容：1碗玉米粥，1个素包子（100克以下），1份香菇炒油菜。

准备好第二天清晨的蔬菜汁（番茄、黄瓜、胡萝卜等）。

晚上皮肤的清洁工作很重要，洗澡并认真地把脸洗干净。

第一天吃排毒餐可能会有饥饿感，不如早点休息。

周二

早晨

空腹喝1杯温的蜂蜜水。

洗漱后，按时排便。

早餐内容：昨晚准备好的鲜榨蔬菜汁1杯，玉米饼1个，小米粥1碗，蛋羹1碗。

出门前记得带好今天的水果，1个猕猴桃，外加1杯酸奶。

到公司后先喝水再工作。

为了防止饥饿感，大约上午10点半把酸奶喝掉作为补充。

中午

昨天非常成功，今天继续吃排毒餐。

午餐内容：1份烧二冬（冬笋炒冬菇），1份白菜豆腐汤，1个小馒头。

去附近的书店读1篇文章，回公司工作。

下午继续注意要补充水分，因为只有喝充足的水，排毒的工作才不会白做。

下午3点半吃带来的猕猴桃，可以用勺子挖着吃。

下班的路上去买1小瓶排毒用的香薰精油（各大超市、商场均设有精油的专卖柜台）。

晚上

如果使用电热水器，回到家第一件事就是准备打开电源烧洗澡水。

喝水后，打开收音机，准备晚饭。

晚餐内容：1碗山药红枣粥、1份松仁玉米、1小份烙饼。

休息片刻后，准备今晚的家庭 SPA 排毒。

沐浴前记得喝 1 大杯温水。

然后按照排毒精油的使用说明，滴入少许精油在浴缸内，身体在浴缸中浸泡半小时后，用去角质霜按摩全身，冲净后即可。

沐浴后人会感到困倦，可早些休息。

周三

早晨

起床后喝 1 杯滴入鲜柠檬汁的矿泉水。

洗漱，坚持两天后，排便应该可以定时了。

早餐内容：1 碗麦片粥，1 个煮玉米，1 个茶蛋。

上班前准备好用保鲜盒带上洗好的草莓和 4 颗核桃仁。

及时喝水。

在上午大约 10 点半，可能会感到饥饿，那么 4 颗核桃仁是很好的补充。

中午

经过两天的适应，今天已经没有十分强烈的饥饿感了。

午餐内容：1 份凉拌菠菜鲜藕，1 碗猪血菠菜汤，1 个玉米饼。

吃过午饭，去附近的美发馆洗个头，洗头师傅的按摩技艺会使肩背放松，脑部供血不足的问题得到缓解，整个上午的疲劳就消失了。

下午又可以精神抖擞地工作了。

下班去超市买菜时，别忘了买 1 盒排毒面膜贴。

晚上

回来先喝 1 杯菊花茶，播放轻音乐。

打开炉灶，准备晚饭喝的红薯粥。

趁着煮粥的时间，去阳台上看看自己养的小花情况如何，松土施肥或是浇水，好好地关注它一会儿。

时间差不多就可以准备晚饭了。

晚餐内容：1 份姜丝糖醋莴苣，1 碗香甜红薯粥，1 个雪菜包。

准备第二天早晨喝的鲜藕汁。

餐后半小时吃 1 个梨。

洗脸敷面膜，15 分钟后洗漱休息。

周四

早晨

起床后喝 1 杯温的淡盐水。

洗漱，排便。

早餐内容：1 杯鲜藕汁，2 瓣柚子，1 只玉米圈，1 只茶蛋。

出门前切 1 瓣哈密瓜用密封饭盒装好，另外再带些榛子仁。

下班后去练瑜伽。

工作再忙也不要忘记喝水。

大约 10 点半钟，吃掉榛子仁。

中午

对于排毒餐，应付自如的你应该知道吃些什么了吧。

午餐内容：1 份芹菜炒豆干，1 份茼蒿蛋花汤，1 份素蒸饺。

去楼下的报刊亭买份报纸，在楼下花园里的长椅上坐着看一会儿报，回去上班。

下午 3 点钟记得吃哈密瓜。

快到周末了，工作要抓紧了，否则周末加班可不利于排毒啊。

晚上

来到瑜伽班练习，因为练习瑜伽必须在饭后 3 小时，所以安排在晚饭之前。瑜伽是最佳的排毒运动之一，练习时要注意教练讲的动作要领，否则不仅达不到锻炼的目的，还会对自己的身体产生伤害。

经过一个半小时的锻炼后，出透了汗，身体会感到十分轻松。

因为时间不早了，晚餐要尽可能的简单。

晚餐内容：1 份拌海带丝，1 份水果沙拉（晚上少放沙拉，或用酸奶代替味道也不错），1 片全麦面包。

准备第二天早晨喝的甘蔗汁。

洗漱后，读报，休息。

周五

早晨

起床后喝 1 杯蜂蜜水。

洗漱，排便。

早餐内容：1 杯甘蔗汁，1 根香蕉，1 块绿豆饼，1 个煎蛋。

出门前记得带上切好的阳桃，还有葵花子仁 1 小包。

今天上午的工作是忙碌的，一定要做好工作计划，不忘记喝水。

中午

不要因为周末就大吃特吃，排毒餐尚未结束。

午餐内容：1 份清炒空心菜，1 份黄花菜蘑菇汤，1 小碗素河粉。

为了早点结束手头工作，午餐后，在楼下休息片刻后，上楼工作。

如果周末开例会，开会前别忘记把你的杯子倒满水。

大约 3 点钟，吃阳桃。

晚上

走路是一项不错的排毒运动，选择在周末逛街，既能碰到打折的信息，还能排毒，一举两得。

如果逛街比较晚，可以选择在街上与同事一起共进晚餐。

不要去快餐厅，找一家粥店来解决晚餐。

晚餐内容：1 份拌白菜心，1 份拍黄瓜，1 碗乌梅粥，1 小块南瓜饼。

累了一天，快点回家休息吧，明天的排毒餐不用今晚做了，因为放假了。

周六

早晨

虽然是周六，但排毒不主张睡懒觉，因为睡得过多不利于排毒。

早晨起床后的蜂蜜水要记得喝。

如果起床比平时晚的话，排便时间会推迟。

准备早餐，9点以前争取吃完早餐。

早餐内容：1杯综合果汁（家里还剩下什么水果就拿几种混在一起榨汁吧），1碗小米粥，烙1张鸡蛋饼。

上午打扫房间，换掉床单和枕巾，把被子拿到阳台上晒一晒。

去菜场或超市买水果、蔬菜及日用品之前，记得喝水，吃几颗核桃仁。

准备午餐。

中午

午餐可以做得丰盛一些，但仍然要有自己吃的排毒餐。

午餐内容：1份菠萝沙拉，1份四喜黄豆粒，1碗山药羊肉汤（最好只喝汤和吃山药），1碗米饭。

小睡片刻后，吃1个杧果。

下午去美容院做一个全身的皮肤护理，背部推油或是穴位按摩对于排毒都十分有效。

晚上

与家人一起看会儿电视，准备晚餐。

晚餐内容：1份蔬菜沙拉，1碗苹果米粥，1份木须肉，1块玉米松糕。

晚餐后与家人外出散步。

不可休息得过晚，否则会导致毒素堆积。

周日

早晨

1周的排毒就要结束了，这一天中你可以随时检验自己的排毒成果。

排便后，观察便色。

洗漱后观察自己的面部。

张嘴呼吸，闻闻是否还有异味。

检测完毕后，准备今天的早餐。

早餐内容：1杯鲜荸荠汁，1盘蔬菜沙拉，1份馒头片，1个煮鸡蛋。

今天可以安排爬山的运动，所以要准备好野餐的食物。

中午

在大自然中尽情呼吸新鲜空气，有意识地多做深呼吸，排出肺部的污浊气体。

午餐内容：1 大瓶鲜果蔬汁，1 份五香豆腐干，1 根黄瓜，2 片全麦面包，1 根火腿肠。

午餐后返回家中小憩，下午与家人品茶吃水果聊天。

晚上

晚餐内容：1 份木瓜银耳汤，1 份西芹百合，1 份藕盒。

晚餐后，全家人一起吃水果拼盘。

早些休息，准备明天工作要带的物品。

第四章
缓解压力

认识压力

压力的本质是极其复杂的。有正面压力和负面压力之分，二者的区别如下：负面压力使人们焦虑不安，无法顺利完成任务，也使人身体无力，优柔寡断，暴躁易怒，并感到莫名的恐惧。正面压力提高相对的精神与情感的反应能力，所以人们感到果断有力、充满活力，面对情况时也能够应对自如且精神振奋。

压力的症状

对于过多负面压力的不当处理会导致一些症状的出现。这些症状是"大事不好"的警报。

整体症状

· 浑身肌肉紧张，特别在下巴、颈、肩部有不适与僵硬感。

· 对生活缺乏热情。

· 失眠或者睡眠质量差，睡眠出现间歇。

· 精神恍惚，注意力差。

· 浑身疲惫。

· 性欲下降。

· 周期性发作的感染性病症，包括频繁感冒以及皮肤出疹。

· 食欲不振。

精神与情感方面的症状

· 焦虑不安。

· 惊慌失措。

· 消沉沮丧。

· 缺乏自信。

· 优柔寡断。

· 频繁的情绪波动。

· 下班后不能立即放松。

体力方面的症状

· 消化不良。

· 胃灼热。

· 腹泻。

· 便秘。

· 紧张性头痛。

· 呼吸急促而虚弱。

· 心悸（心跳不规则或异常快速）。

· 头晕目眩、头重脚轻。

· 被针扎似的刺痛感。

行为方面的症状

很不幸的是，我们采取这些应激相关问题的临时方法会使问题变得更加严重，最终导致它们对我们的健康造成更不利的影响。这些方法包括以下各项的任意组合：

· 酒精摄入量增加。

· 吸烟。

· 滥用处方药，如止痛片。

· 过度依赖含咖啡因的饮料以保持旺盛的精力。

· 糖和巧克力的摄入量增加。

· "慰藉食物"。

对身体造成的长期影响

· 偏头痛和周期性头痛。

· 肠过敏综合征。

· 临床忧郁症。

· 长期焦虑不安。

· 恐惧症。

· 永久疼痛或颈、肩部位有僵硬感，缺乏灵活性。

· 胃溃疡。

· 湿疹。

· 牛皮癣。

· 免疫系统功能减弱，给顽固感冒、根深蒂固的膀胱炎以可乘之机，以及导致某些慢性炎症的恶化，如风湿性关节炎。

过重压力的来源

如果我们认为压力充满威胁并且在自身掌控之外，那么任何情况都会变成负面压力。然而，另外还有很多常见的压力，如果它们同时或者接二连三地出现就会显得十分强大。而把它们分为两组——人际应激源和职业应激源——更有助于我们进行研究。

人际应激源

· 缺乏沟通。

· 郁积的怒气。

· 缺少身体接触。

· 财政压力。

· 缺乏自信。

· 内疚感。

· 焦虑不安。

· 郁闷。

· 感到孤独寂寞。

· 百无聊赖。

· 缺少幽默感。

职业应激源

· 不能合理利用时间。

· 无法有效放权。

· 无组织的工作氛围。

· 缺乏动力。

· "楼群综合征"。

· 噪声。

· 不切实际的目标。

· 单调乏味的周围环境。

不管上述两组问题看起来多么吓人，我们仍可以采取积极的措施应对每一个应激源，而认识到这一点是至关重要的。一旦使积极的措施成为解除压力困扰的关键，我们就能够自由地冲出无望无助的樊笼。

首先我们必须先确定，给我们带来巨大压力与紧张的问题到底是什么。

放松身心，摆脱压力

"松弛反应"，对于对抗交感神经系统的频繁活动，是一个有效渠道。不管是通过冥想、渐进性肌肉松弛疗法、创造性想象、生物反馈疗法、自主训练或任何其他放松技巧而产生的松弛反应，都会作用于身体从而同步推动精神系统放松。

有一些信号暗示副交感神经系统在发挥作用：摄氧量减少，心率、呼吸减慢，血乳酸度显著降低。最后一项变化有重大意义，因为高血乳酸度通常伴随焦虑不安的相关症状。当人激活了松弛反应，就等于进入了一个完全放松、悠闲自在的状态。

诱导产生的松弛状态与睡眠状态中的生理变化有某种相似性，比如摄氧量的减少。但是深层放松却不同于睡眠的经历，这一点很重要。所以不能认为，有了规律、健康的高质量睡眠，人就自然而然获得与松弛能达到的相同的效果。

这两种活动的主要不同与 α（缓慢）脑电波有关：睡眠过程中一般并未发现 α 脑电波，而 α 脑电波与其他一些脑电波一同被视为深层放松的显著特征。相对地，与快速眼动睡眠以及做梦相关的脑电波信号在冥想中却也没有出现。

虽然深层放松与睡眠是有区别的，但是有规律的令人恢复精神的睡眠的重要性，在任何缓解压力技巧的讨论中都是不容忽视的。健康的睡眠习惯会帮助人们对抗精力不济、情绪波动以及周期感染性疾病。

在探讨有效解压可用的基本技巧之前，同样重要的是关注一些实际的问题。假如我们想在家练习松弛技巧的话，下面这些问题是需要考虑的，毕竟，如果我们身处不适的环境是不可能享受到放松的快乐并从中获益的。

保持室内温暖

在深层放松过程中，人的体温会显著下降。这一点对于新手来说也许会是个惊奇的发现。为了避免有任何不适的寒冷感，在每次练习开始时都要保证周围的环境足够温暖。

保持头脑清醒

同样重要的是，切忌把周围环境的温度调得太高还通风不畅。因为这样不仅不会产生一种轻松状态，反而会导致你昏昏欲睡。如果出现这种情况，就存在一种危险：你不会体会到放松之后头脑清醒、宁静安详的感觉，相反，你"醒来"会感到虚弱无力、摸不清方向。

衣服舒适

虽然没必要在特制健身服上投资，但仍需注意放松练习中所穿的衣服。最重要的是找一件最能使自己感觉放松的衣服。它可以是一条运动裤加保暖 T 恤衫或宽松圆领运动衫的组合，也可以是一条温暖宽松的长裙。选择衣服的要点是，脖子、手腕以及腰等部位不受约束，并且衣服本身质地柔软，光滑舒适。

家庭健康医疗实用大百科

支撑物

如果采取垂直坐姿，要选择一个有端直靠背的椅子，以使脊椎得到最大的支撑。弓着背或懒洋洋会造成呼吸短促的不良后果。相反，舒舒服服地坐直就会促进胸腔更有效地扩大。脚也要摆放成尽可能舒服的姿势，检查自己的脚是否轻松而稳固地放在地板上。手可以放在膝盖上，也可以放在椅子的扶手上。

如果选择躺下来放松身体，要确保接触面平坦、舒适、稳固。地板上铺一块练习垫或一条折叠的毯子都是不错的选择。

宁静

在每次锻炼开始时都要保证周围的噪音降到最小。把电话切换到答录机模式，而且要是可能，把其他能发出噪声的电器也关掉。把你要做的事先告诉你的家人，把被打扰的机会降低到最小。

持之以恒

正如其他形式的训练一样，最难的是养成定期锻炼的习惯。不管遵循什么技巧，放松练习的效果也极大地取决于你能否持之以恒。所以，我们应该尽量每天都腾出时间进行有意识的放松——虽然一两天不练也不一定就会受到压力干扰，但这毕竟有些违背我们练习的初衷。小小间断之后我们需要像没被打断一样，继续放松练习，并且重新享受它带来的好处。

脾性与生活方式

如果有规律有意识地进行放松锻炼已成为你日常生活中不可或缺的一部分，那么选择一个适合自己的方法就是极其重要的。如果你对使用小型机械或电子仪器本能地厌恶，选择一种不需要特殊仪器的技巧会使你做得更好。那么，在面临任何你可能感觉紧张或压力过重的情况时，你可以轻松自如地运用。

短期应急措施

这里提供的一些快速放松技巧可以使人在感到压力在体内抬头时付诸实践。它们以最小的麻烦，使人快速恢复平静的状态。

呼吸

停下几分钟，有意识地进行几次平稳、缓慢的呼吸，使自己的肺充满空气。这种方法有助于头脑清醒并为你创造有意识放松的时间。

香味

在一张纸巾上滴几滴薰衣草精油，感到不安和紧张时呼吸一下它散发出的香味。

明目

可以使用被称为"掌心捂眼"的简单技巧来放松紧张疲惫的双眼，使之恢复动人光彩。将双手合起做杯状放在紧闭的双眼上，给眼窝舒服但有力的按压，需要持续几秒钟。

放松

有意识地放松下巴紧绷的肌肉，垂下肩膀，就好像紧张也随之消解了一样。通过这种做法，放松脖子与肩膀的全部肌肉。如果你感到很难放松下颌周围的肌肉，让自己的舌尖轻压上牙后面的腭部。这样做也可以放松太阳穴周围的肌肉，从而遏制紧张性头痛的发生。

微笑

面部肌肉是紧张的温床，这充分体现在永远都紧皱着的眉头上。面部肌肉紧张转而又会导致紧张性头痛的出现以及"忧愁皱纹"的形成，而这些丝毫不能有助于我们达到健康状态。

职场解压

工作场所是众多压力激化的主要地点，因为在那里有太多我们无法控制的因素。关于裁员决定的谣言、严格的工作截止日期带来的越来越严重的压力、人事部门的变动，已然成为现代生活的健康威胁。

因为工作环境是这样的，所以花点工夫想想可能采取的有效应对其中过重压力的实际方法就显得非常重要。通过这些方法，就可以知道调节压力从哪里开始，这一问题是导致我们整体压力加剧的基本因素之一。

整理

如果感到压力极大，那么停下来几秒钟关注一下周围的环境是非常具有启发性并很有帮助的。如果自己埋身在一大堆书本、文件以及没有回复的电子邮件中（也包括电脑显示的东西），那么这个整体情况会无意中加重压力以及焦虑感。但是如果有意地花点时间整理一下工作空间，把那些没用的东西扔掉，把该填的项目都填好，把堆放了好几个月的材料收走，可能会有意想不到的效果。然后，就会感到情绪高涨，心情愉快；感到自己拥有更大的空间来工作，并能找出重要材料摆放的正确地点，从而达到事半功倍的效果。

放权

一旦学会把工作量掌握在可以自由驾驭的范围，对于那些别人也能高效完成的工作我们就可以放手不管。如果感觉自己不再需要对工作中每一小部分都亲自过问，我们就能成功完成自己直接参与的那部分。

有序处理工作

有序处理工作事实上是有效放权的基础，因为一个人必须能分清主次，从而决定哪些工作必须亲自完成，哪些工作可以让别人出色完成。怎样确定工作顺序是个人喜好问题，但最好的方法依然是那个最简单的方法——列清单。把事情写在纸上和与别人商量有同等作用：它可以帮助大脑摆脱这些问题，让自己与这些问题有一定的心理距离。应该把需要密切关注的重要任务写在清单的最显著位置，其次是那些不太重要的任务。弄清楚某项工作是需要马上做完，还是可以无忧地暂时搁置一旁稍后再做处理也是很有帮助的。一旦完成了某项工作，就把它从清单中画掉。眼看着清单上需要处理的工作越来越少，你会感觉非常轻松愉快。

评估

合理分配时间、有效调节压力的最大同时也是开始时最难掌握的技巧是，对于不切实际的要求敢于说"不"。没有什么事情比承担一项严格限制日期而难以完成的工作更能引起人的焦虑以及压力感了。在这种情况下，可以坦白地承认自己在规定的时间内不能完成工作，可以把它移交给别人；还可以通过交涉，获得更加实际的工作期限，这样就能轻松地在规定时间内达到工作的要求。

要有效地做到这一点，需要客观评估自己能够承受的最大工作量。在这个最大工作量范围内，我们可以有效地进行各种工作。一旦具备了这种能力，我们就能够感受到施展才干、接受挑战的满足感与伸缩自如感，而不至于控制不住局势，导致最后感到无法忍受。换句话说，有了某种程度的自知之明，我们就会把自己承担的任务控制在正面压力的范围内，避免它们向负面压力倒戈。

这个建议并不是帮我们避免不喜爱的工作，而是帮我们从不切实际的要求中解放出来。这些不切实际的要求往往会引发我们无法承受的巨大压力。当具备了认识自己不足的能力，我们就会感到一种巨大的被释放的感觉，而对于面前比较实际的要求，我们会更有效地去完成。或许你最终会松口气，并惊喜地发现，其实自己并不像原来认为的那样在一些事情里不可或缺。

一开始，我们也许会发现把某项工作下放给别人的第一步很难迈出。但是，一旦我们从最初的不适与生疏感中恢复过来，并更加自信地应付起工作，我们将会高兴地发现，这种权力下放能够迅速惊人地减轻我们的压力。

行动起来

很大一部分压力来源于拖延，把令人厌烦但不可避免的工作一拖再拖，直到最后一刻。这样会导致不良的后果，那就是我们始终在心里惦记着那项自己一再拖延着的工作。事实上，它们很有可能更加强烈地折磨着我们的精神，使我们感到愧疚，感到不安。具有讽刺意味的是，一旦真正着手某项已经被搁置了很久的工作，我们通常会发现，它远不如想象中那么令人厌倦，而且我们还会奇怪为什么自己磨蹭了那么久，而没有早点把它解决掉。

正如采取行动是负面压力强有力的缓解因素一样，推迟行动是产生负面压力的最主要原因之一。正如我们即将看到的，消极的情感（如焦虑不安以及愧疚感）能极大地增大压力。因此我们得出结论：为了致力于有效调节压力，我们应该首先考虑避免拖延工作。

个性化

靠后站，以一种客观的眼光环视一下与你关系最密切的工作场所。如果这块地方没有人情味且单调无聊，就会无意中导致你缺乏灵感，并感到有压力。花点时间尝试做一些轻微的调整是值得的，因为它会使你精神振奋，得到慰藉并且充满活力。但也要注意，不要做得太过分，只需精心布置上一些你认为特别积极的事物，如一处特定场景、人物或是宠物的照片（或者假如你特别幸运地找到一张这三者的合影），一个小雕像，一个镇纸以及一株植物。或者，你可以选择一些实用的物件，比如精选一些关于自修的书或是一瓶雾化器精油。后者在你需要振作精神时，能够产生减压以及激发活力的效果。总之，请记住把事情简单化——引入太多的东西反而会把事情弄糟，使你感到处处受限、压力重重。

清洁

很多人常与公共办公室工作中的种种因素做斗争。日积月累的噪声会使人感到精疲力竭——我们使用电话进行一段没有隐私、特别困难的谈话产生的尴尬也是如此。传真机和影印机产生的有毒化学物质以及显示屏的放射物质，都是公认的身体压力的来源，因为它们会使我们的免疫系统超载。如果在此之外还有与劣质的中央空调与供暖系统相关的问题，那毫无疑问，很多人会感到自己正遭受"楼群综合征"的困扰。症状包括周期紧张头痛与顽固的感染性疾病等等。

虽然这一切听起来使人沮丧，但是我们仍然可以采取一些积极的措施，使现代化的办公室所带来的压力降到最低。购置台式负离子发生器有助于摆脱行动迟缓和昏头昏脑的感觉。同时周围摆放一些植物可以减少某些电器产品的放射物所带来的更为负面的影响。如果在工作中使用定制的精油燃炉不太实际（因为并不是每个人都喜欢精油的气味），把香熏疗法中所用油脂滴到纸巾上吸进一些是个简单但有效的方法。更为重要的是在午饭时到户外去散散步，而不是抓起一个三明治就应付过去——散步不仅能够为我们提供一个从工作中解脱的愉快方法，而且能使我们锻炼一下可能已经长时间没活动的肌肉。

上身放松

如果我们整日伏案工作，那么，在颈肩部位很容易有压力而感到紧张。如果长时间盯着显示屏，这种情况会更加严重。来回摇动脖子是一个缓解上身僵硬与紧张感的有效方法之一，而且这种运动随时都可以进行。低头使下巴轻轻地靠向胸部。把头转向右边，让重量自然把头带回原位，再转向左边，直到下巴重新靠到你胸口为止。然后重复整个过程，但请记住：这次要从左向右进行。

呼吸放松

交替的鼻腔呼吸是瑜伽中一个很好的使头脑清醒的技巧。在我们感到萎靡不振时，它可以缓解压力，使我们头脑清醒，精神振奋，让我们的身体充满生机和活力。首先，把中间的 3 个指头弯向右手掌心，大拇指与小拇指则保持伸直状态。用大拇指轻轻堵住右鼻孔，从左鼻孔呼吸，进行 4 次。然后，用小拇指堵住左鼻孔，使两个鼻孔都暂停呼吸，进行 4 次。然后移开大拇指，从右鼻孔呼吸，进行 4 次。停一会儿，再重复整个过程，但这次要先从左鼻孔开始。如果整个过程在左右两边各重复 4 次，你会感到头脑更加清醒，注意力更加集中。

面部放松

闭上双眼，同时有意放松下巴、颈、肩部肌肉，可以把面部紧张全部赶走。前面描述的"掌心捂眼法"也有助于放松眼部与面部肌肉。如果在显示屏前长时间工作，或读了很久难懂的文件，你不仅需要时不时休息一下，而且需要经常眨眨眼睛。长时间盯着屏幕不眨眼会造成眼睛紧张，导致干涩以及充血。眨眼还可以防止双眼疲劳以及压力过大导致的头痛。

居家减压

如果发挥一下想象力，很多针对工作场所的减压技巧也适用于居家减压。清理杂物，收拾家居杂活，把环境整理得更加整洁有序，积极采取行动而不要无休止地拖延下去。这些都不仅与职场调节压力有关，而且和家居调节压力休戚相关。

然而，还有另外一些实用措施能够帮助我们把家变成避风港——在那里压力不会滋生肆虐，而会得到缓解。

场所

当生活变得困难时，我们都需要一个避风港静心休养。如果我们身处家庭与职场的双重压力，这一点尤其重要。照顾小孩与老人可以是一个潜在的压力混合体，会不时使我们深刻体会到自己几乎没有个人空间，虽然通过定时的放松与冥想技巧，我们可以在脑海中创造一个使自己感到平静与慰藉的空间。家里的每一间屋子都可以发挥这个作用，但是最容易变成我们减压庇护所的地方就是浴室。毕竟，除非家中有小孩，否则一般情况下是没有人跟我们到浴室的。

声音

音乐对调节情绪与释放压力具有强效。我们选择什么样的音乐应与自己的情绪和脾性相符，而不一定局限于流行音乐。虽然下面这种观点仍有争议，但有研究表明，过分听重金属音乐会使敏感的人感到消极与沮丧。另一方面，听巴洛克风格的音乐会带来相反的效果。当然，这并不意味着我们要尽量避免摇滚乐而只听经典音乐。我们只需要听使自己情感平衡、精神振奋以及放松的音乐。

灯光

在家里，一个巨大压力的因素来自于使用遮光窗帘。现代住房的居住者认为这一点使人极度沮丧，并能导致幽闭恐惧症。这使我们充分了解到，要把现代充足照明的住房当回事，不要等到失去了再真正明白它的积极影响。

如果所住房间白天极少获得自然光照射，我们或许可以考虑安装仿自然的日光灯。同样地，到了晚上如果房间过于幽暗，一些人就会变得忧郁或者毫无生气。根据全局配备的灯光装置可以使人精神为之一振。然而另一方面，也有些人喜欢低照明强度带来的柔和感，认为它有很明显的镇静功效。

可以用一盏床头灯模仿黎明日光的效果，亮度慢慢增强，从而使不得不早起带来的压力得到缓冲。这种方法还可以和录制的鸟叫声一同使用。如果我们在傍晚感到紧张不安，也可点起一支散发着让人放松的精油味的蜡烛（如薰衣草或玫瑰精油）。

香味

香水或天然的香气已显示出对我们情绪或精神状态的巨大影响。如果意外地闻到一股香味，它使你想起一个地方、一个人或者一次有意义的经历，我们就能体会到香气带来的振奋精神的功效。在这一刻，我们重温了与那件难忘的事情相关的情感，就好像时光倒流了一样，而所有这些都是由一股香气神奇地带来的。

由于气味既可以吸引人也可以令人反感，所以让周围萦绕着对自己有积极影响的气味是明智的。我们的喜好有可能受到某一时刻自己所处心境的影响，所以我们需要准备好能做出相应的变化。例如如果在一天开始时感到昏头昏脑、反应迟钝，一股以柑橘为主要原料的精油散发出的清香（如葡萄柚精油、使人精神振奋的胡椒薄荷油或迷迭香油等），可以极大地使我们的精神得到振奋并感到自己充满了活力。香柠檬——另一种以柑橘为主要原料的精油也有同样令人振奋的效果。另一方面，如果我们变得喜怒无常，感情冲动，动不动就发火，那么使用调节情绪的精油，如依兰精油、天竺葵精油以及快乐鼠尾草精油，或许会更有用。同时，罗勒精油由于具有使人集中精神的效用，也可用来对抗压力。它可以帮助那些由于优柔寡断而无法自持或丧失决断能力的人集中精神。

如今有很多富含精油的淋浴用品以及芳香蜡烛，或者，你还可以用定做的雾化器使用精油。

色彩

很多人本能地知道色彩会对自己的情绪产生巨大影响，其中某些色彩使人心情愉快，精力十足；而另一些则会使人感到平静安详。一些色彩很随和，另外一些则被认为更安静和具冥想性质。

最吸引我们的色彩会充分显示我们的个性。毕竟，我们每天都要对颜色做出取舍——从穿衣打扮到更具持久性的室内装潢。

如果感到自己需要镇静慰藉的效果，用蓝色为主调的色彩包围我们是很有效的。而人们认为深红色和橙色会使人充满活力，黄色振奋精神，而绿色明显具有调节情绪的能力。我们应该跟着自己的直觉走，选择什么颜色应该取决于个人喜好。毕竟，如果讨厌绿色，不管它再怎么能够调节情绪，使周围充满着不同浓度的绿色也不会给我们带来任何好处。

怎样避免更多压力

如果从消极情绪出发应对富有挑战性的局势，我们就会无意中给自己带来更多的压力。在我们面对生命中的挑战时，某些反应，如焦虑不安、内疚感、愤恨不满、郁积的怒气等不会给我们带来任何帮助。恰恰相反，它们会带来不利的影响，会使我们不能从均衡合理的情感角度观察形势。

随这些消极情绪而来的结果是，我们有可能陷入一场危机，问题会变得更加错综复杂。另一方面，如果采取更加积极的精神和情感投入，我们就会发现更容易出现解决问题的办法。我们的自信心随之增强，能够支持我们果断地采取进一步的行动。很快我们就会发现自己已身处自创的良性循环中，而这对于减少生活中的负面压力起着非常重要的作用。

被压制的怒气

虽然一些人对愤怒的情感也许会感到不舒服，但是我们应该承认，在适当的场合下，合理地发泄怒火是一种积极的释放情绪的途径。相反，如果一再压制怒气，或者因一点微不足道的小事就勃然大怒，那么我们将会遭到极其严重的负面影响。处理不当的愤怒会使我们极易愤恨不满、苦闷抱怨，最终导致消沉沮丧，而这一系列的情感在我们试图应对负面压力时都不会起任何有利作用。

如果我们在家中或在工作时永远脾气暴躁，那么很有可能我们正压制着一股这之前形成的强烈怒气。它也许关系着一桩极为重要但未得到解决的事。在我们下一次即将乱发脾气时，可以停下来想一想自己此时此刻的真正感觉，这种做法很有帮助并富有启发性。我们有可能发现，自己对所恼火的对象表现得太过夸张了。一旦花点时间考虑为什么自己会对眼前的问题做出如此激烈的反应，我们就很有可能找到怒气的根源。而且如果能够这样做，我们就可能只针对当前事件更公平地发泄我们的怒气。

正确驾驭怒气的秘诀在于掌握"增强信心"的技巧，而并不在因为一点小事就随便发脾气。采取自信的姿态，我们就更能够在面对充满压力的局面时正确应对。这种均衡合理的、经过深思熟虑做出的反应的结果，可能要远比我们乱发一通脾气有大得多的积极效果。

信心训练的首要任务是，学习如何清晰准确地、积极有建设性地，并且有说服力地坦率表达自己的想法。自信的视角与愤怒的视角是完全相反的，牢记这一点会很有帮助。因为愤怒使我们不能把握局面，结果反而会使我们变得更加无能为力。一旦满怀怒气，我们就不可能以合理的视角观察局势。相反，即使对于极小的挑衅，我们的反应也会像点燃了的火药般过于激烈。此外，持续不断任凭火暴脾气摆布局面是极其耗费我们的精力的——只需要想想一场爆发会使人多么筋疲力尽、再想象一下这样定期的爆发又会使我们耗费掉多少精力就可以知道了。

愧疚感

这是一种最消极并抑制我们发展的、能引发压力的情感，特别是当我们用与事实情况不相符的、不必要的愧疚感惩罚自己时，事情会更糟糕。回顾一下，看看我们常常遭受的没来由的愧疚感是否在儿时就被无意中灌输了进来。

想想父母、兄弟姐妹、朋友或爱人是怎样对待我们的。我们是感觉被重视、有才干、很特别，还是一直感觉到自己被忽视、被批评、没有受重视呢？如果不幸地，我们感觉自己永远无法达到别人为我们设立的目标，很有可能，我们仍在无意中为一个尽善尽美却不切实际的标准而努力着——以获得渴望得到的爱和被他人积极的关注。而事实上，没有一个人是完美的，所以我们注定无法达到自己一直努力实现的目标。而当失败的迹象出现时，我们就会痛苦地感到愧疚与不称职。

要想积极前进，我们需要打破这个消极的、自我惩罚般的圈子，并使自己从这种熟悉的情感模式中解放出来。一开始也许觉得十分痛苦，一旦熟悉了与这种根深蒂固的先入之见抗争所带来的崭新感觉后，我们就再不愿恢复原来的习惯了。

如果感觉自身的愧疚感很难改变，我们也许需要借助专业指导和支持。敢于寻求帮助并且不因此而产生愧疚感是重要的第一步。在这方面，适当的建设性的支持可以来自认知行为疗法医师，他们能够鼓励病人认清自己的某些根深蒂固的情感行为模式。一旦知道这些模式如何运作，我们就能自由地做出大不相同的反应。

控制不必要的愧疚感需要采取的步骤：

·当你再一次被愧疚困扰时，要在心理上努力从所处局势中退出，尽可能公正地想一下这些愧疚是否有益。你很有可能会发现，身处一个复杂局面的你已经尽了最大努力。另一方面，你也许得益于"后见"之明，感到本可以采取不同的做法，于是决定在将来遭遇类似情况时有所改变。

·如果你的愧疚感集中在某个特定的事件或人上，那么更加密切地观察局势会很有帮助。在考虑之后，我们也许会感到自己可以采取更加积极的做法，从而更易解决问题；但是也许我们确实已经尽了最大努力使局势朝更加积极的方向发展，但由于没有对方的合作，使事情难以成功解决。如果出现后面这种状况，那么我们也许需要在心理上离开这种局势，甚或考虑远离那些引起不必要愧疚感的人或局面。

·通过奖励自身优异的品质的方法有意识地提升自信心。如果别人恭维你，至少在表面上要接受它，而不要寻找他背后的不利动机。当生活中诸事顺利时，努力使自己沉浸在喜悦中，享受这种欢愉。最重要的是抛弃任何潜在的对"乐极生悲"这句格言的笃信。

恐惧

经常感到恐惧会使人感到压力重重。不断引发"战或逃反应"会使人筋疲力尽，优柔寡断，变得不能集中精力，做事效率不高——使人无法在很多方面享受生活。比如长期缺乏信心使我们的人际关系无法改善得更好，事业无法更顺利进行。不理智的恐惧妨碍我们享受基本的生活乐趣，如旅行、社交，也不能面对生活的基本挑战，如对于衰老的过分恐惧感使我们不能享受当前。

一些恐惧看起来很强大，实际上是完全可以驾驭的，比方说一想到演讲许多人就会害怕。但即使你讨厌成为大家关注的焦点，如果慢慢地、稳步地树立信心，让自己勇敢地站起来发表演讲的话，你的自尊与基本的信心也将逐渐增强。

飘忽不定的恐惧感的根源存在于我们的成长过程中。不幸的是，很多人在儿时就被无意中灌输了恐惧的反应。父母可能使用"如果你不停下来，妖怪马上就要来抓你了"这类的语言来训导我们。对处于性格形成阶段的儿童重复使用诸如此类的言辞会给他们带来非常大的负面影响，使他们感到世界的危险可怕，仿佛不守规矩就会有一些糟糕的事情降临到他们头上。

长期恐惧焦虑的父母还会在潜意识里把恐惧感传染给小孩。认为世界充满威胁的父母极有可能把这种信念传递给孩子，除非他们采取积极的措施避免这一点。

还有一些人也许在处于易受影响的年龄有过痛苦的经历。目击一场严重的事故，遭受性虐待或其他暴力事件很有可能给我们留下精神和感情上的创伤，使我们成年以后有恐惧感而毫无安全感。

　　可以采取积极措施驯服没必要的恐惧：

　　·如果特定的恐惧使我们受到了莫名的禁锢，那么寻求专业的帮助与支持，如行为疗法，是很值得一试的。也可以把控制呼吸的放松技巧和行为疗法联合使用。

　　·创造性想象对化解我们的焦虑不安也能起到重要作用。在脑海中描绘一个我们受到威胁的场面，为之假想出一个积极的版本，通过有意地改变消极意象把结果转化成积极的，这种做法很有作用。

　　·那些与不自信造成的焦虑不安做斗争的人读读自立的书将在树立自信方面受益匪浅。

　　·如果无根由的恐惧是我们从儿时起就被灌输的，认知疗法也许会给我们帮大忙。认知疗法医师会鼓励我们认清消极的行为模式——我们对这些模式再熟悉不过，以至于根本意识不到它们的存在。一旦辨明了这些习惯性的思维模式，我们就能摆脱它们。治疗医师会给我们演示摆脱过去那些消极情绪的方法，使我们抛开它们，从而轻装上阵。

　　·正视那些让人没来由地感到恐惧或紧张的局面，我们就能从焦虑不安中解放出来。应该缓慢但有把握地、一小步一小步地树立信心，这样我们的信心就会慢慢树立起来。这种做法可以避免由贪多嚼不烂以致后悔做这些尝试的危险。

如何增进夫妻间的情感

　　很多人可能已经注意到，长期压力过重可能使我们把最亲近的人当作出气筒。职场和家庭中的过多压力常常会导致我们不是变得急躁易怒地对待伴侣，就是沉默无言。而如果我们不注意，这一点很容易导致负面压力的恶性循环，使形势更加恶化。

　　如果这些问题得不到解决，夫妻之间的性关系不可能健康发展。床上问题与冲突只会使事情变得更糟，因为一个令人失望的性生活只会带来更多的压力。充分享受感官愉悦从根本上说是取决于放松感的。例如阳痿问题（众所周知的应激相关问题）只能加重压力。

替代疗法和辅助性疗法专家意识到，相当多因应激相关问题而向他们咨询的病人都承认他们大脑、精神和身体的精力很有限。治疗专家几乎可以肯定，如果病人觉得筋疲力尽，那么他（她）的性欲也会是很平淡的。有的病人承认有时一杯烈性酒或仅仅是一杯茶都会比一场充满激情的艳遇更具有吸引力，而这种情况并不少见。

另一方面，我们也有些好的消息。那就是，这种情况经常可以得到扭转。因为随着精力的改善，一种干劲会重新回来，减压技巧也随之发生作用。同样重要的是要记住，有规律、充满热情且融洽的性生活会带来诸多好处。除了最明显的好处以外，还包括促进免疫系统运转和减少应激相关问题。最重要的是时刻保持警惕，防止局势继续滑向令人不快的、危险的境地，采取预防性的行动。这里的一些建议有助于改善热情已渐渐消退的夫妻关系。

交谈

几乎所有夫妻关系的破裂都是由于双方缺乏某种沟通。没有足够的时间跟对方商量重要事件会拉大配偶之间的情感距离。如果出现这种情况，相当小的事情也会变成大问题，使我们更难以应对。不幸的是，如果搁置不管，又会导致更加长期的复杂问题。解决问题的诀窍是，要把创造两人在一起的机会作为最重要的事。比如在一天的繁忙过后，有意营造一个二人世界，喝杯酒，放松放松——这要比坐在电视机前百无聊赖地观看节目或上网有意义得多。

独处时间

保持家庭关系遇到的最困难的事就是留出点单独相处的时间，特别是在双方都工作的情况下，这一点更为重要。因为到他们把孩子哄睡着，真正获得属于自己的时间时，也该上床睡觉了（如果他们足够幸运，能够睡着的话，因为很多人还遭受失眠的困扰）。要从因照顾小孩受到影响的夫妻关系中重新恢复激情的最好方法之一就是，定期安排不带孩子的周末假期。这会使维持夫妻关系的活力成为可能。

随"性"逐流

要注意自己的生物钟，避免出于习惯或传统而总在夜晚做爱。一些人也许会发现这种做法适合自己性欲的自然节奏。但另外一些人也许会发现，下午更容易唤起性欲。这种计划和组织工作需要你费点心思，但却是完全值得的。想想那些浪漫多情的法国人吧！想想那些激情四射的意大利人吧！

触摸

在长期的夫妻关系中，有时我们会很容易忘记触摸对方，除非被当成做爱的前戏。一次拥抱、一次牵手以及用胳膊搂住对方都是保持身体亲密交流的最基本的有效途径。

幽默感

幽默感可以使人变得更性感，因为自然的笑声对建立亲密关系起着很大作用。不适宜的笑声会扼杀激情，但恰到好处的笑声会成为绝好的减压药。毕竟，如果总把性当成一个死气沉沉的严肃话题，那么它就真会变得枯燥乏味、毫无魅力。

室内布景

卧室应该是一个使感官愉悦的场所，在那里我们可以享受触觉、嗅觉、视觉上的愉快。只要喜欢，我们可以在室内装饰布局方面充分发挥想象力——设计柔和的发散的灯光和使人愉悦的房屋结构。此外，一瓶精油（如依兰、茉莉或檀香木）雾化时散发的香气会缓解你的压力，使你情绪高涨。这些精油也可以在按摩时使用，把它们轻轻地涂擦在皮肤上（那些皮肤敏感的人应该避免这种做法）。

催情食品

很多食品和香料都有激起性欲的功效，所以当性欲急速下降或只是正常时，可以在菜单中加入下面这些食物：芦笋、贝类、芹菜、姜和肉桂。

饮食减压

多样化

为了避免厌倦的产生，请不要让食谱单变得单调乏味。遵照味蕾的指示经常改变自己的饮食构成。

如果你吃肉，设法大量减少红肉（哺乳动物的肉）的摄入量，而选择家禽或火鸡肉。并且每周至少吃一顿不含肉的高蛋白的饭，这样可以换换口味，比如豆类等原料制成的炖菜加上糙米饭。

一般说来，应选择新鲜蔬菜和酸奶。如果愿意的话，喝一杯自选的酒，外加几杯矿泉水。睡前喝一杯温洋甘菊茶能够使大脑得到放松，并会促进睡眠。

切忌拘泥于上面的建议，如果那样的话，甚至会产生压力。如果为谈生意而享用一顿商务午餐，你或许需要时不时把午餐与晚餐交换一下。

戒掉吃糖的习惯

太多的糖会导致体力多变，令你无法忍受，而且还会带来情绪波动与注意力下降等一连串负面影响。另外，还有其他你没有注意到的由于过量摄入精制糖而产生的问题，如肥胖、龋齿和为患糖尿病埋下隐患等。

设法避免在热饮中加入精制糖。理想状态是，不加任何糖，但是你可以先试着从加入少许天然蜂蜜开始。一旦习惯了不加糖的味道，你很快会奇怪为什么自己原来要加糖。减少精制糖含量高的蛋糕和小甜饼的摄入量，选择新鲜水果或有机咸米饼来替代。如果你对糖的渴望还未消退，可以偶尔吃吃有机的以燕麦为主要成分的小甜饼。

避免吃一些标有"利于节食""低热量"的东西，如碳酸饮料、点心、小甜饼等。节食虽然意味着减少糖的摄入量，但这些食品却含有人工化学甜味剂，而我们最好不摄入这些东西才好。

人造甜味剂如糖精，不仅会在嘴里留下不快的、苦苦的余味，经常摄入这种化学添加剂而造成的全面的健康问题也不能忽视。一种常用的甜味剂（阿斯巴甜）已经显示出能刺激脑部相关反应而导致应激恶化，而长期使用这种物质会对 5- 羟色胺（人们常提起的，令人愉快的神经递质）产生不利影响，使沮丧感加剧。同时我们知道，经常或大量摄入葡萄糖醇会导致明显的肠胃不适如腹泻。

检查一下你购物篮里隐藏的含人造甜味剂的食物是有益的。润喉糖、维生素药片、咳嗽药都是常见的罪魁祸首，而据称它们都是增进健康的物品。

戒掉摄入咖啡因的习惯

在任何减少应激相关症状的努力中，我们都需要老老实实地看看自己平时摄入的咖啡因量。每天喝超过 2 杯咖啡或 3 杯茶的人绝对超出了合理的摄入量。如果再摄入各种各样的纯巧克力条或几罐含咖啡因的碳酸饮料，调节咖啡因摄入就是一句空话。

可以在一个理想无压的地方实施完全杜绝咖啡因的计划：躺下来休息，挺过一两天的咖啡因瘾发作，从此再也不碰那美味可口的东西！

如果你不愿采取这么激烈的行动，那么就请逐渐减少摄入量，一天减少 2 杯含咖啡因的饮料，并采用上面任何一种替代品代替它们。

在健康方面，碳酸饮料毫无益处，我们应该杜绝它们，有很多可口的替代品可供选择，不妨试试加一片柠檬或酸橙的矿泉水或者是添加新鲜水果的含二氧化碳的汽水。或者还可以试着在给你带来健康的果汁或鸡尾酒中，加入自己最爱的新鲜水果与蔬菜。

戒掉酗酒的习惯

虽然适量酒精会带来保护健康的效果（专家建议每天一杯红酒对心脏与血液循环系统有益），但如果过量饮用，则会对我们的健康造成严重的损害。剧烈的情绪波动、明显的早衰迹象、大脑工作减退、睡眠紊乱、肝损伤、日益严重的骨质疏松等危险问题都与酒精摄入过多有关。

就像对待咖啡因一样，我们需要采取一种健康的方法调节酒精摄入量，从而使它保持在规定的日常摄入量以内。女人每周允许的摄入量比男人要低。这是男女对酒精新陈代谢不同的结果——女人身体里脂肪分布不同于男性，而且含量比男人更高。

很多女人也许发现在快到经期的日子里她们更加敏感，而且对酒精反应更大。由于酒精同时具有抑制和提高情绪两种作用，所以她们也许会遭受更大的情绪波动，如感到沮丧。

为了使酒精摄入量保持在合理范围内，我们必须估计最近平均每周摄入了多少酒精。一个单位是酒精的一个度量单位，大约是一小杯白酒或 30 毫升啤酒。如果女人们发现自己超出了规定的一周最大摄入量 14 个单位，或者男人超出 21 个单位，就该采取措施了。

开始之前需要牢记，如果我们身处大量负面压力时，除了喝酒过度（本来它的原始作用是放松精神），很有可能饮食不正常，而且吃不好，还有可能依靠吸烟帮我们振奋精神。如果你觉得这一系列场景异常熟悉，那么摄入优质的含有多种维生素和矿物质的滋补品是明智的选择，因为它们可以弥补吸烟喝酒损耗的维生素与矿物质。如果你已经受到压力带来的周期性感冒的侵袭，那么在一个月内每天摄取额外的 500 毫克维生素 C 会大有帮助。

要从这些滋补品中获得最大收益，你必须几周之内完全远离酒精。这一点很重要，因为这会给你负荷过重的肝脏一次急需的休息与恢复元气的机会。

当你出现喝酒反弹时，请注意最重要的是把摄入量控制在规定的范围内。理想情况是每周有三四个晚上不喝酒，从而给你的肝脏以自我修复的机会。

戒掉吸烟的习惯

众所周知，吸烟是最难戒掉的习惯之一，但是任何戒烟的努力都会得到健康的回报。那些吞云吐雾者患肺癌、心脏病以及血液循环系统疾病、支气管炎、骨质疏松、高血压、明显的衰老等的概率会显著增加。此外，正如我们已经知道的，虽然吸烟在最初会使我们感到轻松，但长此以往却会引发应激反应。因为尼古丁有使人高度成瘾的特性，如果吸烟者长时间不吸烟，就会急躁易怒和紧张不安。

如果你正处于努力戒烟期，请记住替代疗法，如传统中药或西方草药医疗、针灸疗法、催眠疗法和顺势疗法，它们对你会很有帮助。

然而，在任何成功的戒烟尝试中，最重要的一个因素是需要坚持你戒烟的决心。如果你戒烟主要是为了取悦某人，或者只是心不在焉的尝试，成功不会垂青于你。另一方面，如果你信心坚定，而且借助了任何上面所列的种种方法，结果往往是乐观的。

在尝试戒烟的过程中，吃一些营养滋补品为身体提供额外的支持是很有益处的。它们不仅能帮助身体恢复，而且通过更加有效地清除有毒废弃物，它们还能支持我们的神经系统，对抗通常伴随着戒烟过程的焦虑不安和急躁易怒。

保持血糖稳定

血糖水平在维持我们脑力、情感与体力的平衡方面起着重要作用，这一点是公认的。如果血糖水平从高得不正常到低得不合理间不断波动，那么我们一定会有一系列不适的症状。

因此，要确保有助于调节血糖水平的饮食成为日常饮食的主要组成部分。

血糖稳定剂

在考虑那些能使血糖水平尽可能保持稳定的食物与饮料之前，切记我们摄入食物的频率对于血糖水平也会起有益或有害的影响。预防血糖急速下降的理想饮食模式是我们每2小时吃一些小零食。

所谓"小零食"，它的需要量不超出一块水果或者一片全麦面包或者全麦小吃。另一方面，任何精制白糖制成的食品——不管是一块巧克力还是一瓶充气饮料，都是我们应该避免的。

最后，在一个旨在保持血糖稳定的饮食中，你可以放心选择下述食品：

·任何一种全谷物食物，包括面包、燕麦和米饭，这种复合的未经加工的碳水化合物比它们的近亲精制食品消化得更为缓慢，所以更有助于你保持体力稳定。

·新鲜水果（理想的是天然的未经榨取的水果），榨汁会使水果中的纤维素流失，而纤维素能有效地发挥"缓冲器"的作用，防止果糖突然增高血糖水平。

·少量蛋白质：家禽、牛奶、奶酪、酸奶（纯酸奶或者加入新鲜水果的酸奶均可）和大豆。

·坚果和种子。

·各种各样新鲜蔬菜。

·豆类：菜豆和小扁豆。

·含油多的鱼，如鲭鱼、沙丁鱼或鲑鱼，里面含有的脂肪酸有助于保护心脏和血液循环系统。

对待下列食物要谨慎：

·任何由白面粉和糖制成的食物，包括白面包、糖果、巧克力、蛋糕、小甜饼。

·酒精。

·加糖的碳酸饮料。

·果汁饮料——添加了稀释的糖水。

·与天然状态相差甚远的垃圾食物。

·任何含有潜在糖分的食物。

·巧克力。

·咖啡：经常喝的话，即使不加糖，也会对血糖水平产生影响。因此，当最初的兴奋作用消退以后，它会像糖一样导致情绪波动、疲惫不堪和注意力减退。

食品问题小提示

·避免吃任何面目全非或彻底加工的食物。只要看看那些真空包装食品上面的保质期，你就会清楚里面所含成分的新鲜度是多少。

·对于本身的保质期被化学防腐剂令人不安地加以延长、外表与味道被化学色素和调味品改得面目全非的食物，我们也要有意识地避免。防腐剂中的化学物质会损害骨密度。

·避免任何经过重度腌制、熏制以及烧焦的食物。因为这会导致高血压，而且经常或大量吃熏制和烧焦的食物还会有致癌危险。

·选择没有经过胡乱加工的食物，如一份新鲜的鸡肉或鱼肉，只需要简单地烤或腌一下。

·确保每天至少吃5份新鲜水果和蔬菜。你可以早饭吃一种水果，中饭吃一大份沙拉，中饭和晚饭之间再吃一种水果，晚饭吃两三份蔬菜和一大份水果。

·在加热时，避免把方便食品带着塑料包装放入微波炉。虽然把食物倒入玻璃容器内会花点时间，但这是值得的。因为专家认为，在使用微波炉加热时，某些雌激素类型的化学物质会从塑料容器渗透到食物中。这些被称作雌激素的物质被认为是许多健康问题的原因，如昏头昏脑、月经前紧张、激素失调和周身疲惫等。

重要的营养补充

通过合理膳食摄入的营养素一般都能满足每日所需。然而，生活不可避免地会出现异常情况，这时补充品就会给我们以需要的营养，帮我们"重整旗鼓"，使我们回到正常生活的轨道上来。人们发现，一些主要营养素有助于对抗我们在负面压力的持久战中所受的有害影响。

维生素C

维生素C是无可争辩的"神奇"维生素。它帮助身体有效地对抗感染性疾病，防止自由基的损害（自由基是破坏性分子，会导致很多器官退化，包括心脏病与血管硬化），保持皮肤状况良好，通常也能缩短感染类疾病持续的时间。很显然，它是我们每天都需要摄入的营养素。

在夏天，吃一些富含维生素C的食物相当容易。毕竟在炎热的天气吃大量的新鲜水果和蔬菜并不是件痛苦的事。然而，在冬天，这种做法会比较困难，因为在这个季节，很多人本能地转向更加丰盛的膳食。维生素C本身很不稳定，记住这一点也很重要。它可溶于水，这就意味着维生素C的供应不能在身体中得到增加和贮藏，所以每天摄入足够的维生素C是绝对必要的。

如果我们切开一个橙子，在食用或榨汁之前先放2个小时，那么在此期间，它的维生素C含量会急剧下降。因为在与空气接触时，维生素C很快就被氧化、被破坏掉了。对于蔬菜沙拉来说也是如此，如生椒和西红柿，由于维生素C含量高，所以应该在吃的时候才切开它们，以防止珍贵的维生素C流失。基于同样的理由，烹调时也应该尽可能快一些并且尽量保持清淡：蒸是最好的方法。

如果曾选用酒精和过度吸烟来对付不断升级的负面压力，那么我们更需要寻求维生素C的帮助。因为酒精和香烟不利于维生素C的有效吸收，而此时可能正是我们最需要这种维生素的时候。当我们持续过分地消耗体力时，接连不断地染上一系列小的病症正是我们身体缺乏维生素C的明确表征。

那么很明显，该在你日常膳食中增加富含维生素C的食物了。不用太苛刻，以下任何一项都是有益的：

- 草莓。
- 柑橘类的水果，包括橙子、柚子、柠檬和蜜橘。
- 猕猴桃。
- 深绿色蔬菜，如花茎甘蓝和球芽甘蓝等。
- 花椰菜。
- 西红柿。
- 生椒（尖椒、柿子椒）。

如果长期处于压力中，那么选择维生素 C 形式的补充剂对你会有很大帮助。开始 2 周每天摄入 1 克（1000 毫克），除非你选择慢速放松的模式从而一天只摄入 250 毫克，这是旨在充分发挥维生素的益处而采取的实用措施，因为维生素只能在体内停留相当短的时间。一天内连续摄入一系列容易吸收的少量维生素要比单独的一种更好，因为不久其中大部分就会流失。

2 周以后你每天可以减少到 500 毫克，并保持这个剂量，通常持续到你已平稳为止。但是如果出现任何迹象的肠胃不适（胃酸或者腹泻），你需要进一步减少用量。

B 族维生素

B 族维生素包括维生素 B_1（硫胺素）、维生素 B_2（核黄素）、烟酸、叶酸盐和维生素 B_{12}，已经显示出支撑神经系统所起的重要作用。而在身处压力时，对于这种支撑的需求显得特别迫切：B 族维生素可以活化神经；维生素 B_{12} 特别有助于使人沮丧的化学物质的正常新陈代谢；维生素 B_6 可以作为受月经前综合征困扰的女性的极其有益的补充剂。

B 族维生素就像维生素 C 一样可溶于水，不能在身体内得到储藏，而大家也已逐渐明白这一点：单独一种 B 族维生素含量过高或整体不平衡会导致新的问题。避免这一点的方法是确保你摄入 B 族维生素时包含所有的种类，因为每一种单一的维生素 B 都是与其他维生素 B 联合使用时才能发挥最好效果。

当你知道自己压力很大时也要特别注意定时吃一些富含 B 族维生素的食物，这些食物包括：

· 家禽。

· 鱼。

· 坚果。

· 种子。

· 全谷类食品，如全麦面包等。

· 红肉（少吃）。

· 黄豆产品。

· 土豆。

· 绿叶蔬菜。

钙

身处压力时，我们对钙的需求量会增加，因为压力激素——去甲基肾上腺素作为应激反应的一部分被激活。这种现象频繁出现就会加速钙从我们身体中流失。如果长时间如此，我们就不能保持健康、强壮的骨骼。在更年期，妇女会感到特别虚弱，因为在生命的这个阶段，由于激素的变化，骨质疏松会成为一个相当常见的问题。

众所周知，更年期是一个充满压力的时期，所以对于50岁左右，尤其是那些身处压力的女性来说，首当其冲的问题就是找到保护她们骨质密度的方法。而要寻求方法有效调节压力，正确估计自己的钙摄入量是必须考虑的一个问题。

事实表明，钙在对抗其他压力的同时，还能够支撑身体。它能帮助我们享受酣熟的睡眠，促进钾钠含量的均衡，降低血液中的胆固醇含量，也能促使血压稳定。它还能防止抽筋，特别是与镁一起服用时这种效果更明显。含钙的优质膳食包括：

· 奶制品，如奶酪和牛奶。

· 罐装鱼，连骨头一起吃。

· 豆类。

· 绿叶蔬菜。

· 黄豆。

· 芝麻。

· 豆腐。

如果你正在考虑服用含钙补充剂，请记住为了能够最有效吸收，你也需要摄入镁和维生素D。还要记住，虽然碳酸钙是常见且比较便宜的钙补品，但却有导致其他问题的危险，如吸收差、消化不良、乳腺瘤和患肾结石时钙流失的可能性增加。基于这些原因，选择含钙柠檬酸盐会好得多，因为这种物质会更容易被身体吸收，且不易产生副作用。基于同样的理由，最好寻求一个镁钙结合的形式，理想状态是使镁含量比钙含量多1倍。

如果要通过合理选择食物来促进镁摄入量，下面所列会有所帮助：

· 苹果。

· 坚果。

· 种子，特别是芝麻。

· 无花果。

· 柠檬。

· 绿色蔬菜。

人参

人参有很好的防压功效。当大脑与身体面临过多负面压力时，它会提供有益的帮助。对照研究表明，当人身处压力时，人参有助于维持神经递质的平衡。它不仅可以有效防止脑皮质醇的分泌增加（皮质醇增加会使注意力减弱），还可以增加快乐因子——血清素，这有助于抵御沮丧感消极感的侵入。人参还显示出在应激反应中减弱急躁不安的功效。

因为大家已经认识到人参在支撑人体免疫系统方面起的非常积极的作用，所以当在压力中体力下降时，它就可以是一个特别重要的滋补品。但需要记住：适当的剂量可以提高免疫系统功能，而大量摄入人参则会起到反作用——实际上会阻碍免疫系统的运转。

要注意，如果想从这种滋补品中得到最大收益，要选择质量好的人参，而不应该为了节约而选择差的品牌——劣质的、廉价的产品也许收效甚微。

最好避免每日服用人参，而要采取两周一个疗程的方式，这个疗程结束之后先停止2周，再进入下一个疗程。每日最佳剂量为200毫克，要分成两份100毫克的剂量服用。如果你正打算使用人参疗养却有高血压、子宫癌或乳腺癌病史，请先去咨询医生。

运动减压

使人愉快的定期锻炼是我们对抗压力袭击的强大有效的同盟军。这有两个非常不同的原因：第一，充满活力的有节奏的运动给我们的身体以燃烧多余肾上腺素和多余压力激素的机会，这些物质作为"战或逃反应"的一部分在我们体内循环流动；第二，如果生活中充满过多的负面压力，那么锻炼则有助于减轻肌肉的紧张与僵硬，特别是面部和颈肩部肌肉。姑息这些紧张成为习惯会导致应激紧张性头痛或其他使人虚弱的慢性疾病。

调节身心运动的定期进行（如瑜伽、太极拳或气功）在减压中会产生更好的效果。因为它们都以柔和的方式教我们松开紧绷的那根弦，使我们放松下来。在我们随时都会变得急躁、紧张不安或在夜晚不能得到充分休息从而无法享受酣熟、闲适宁静的睡眠时，它们都特别有效。

身体锻炼不仅在身处压力时帮我们处理身体中泛滥的毒素，还会对血液循环系统产生积极的影响，有效地把氧和营养物质输送到身体的每一个细胞。重要的是，定时锻炼身体也有镇静和增强活力的效果。我们可以在需要时选择适合的锻炼形式。

所以说，定期锻炼有一系列引人入胜的效果，有助于调节我们的身体状况，支持我们更加有效地对抗负面压力。

振奋精神

定期锻炼还能使我们的自尊心和自信心大幅提升——这是切实控制身体状况的行动。相对地，意识到身体"大喊着"要我们注意，而我们却缺乏动力或决心来扭转状况，则会令人十分沮丧。鼓起劲做好会得到丰厚的回报：拥有一个强壮、灵活的身体，能够自如运动而没有丝毫的疼痛感、紧张感或僵硬感，将会给我们一种纯粹的无价的喜悦感。

而除了这些快乐，在定期锻炼时，我们体内还会出现一个基本的生理上的变化，这种变化对激发一种巨大的健康感起着重要作

家庭健康医疗实用大百科

用。当持续一段时间有节奏的有氧运动后，自然产生的快乐因子就悄悄融入了我们的血液（被称为"内啡肽"）。普遍认为，在一段时间的散步、游泳或骑车等运动后，是这些内啡肽使我们产生欢欣鼓舞的感觉。人们认为，内啡肽是自然的抗忧郁剂，有着镇静的功效。

现在人们认识到，定期有氧运动在帮助我们应对轻度焦虑不安和沮丧时起着显著而重要的作用。

普遍认为，依靠镇静剂或抗忧郁药物来控制焦虑不安感和轻微的沮丧感会出现一些副作用。所以应把定时运动作为首选，而不要自动沿袭传统医学路线。我们很容易看到运动的优点：它会给我们一种某物在自己掌控之中的重要感觉，这种感觉转而会有助于消除那些通常伴随着紧张感或沮丧感的缺乏自信的无助感。

结合不同运动

下面是各种有效运动的基本指南，而不是竭力调查最新可用的运动养生法。这些运动切实可行，有助于增强我们的体力与耐力，同时也会增加我们精神和情感上的健康感。

瑜伽

瑜伽现在吸引了很多人，重新受到了关注。它其实是一项最著名的古老的运动，有助于促进身心和谐。虽然我们倾向于把瑜伽作为一个单一实体进行谈论，实际上它包括多种不同形式。我们选择哪一种形式要取决于自己的健康程度与希望达到的目标。

大体上说，如果我们想要强健肌肉，增强体力，促进柔韧度，学习如何使用呼吸进行放松与恢复元气，哈他瑜伽（日月瑜伽）有可能是最恰当的形式，尤其对于初学者来说更为如此。

要从每一个姿势中获得最大收效，艾因嘉瑜伽（塑绳瑜伽）不仅在体感上要求更高，精确度的要求也很高。

已经拥有健康身体的人们，如果想要进行一个燃烧脂肪的快速课程，可以试试活力瑜伽或阿斯汤加瑜伽。定期练习阿斯汤加瑜伽不仅会带来心血管的健康，还会给我们一个柔滑、苗条、强健和灵活得令人吃惊的身体。

瑜伽是一个教我们运用呼吸有效释放压力的运动体系，同时也有助于缓解紧张和焦虑不安感。所有形式的瑜伽都要建立非常明确的控制呼吸的意识，从而把每个姿势的最大效果发挥出来。此外，定期练习瑜伽会增强体力，使大脑变得宁静，增强耐力，加强身体的柔韧度，改善血液循环。自由顺畅的灵气将会到达全身每一个部分。如果瑜伽成为生活中一项定期的活动，我们就为自己选择了一种能采用的最综合最完全的训练方式。

要学习如何正确做瑜伽，重要的是参加一个定期的训练班，这是掌握基本姿势的最好方法。当你变得熟练，在家练习也很好。此外，可供使用的会有很大帮助的录像带种类正在不断增加。

我们的需要会随着年龄的增长而变化，记住这一点是很明智的。例如，我们也许在年轻的时候练过瑜伽，认为对自己来说，它并不是一项合适的运动，然而现在仍值得我们再尝试一下这项运动。或许，当我们没有意识到瑜伽存在不同的分支时听从他人建议选择了哈他瑜伽，并没有意识到一旦掌握了这种方式，我们还可以接受其他更费力的瑜伽形式的挑战，例如阿斯汤加瑜伽的更快速的锻炼方法。

普拉提

这种方法作为一种理疗运动最初是由约瑟夫·普拉提于 20 世纪 20 年代开始发展起来的。在过去的 10 年中，普拉提训练班已经变得非常流行。那些想找一个既能减轻身体、情感与精神上的负面压力，又能提供健康计划以促进减肥运动的人们可以考虑选择普拉提。这种运动需要多次重复有一定限制的、精确的活动，从而单独强健特定的肌肉群。

学好并定时练习普拉提，效果是多方面并且令人难忘的：体态得到有效改善、肌肉更加健美结实、身体更加灵活、精神与情感更加平衡。在进行这项锻炼时，注意力要相当集中。因为它全面强调

家庭健康医疗实用大百科

呼吸的深沉稳定，而也确实能减慢心跳和降低血压，所以定期练习普拉提也有助于减压。

普拉提训练班注重建立一个平衡支点，即把重点放在肋骨架与尾骨之间的位置上。一些姿势要求练习者站直，另外一些则要求他们躺在一个毯子上，还有一些训练班会采用特殊的普拉提仪器。

为了充分了解普拉提，初学者参加训练班是很重要的，因为普拉提训练要精确才能收到效果。一旦你已经学到了每个动作的精华，在家练习会使你更快地进步，从而巩固你的成果。

气功

气功被认为是我们所能做到的，有助于缓解应激相关问题的，最能使人放松、最有效的运动之一。这种训练对于那些感到自己需要学习如何集中精神，以及在精神集中后如何保持这种状态的人特别有帮助。

气功教你如何有规律地进行深呼吸，同时进行一系列柔和、流畅的练习。这些练习包括舒缓的重复性的动作。在做这些动作时你需要集中精神，以保证在练习气功期间自己不会被扰人的思绪打断。

随着对这项减压技巧的逐渐熟练，你会发现自己已更有精力，整体健康状况得到了改善（是免疫系统更加有效运转的结果），肌肉协调能力也得到了提高。

虽然我们可以获得有关气功的入门书籍和录像带，但还是建议大家在开始的时候从中国的传统气功师那里得到个别教导或参加一个气功训练班，这会保证你正确进行这些练习，以从他们那里获得最大限度的益处。

太极拳

1000多年前，在太极拳创立之初，它就被认为是一个动中冥想的体系，具有调节体力、促进头脑、精神与身体的协调的潜能。定时练习太极拳能够增强平静感、自信心，并有助于改善肌肉状况。

太极拳是在有意识、有规律呼吸的同时打出一系列流畅招式的运动。人们认为，练习太极拳能够促进体内能量的流动，同时放松肌肉，促进血液循环。当然太极拳的作用还包括增强关节灵活性，使肌肉更加结实有力，更加灵活，举止得到改善等。总的说来，定期练习太极拳有助于身体的整体平衡与协调。

如同其他运动一样，参加一个太极拳训练班学习基本动作是很重要的。不正确的练习可能大大降低它可能带来的益处。

由于太极拳鼓励我们要注意自己的呼吸方式，所以它对于那些身处压力和焦虑不安时更需要换气的人们很有帮助。意识到自己如何呼吸是将来身处压力时改变消极状态的重要的第一步。

把运动融入生活

·任何健康养生法成功融入生活的首要规则是，使事情尽可能地简单化。很多人感到他们不得不采取激进行动使自己健康：这种想法促使我们去交纳一个时尚健身馆的会费，去那里度过一周中的4个晚上，以便使自己在夏天到来时恢复好身材。不幸的是，这种模式经常会失败——因为我们太好高骛远了，几周健身馆内的手忙脚乱的成果最终化为乌有。更糟糕的是，正是这种目标明确但基本上不切实际的方案会给我们带来一种潜在的愧疚感，而这种愧疚感不仅不会减轻负面压力，还会加重它们。

·要确定你知道自己一天中的最佳锻炼时刻。我们每个人的生物钟和身体素质都不同，所以一些人在一天例行活动开始前的早晨的状态最好，而另一些人则会发现傍晚更适合自己。知道什么适合我们的身体将会使我们在大体上更能根据自身情况协调。

·对自己能够花在运动养生上的时间一定要予以现实的考虑，在计划时要考虑到自己是在制定长期计划，而不是一个短暂行动。如果你很现实，而不是好高骛远，你就能够使健康方案进行下去。时刻切记，建立一个定期的方案可能是成功坚持的最容易的方法。一旦形成习惯，你很可能会发现自己想在运动养生上花更多的时间，因为你已经开始看到并感觉到定期锻炼所带来的种种好处。使锻炼方案以一种有机的方式缓慢而稳定地开展下去是有益的——随着身体状况的改善，你的兴趣也会增加，你就有可能保持劲头继续锻炼下去了。

·最重要的是认真考虑一下，是随意选择某种运动，还是同时考虑自己的脾性、品位和兴趣再进行选择。毕竟，如果更喜欢游泳的话，没理由强迫自己非要参加一个太极拳训练班。不妨试试新的运动，看看你将对它们有什么样的反应。如果你感到厌烦或没兴趣，那么就换个课程，试试其他不同的方式，否则，你可能会由于失去斗志而放弃所有的锻炼，而这是最危险的。

运用身体保养法减压

利用按摩化解压力

按摩是令人放松和愉快的一种化解压力的方法。通过多种按摩手法，我们紧绷的肌肉和浑身的僵硬疼痛感会随着按摩收到立竿见影的改善效果。

如果我们感到特别紧张焦虑，预约做一个按摩治疗是很有必要的。毕竟，没有人打扰地在一张按摩床上舒展开身体的想法本身，就令人感到舒适和放松。

如果定期做全身按摩太费时间或太昂贵，你至少可以考虑每周进行一次颈肩按摩。因为很多应激相关问题，如紧张性头痛、后背痛和偏头痛都会由颈肩部位的顽固严重的紧张而加剧。

不要忘记自己处理问题——每周自己按摩一次，你同样可以享受到按摩带来的使人放松和压力减轻的效果。面部、肩膀、手和脚等部位都很容易够着，而且它们会从自我按摩中受益匪浅。

自我按摩技巧

想从自我按摩中获得最大效果，很重要的一点是使用合适的按摩油，因为它可以保证手指在皮肤上慢慢地滑动而不会擦伤或拉伤皮肤。这一点对于某些敏感部位如脸和脖子来说尤为重要。

使用一种特殊的面部按摩啫喱或只是简单的杏仁油、橄榄油或荷荷芭油来按摩面部。整个过程可长达半个小时或更久，这取决于你都想按摩哪里。而理想状态是，你应该坐在一张舒适的椅子里进行面部按摩。最重要的是保证做按摩时周围的气氛尽可能令人放松和平静——应该温暖舒适，你还可以借助蜡烛和音乐营造一个令人愉悦的氛围。

面部

1. 在手掌中预热少量按摩油或啫喱，从颈部敏感部位开始。处理颈部皮肤时要小心，确保你始终使用轻柔的碰触方式，从而避免擦伤或扭伤这一敏感区域的皮肤。

2. 从一边向另一边轻柔地向上抚摸移动，进行颈部按摩。理想状态是一只手连续地有节奏地紧跟另一只手移动。这些动作要持续3分钟。

3. 把你的大拇指放在下巴的正下方，拇指指肚朝上，缓慢地向外移动，直到你碰到耳垂，做一个搓的动作。做4次这样的动作你就能覆盖整个部位，然后把这个过程重复10次。

4. 接下来，两只手分别使用食指和中指，从靠近鼻子的部位开始，采用轻压的动作，缓慢地沿着颧骨移动。使用你的指球，采用轻柔的、规则的"先压再放"动作，一直到达颌骨关节（通常被称为颞下颌关节）。整个动作重复10次，每次都从原始出发点开始。

5. 轻柔地按摩眼周围的敏感皮肤是一个增加其水分的绝好方法。通过刺激淋巴液更有效地流动，还能促进郁积的液体和毒素的排出。从眼窝外缘开始，用中指有力而柔和地在眼窝下部按摩，然后向里和向上移动，经过鼻子一直到达眼眉，然后返回眼睛外缘的原始出发点。努力把这个循环运动重复10次。请记住，永远不要采取擦伤或拉伤性的动作，并且自始至终都要保证按摩的力度是有节奏的，要轻柔而有力。

肩膀

1. 从前面开始，把两只手的拇指和中指放在位于脖子下的锁骨部位，以轻柔的"先压再放"的动作朝着肩关节向外移动。大约做 4 次这样的动作就有可能覆盖整个区域。到达肩关节的外部区域后，返回开始的位置，重新做。整个动作重复 5 次。

2. 用右手中间的 3 个指头按摩左肩的后部，按摩肩后部的大的三角形肌肉时，动作要有节奏，要循环连续。朝着脊椎，从肩的外部向里按摩——用一种足够有力的按摩缓解这个区域常见的紧张。只要你感觉有必要，先在左肩上花尽可能长的时间，再以相同的方式按摩右肩——使用左手中间的 3 个指头。

手部

大拇指在上，示指在下，两个指头有节奏地移动。以从下到上的方式从每个手指的末端向顶端按摩。从左手开始，使用你的右手拇指和食指按摩左手拇指，然后依次按摩每个指头直到小拇指。这些动作重复 3 次后，用右手拇指循环按摩左手掌也使它放松，对于右手也是如此，然后使用右手中间 3 个指头使左手手背放松。用一种轻柔的有节奏的方式，从指头末端按摩到手腕。对右手重复整个过程。

脚

我们的脚部会受到的压力和紧张感高得惊人，而就像对手一样，我们从来没有意识到这一点：手部和脚部只有在显示出不适迹象或明显的疼痛时才会引起我们的注意，否则它们经常会被遗忘。然而关注我们的脚，给它们做个放松、滋润的按摩会使你有所收获，因为脚部按摩会产生一种深度放松感。为了获得特别的恢复活力的一次按摩，你要保证在开始之前在任何有死皮脱落的粗糙部位涂上一些磨砂膏。

首先采用有力、有节奏的循环动作来按摩两个脚掌。当你的脚掌感到彻底放松时，再移向脚的上部。使用拇指按摩，采取轻柔的循环按摩方式，从脚趾经过脚背到达脚踝。

享受水疗

负面压力的郁积会导致我们行动迟缓、毫无生气，并显得疲惫不堪。这种后果会因体内组织里聚集的有毒废弃物而恶化，这种有毒废弃物是不良的饮食习惯和久坐的生活方式（不管是为压力所迫还是由于自愿选择）造成的。在这种情况下，给我们身体一个刺激的最好办法是在改善饮食习惯的同时着手促进淋巴液更有效地流动。我们在家就可以进行这种有规律的由简单的水疗和干刷皮肤共同组成的疗养。

皮肤干刷

我们是依靠淋巴液的有效流动减少毒素、向身体组织传送营养物质并保证免疫系统基本上以最高效率运转的。如果采用一种促进淋巴液流动的养生法，我们将发现疲惫感逐渐变小。与细胞衰退相关的过早衰老症状也很有可能被推迟。此外，臀部和大腿处出现"橘皮"状皮肤的概率也会减少。

要想促进淋巴液的有效流动，皮肤干刷是我们能采用的最有效、最直接的方法之一。我们所需的只是一把坚硬、刷毛自然竖立的刷子。

· 采取动手操作的方法，每天都要进行皮肤干刷，在早晨淋浴之前或者晚上沐浴之前都可以。

· 采取大范围地向上移动的方式，从脚到腿的前后部，要特别注意大腿和臀部。

· 不要太用力，避免刷任何毛细血管破裂或发炎、破损的皮肤。

· 在刷到上半身时，可以采取向下和向上结合的方法，大范围平稳地朝心脏方向刷。

· 这项工作没有必要过于频繁，一天一次的干刷对促进血液循环和使淋巴液有效流动就足够了。

简单的水疗技巧

定期水疗可以激发精神、情感和身体的健康感和活力。它可以改善皮肤的表面状况，保护我们远离周期性的感染性疾病，也能促进血液循环。此外，它还能促进肾脏、肠胃更有效地工作，从而有助于更好地排出体内的毒素。

请注意：任何身体健康的、并未患有任何慢性内科疾病的人都可以毫无顾忌地采取居家水疗法。但如果你对自己该不该采取水疗法尚存疑问，或者你患有心绞痛、心脏病、牛皮癣、湿疹、静脉曲张、静脉曲张性溃疡等病，请先咨询专业医生。

· 要从水疗中得到最大收效，在开始之前请先刷一次皮肤，然后用轻松舒适的温水淋浴彻底热身。接下来，采用使人恢复精神的冷水淋浴，这一过程需要持续 20 秒。

· 然后，再次打开热水，一旦你已感觉温暖舒适，再快速地用冷水冲一下作为结束。

· 一开始如果你感到 20 秒钟的冷水淋浴太长，别担心，你可以随着次数的增加慢慢地延长到这个时间。请记住，这种疗法旨在为你创造健康、愉快的经历。我们应该期待着享受这种经历，如果不得不咬紧牙关挺过去，那我们将一无所获。另一方面，如果感觉 20 秒钟不错，切记不要做得太过火。这就是说，把冷水淋浴持续 30 秒钟肯定是不明智的。

· 避免一开始就用冷水淋浴，特别是当你本身就感到寒冷时，这一点更为重要。每次都要先热热身才能达到最佳效果。

· 冷水有助于使虚弱的皮肤得以改变。但要避开大腿、上臂和乳房等部位。

· 在一次水疗结束时让皮肤在一个恒定、温暖的温度下自然风干，而不要用毛巾快速擦干。

芳香疗法

芳香疗法作为重要辅助性疗法的地位已经得到确立，它是一种能促进情感、精神与身体获得健康和平衡的疗法。这种疗法的基本要素——高度浓缩的精油，可以有多种使用方法，而如何使用精油不仅取决于个人喜好，还取决于使用时受到的种种局限。

在对抗压力的战争中，芳香疗法是可用的有助于我们放松的最实用和最令人愉快的工具之一。为了使精油蒸发，首先要将它们混入到水中。相对的，如果要制作按摩油，可以在一个干净的玻璃瓶中滴入几滴精油（如果你想保存精油，请使用有色的而不是透明的玻璃瓶），加入基础油（如杏仁油），然后摇晃瓶子使成分完全混合，请记住在使用之前再次摇晃瓶子。按摩油的效果将由你所混合的精油的不同特性决定。下列精油组合可以刺激你的感官或有助于使你放松：

对抗压力的按摩组合

往50毫升基础油（杏仁油或向日葵原油）中加入8滴香柠檬精油，3滴快乐鼠尾草精油，3滴橙花精油和5滴乳香精油。

振奋精神的按摩组合

往50毫升基础油中加入4滴柠檬精油，8滴芫荽精油，4滴橙花精油，3滴依兰精油。

促进睡眠的按摩组合

往50毫升基础油中加入12滴薰衣草精油，8滴橙花精油，5滴玫瑰精油。

释放焦虑的组合

往50毫升基础油（杏仁油或向日葵原油）中加入6滴杜松精油，3滴奥图玫瑰精油，5滴雪松精油，5滴檀香精油。

缓解头痛的组合

在乳霜或啫喱底油中加入2滴薄荷精油，5滴薰衣草精油，5滴尤加利精油，涂于脖子后和太阳穴等部位。

恢复活力的组合

往盛有100毫升水的深色玻璃杯中加入5滴丝柏精油，5滴松树精油，10滴迷迭香精油。把液体充分混合，然后倒入一个专用的精油雾化器内，当你感到体力不济时就可以使用这个组合。

急救篇

第一章
急救基本知识

什么是急救

　　急救就是在救护车、医生或其他专业人员到达之前，给伤者或突发疾病者施行及时帮助和治疗的一种治疗救护措施。

急救的目的

　　·确保生命安全。

　　·控制伤病情况的变化。

　　·促进康复。

急救人员

　　急救虽然是一项建立在专业的知识、训练和经验基础之上的技能，但按照书中的指导去做，大多数人也能掌握其中的方法。尤其是在一些紧急情况下，没有专业急救人员在场时，利用已掌握的知识，可以及时地为伤者提供必要的帮助。

急救人员的责任

　　·迅速稳妥地判断整个情况，及时寻求专业帮助。

　　·保护伤者和其他在场者，尽可能消除潜在的危险。

　　·尽自己所能判断伤者的伤情和病情。

　　·尽早给伤者进行适当治疗，从最严重的伤者开始。

· 安排伤者去医院或回家。

· 陪伴伤者直到专业医疗人员的到来。

· 向专业医疗人员介绍情况，如果需要应提供进一步帮助。

· 尽可能防止与伤者交叉感染。

急救工具

急救工具可以从药店购买。当然，自己制作也非常简单。急救工具必须放在合适的塑料容器里，例如一个大且质量好的、盖子结实的箱子。这既便于在旅行时携带，也可以把急救工具装在里面，放在家里。以下列出的是每个家庭都可能需要常备的急救工具。

· 用来包扎伤口的、密封的、消毒的片状敷料，大小各两个。

· 1 包消毒的、密封的大创可贴。

· 1 包不同尺寸的、消毒的、密封的创可贴。

· 2 包密封的包扎伤口的纱布，每包 10 块，每块面积 10 平方厘米。

· 1 卷宽 2.5 厘米的弹性绷带或人造纤维黏性带。

· 1 卷用来包扎水疱或大片擦伤的消毒的、涂有石蜡的纱布。

· 3 个固定骨折和扭伤伤口的三角绷带。

· 4 个大的、未缝合的薄纱绷带。

· 2 包清洗伤口用的消毒药棉。

· 2 卷清理伤口或制作棉垫用的一般棉织品。

· 1 瓶止痛用的对乙酰氨基酚药片。

· 1 支温度计。

· 1 只清理异物用的平角无锯齿的镊子。

· 1 把剪绷带或膏药用的剪刀。

· 各种大小不等的安全别针。

· 1 瓶清理伤口用的消毒剂。

· 1 支用来涂昆虫叮咬、荨麻疹等伤口的氢化可的松乳膏。

家庭小药箱

不论是处方药还是非处方药都应该放在家中安全的地方，孩子够不着的、阴凉干燥的壁橱是个理想的地方，同时还应该给药箱上一把孩子不能打开的锁。只有急救用的东西才放在药箱里，药品应该有序地放在药箱里，而不能随便扔在各个角落。如果药品长时间未使用或近期不会使用，要妥善保存。

常见伤病与对应的治疗药物

伤害	治疗药物
被昆虫叮咬	氢化可的松乳膏
冻伤	减充血滴鼻剂，抗组胺剂药片
割伤和擦伤	抗菌膏或抗菌溶液
便秘	腹泻药：渗透性物（如：镁乳），润滑物（如：甘油栓剂）
腹泻	含有高岭土抗腹泻药物（如：洛哌丁胺胶囊）
发热	降体温药物：阿司匹林，对乙酰氨基酚（儿童用对乙酰氨基酚溶剂）
咽喉痛	咽喉止咳糖和抗菌漱口药
太阳晒伤和疹子	消炎乳膏：炉甘石洗剂，氢化可的松乳膏
清洗伤口	抗菌溶液

药箱里的必备物

· 紧急电话：医生的、医院的和当地药店的电话。

· 急救工具。

· 处方药与非处方药。

药物使用指南

非处方药：这种药是直接从药店购买的，使用前要仔细阅读使用说明。

处方药：你可以直接向医生或药剂师咨询这种药的使用方法：

· 它们是否可以和酒精一起使用。

· 它们是否会引起瞌睡。

· 服用此药物后能否继续驾驶或操作机器。

· 它们是否可以和避孕药一起服用。

· 还有哪些药不能与该药品同时服用。

同时，必须确定：

· 什么时候服用，每天服用几次。

· 能否空腹服用，饭后多久服用。

常用药品一览表

止痛剂：止痛药物，如阿司匹林、对乙酰氨基酚和纽诺芬。

！12岁以下的儿童不能服用阿司匹林，除非是在医生建议的情况下。

抗生素：这类药物有杀菌作用。可以内服也可以涂抹在伤口上。

！过量服用抗生素会引起过敏反应或产生抗生素免疫细菌。

抗惊厥药：这种药可以治疗癫痫症。

镇静剂：这种药可以安抚情绪，一般用于情绪低落的病人。

抗糖尿病药：这种药可以刺激人体产生胰岛素或代替人体的胰岛素。

抗腹泻药：这种药可以治疗腹泻。它们可以减慢肠道运动速度或使大便干燥。

抗呕吐药：这种药是用来治疗恶心和呕吐症状的。

抗组胺剂：这种药可以减少伤口肿胀，可以内服，治疗过敏、哮喘、昆虫叮咬、风疹等，也可以用来治疗旅行病。

！抗组胺剂可能导致瞌睡，如果与酒精同时服用会带来更大危险。

镇痉药：这种药可以阻止肌肉痉挛，放松肠道和肺部的肌肉，用来治疗各种痉挛。

巴比妥酸盐：这种药有止痛和镇静的作用，它可以使大脑活动减慢。

！经常使用巴比妥酸盐会对其产生依赖，所以要避免滥用。

苯二氮：参见下面的安定药。

皮质类固醇：这种药是用来减少体内或体外发炎症状的，通常包含在滴鼻剂、滴鼻喷雾（治疗哮喘）、氢化可的松乳膏、注射和口服液里。

！大量服用皮质类固醇会导致骨头缺钙，体重增加，皮肤出现斑点等症状。

利尿剂：这种药有助于排尿。

心脏血压药：洋地黄是用来治疗心脏衰竭、心律不齐和心跳加速等病的。治疗血压的药包括利尿剂。

轻泻药：这种药是有助于大便通畅的。它有 3 种作用方式：增加大便的体积；使大便软化和润滑；刺激肠道功能。

安定药：这种药是用来治疗有焦虑和沮丧症状的患者的。包括苯二氮类药（如安定）。

！如果服用安定药超过 1 个月，身体就会对其产生依赖。

！服用此药时不能饮酒。

生命迹象

生命迹象是指伤者还有呼吸和脉搏。在紧急情况中，首先要检查的就是伤者是否有生命迹象，这包括：伤者呼吸道是否顺畅，是否能够正常呼吸；伤者血液循环是否正常。

呼吸顺畅

提供氧气的重要性

对于急救人员来说，最紧急和最重要的事情就是确保伤者呼吸顺畅或通过人工呼吸为伤者提供足够的氧气。在紧急情况中，没有比这更重要的了，因为人的大脑需要足够的氧气。在常温下，如果一个人无法吸入足够的氧气，那么在几分钟内就可能造成严重的大脑损伤甚至死亡。出现这种情况往往是因为伤者呼吸停止或呼吸通道阻塞造成的。因此，急救人员的首要任务就是要检查伤者是否还有呼吸。

检查伤者呼吸状况

可以使用多种方法来进行检测：1.观察伤者胸部、腹部，确定它们是静止的还是在做有规律的起伏运动。2.靠近伤者的嘴和鼻子，仔细听伤者是否有呼吸的声音。3.用脸去感觉伤者是否有呼吸。

如果伤者呼吸正常，那么你就可以放心地去检查伤者的伤口了。如果伤者已经失去意识，并且在伤势不严重的情况下，可以让伤者处于最有利于恢复呼吸的状态，以确保伤者能够继续正常呼吸。

如果伤者已经没有呼吸

这就意味着伤者吸入氧气的活动已经停止，你必须为他提供氧气。如果伤者胸部和腹部仍在运动，而口鼻已经没有空气进出，那么可能是呼吸道梗阻，你必须为他清理呼吸道；紧接着要立即为伤者提供氧气；同时请求支援，确保已经叫了救护车。

打开呼吸道

1.可能由于伤者头部所处的位置不当而导致呼吸道梗阻（图1）。2.调整伤者的头部姿势，可以用一只手压住伤者的前额，另一只手的两个指尖抬起伤者的下巴（图2），这样一来就能够防止舌头梗阻呼吸道了。

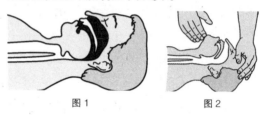

图1　　　　　　　　　图2

◆如果伤者仍然没有呼吸，立即进行人工呼吸。

清除呼吸道异物

1.将伤者的头转向一边，使其下巴向前，头顶向后仰。2.清理呼吸道：将两个手指弯曲成钩状清除口腔内舌头以上部位，将所有异物清除出来。3.再检查伤者呼吸。4.检查脉搏。

◆如果伤者仍然没有呼吸和脉搏，立即开始人工呼吸并按压伤者的胸部。

循环系统

伤者的脉搏可以反映其循环系统的状况。脉搏是由心室收缩时血液泵入主动脉而产生的。脉搏的频率和稳定性不一，变化范围很大，时而缓慢、强劲有力，时而快速、微弱。快速、微弱的脉搏是休克的症状，但是这种症状很难被急救人员感觉到，尤其是在紧急情况下，急救人员自己的心跳都会加快，因此他的脉搏强度可能比伤者的脉搏强度大很多。

所以，要在正常部位检查伤者的脉搏，通常选择在手腕偏向大拇指的一侧，在距离手腕与手掌的边缘 1.5 厘米处（图 3）。不过以上方法得出的结果不一定完全准确，所以你应该感觉一下伤者的颈动脉（图 4）来检查脉搏。颈动脉是流经喉部两侧的大动脉。

检查脉搏

1. 如果有必要的话，做个深呼吸使自己镇静下来。2. 用两个手指的指肚放在伤者的喉上，不要施压。3. 手指肚沿着伤者喉头的一侧向后慢慢地滑动，感觉脉搏的跳动。4. 如果没有立刻感觉到脉搏，将手指在伤者喉头周围移动，直到感觉到脉搏为止。

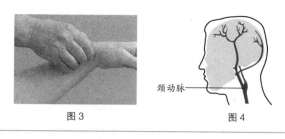

颈动脉

图 3　　　　　　　　　　　　图 4

人工呼吸

对伤者进行人工呼吸的主要目的是为了及时给伤者提供氧气。因为你呼出的气体中仍含有足够的氧气，可供另外一个人使用。这样的"二手氧气"甚至能挽救生命。对伤者进行人工呼吸必须及时，并且确保你呼出的气体能够到达准确的位置——深入到伤者的肺部。

伤者在接受人工呼吸时，最基本的反应是他的肺会鼓起来。如果看不到伤者的胸部在你呼气时鼓起，吸气时瘪下去，那么你做的人工呼吸就没有成功；你应该按照治疗窒息的程序对伤者进行急救。

！在实施此项急救措施时应该小心。如果把呼吸道的阻塞物吹进了伤者的肺部深处，就会导致伤者死亡。

实施人工呼吸

1.检查伤者脉搏。2.如果伤者已经没有心跳了，立刻进行胸部按压。3.如果伤者还有脉搏，立刻清理伤者口腔里的异物。4.用一只手抬起伤者的下巴，同时使其头部向后仰。5.捏紧伤者的鼻子。6.深吸一口气，张大嘴并用嘴封严伤者的嘴。7.用力向伤者嘴里吹气，同时观察伤者的胸部是否鼓起。8.一旦伤者胸部鼓起，继续注视伤者的胸部，看它是否会再瘪下去；完成呼气。然后用同样的方法快速对伤者进行 4 次呼气。9.再检查伤者的脉搏。10.重复步骤 5 ~ 9，直到伤者恢复呼吸。

另一种不同于嘴对嘴的人工呼吸是嘴对鼻的人工呼吸。将伤者的嘴封紧然后往其鼻子内吹气，此时，也要封紧伤者鼻子四周，确保空气被有效地吹进鼻腔。

◆如果伤者的胸部没有鼓起，请做如下检查。

1.伤者的鼻子是否已经适时捏紧。2.伤者的嘴和鼻子周围是否封紧。3.你吹气的时候是否足够用力。

◆如果你完成这些步骤之后，伤者仍未恢复呼吸，肯定是伤者的呼吸道被异物梗阻了。

胸部按压

这一急救措施是在伤者没有脉搏的情况下实施的。胸部按压以前被称为"心脏外部按摩"，其实这种说法并不准确。从胸部并不能对心脏进行按摩，只能够按压。

心脏占据了胸腔的大部分空间，而胸腔又处于胸部前面的胸骨和后部的脊柱及其周围的肌肉之间（图 5）。由于胸腔前部通常是活动的，所以可以将胸骨和肋骨向后轻轻地按压。朝着脊柱方向垂直按压可以将心脏中的血液压至身体组织器官中。由于心脏有瓣膜这一机制能确保血液沿着一个方向流动，因

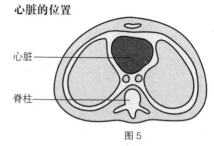

心脏的位置

心脏————

脊柱————

图5

而对心脏施加的压力可以使血液顺着循环系统流动，这与心脏自发跳动时的血液流动完全一致。

虽然胸部按压做起来困难，但是这种方式是让伤者血液循环恢复正常的最好方法。这时，只要有空气输入伤者肺部，那么伤者就很有可能立刻恢复健康的脸色，放大的瞳孔也会再次恢复正常，其他一些显示伤者复原的迹象也将随之出现。紧接着伤者就能够恢复心跳和呼吸。胸部按压必须配合人工呼吸才能奏效。因为该措施的目的就是为了恢复伤者的有氧血液循环，所以你必须为其提供氧气。

！该急救措施只能够由经过训练的急救人员来操作。只有在伤者的心跳完全停止的情况下，才能对其进行胸部按压。否则，原本微弱的心跳也会因此而停止。

！如果现场只有一个曾经接受过急救培训的急救人员，可以采取以下急救措施对伤者实施急救。

实施胸部按压的急救措施

1.使伤者平躺，急救人员双膝跪在伤者身旁。2.找到伤者胸腔底部的肋骨，将一只手掌放到伤者胸骨上，离肋骨边缘大约两根手指宽的距离。3.另一只手压在这只手上，手指向上翘起。身体向前倾，使肩膀处于伤者胸部上方。手臂伸直。4.垂直向下按压（图6）。如

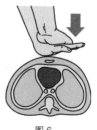

图6

果是伤者是成人，可以将他的胸壁向下压 4 ~ 5 厘米。如果伤者是儿童，将他的胸壁向下压 2.5 ~ 4 厘米就够了。像这样以稍快于每秒钟按压一次的频率按压 15 次。你可以一边按一边快速地数：1，2，3，…15。5. 嘴对嘴地向伤者输入两次氧气，确保将空气吹进伤者肺部。6. 切记观察伤者胸部的起伏。7. 重复步骤 4 ~ 5，直到伤者出现恢复迹象，或救援到达或你筋疲力尽为止。8. 每 3 分钟检查一次伤者颈部的脉搏。

伤者恢复的迹象

· 伤者的肤色由青色、灰白色或紫色转为健康红润的颜色。

· 伤者恢复了脉搏。

· 伤者开始呻吟或者身体开始有反应。

· 伤者可以自己自由呼吸，不需要急救人员继续做人工呼吸。

二人轮流对伤者实施人工呼吸

二人轮流对伤者实施人工呼吸比单独一个人实施更轻松、更有效，因为两个人可以互相配合，一边向伤者肺部吹气，一边对伤者进行胸部按压。对伤者进行 5 次胸部按压后需要输入一次氧气，这时可以由一个人负责对伤者进行胸部按压，另外一个人负责检查伤者的呼吸道，并对伤者进行嘴对嘴的人工呼吸，同时检查伤者的脉搏。如果急救时间很长，两个人还可以在中途交换任务。

！时间掌握很重要。胸部按压和人工呼吸不能同时进行。

具体步骤

1. 一个人负责清理伤者的呼吸道并确定伤者是否停止了呼吸。2. 为伤者输入氧气 2 次。3. 检查伤者的脉搏。4. 另外一个人对伤者实施 5 次胸部按压。5. 对伤者胸部按压 5 次后输入氧气 1 次。6. 重复步骤 4 ~ 5，直到伤者复原或者救护车到达。7. 每 2 分钟检查一下伤者颈部的脉搏。

使伤者处于有利于恢复呼吸的状态

将完全失去意识或处于半昏迷状态的伤者平放在地上是非常危险的，因为这时他的肌肉松弛，使得在正常情况下能保持呼吸道畅通的功能失效，所以这时应该使伤者处于有利于恢复呼吸的状态，避免因为一些不恰当的举措给昏迷中的伤者带来危险。

伤者可能遇到的危险

·伤者舌头向后蜷曲梗阻了喉咙，导致他无法吸入空气。

·血块、呕吐物等物质进入呼吸道，因为伤者昏迷时张开的喉咙在接触到异物时无法像未受伤时那样自动关闭。

·如果这些异物被伤者吸入体内会进一步梗阻呼吸道，导致更加严重或危险的情况。

日常生活中，人们常常由于不了解这些知识而造成了一些不必要的死亡，例如，让饮酒过量的人躺在地上导致其死亡等。

！在伤者没有昏迷或伤者脊柱受伤等情况下，不要使用以上急救措施。但是，如果伤者的呼吸道梗阻了，必须立即清除他呼吸道内的异物。如果遇到有人昏迷躺在地上，首先要做的就是检查他的呼吸道是否畅通。

具体步骤

1.急救人员跪在伤者身体一侧。2.将伤者靠近你身体的那只手臂向上方弯曲。3.将伤者的另一只手臂绕过其胸部，并把手掌放在他的脸颊上。4.让伤者的那只手掌一直放在他的脸颊上。将伤者离你身体远的那条腿膝盖弯曲。5.轻轻地拉他的膝盖，使他转向你的身体。6.伤者面向你侧身躺下后，把他弯曲的那条腿保持在他身体右侧。7.轻轻地将伤者的头向后推，确保其呼吸道通畅，并检查伤者的呼吸状况。

！不要扔下伤者，独自走开。

伤者大量出血时如何按压伤口

在伤者流血不止的严重情况下，可以直接用衬垫或绷带按压伤口，这样可能会使动脉暂时停止流血，但这是不得已而采用的方法。除此以外，可以采用间接按压伤口动脉的方法，这时伤口内的骨头也是挽救生命的关键，因为急救人员必须用力按压，把伤者的动脉固定在伤口内的骨头上才能止血。事实上，间接按压动脉的方法只能运用在手臂和腿的大动脉上。如果方法使用得当的话，该措施可以截断身体向四肢的血液输送。

最佳按压点

手臂的肱动脉是顺着上臂的骨骼内侧向下流动的，所以最好的按压部位应该是上臂内侧下部。腿部的股动脉是从腹股沟与骨盆交界处流向腿部的，因而腹股沟便是按压的最佳部位。

！每次切断动脉供血时间不要超过15分钟，否则可能会导致按压部位的组织死亡。

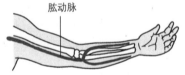

肱动脉

股动脉按压点

给手臂止血

1.举起伤者受伤的手臂，高过伤者的头。2.用你的手指紧紧压住伤者上臂内侧的肌肉，直到你感觉到伤者肌肉下的骨头（图7），同时看到血流量明显减少为止。

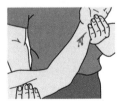

图7

给腿止血

1.使伤者平躺，双膝微微弯曲。2.急救人员用手掌根部位牢牢按住伤者腹股沟处的动脉，如果知道动脉的确切位置的话，也可以用大拇指按压。你必须用力按压，才能够止血。

急救人员的职责

急救人员的职责包括以下几个方面 (按先后顺序排列)。

· 避免让自己受到伤害。

· 确保伤者脱离险境，有必要的话可以移动伤者。

· 检查伤者的状况，对其伤势做出诊断。

· 有必要的话立即采取急救措施。

！只做力所能及的事。切记，随救护车前来的医务人员比外行的急救人员更专业。

！不要试图对伤者的状况进行过于详细的诊断。这样的诊断在伤者被送到医院后会由专业的医生来做。

！在处理轻微伤害时，不要对伤者使用绷带或其他不必要的东西，只需对伤者实施基本的急救措施即可。

紧急事故的处理措施

急救人员必须尽快检查伤者的伤势：确认是否已经濒临死亡或者处于更糟的状况下。

◆如果很难再有其他人经过现场，你必须先使伤者脱离危险，然后再去寻求支援和饮水。

！除非是严重烧伤的伤者可以喝一点水，否则不要让伤者进食和饮水。

！除非是特殊需要，否则不要轻易移动伤者。

！不要因为伤者伤势非常严重而恐慌地尖叫，做出一些不当行为。

！避免引起尚有意识的伤者休克。

检查伤者的状况

1.检查伤者的呼吸道是否通畅。2.检查伤者是否有呼吸。3.检查伤者是否有脉搏，确定伤者心跳是停止。4.检查伤者是否有严重出血情况。5.检查伤者是否出现休克现象。

实施急救行动

1.如果伤者呼吸道梗阻，立即清理呼吸道。2.通过为伤者做人工呼吸为伤者输入氧气。3.如果伤者心脏停止跳动，要立即进行胸部按压。4.如果伤者大量出血，要立即止血。5.如果伤者出现休克现象，要立即采取措施以防止出现更严重的休克现象。6.在你确定伤者暂时没有生命危险或其他严重情况后，立即请求别人（如果当时有其他人在场的话）叫救护车。如果当时只有你一个人在现场，你应该先留下来检查伤者的状况，然后再等有人经过时求助或者自己拨打电话求助。7.安抚伤者。尽力安抚尚有意识的伤者，使他保持清醒，告诉他救援很快就到、他会很快好起来，等等，让伤者充满希望。

特殊事故和伤害

烧伤与烫伤

尽快脱去伤者身上燃着的衣物并用水冷敷烧伤部位，减轻烧伤和烫伤程度。滚烫的湿衣物仍然会烫伤伤者，所以必须在脱去之前用水将衣物冷却。

！如果燃着的衣物粘在了伤者的皮肤上，不要强行脱去伤者衣物。

伤口感染

必须包扎好伤者暴露在外的伤口，以免引起感染。

昏迷的伤者

必须清理昏迷伤者的呼吸道。

骨折

为了避免引起伤者进一步骨折或拉伤肌肉组织，可以固定伤者受伤的腿，减少受伤部位的活动。

！如果已经叫了救护车，就不要使用临时夹板来捆绑伤者的腿，因为救护人员会带来更专业的医疗设备。

体温

为伤者裹上毛毯，保持体温。

！不要用热水袋或过多的衣物包裹伤者，这容易导致伤者因体温过高而引起血管扩张、皮肤发红，甚至突然休克。

紧急事故处理须知

急救人员或其帮手在拨打 120 或请求其他援助时必须向对方提供以下基本信息：

· 拨叫方的电话号码，以便需要时再次联系。

· 事故发生的具体地点，越具体越好，例如在哪条路上或事故现场旁边有什么显著标记等。

· 事故的性质、严重程度和紧急程度等。

· 伤者的伤势情况。

· 伤者的年龄、性别等基本情况。

· 造成事故的危险品的名称，如煤气、电、化学物质等。

第二章
急救措施

搬动伤者

急救人员在实施急救时首先应该做的就是保护好伤者的身体，让伤者的身体处于舒适位置。如果处理马虎，可能会导致伤者伤势恶化甚至带来生命危险。

何时需要搬动伤者

一般说来，只有在确实无法获得医务救援或伤者当时有生命危险时才能搬动伤者。如以下几种情况。

- 在车流量大的马路上，为避免造成交通阻塞。
- 在危险的建筑物里，如房屋着火或倒塌等。
- 在充满煤气或其他毒气的房间里，如充满一氧化碳的车库。

搬动伤者之前的准备工作

- 如果不得不搬动伤者，急救人员必须首先判断一下伤者伤势的性质和严重程度，尤其是脖子和脊柱部位的伤。如果伤者的头部、脖子、胸部、腹部和四肢等部位受伤，必须用物体支撑住受伤部位再进行移动。
- 如果无法确定（仍然有意识并能自由呼吸的）伤者的伤势严重程度，就按伤者被发现时的姿势来移动伤者。

！不要移动因挤压而受伤的伤者，否则会给伤者带来更大的伤害。

！在只有一个急救人员在场的情况下，尽量寻找外援，不要擅自移动伤者。

搬动伤者的基本规则

在伤者需要搬动的情况下，急救人员必须严格按照下面的步骤来搬动伤者。

· 靠近伤者。

· 两脚分开，保持平稳站立。

· 双膝弯曲，半蹲，不要弯腰。

· 背部挺直。

· 双手紧紧抓住伤者身体。

· 双腿（而不是背）用力，将伤者背起，同时用肩膀支撑住伤者的身体。

◆如果伤者身体向下滑，就让其轻轻滑落在地上，以免对伤者造成进一步伤害。

！不要阻止伤者下滑，否则可能会弄伤你的背。

！不要试图单独搬动体重过重的伤者，如果能获得帮助的话，最好几个人一起搬动伤者，可以避免对伤者造成额外的伤害。

搬动伤者的方式很多。无论何时，使用这些方法时都必须注意以下要点：

· 寻找帮手。

· 确定伤者的身高和体重。

· 确定伤者需要被搬动的距离。

· 搬动伤者时要经过的地方的地形。

· 伤者伤势的类别及严重程度。

只有一个急救人员时如何搬动伤者

拖动伤者

在伤者无法自己行走，也没有足够的人手抬伤者，又必须马上转移伤者的情况下可以采用以下措施。

拖动伤者

1.将伤者的手臂在其胸前交叉。2.解开伤者身上的外套，卷到伤者头部下方。3.蹲在伤者身后，抓住他肩膀上的衣服，慢慢地拖动伤者。

◆如果伤者没有穿外套，你可以两手顶住伤者的腋窝拖动他。

搀扶伤者

当伤者在旁人搀扶下可以自己行走时，采用以下方法。

1.站在伤者受伤的一侧。2.将伤者的一只手臂绕在你的脖子上，并抓住这只手。3.用你的另外一只手绕过伤者的腰，抓住伤者的衣服，搀扶伤者前进。

！若伤者的上肢受伤，不能采用以上方法。

手呈摇篮状抱起伤者

将一只手臂放在伤者腘窝处，另外一只手臂放在伤者后背上，抱起伤者。这个方法只针对儿童或体重较轻的伤者。

背起伤者

如果伤者仍有意识，体重较轻，并且有足够的力量支撑起上身趴在急救人员的背上，可以将伤者背到目的地。

像消防人员扛升降机一样扛起伤者

如果急救人员无法采用以上方式，而又必须立刻转移伤者时，可以采用这个方法。这时不要求伤者有意识，但伤者必须是儿童或体重很轻者。

扛起伤者

1.帮助伤者站立起来。2.用右手握住伤者腰的左侧。3.膝盖弯曲，身体向前倾，小心地将右肩放在伤者的腹股沟下，将伤者的身体扛起来，并使之自然地从你的肩和背俯下去。用右臂从伤者腘窝处绕过去并握住。4.站起身，调整伤者的姿态，让其平稳地趴在你的肩膀上。

◆如果伤者无法站立，不得已时可以翻转他的身体，让他面部向下，并使他双膝跪地支撑住身体呈直立姿态。然后急救人员从正面靠近伤者，用两只手臂穿过伤者腋窝使他站立起来。

有两个急救人员时如何搬动伤者

如果现场有两个急救人员，可以用手为伤者搭一个座椅来搬运。

四手"扶椅"

在伤者能够用手臂配合急救人员的情况下可以采用这种方法。

四手"扶椅"法搬动伤者

1.两个急救人员分别用右手抓住自己的左手腕，左手抓住对方的右手腕（图8）。2.二人同时蹲下。3.伤者坐在急救人员的手臂上，并用两只手臂搂住两位急救人员的脖子。4.两个急救人员同时站起身。5.同时迈出位于外侧的一只脚，然后步调一致向前进。

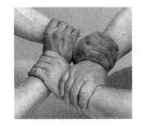

图8

两手"扶椅"

在伤者手臂受伤、无法配合急救人员行动的情况下，通常可以采用这种方法。

两手"扶椅"法搬动伤者

1.两个急救人员面对面蹲在伤者的两侧。2.二人各伸出一只手臂，交叉放在伤者的背后，同时抓紧伤者的衣服。3.二人各自将另外一只手臂放在伤者大腿下，同时握紧对方手腕，轻轻抬起伤者。4.两位急救人员同时站起，并同时迈出外侧的一只脚，然后步调一致向前进。

◆如果伤者没有穿可供急救人员抓握的衣服，必要时，可以互相抓住对方的手腕。

利用椅子搬运

如果需要将伤者搬动很长距离，或需要上下楼梯，那么使用椅子来搬动伤者是最合适的了。但是，该方法只适合有意识且伤势轻微的伤者。

◆如果楼梯或者走廊足够宽敞，急救人员可以站在椅子两侧，两人各自抓住椅子的一条前腿和一条后腿，向前移动。

！将椅子倾斜前要告诉伤者，避免伤者进一步受伤或受惊吓。

用椅子搬动伤者

1.确保椅子可以承受伤者的体重。2.确保搬动途中没有任何障碍物。3.用桌布或者大绷带将伤者的躯干和大腿固定在椅子上。4.两位急救人员分别站在椅子的前后位置。将椅子向后倾斜（离开地平面约30°角），然后抬起。5.一个急救人员支撑住椅背及伤者；另外一个面对伤者，抓住椅子前腿，顺着走廊或楼梯小心地往后移动。

担架

如果要将伤者移动很远的距离，可以使用担架。如果现场没有担架，可以利用外套等物品制作一个简易担架。在使用担架时，最基本的原则是：使伤者的头、脖子和身体的位置在同一条直线上，并确保伤者的呼吸道畅通。

制作简易担架

1.找2～3件外套。2.将衣服的袖子往里塞进去，将两根棍子分别从两侧袖筒里穿过去（图9）。3.把外套的扣子扣上或拉链拉上，简易担架的制作就基本完成了（图10）。4.试用担架。可以先让一个没有受伤的人躺到担架上试一下，确保它能够安全地承受一定的重量。

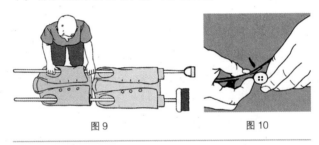

图9   图10

◆如果有毛毯，可以将毛毯铺在担架上。当伤者躺上去之后，再用毛毯把他包裹起来。

◆如果当时没有外套等，可以用以下物品代替：

·结实的麻布袋：在布袋的底部戳几个洞，用棍子穿过去。

·宽绷带：可以将宽绷带的两头系在两根棍子上，每隔一定距离系一条，把两根棍子连接起来。

·结实的毛毯、防水油布或者布袋：把它们铺展开来，将棍子放在两边恰当的位置，接着用毛毯等物从两边将棍子裹起来固定住，抬起来后要使毛毯能承受伤者的体重。

◆如果伤者已经昏迷，让伤者趴在展开的担架上，并使其处于最有利于恢复呼吸的状态。

把伤者移上担架

1. 一个人小心地翻转伤者的身体使未受伤的一侧贴地。2. 另外一个人将担架放在伤者的身下（图11）。3. 伤者躺上去后再小心地翻转担架使其平放在地板上。

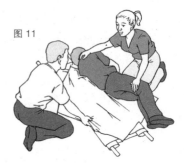
图11

有两个以上的急救人员时如何搬动伤者

翻转脊柱受伤的伤者

当伤者发生呕吐现象时，务必使其身体侧躺，以免他在平躺时呕吐物被吞入而引起不适，造成伤势恶化。

这项工作需要6个急救人员共同完成。

翻转脊柱受伤者

其中3个人在伤者身体一侧，另外2个人在伤者身体另一侧，还有1个人在伤者的头部位置，6个人共同合作，把伤者身体翻转到侧躺状态（图12）。翻转伤者时要非常小心，不要扭动或弯曲他受伤的脊柱。

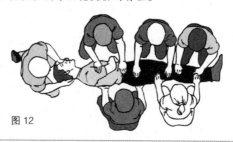
图12

！确保伤者的头部与其身体正面处于同一水平面。

移动脊柱骨折的伤者

这项工作需要 7 个人共同完成。

移动脊柱受伤者

1. 紧紧固定住伤者的头、肩膀和骨盆，在脚踝、膝盖和大腿之间放上软垫等物（图 13）。2. 把伤者的双腿绑在一起。用 8 字形绷带将伤者的双腿绑在一起（图 14）。3. 在伤者身体两侧分别站 3 个人。4. 剩下的一个人蹲在伤者的头部位置，查看伤者身体的中轴线，使伤者头部正面与脖子正面处于同一水平线上，将两只手分别放在伤者头部的两侧便可检测二者是否处于同一水平线。处于伤者头部位置的急救人员指挥其他急救人员的行动。5. 轻轻挪动伤者身体，急救人员把手臂放在伤者身体下方，将伤者抬起（图 15）。

图 14

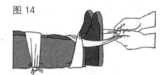

图 13

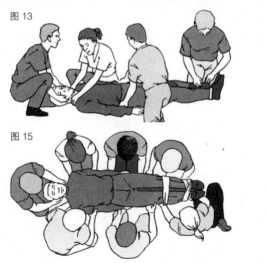

图 15

！一定要确保伤者头部正面与身体正面处于同一水平线。

脱去伤者的外套

有时为了便于检查伤者的伤势或治疗伤者，必须脱去伤者的衣物。当然，有时候也并不需要脱去伤者的衣服就能够检查到伤势，如骨折，还有一些伤口可以直接从明显破裂的衣服外看到。

如果必须脱去伤者的衣物，也要尽量在不影响伤者的情况下脱去他的少量衣物。对于清醒的伤者，要先征求他的意见才可以脱去他的衣物。

如果伤者是位女性，有时必须将其身上过紧的内衣解开。

！如果不是非常必要的话，尽量不要脱去伤者的衣物，因为脱衣物时可能会给伤者带来一些额外的伤害。

脱去（手臂受伤的）伤者的外套、衬衫和内衣

1.抬起伤者的上半身，将外套从他的肩膀往下拉。2.弯曲伤者未受伤的手臂，并将它从衣袖中抽出。3.轻轻地将另一只衣袖从受伤的手臂上脱下。

◆如果这样脱起来有困难，可以沿着伤者受伤的手臂将上衣的缝合处撕开，这样可能更安全。

脱去（腿受伤的）伤者的裤子

1.如果伤者的小腿或膝盖受伤了，可以将裤管卷起来（图16）。2.如果伤者大腿受伤了，从伤者腰部将裤子褪下（图17）。

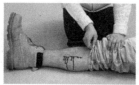
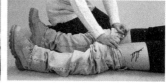

图16   图17

家庭健康医疗实用大百科

◆如果这样脱起来有困难，急救人员可以从裤管的缝合处将裤管撕开。

脱去（脚受伤的）伤者的鞋子

1.固定住伤者的脚踝（图18）。2.剪掉或解开鞋子上所有的带子（图19）。3.脱去鞋子（图20）。

 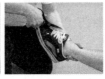 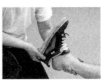

图18　　　　　　　图19　　　　　　　图20

◆如果伤者穿的是长靴，很难脱下，急救人员可以用锋利的刀片从靴子后面的缝合处小心地将其割开。

脱去伤者的袜子

如果急救人员按照正常方式去脱伤者的袜子很困难的话，可以采用如下方法。

脱去伤者的袜子

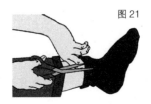
图21

1.将两个手指放在伤者的腿和袜子之间。2.将袜子的边提起，从急救人员的两个手指之间剪开袜子（图21）。

脱去伤者头上的安全帽

下面介绍脱去伤者头上两种不同的安全帽，透气型安全帽和盔式带玻璃罩安全帽的方法。一般情况下，强烈建议急救人员不要脱去伤者头上的安全帽，因为在如颈骨骨折之类的事故中，这样做可能会导致伤者瘫痪甚至死亡。大部分情况下，安全帽可以保护头部避免受到严重伤害。如果不得不脱去伤者的安全帽时，必须注意以下事项。

· 在脱去伤者头上的安全帽之前，先摘下伤者的眼镜。

· 如果伤者能够自己脱去头上的安全帽，那是最好不过了。

脱去伤者头上的透气型安全帽

透气型安全帽就是只盖住头部，脸部露在外面的安全帽。这项工作需要两个急救人员共同完成。

脱去伤者的透气型安全帽

1. 一个人解开或割断系在伤者下巴的安全帽带子（图22）。2. 另外一个人用手托住伤者的头和脖子。3. 用两只手分别托住安全帽的两侧。4. 把安全帽向上和向后拉，便可以脱去（图23）。

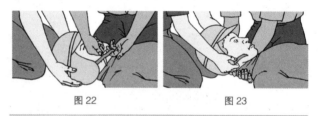

图22　　　　　　　　图23

脱去伤者头上的盔式带玻璃罩安全帽

这项工作也需要两个急救人员共同完成：一个人用手托住伤者的头和脖子，另一个人脱去伤者的安全帽。

！除非是在伤者有生命危险的情况下，否则千万不要试图脱去伤者头上已经破碎的盔式带玻璃罩安全帽。例如遇到以下几种情况就不得不脱去伤者的安全帽。

· 安全帽阻碍了伤者呼吸。

· 伤者已经没有呼吸和脉搏。

·伤者发生呕吐现象。

脱去伤者的盔式带玻璃罩安全帽

　　1.其中一个人将两只手分别放在安全帽的两侧，用手托住伤者下颌，使其头部保持平稳。2.另外一个人解开或剪掉系在伤者下巴上的安全帽带子。3.使伤者的头骨和下颌骨保持不动。4.将安全帽往后倾斜，露出伤者的下巴和鼻子。5.再将安全帽向前倾，轻轻往上脱离伤者头部。6.脱下安全帽。

体外流血

轻伤

　　擦伤。这种伤害只是表皮受伤，是由摩擦或磨损造成的，一般流血量较小。

　　挫伤。这种伤口刚刚达到表皮之下，通常是皮肤裂开或瘀青，不会大量流血。

重伤

　　切伤。这是由利器切割造成的伤口，会大量流血，尤其是如果切到了动脉，往往很危险。

　　撕伤。这种伤口形状不规则，一般是被戳破的，严重的情况下会大量流血。

　　刺伤。这种伤口面积小却很深，很难止血，尤其是伤口里仍残留刺穿物时，可能带来严重的

各种各样的伤口

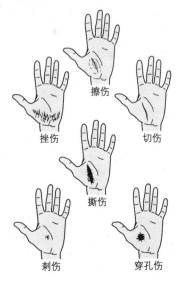

擦伤

挫伤

切伤

撕伤

刺伤

穿孔伤

甚至威胁生命的体内出血现象。

穿孔伤。这种伤口是由某种利器直接穿透身体某一部位造成的，如尖刀、枪弹等。如果击穿了动脉，就会引发严重流血现象。

这些伤口都很容易感染。擦伤、挫伤和撕伤的伤口感染很容易发现，也比较容易处理。刺伤和穿孔性伤的伤口很容易发生严重感染，如破伤风或气性坏疽等，比较危险。

如何止血

人体内大约有 5 升血液。如果动脉被割破，血液就会在心脏收缩的压力下喷涌而出，通常按心脏的跳动频率喷出。从动脉血管流出的血液颜色是鲜红的，从静脉血管流出的血液是暗红色的。

少量流血。少量流血的情况下，血液一般是从毛细血管流出的，通常是慢慢往外渗出或滴出，所以血流量不大，不会有很大危险。

动脉出血。动脉出血属于紧急事故。如果急救人员没有及时处理，伤者就会大量失血，导致血液循环停止（出现休克现象），大脑和心脏供血不足，带来致命危险。一般情况下，动脉破裂的血流量往往比血管彻底断裂时的血流量小。

要止住动脉出血，首先应该做的一件事就是确保伤者呼吸顺畅。当看到伤者动脉出血时，必须立即按住伤口。

静脉出血。静脉血液流动较缓慢，所以静脉出血没有动脉出血严重，但如果是大静脉出血，血液也会喷涌而出，如曲张静脉或者任何一个深部主静脉受伤都可能导致大量出血。

止血方法

1.用手或手指直接按压伤口。2.如果伤口很大，轻轻地将伤口压合。3.找出身边最适合止血的工具，如把一块干净的手帕折叠起来就是很好的止血工具。4.如果是伤者的四肢受伤流血，必须将流血的肢体抬高。如果伤者有骨折迹象，在处理伤口时必须非常小心。5.如果通过直接按压伤口的方法止住了伤口流血，接着在伤口周围涂上有消毒、清洁作用的敷料剂。6.用棉垫或纱布覆盖伤口。7.用绷带将伤口包扎好。

！绷带必须足够牢固以防止血液流出，但是也不能太紧而阻碍了血液循环。检查伤者体内的血液循环：看伤者是否有脉搏，或按压受伤手臂的指甲直到它变白为止，当松开时指甲应该呈粉红色。若血液循环不正常，松开手时指甲则仍然呈白色或青色且指尖感觉冰凉。如果伤者手臂受伤，也可以通过检查手腕的脉搏来确定伤者血液循环是否正常。

如果伤口仍透过纱布向外渗血，不要揭开纱布，否则会破坏刚刚形成的血凝块，导致更严重的出血。此时，应该拿一块更大的棉垫或纱布覆盖在原来的纱布上，再用绷带牢固包扎。

◆如果直接按压伤口并用纱布和绷带包扎后仍不能使伤口止血，甚至出血更严重的话，必须按压通向伤口的动脉。

清除伤口异物

必须仔细清洗伤口上的脏物和各种异物，如果伤口里有体积较大的异物，暂时不要动它。

！不要试图从很深的伤口里取出异物，否则可能引起更严重的出血。

体内出血

体内出血通常很难发现，所以发现伤者伤势很严重时必须对他做仔细检查，如在交通事故中受伤或大腿骨折时。

体内出血的症状

·嘴巴、鼻子或耳朵等处出血。

· 伤者身体肿胀、肌肉紧张。

· 身体呈乌青色。

· 伤者显得情绪不安。

· 伤者出现休克症状。

体内出血急救措施

　　1.立刻打电话叫救护车，因为伤者急需送往医院。2.每5分钟检查一次伤者的脉搏跳动频率并做记录。3.如果伤者休克，立刻采取相应的急救措施。

窒息

　　窒息意味着血液缺氧，是由于空气无法自由进出肺部而造成的。喉咙被东西哽住、溺水、脖子被勒压、吸入煤气或没有氧气的烟雾、呼吸道被异物阻塞、喉咙水肿等也会导致窒息的出现。

　　如果窒息是由外部物体导致的，如塑料袋或者枕头，应该立即移开这些物体，再检查伤者的呼吸和脉搏。如果有必要的话，立即对伤者实施人工呼吸。

哽住

　　哽住通常是由于喉咙里或者主要呼吸通道里吸入异物导致的，如一块没嚼碎的食物或一块硬糖。这种情况常常发生在人们一边吃东西一边笑或打喷嚏时。由于此类原因导致的呼吸道梗阻，不能对伤者实施人工呼吸，否则会让情况变得更糟。当务之急是清除喉咙或呼吸道里的异物，清理完毕后，如有必要可以再对伤者实施人工呼吸。

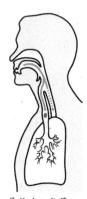

异物呛入气管。

被哽住时的症状

· 用手掐住自己的喉咙，几乎所有伤者都有此动作。

·脸上露出痛苦和恐慌的表情。

·刚开始时，伤者会发出急促的呼吸声，接着呼吸声逐渐变得微弱，最后完全消失。

·脸色发青或时而呈灰白色。

·大约1分钟后，伤者可能会失去意识。

咯出异物

针对神志清醒的成年人或儿童：1.如果伤者是成年人，可以直接询问他们是否被异物哽住了。2.如果伤者仍能吸入少量空气，让他先慢慢地呼吸然后再猛咳出异物。切记不要猛烈呼吸否则会使事态更加严重。

◆如果以上措施无效，再尝试以下方法。

让伤者弯下腰，用手猛拍他的背

此时不要因为担心会伤害到伤者而行动迟疑，性命攸关的时刻要当机立断。

针对神志清醒的成年人：1.让伤者弯下腰，使伤者头部垂到肺部以下位置。2.用手掌根部猛拍伤者肩胛骨之间的部位。

针对神志清醒的儿童：让伤者面朝下趴在你的双膝上，用手掌根部猛拍伤者肩胛骨之间的部位。如果有必要的话，可以将这些动作重复4次左右。

针对昏迷的成年人和儿童：1.翻转伤者使他面朝你侧躺着。2.使他的头向后仰。3.用手掌根部对准他肩胛骨之间的部位猛拍4次。

针对昏迷的婴幼儿：1.使婴儿面朝下，用前臂托住婴儿的整个身体。2.同时用手掌托住婴儿的头和胸。3.用另外一只手的手掌根部轻拍婴儿肩胛骨之间的部位。

◆如果该方法无效，可以采用腹部推压的方法。

腹部推压

实施腹部推压

针对神志清醒的成年人：1.急救人员站在伤者身后，用一只手臂绕过伤者的身体，拳头攥紧，放在伤者腹部中间即肚脐与肋骨最底边之间的位置。2.大拇指向内。3.用另外一只手抓住自己的拳头，同时用力将伤者的身体向后拉。4.突然用紧握的拳头用力向伤者腹部内和腹部上方挤压，注意用力得当。在对腹部上方施加压力的同时，向上推动伤者的膈肌——胸腔里一块可伸缩的肌肉。5.如果有必要的话，重复以上动作4次。

针对神志清醒的儿童：1.让孩子背对着站在你双膝之间。2.用一只拳头对准孩子腹部适当位置（肚脐与肋骨最底边之间）用力挤压，同时另外一只手放在其背部相对应的位置，两只手同时向孩子施加相对的推力。

针对昏迷的成年人：1.让伤者平躺在地板上，下巴向上仰，头部向后倾。2.急救人员跪在伤者身边，或者最好跨坐在伤者大腿根部，面向伤者头部。3.将一只手的手掌根部放在伤者的腹部中间即肚脐与肋骨最底边之间的部位，另外一只手压在这只手上。用力向伤者腹部内和腹部上方按压。4.重复以上动作4次。

针对昏迷的儿童：可采用针对昏迷的成年人的急救措施，唯一的区别是针对儿童时，急救人员在实施步骤3时只需用一只手。

针对婴幼儿：不论受伤的宝宝是否清醒，都让他平躺下来，然后用两个手指推压其腹部恰当的位置（肚脐与肋骨最底边之间）。

腹部推压法适用于所有被哽住的伤者，不论伤者是否昏迷。腹部推压可以使伤者肺部的压力突然增加，利用增加的压力把阻塞物顶出来，这与利用香槟酒瓶里的压力顶出瓶口软木塞是一样的原理。

！只有在使用前面的方法无法奏效的情况下才可以采用这个方法，因为如果这种方法使用不当可能会导致内伤。当然也不必因噎废食，因为如果伤者的呼吸道完全阻塞的话，不及时清除呼吸道里的异物，伤者会很快窒息死亡。

对昏迷中的宝宝实施了腹部推压后，再将手指弯曲成钩状，清理伤者的口腔，彻底清除伤者呼吸道内的异物。

◆如果伤者神志开始慢慢恢复，但呼吸仍不顺畅，为避免出现呼吸道肿胀等症状，必须立刻叫救护车将伤者送往医院。

溺水

急救人员如果发现伤者已经溺水很长时间，不要轻易认为伤者已经溺死。人即使在冷水里淹没半小时后仍然能够完全恢复清醒状态。因为身体被水冷却后新陈代谢的过程变得缓慢，所以大脑运动减慢，可以承受的缺氧时间比平时更长。

抢救溺水者

1.使溺水者的头露出水面，并实施人工呼吸。2.尽快将溺水者拉上岸。3.检查溺水者的呼吸。4.检查溺水者的脉搏。5.如果仍需要做人工呼吸，必须先将溺水者的头转向一侧，清除溺水者口腔里的所有异物。这时溺水者口腔内的积水会向外流出。6.如果溺水者还有微弱的呼吸，使其处于最利于恢复呼吸的状态。7.如果溺水者有呼吸，但身体冰冷，立即采取措施为其取暖。8.尽快送溺水者去医院。

在抢救溺水者时，急救人员必须考虑周到，不要因为一时疏忽而给伤者带来任何危险。

吸入大量烟雾或煤气

一氧化碳中毒

一氧化碳是一种无色无味的有毒气体。汽车尾气中含有大量一氧化碳，以煤为燃料的炉子等也会产生这种气体。一氧化碳与血液中的血红蛋白结合会形成一种稳定的化合物——碳氧血红蛋白，这种化合物会减弱人体内的血红细胞传输氧气的能力。

如果一个成年人体内一半数量的血红蛋白都转变成了碳氧血红蛋白，那么他就会死亡。

将伤者带到室外后应采取的急救措施

1.检查伤者的呼吸。2.检查伤者的脉搏。3.需要的话，立刻对伤者实施人工呼吸。4.使伤者处于最有利于恢复呼吸的状态。5.尽快送伤者去医院。

吸入烟雾

着火产生的烟雾会消耗火灾现场的氧气，导致人窒息。如果吸入烟雾，烟雾会严重干扰呼吸道，甚至迫使声带关闭，切断呼吸通道。另外，有些烟雾还含有有毒物质。

你必须冒险采取措施立即将伤者转移出火灾现场或呼叫消防人员和救护车。

一旦使伤者脱离烟雾区，并处理了他着火的衣物后，继续实施以下步骤。

对吸入烟雾的伤者实施急救措施

1.检查伤者的呼吸道、呼吸状况及脉搏。2.如果有必要的话对伤者进行人工呼吸。3.检查并处理烧伤部位。4.送伤者去医院。

因被勒压导致呼吸困难

压迫伤者颈部的动脉或阻断伤者的呼吸道都会导致伤者昏迷或死亡，也可能导致伤者脊柱受伤。

对被勒伤的伤者实施急救措施

1. 托住伤者身体将其向上举起，放松勒在脖子上的绳套，这样一来伤者整个身体的重量就不会完全靠脖子来承担了。2. 剪掉绳结下的绳圈。3. 检查伤者的呼吸。4. 检查伤者的脉搏。5. 如果需要的话，立刻对伤者实施人工呼吸。6. 如果有必要的话，使伤者处于最有利于恢复呼吸的状态。7. 立刻送伤者去医院。

不论何时何地发现被勒伤的伤者都要立刻报警。尽量保留现场作为证据，并记录你观察到的与伤者有关的所有情况。

烧伤

烧伤原因

烧伤是由以下因素导致的身体组织受伤。

· 过高的温度。

· 辐射：太阳光和其他紫外线发射源、X 射线、γ 射线等。

· 腐蚀性化学药品。

· 电流——通过人体时会产生热量，会使体内的血液等凝结，阻碍人的呼吸和心跳。

· 摩擦。

如果导致烧伤的物体持续对人体发生作用，人的体内组织就会遭到破坏。所以急救人员实施急救的关键就是尽量采取措施降低伤者身上的温度，或使伤者脱离辐射源或洗（刷）去伤者身上的有害化学物质。

烧伤度

烧伤度是用来表示伤者被烧伤的严重程度的指标。急救人员可根据烧伤度来决定是否需要对伤者进行治疗及采取怎样的治疗方法等。根据烧伤度不同，烧伤可以分为 3 个等级。

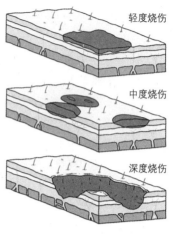

轻度烧伤

中度烧伤

深度烧伤

轻度烧伤。这种烧伤只影响到皮肤表层，使皮肤发红、肿胀、易破等。这类烧伤通常能够治愈，并且不会留下瘢痕。轻微的表皮烫伤并不需要到医院治疗。

中度烧伤。这种烧伤会使皮肤长出水疱，容易引起感染。

深度烧伤。这种烧伤会毁坏人体的所有皮肤层，伤口发白，呈蜡状或者烧焦状。如果烧伤面积很大，伤者皮肤内的神经可能会被损坏，所以伤者已经不会感觉到疼痛了。通常情况下，大面积的烧伤无论轻重都被称为深度烧伤。

烧伤面积

烧伤的面积越大，严重程度可能就越大。即使是大面积的轻度烧伤，也很危险。烧伤面积超过 3 平方厘米时就必须去看医生。在大面积

九分律

图中所标示的任一部分的面积都相当于整个人体面积的 9%。

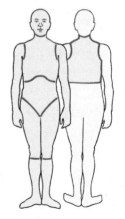

烧伤中，一般用"九分律"来判断危险程度，即如果一个人的烧伤面积达到全身皮肤的9%，即使是轻度烧伤也必须到医院去治疗。九分律是判断危险程度并决定是否需要输血等的重要指标。手术休克与感染是外部烧伤

的主要威胁，一般过了 48 小时之后，伤口面临的最大危险就是感染。

衣物着火造成的烧伤

许多严重烧伤都是因为衣物着火引起的，尤其是睡衣等较宽松、轻便的衣物。当火从衣服褶边燃起时，当事人如果没有意识到或是慌张地奔跑，火势就会迅速向上蔓延。

衣物着火及其处理措施

1.立刻让伤者平躺在地板上。2.如果现场有灭火器，立刻用灭火器灭火，或者尝试用其他合适的有一定重量的东西将火覆盖住，使火因缺氧而熄灭。如果现场没有合适的灭火工具，就将伤者身体着火的一侧紧贴在地上，使火焰在人体和地面之间因缺氧而熄灭。

！不要用尼龙制品覆盖火焰。

！不要让伤者在地上翻滚，否则会增加被烧伤的面积。

一旦伤者衣物上的火被熄灭后，立刻快速冷却伤者被烧伤的部位，不可延误。

快速冷却烧伤部位并防止感染

1.滚烫的衣物会导致更严重的烫伤，所以必须立即将伤者身上的衣物脱去（或剪掉）或用水冷却。2.用水桶或水壶向伤者身上浇冷水以冷却烧伤部位，必须在 10 分钟之内进行。3.打电话叫救护车。4.检查伤者呼吸道是否通畅。5.用干净的纱布包扎伤口避免伤口感染。6.如果伤者意识清醒的话，定时让他喝少量的水，弥补他体内流失的水分。

高温烧伤与烫伤

高温烧伤与高温烫伤并没有什么实质性的区别，都是由于皮肤组织受到高温烧灼而受伤的。这种情况下，皮肤组织迅速被损坏，所以急救人员必须立即采取措施降低伤者身体温度。伤口得到及时冷却后会大大减轻伤情，也会缓解由于烧伤或烫伤带来的剧痛。

烧伤和烫伤的急救措施

1.脱去或剪掉伤者被烧伤部位的所有衣物。2.除去伤者身上的饰物（如戒指、手镯、手表等），以免它们在伤肢肿胀后勒进伤者皮肤，无法脱下。3.用冷水冲洗伤口，冲洗时间至少10分钟。处理所有烧伤事故时几乎都可以也应该采用这个方法，不论是严重烧伤还是轻微烧伤。

！不要用黄油、药膏或洗液等涂抹伤口。
！不要将任何有黏性的东西放在伤口上。

水疱

尽量不让伤口的水疱破裂。用松软的棉垫等物轻轻覆盖在水疱上，不要用力压，再用干净的胶带固定好棉垫，便可以保护水疱不破裂。

包扎有水疱的破裂伤口

1.在条件允许的情况下，尽量用有消毒作用的纱布敷料剂覆盖水疱（图24）。2.用棉垫覆盖住敷料剂并用胶带固定（图25）。

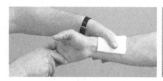
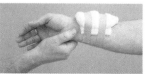

图24   图25

！不要故意戳破水疱，因为形成水疱的表皮对于表皮下层容易感染的组织而言是一个很好的保护膜。

化学药剂烧伤

这种事故大多是由汽车电池里的强酸物质或腐蚀性的苏打、强力漂白剂等碱性物质引起的。脱漆剂和家用清洁剂也有腐蚀作用。急救人员在处理化学药剂烧伤事故时，必须非常小心，避免直接接触化学物质。

化学药剂烧伤的症状

· 感觉皮肤有像被昆虫蜇咬的刺痛感。
· 皮肤迅速变色。
· 皮肤泛红，出现水疱或脱皮现象。

化学药剂烧伤的急救措施

1. 立刻在水管或水龙头下彻底冲洗伤口。这样做可以冲去伤口上残留的药剂或稀释药剂，降低烧伤程度。如果伤口上有干燥的粉状化学药剂，先用软刷将其刷去，再去冲洗。2. 清洗时，先脱去或剪去伤者身上所有被化学药剂污染过的衣物。3. 如果伤口皮肉出现红肿，用干净的衣服或绷带覆盖住伤口。4. 将伤者送往医院。

！不要浪费时间去寻找解毒剂。

眼睛被化学药剂烧伤

碱对眼睛的伤害比酸要大得多，因为碱更容易穿透眼睛内部组织，也更难清除。化学药剂对眼睛造成的最严重伤害就是破坏伤者的晶状体导致失明。这时最好的急救方法仍然是立刻彻底冲洗眼睛。

清洗和治疗被化学药剂烧伤的眼睛

1.让伤者把头放在水龙头下,用水快速冲洗眼睛。冲洗时,伤者必须将头倾斜使水能够从头的一侧流下,而不会冲进没有受伤的另外一只眼睛里。2.当然在冲洗时必须将伤者的眼睑翻开。如果伤者不能自己翻开眼睑,急救人员必须为其撑开眼睑。3.冲洗时间必须足够长,如果是被碱烧伤,至少需要冲洗10分钟。如果伤者两只眼睛都受伤了,要轮流冲洗,大约每10秒钟交替一次。4.冲洗完毕后,用消毒的或干净的棉垫覆盖在眼睛上,再用干净的胶带将棉垫固定。5.尽快送伤者去医院眼科治疗。

◆如果没有自来水或啤酒、牛奶等温和的液体,也可以使用尿冲洗伤者的眼睛,因为尿通常有消毒作用,而且对人体无害。

电烧伤

急救人员必须立即切断与伤者接触的电源,注意不要让自己触电。! 在伤者尚未脱离电源之前,千万不要往其身上泼水。

电烧伤的急救措施

1.立即扯掉电线或拔掉插头以切断电源。如果关掉总电源更快就直接关掉总电源。2.如果有必要的话,急救人员可以站在一个干的橡胶垫上,用木棍把伤者的肢体与电源分开。3.当伤者安全脱离电源后,检查伤者的呼吸与心跳。4.如有必要的话,可以尝试对伤者实施人工呼吸和胸部按压。5.如果伤者已经昏迷,使其处于有利于恢复呼吸的状态。6.用水冷却与电流直接接触的部位。7.用消过毒的或干净的纱布或绷带包扎伤口(图26)。

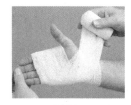

图26

家庭健康医疗实用大百科

高压电烧伤

高压电所造成的伤害，通常是致命的。急救人员如果距离电源18米以内，也会有被间断的电流火花和"跳跃"的电流击中的危险。遇到这种情况，你必须在疏散人群的同时立即报警。

心绞痛

心绞痛是一种心脏疾病引起的症状。它是由于心肌没有获得足够的血液来维持正常工作引起的。血液通过冠状动脉输送到心肌。如果这些动脉的某一个分支因为动脉硬化症导致血管窄小，那么就无法为心肌输送足够的血液，心肌也就无法获取其所需的氧气和葡萄糖。心绞痛通常发生在人体力透支或是情绪异常的情况下。

心绞痛的急救措施

1.让患者以最舒适的姿势坐下来。可以将一些衣物叠好当坐垫。2.询问患者是否随身携带了治疗心绞痛的药。如果有且是药丸的话，让他放在舌头下面（只针对神志清醒的患者）。如果是喷雾药剂，就喷在舌头下面。3.解开患者紧身的衣物，便于患者呼吸。4.安抚患者。5.休息一两分钟后，检查患者的疼痛是否减轻。

心绞痛的症状

· 胸部中间有揪紧般的疼痛。

· 疼痛扩散到左臂或双臂，穿过背部，上蹿到下颌。

· 开始感觉筋疲力尽。

· 呼吸困难。

· 脸色发白，嘴唇发紫。

急救目标

急救人员所要做的就是尽量减少患者的心脏负荷。

！不要让患者走动。

◆如果疼痛仍未减缓，就不是心绞痛而是心脏病。应该立即将患者送往医院，才能挽救其生命。

心搏停止

心搏停止是指心脏停止跳动。这当然是非常危险的，除非心脏能马上重新开始跳动，否则将很快导致死亡。

心搏停止的急救措施

1.寻求支援。2.让现场其他人呼叫救护车。呼叫者必须说清楚患者心搏停止了。3.对患者实施2次嘴对嘴的人工呼吸。4.实施胸部按压。5.胸部按压15次后为患者吹入氧气2次，然后按照这样的频率重复进行。继续做抢救工作，直到医务人员到达。

心搏停止的症状

·心搏突然停止的患者会立刻摔倒在地，同时失去意识，一动不动。

·患者没有呼吸。

·患者没有脉搏。

·患者皮肤呈灰白色。

心脏病

一旦冠状动脉的一个分支被阻塞，由被阻塞的分支提供血液的心肌便会坏死，这种情况下会引发心脏病。如果坏死面积很大的话，可能会导致患者死亡；如果坏死面积很小，患者就有可能恢复健康。在后一种情况下，坏死的肌肉将被瘢痕组织取代，心脏的功能也因此相应地减弱。虽然有些人经过几次心脏病发作最后都幸存下来，但是他们的心脏已经严重衰竭了。

心脏病的症状

· 胸部中间突然出现急速的疼痛感。

· 疼痛蔓延到手臂、背部和喉咙。

· 患者濒临死亡。

· 眩晕或昏倒。

· 身体往外冒汗。

· 肤色苍白。

· 身体虚弱，脉搏跳动快速且无规律（正常的脉搏是每分钟 60 ~ 80 次）。

· 没有呼吸。

· 失去意识。

· 心搏可能停止跳动。

！除非情况紧急，否则不要让患者移动。这会给心脏带来不必要的劳累。

！不要让患者吃任何食物。

心脏病发作时的急救措施

1.让神志清醒的患者半躺在椅子上，头、肩膀和膝盖靠在椅子的扶手上。2.安抚患者，使患者身体放松。3.寻求帮助，让现场其他人打电话叫救护车。呼叫者必须说清楚患者心脏病发作时的症状。4.解开患者脖子、胸部和腰上紧束的衣物。5.检查患者的脉搏和呼吸。6.如果患者昏迷了，使其处于最有利于恢复呼吸的状态，并坚持不断地检查他的脉搏和呼吸。7.如果患者呼吸停止，急救人员必须对他实施嘴对嘴的人工呼吸。8.如果患者心跳停止，急救人员必须对他实施胸部按压。

休克

休克是指人体血管里没有足够的血液或者是心脏输出血液量不够多，以至于无法支持正常血液循环。以上两种情况均会导致人体内血压下降，无法为身体的一些重要器官，尤其是大脑、心脏和肾脏等提供足够的氧气作为动力，使它们无法正常工作甚至彻底停止工作。此时，身体为了这些重要器官，可能会关闭通往其他一些不是很重要的身体部位（如皮肤和肠道）的动脉通道，但这也是有一定极限的，治标不治本。休克是非常危险的症状，如果不及时抢救，伤者会在短时间内有生命危险。

休克的原因

· 失血过多。不论是体外失血还是体内失血，如脊柱受伤或体内组织受伤导致的失血，都会导致休克。如果失血过多，会减少向身体某一部位输送的血液量，导致该部位的血管内血液量不足。一般都是动脉出血会引发这样的结果。

· 长时间呕吐或腹泻造成的体液流失。这种体液可能来自于体内血液，从而减少了体内血液总量。

· 烧伤。大量的体液从体表流失或形成了水疱。

· 感染。严重的血液感染会导致血管扩张，使血液里的液体流失到身体组织里。

· 心脏衰竭。如果心肌衰竭就无法继续保持人体正常的血液循环了。

休克的症状

· 由于皮肤中的血管被"关闭"了，所以伤者皮肤呈白色且冰冷。

· 由于心脏试图保持体内循环系统的运作，所以伤者脉搏跳动迅速。

· 由于心脏跳动无力，所以脉搏微弱。

·由于对大脑和肌肉的血液供应减少，所以伤者有眩晕和虚弱的感觉。

·由于血液里没有足够的氧气，所以伤者呼吸非常困难。

·由于血液里的液体流失，所以伤者感觉非常口渴。

·由于向大脑提供的血液量减少，伤者可能会出现昏迷现象。

急救目标

急救人员要做的工作就是采取措施防止伤者出现更严重的休克现象，使伤者能够有效利用可获得的有限的血液进行血液循环。

如何防止伤者出现更严重的休克现象

1.急救人员亲自或让现场的其他人打电话叫救护车。2.让伤者平躺在地板上，使头部一端处于较低的位置，利用地心引力帮助血液流向大脑，尽量不要让伤者移动，降低心跳频率。3.为伤口止血。4.安抚伤者。5.解开紧绑在伤者身上的衣物。6.将外套或毛毯折叠后放在伤者腿下，抬高腿部位置。让血液流向心脏。7.用一件外套或一条毛毯盖在伤者身上。8.大约每2分钟检查一次伤者的脉搏和呼吸。

！除非遇到特殊情况，否则不要移动伤者，以免加重伤者休克程度。

！不要让伤者进食。

！不要让伤者吸入烟雾。

！不要用热水袋等给伤者取暖。这样做会使血液从身体的主要器官流向皮肤。

◆如果伤者想要呕吐，或者出现呼吸困难、昏迷等现象，应使伤者处于最有利于恢复呼吸的状态。

◆如果伤者停止了呼吸，急救人员应立刻对他实施人工呼吸，有必要的话可以同时对伤者实施胸部按压。

挤压伤

有许多伤害是由于被重物砸到而造成的。这些伤害主要发生于严重的工伤事故和地震导致的房屋、矿井倒塌事故中。挤压伤除了具有骨折和刀伤等常见伤的共同特点外，还具有一些其他特征，这些特征将会影响急救措施的实施。被挤压的肌肉会将大量的毒素释放进血液里，这将会使肾脏发生阻塞，影响正常工作。同时大量的血液也会流入被压伤的肌肉里。

1 个小时之内的急救措施

1.尽快移开压在伤者身上的重物。2.如果当时只有你一个人在场，立刻请求支援。3.叫一辆救护车。4.检查伤者。5.检查是否有呼吸和脉搏。6.处理表层流血伤口。7.治疗休克。8.如果伤者已经昏迷，让他处于有利于恢复的状态。9.记录重物压在伤者身上和脱离伤者身上的时间，以便向医务人员传达。

! 不要让伤者移动。

挤压伤的症状

· 在肌肉部位有重物挤压的感觉。

· 被压的肌肉周围有较明显的肿胀、瘀伤和水疱出现。

· 被压部位没有脉搏。

· 四肢冰冷，被压处颜色苍白。

· 伤者可能出现休克现象。

· 有骨折迹象。

时间的重要性

急救措施取决于压力存在的时间。

! 超过 1 个小时后，再移动重物会对伤者造成更大的伤害。

伤者受伤超过 1 个小时的急救措施

1.使重物保持在原处不动并向伤者解释这样做的原因。
2.呼叫急救中心并告知伤者的伤势。3.安抚伤者。

脱臼

脱臼通常发生在身体关节部位，当关节的骨头被扭曲错位时就会发生脱臼现象，甚至还可能导致骨折。脱臼既可能是由韧带或关节囊等软组织拉伤引起的，也可能是由于这些组织的非正常松弛而导致的。人体所有的关节都可能发生脱臼，但是有一些关节对软组织的依赖比较大，所以相应地就更容易发生脱臼。最容易脱臼的关节是肩关节，下颌和大拇指指关节脱臼也比较常见。

脱臼的症状

· 关节外部变形。

· 关节无法起作用。

· 关节周围肿胀并有瘀伤。

· 除非关节经常脱臼，否则会疼痛难忍。

肩关节脱臼

肱骨上端位于肩胛里较深的位置（图 27），很容易向下或向内发生错位（图 28）。肩关节脱臼通常是摔倒时摔伤手臂造成的。这时，关节囊会被拉伤，骨头会从关节处滑动脱位。

图 27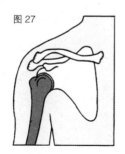

图 28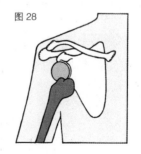

肩关节脱臼的症状

· 手臂看起来比平时长，肩膀上突。

· 伤者不自觉地会用另一只手托着脱臼的手臂。

！不要试图将伤者的骨头移回原位。这样做可能会伤害到骨头周围的神经和组织，同时使骨折更加严重。

！由于伤者到达医院后需要打麻醉药物，所以在此之前不要给他吃任何食物或喝水。

脱臼的急救措施

1.使伤者脱臼的手臂处于最舒适的位置。2.用一个枕头或坐垫托起胳膊，或用悬带或绷带吊起手臂，将受伤的手臂固定起来。3.将伤者送往医院。

中暑

中暑是由于患者长时间暴露在高温下导致人体内的温度调节机制失灵造成的。人体体温从正常的37℃上升到41℃或者更高。此时，要想挽救患者的生命就必须尽快采取措施降低患者的体温。

中暑的症状

· 患者感觉无力、眩晕。

· 患者抱怨太热并感觉头痛。

· 患者皮肤干燥、发热。

· 患者脉搏跳动迅速而有力。

· 患者神志不清。

· 患者出现昏迷症状。

中暑的急救措施

1.寻求医疗救助并向对方说明事故详情。2.使患者处于半躺半坐姿势。3.脱去患者的所有衣物。4.用冰凉的湿布包裹患者。5.不断用凉水泼洒包裹在患者身上的布，使布保持潮湿。6.对着布扇风，使水汽蒸发，加速降低患者的体温。7.当患者的皮肤变凉或者温度下降到38℃时停止以上急救措施。8.小心患者体温可能会回升，有必要时重复步骤4~6。

◆如果患者昏迷，使其处于利于恢复呼吸的状态后再为其降温。然后检查患者的呼吸和脉搏。

中暑衰竭

中暑衰竭是由于人体内的水分或盐过分流失导致的。

中暑衰竭的急救措施

1.让患者平躺在阴凉的地方。2.抬高患者的双腿。3.让患者不断喝淡盐水（按1升水放半汤匙盐的比例），直到患者的情况有所好转。4.打电话寻求医疗救助。

中暑衰竭的症状

· 皮肤苍白、湿冷。

· 身体虚弱。

· 眩晕。

· 头痛。

· 恶心。

· 肌肉痉挛。

· 脉搏跳动迅速。

· 呼吸微弱而急促。

针对昏迷的患者

如果患者昏迷，使其处于最利于恢复呼吸的状态，然后打电话叫救护车。

体温过低

体温过低是指人体体温下降到正常体温37℃以下。如果因吹冷风等原因使温度不停地下降，那么人体就无法自行产生热量（如身体颤抖保持体温）。老年人或比较虚弱的人，尤其是瘦弱、劳累和饥饿的人待在温度很低或没有保暖设备的屋子里就容易发生体温过低现象。

体温过低的症状

·患者身体一开始会颤抖，然后就不再颤抖。

·患者皮肤冰冷、干燥。

·患者脉搏跳动缓慢。

·患者呼吸频率很低。

·患者体温下降到35℃以下。

·一开始患者会昏昏欲睡，然后出现昏迷现象。

·患者可能出现心跳停止现象。

在野外如何对体温过低的患者实施急救

1.寻找医疗救助。2.尽快将患者带到室内或能避风的地方。3.用睡袋或其他隔热物盖住患者。4.和患者躺在一起，用自己的体温温暖患者。5.检查患者的体温。6.检查患者的脉搏。7.在条件允许的情况下，为患者提供一些热的食物和饮料。

在室内如何对体温过低的患者实施急救

1.寻找医疗救助。2.如果患者神志清醒且没有受到其他伤害，就直接将他放到温暖的床上，用被子将患者头部（非面部）也盖住。3.为患者提供一些热的食物及饮料。

急救目标

急救人员的主要目标就是尽快让患者的身体暖和起来。即使患者看起来已经没救了，也不要放弃采取急救措施。人体体温过低不会导致大脑在短时间内缺氧，所以此时患者存活的概率比一般情况下心搏停止的存活概率大。

◆如果患者已经昏迷，急救人员应该对他实施嘴对嘴的人工呼吸和胸部按压。

！不要擦拭患者的四肢或让患者做大量运动。

！不要让患者喝酒，因为酒精有散热作用。

！不要让患者泡进热水里或用热水袋取暖。这样做会让血液从人体的主要器官转移到皮肤表层的血管里。

冻伤

冻伤非常危险，因为它会冻结人体内的血管，阻断被冻部位的血液流通，最后导致被冻部位发生坏疽。

身体凸出的部位，如鼻尖、手指头和脚指头等最容易发生冻伤。被冻伤的身体部位一开始会变冷、变硬、发白，然后就会发红、肿胀。

！应该避免把冻伤的部位一直浸泡在水里，也不要去搓揉。

冻伤的急救措施

1.将伤者转移到能避风的地方。2.用40℃的温水浸泡伤者被冻伤的部位。3.送伤者去医院接受医疗诊断。

骨折

骨折的原因、部位与症状

人体任何部位的骨头都可能因为各种原因导致骨折，如直接的暴力行为、弯曲或扭曲、过分用力、用力按压骨骼外的肌肉或一些

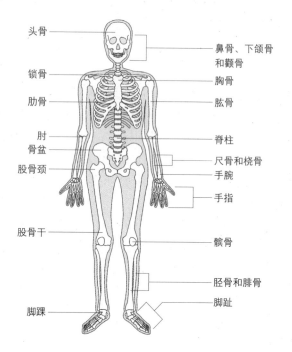

头骨

鼻骨、下颌骨和颧骨

锁骨

胸骨

肋骨

肱骨

肘
骨盆

脊柱

股骨颈

尺骨和桡骨

手腕

手指

股骨干

髌骨

胫骨和腓骨

脚趾

脚踝

会对骨骼造成伤害的疾病等。相对于年轻人的骨骼来说，老化的骨骼更容易断裂，所以老年人常常会发生骨折。

有些部位的骨折比较常见。右图列出了最容易发生骨折的一些身体部位。

骨折的征兆与迹象

· 受到触碰会疼痛难忍。

· 受伤部位发生肿胀、瘀伤（图 29）和变形现象（如骨骼线条不规则或发生骨折的手脚比平时短等）（图 30）。

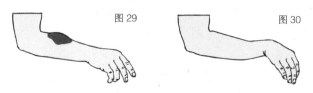

图 29   图 30

· 伤者行动不便。

· 受伤的部位无法像以前一样正常活动或无法活动。

· 行动时骨头内有摩擦的感觉。

· 伤者可能会出现休克症状。

！除非遇到特殊情况，如现场有危险等，否则不要搬动骨折的伤者。

！不要试图检测伤者的骨折程度，否则会对伤者造成进一步伤害。

固定和处理骨折部位

· 尽量避免触碰伤者骨折的部位。

· 对于腿部受伤的人，只有情况非常紧急时才可以移动伤者。

· 检查伤者骨折处的脉搏。如果骨折处已经没有脉搏，说明伤者伤势比较严重。

· 打电话叫救护车并向医务人员说明事故详情。

· 不要擅自对伤者使用简易夹板等，因为专业医务人员会带来更专业的医疗器械。

· 可以先用纱布垫或悬带等为伤者骨折的手臂或颈部提供支撑，使伤者感觉更舒适。

· 开放骨折需要特别注意。

· 脖子或脊柱发生骨折非常危险，所以必须谨慎处理。

· 如果不得不使用简易夹板，切记不要立即固定伤者的骨折部位，除非是为了防止骨折部位的关节活动。

· 小心地在骨折部位放上纱布垫，但不要用力按压，除非是为了止血。

· 如果腿骨骨折，可以在用纱布垫等将腿部包扎好后再将两条腿用绷带等捆扎固定。

· 肋骨骨折可能会刺穿胸膜，导致空气进入。此时必须立刻缝合伤口，否则可能导致伤者死亡。缝合后再用棉垫牢固包扎伤口。

闭合骨折和开放骨折

闭合骨折的症状

· 骨折处的皮肤未破损，骨头未突出于皮肤。

· 骨折处肿胀。

闭合骨折的急救措施

1.打电话叫救护车。2.如果伤者大量流血，尝试按压伤口止血。3.缝合伤口并止血。4.用干净的纱布垫或手帕等物覆盖伤口，最好用消毒纱布。5.再用绷带包扎好伤口。6.使骨折部位固定不动，然后送伤者去医院。

开放骨折的症状

· 通常骨折部位都会有伤口。

· 从伤口外能够看见突出的骨头末端。

！不要把绷带捆得太紧，否则会阻碍伤者体内血液循环。

！在实施以上急救措施时，用手托住伤者受伤的部位，避免触动受伤的骨骼。

！要始终小心，不要触动伤者骨折部位。急救人员可以用手托住伤者受伤的部位。

开放骨折的急救措施

1.用消毒纱布或一块干净的衣物等包扎伤口。2.在纱布外层放一块纱布垫，盖住伤口四周，高度必须超过突出的骨头。3.将绷带呈对角线放置，安全地包扎好伤口。4.使受伤部位固定不动。5.将伤者送往医院。

颈部骨折

颈部骨折

· 伤者脖子僵硬。

· 伤者的手臂和腿可能无法活动。

! 除非在涉及伤者生命安全的情况下，否则不要轻易移动伤者，因为移动不当的话可能导致伤者终生瘫痪，甚至死亡。

! 除非伤者的呼吸道梗阻或没有了呼吸与脉搏，否则不要试图脱去伤者头上已经破碎的安全帽。

! 在给伤者戴颈套的过程中要始终保证伤者的头部是挺直的。

! 不要将伤者的脖子缠绕得过紧。

◆如果现场没有合适的纸张，就用手托住伤者的脖子和头保持伤者头部挺直，直到医务人员到达。

脖子与脊骨

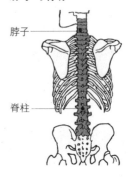

脖子

脊柱

固定和处理骨折的颈部

1.立刻打电话叫救护车。2.让伤者平躺在地板上。3.安抚伤者。4.蹲在伤者头部后上方，双手分别盖住伤者的耳朵两侧，将伤者的头摆正。5.用报纸等物制作一个牢固的颈套套在伤者脖子上，然后仍用双手扶正伤者的头。

颈套制作与使用

这项工作需要两名急救人员共同完成。颈套必须同时适用于坐着的伤者和躺着的伤者。1.将报纸平铺在一件展开的衣服里，再将它们一起卷起来（图31）。

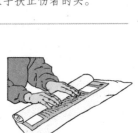

图31

2.将颈套中间部位放在伤者下巴下，然后缠绕在伤者的脖子上。3.在正面系一个结将颈套两端连接起来。4.检查伤者呼吸。

脊柱骨折

脊柱骨折的症状

· 背部有剧痛感。

· 手臂和腿无法正常活动。

· 骨折以下部位有麻刺感或失去知觉。

固定和处理骨折的脊柱

这项工作需要两名急救人员共同完成。1.让伤者保持身体不动。2.检查伤者的呼吸和脉搏是否正常。3.立刻打电话叫救护车。4.其中一个急救人员蹲在伤者头部后上方，双手分别盖住伤者耳朵两侧，将伤者的头摆正。5.将卷起的衣物放在伤者身体两侧，支撑伤者的身体。6.在伤者两腿之间放上软垫，将伤者臀部、大腿和脚踝处捆绑起来，使两腿并拢。7.如果伤者出现呕吐症状，将其翻转到有利于脊柱恢复的状态。8.确保伤者呼吸道通畅。9.让伤者一直躺着不动，并将其送往医院。

！除非涉及伤者的生命安全，否则不要轻易移动伤者。因为移动不当的话可能会导致伤者终生瘫痪，甚至死亡。

有利于脊柱恢复的最佳状态

该方法只适用于已经昏迷的伤者。1.这项工作需要6个人共同完成。一个人保持伤者的头、脖子和身体的正面始终处于同一水平线上，避免对伤者造成进一步伤害，同时指挥其他人的行动（图 32）。2.其中 3 个人跪在伤者身体一侧，另外两个人跪在伤者身体的另一侧。3.为伤者戴颈套。4.小心地将伤者的一只手臂举起，同时把身体翻转成侧躺状态，使举起的手臂压在侧躺的身体下方，另外两个人小心地保护伤者，防止在翻动过程中扭伤伤者的脊柱（图 33）。5.将伤者身下的那只手臂移到他的头部下方，并拉直伤者的脖子。弯曲处于上方的一条腿并使膝盖贴近地面，脚置于在下方的那条腿的小腿上（图 34）。继续保持伤者的头、脖子和身体正面处于同一水平线上。

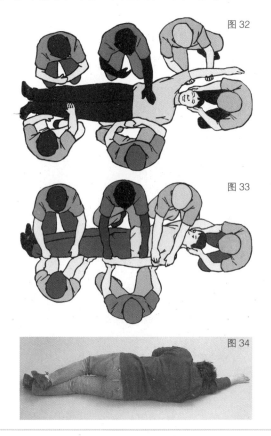

图 32

图 33

图 34

肌肉拉伤

人体有几百块肌肉，其中任何一块肌肉都有可能被拉伤。比较常见的是四肢肌肉拉伤和背部肌肉拉伤。肌肉拉伤有以下几种情况：肌肉瘀伤、肌肉被拉伸、肌肉被撕裂、肌肉被割裂或肌肉与骨分离。肌肉拉伤的严重程度通常根据肌肉受到的损害程度来判断。严重的肌肉拉伤通常伴随出现骨折症状，此时，必须立刻送往医院就医。

肌肉拉伤的症状

- 按压拉伤部位的肌肉时会感觉疼痛，身体虚弱。
- 拉伤部位的肌肉出现肿胀和僵硬现象。
- 伤者可能会出现痉挛现象。
- 受影响的肌肉无法正常活动。

肌肉拉伤的急救措施

1.让伤者坐下或躺下。2.使受伤的部位处于最舒适的位置。如果是腿部肌肉拉伤，可以将腿吊起来。3.在受伤部位放上一个冷敷袋（冰块或冷冻食物，如冰豌豆）（图35），用绷带将冷敷袋绑在受伤部位，持续半小时左右，可以减轻体内流血或者瘀伤症状。4.用绷带和厚厚的棉垫牢牢地包扎受伤部位（图36），有助于减轻肿胀。

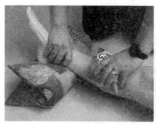

图 35

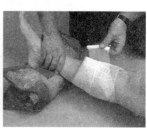

图 36

如何判断骨骼、关节和肌肉受到损伤

某些损伤从表面就可以判断出，如开放骨折或大拇指错位，而另一些骨折则要通过照 X 线才能发现。判断伤情时，如果不清楚受伤部位的情况，要尽量注意伤势特征，尽量弄清楚受伤的原因和造成伤势的外力有多大。

要记住受伤部位的形状、位置和表象，与未伤部位加以比较，如果不能确定受伤程度，要按骨折的方法进行处理。

判断方法包括：

·近期受重击和摔倒。

·碎骨或拉伤的韧带有咔嚓声。

·拉伤的肌肉有剧痛。

·肢体难以正常活动或完全不能动（比如不能走路）。

·伤处或其附近疼痛，一动更疼。剧痛通常表明关节错位。若轻压伤处即感到剧痛，则是骨折的症状。

·骨折处有变形、肿胀和瘀血现象。

·骨骼末端能听到或觉出摩擦声。不要使其发出这种声音。

·受伤的肢体可能缩短、变形和扭歪。

被猫、狗咬伤

猫、狗等动物的口腔内有很多生物，其中一些可能给人产生感染物，甚至可能给人带来致命的疾病，例如狂犬病。所以，如果被动物咬破了皮肤，必须引起高度重视，对伤口进行必要的治疗。

如何处理被叮咬的伤口

1.立即用大量肥皂水清洗伤口。2.任由伤口流血，可以带走伤口上的细菌。3.将纱布放在双氧水里浸泡后再包扎伤口，可以降低感染风险。4.咨询医生是否需要注射破伤风疫苗和抗生素等。5.如果怀疑伤者可能感染了狂犬病病毒，应立即将其送医院治疗。

狂犬病确诊

为了核实或排除狂犬病病毒感染，必须对疑似患上狂犬病的动物或人进行医学检查。必要时还需要将疑似患上狂犬病的动物或人隔离。

被蛇咬伤

在一些多蛇的国家和地区，常常发生毒蛇咬人的事件。毒蛇聚集地区的医疗专家收集了很多抗蛇毒素，用来治疗被蛇咬的伤口。

被蛇咬伤的症状

- 伤口疼痛且肿胀。
- 伤口有明显的小孔状蛇齿印。
- 视力下降。
- 出现恶心、呕吐现象。
- 呼吸困难。

被蛇咬伤后的急救措施

1.让伤者躺下休息，使其心跳减速，减缓毒素扩散速度。2.清理伤口，洗去伤口周围的毒液。3.牢固包扎伤口。4.尽快送伤者去医院。

! 不要让伤者移动。

! 不要举起伤者的肢体。

! 不要用刀划伤口或烧烙伤口。

被昆虫叮咬受伤

其实常说的被昆虫咬并不是真的被昆虫咬了，只是昆虫将其唾液注入人的皮肤里，使皮肤受到其唾液里的一些物质的刺激。这些物质会使你产生过敏症状——皮肤泛红、肿胀——通常持续1～2天。另外，可能还会出现一些不良反应，那是昆虫的粪便渗进皮肤导致的。严重的不良反应可能会危及生命，尤其是喉咙肿胀等症状。

被昆虫叮咬受伤后的急救措施

1.用肥皂水彻底清洗皮肤。2.如果局部或全身出现严重的不良反应，应该立刻去医院就医。

被昆虫蜇伤

被昆虫蜇伤是指人被蜜蜂、黄蜂、大黄蜂等蜇后，被具有很强刺激性的毒液感染。这通常会导致局部皮肤疼痛、红肿，不过基本上不会对人造成太大伤害。但是，如果同时被蜇很多次，就可能很危险了。如果伤者以前被某种昆虫蜇过，并对其过敏，那么再次被同样的昆虫蜇也会非常危险。

！不要用钳子拔除蜇针，这样做可能会把毒液挤到皮肤里。

被昆虫蜇伤后的急救措施

1.用指甲盖或一把钝刀小心地刮昆虫蜇咬后留在皮肤上的蜇针（图37）。2.用肥皂水清洗受影响的皮肤（图38），然后冰敷伤口（图39）。3.让伤者服用止痛药。

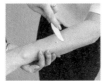 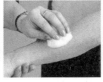 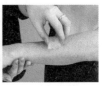

图37 图38 图39

口腔或喉咙被蜇

急救人员应立即送伤者去医院。这类蜇伤可能会使伤者喉咙肿胀、呼吸道梗阻，导致伤者死亡。

普通的过敏反应

任何一种过敏反应都要立即去医院就医。

轻微的刀伤、割伤和擦伤引起的流血

皮肤表皮本身具有很好的防感染能力，但是一旦表皮因刀割或摩擦而被撕裂，那么皮下组织就很可能发生感染。

皮肤构造

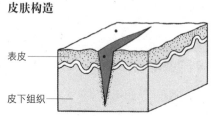

大部分情况下，人体本身的防御机制能够抵制这种感染，伤口发炎一段时间后会自然痊愈。但是这种感染的次数多了，轻微的伤口也有可能被某些危险的有机体污染，发生严重感染，最后可能导致血液中毒。

如何处理轻微伤口

1.如果被刀割或擦伤留下轻微伤口，立刻用肥皂水彻底清洗伤口及其周围皮肤。2.清除伤口上的所有异物与脏物。3.清洗双手并甩干。4.用消毒水擦拭伤口周围皮肤（按照药瓶上的说明正确使用）。5.彻底清洗伤口后，用消毒纱布或创可贴包扎伤口。等到伤口愈合后再将纱布取下。在此期间，如果纱布松了或脏了，可以更换。

！不要触摸伤口，也不要用毛巾等物擦拭伤口，即使是用干净毛巾。

！不要触摸伤口上的纱布。

！手弄湿后不要用毛巾擦拭而要自行晾干，即使是用刚刚清洗过的毛巾，因为毛巾携带的细菌会感染伤口。

◆一天之后，伤口如果仍没有好转，并且更加疼痛，出现发热、肿胀等症状，必须立即去医院就诊。

痊愈时间

经过正确处理的轻微伤口，一个星期左右就会痊愈。

伤口很深

如果伤口很深，即使是伤口面积很小也要及时治疗。因为这样的伤口有一定的潜在危险，尤其是在造成伤害的物体被污染过的情况下。例如施过肥的土壤含有非常危险的有机物，如果在整理花园时身体某一部位被刺破留下伤口就可能带来严重后果。

流鼻血

鼻子内靠近鼻梁的内表层部位有很多血管。当鼻子受到外力伤害或撞到坚硬物体或挖鼻孔过于用力时，这些血管就会破裂导致出血。一般情况下，流鼻血不会引发严重后果。

如何止鼻血

1.如果鼻子流血，立刻用大拇指和食指牢牢捏住鼻子。2.伤者应该坐下来，拿一个洗脸盆，头向前倾，正好在脸盆上方。3.按压鼻孔至少10分钟，在此期间伤者不能抬头。4.慢慢地松开按压的手指。5.头继续向前倾，用一块在冷水里浸泡过的干净纱布轻轻擦拭嘴巴和鼻子四周。

! 如果可能的话，伤者在止住鼻血4个小时内不要触碰鼻子。

◆如果鼻子仍然流血，重复步骤1～5。

◆如果仍然无法止血，应该送伤者去医院就诊。在此期间，伤者必须始终捏紧鼻子。

牙龈出血和牙槽出血

牙龈出血

牙龈出血是在刷牙时容易出现的症状。牙龈出血可能是由于牙龈有毛病，如牙龈炎。也可能是由于平时不够注意口腔卫生引起的。因受伤而引起的齿龈出血一般不会持续很长时间，用手指用力按压就能止血。

牙槽出血

牙槽出血一般是拔牙或因事故使牙齿脱落引起的。另外，如果下颌受伤破裂也会导致牙槽出血。前面两种情况导致的牙槽出血可以采取以下急救措施。

◆如果牙槽继续出血，可能需要按压更长时间，所以请重复以上步骤。

！在取出纱布垫时，千万不要把牙槽里的血块连带抽出来。

◆如果把血块抽了出来，在纱布垫上涂一些消毒的凡士林，使其更加润滑，然后再放回牙齿间。

◆如果以上方法还是无法止血，请去医院就诊。

如何处理牙槽出血

1.用一块纱布垫按压牙槽。也可以用小块干净的手帕，卷成小圆柱状，放在两排牙齿中间。2.用牙齿咬紧纱布垫，使其紧贴牙槽。至少坚持10分钟。3.慢慢停止按压。

轻微烧伤与烫伤

如何处理轻微烧伤与烫伤

1.即使是轻微的烧伤也要立即冷却伤口，减少对身体组织的伤害。尽快在水龙头下冲洗烧伤部位，直到完全冷却为止。2.用干净的最好是消过毒的布（非绒布料）包扎伤口。

！不要刺破水疱或撕去烫伤部位松弛的外层死皮。

太阳灼伤

太阳灼伤是由于伤者长时间暴露在太阳光下导致的。太阳光里含有紫外线，会破坏皮肤表层细胞并伤害皮肤里的微血管。太阳灼伤分为轻微灼伤和严重灼伤，这两种情况会导致不同的结果，轻微灼伤对皮肤的伤害较小，严重灼伤可能会使皮肤出现水疱。

太阳灼伤引发的后果：

· 立刻感觉身体不舒服。

· 增加皮肤起皱纹和患皮肤癌的概率。

如何处理太阳灼伤

1.避免皮肤直接被阳光照射。2.洗个冷水浴，冷却皮肤。3.不要按压灼伤的皮肤。4.对于轻微的灼伤，可以用榛子油、天然酸乳酪、炉甘石洗液或某种护肤乳液涂抹晒伤处。5.如果是更严重的情况，最好保持水疱完整，不要戳破。6.服用止痛药。7.如果伤势非常严重，要及时去医院就诊。

晕厥

晕厥是指大脑短时缺血导致的伤者暂时失去意识的现象，这通常是由于血管扩张，以致没有足够的血压来向体内所有部位输送足够的血液而引起的。有时，心脏突然跳动缓慢也会引起晕厥。

晕厥的原因

· 烦闷或待在温度过高的空间里。

· 站立时间过久。

· 恐惧或极度痛苦。

· 便秘。

晕厥的症状

· 脸色苍白。

· 冒冷汗。

· 眩晕。

· 视力模糊。

· 耳朵嗡嗡作响。

· 失去意识。

· 昏倒在地。

晕厥的急救措施

1.让伤者平躺在地上。2.将伤者的腿抬高。3.解开伤者紧身的衣物。

！不要让伤者保持直立的姿势。

！如果伤者呼吸粗重，使其处于有利于恢复呼吸的状态。

耳朵里的异物

小昆虫有时候会爬进耳道里。它们不可能爬进耳鼓里，只能停留在耳道外层，有时会吸附在软软的蜡状物上，直到被驱出。

◆如果小虫仍残留在耳朵里，请立即去医院。

！不要试图移出耳朵里坚硬的异物，这样做可能会把异物推到耳道深处。应该立即去医院就医。

如何清除耳朵里的异物

如果确定耳道里有小虫，用小水壶轻轻地往耳朵里倒入冷水，使小虫随水流出来。

眼睛里的异物

体积较小的异物经常会进入眼睛的某个部位。它们可能停留在以下几个部位。

眼睛容易受影响的部位

· 眼球外部。

· 眼皮后面，在按压敏感的角膜时会有刺痛感。

· 运动迅速的金属异物可能会穿过眼睛外膜进入眼睛里面。

如果异物不容易找到，用火柴棒将眼皮向外翻开来寻找。此时，如果伤者眼睛保持向下看，就更容易操作。

◆ 如果异物仍未清除，请立即去医院就诊。

！不要用针等尖硬物去清除眼睛里的异物。

！不要试图清除角膜中间的异物，如果伤害到角膜会影响视力。

如何清除眼睛里的异物

1. 把头伸入水里，眼睛在水下不停眨动或者让眼睛彻底浸泡在水里清洗，就能够清除眼睛里的异物。2. 如果眼皮或角膜里进了沙石，用一张柔软的纸折叠后轻轻除去沙石即可。

金属异物

一些来自于旋转研磨机、钻孔机或磨粉机等的金属异物会快速而且悄无声息地进入眼睛里，对视力造成严重损害。发生这种情况通常是非常危险的，因此，必须马上去医院就诊。

鼻子里的异物

◆ 如果异物仍未被清除，立即去医院就诊。

！如果一次清除没有成功，不要继续进行，否则有可能会将异物推向鼻孔深处。

如何清除鼻子里的异物

鼻孔里的微小异物通常能直接看到，可以用镊子伸进受影响的鼻孔来清除异物。清除异物时要非常小心，最好去医院就医。

碎片

刺入皮肤里的异物通常是金属或木头碎片。

清除未完全没入皮肤的碎片

1.如果刺入人体的木头碎片或其他碎片在身体上还露出一截，这时应该用镊子将其夹住拔除。2.用肥皂水彻底清洗伤口及其周围皮肤。

没入皮肤的微小碎片

如果碎片很小且深入到皮肤里面，请采用以下措施进行清除。

清除没入皮肤里面的碎片

1.用火烧针尖，对针尖进行消毒。2.用针尖挑起碎片的一端，然后用镊子夹出。

◆如果仍无法清除碎片（尤其是伤口开始发炎），立即去医院就医。

家庭健康医疗实用大百科